儿童口腔早期矫治
EARLY-AGE ORTHODONTIC TREATMENT

原　著　Aliakbar Bahreman

主　译　戴红卫　卫光曦

副主译　黄　兰　曾　欢

主　审　李小兵　黄　兰

译　者（按姓氏笔画排序）

卫光曦　重庆医科大学附属口腔医院
张扬根　湖南中南大学湘雅口腔医院
林居红　重庆医科大学附属口腔医院
周阳明　重庆医科大学附属口腔医院
周建萍　重庆医科大学附属口腔医院
郑雷蕾　重庆医科大学附属口腔医院
徐舒豪　德阳市人民医院
黄　兰　重庆医科大学附属口腔医院
黄诗言　北京大学口腔医院
曾　欢　重庆医科大学附属口腔医院
黎　静　四川大学华西口腔医院
戴红卫　重庆医科大学附属口腔医院

人民卫生出版社

Early-age Orthodontic Treatment, first edition, by Aliakbar Bahreman

Copyright © 2013 by Quintessence Publishing Co, Inc

图书在版编目（CIP）数据

儿童口腔早期矫治/（美）阿里阿卡巴汉·巴赫日曼
（Aliakbar Bahreman）原著；戴红卫，卫光曦主译. —
北京：人民卫生出版社，2020
　　ISBN 978-7-117-29320-4

　　Ⅰ.①儿…　Ⅱ.①阿…②戴…③卫…　Ⅲ.①儿童-
口腔正畸学　Ⅳ.①R783.5

中国版本图书馆 CIP 数据核字（2019）第 270021 号

人卫智网　www.ipmph.com	医学教育、学术、考试、健康，购书智慧智能综合服务平台
人卫官网　www.pmph.com	人卫官方资讯发布平台

儿童口腔早期矫治

主　　译：戴红卫　卫光曦
出版发行：人民卫生出版社（中继线 010-59780011）
地　　址：北京市朝阳区潘家园南里 19 号
邮　　编：100021
E - mail：pmph @ pmph. com
购书热线：010-59787592　010-59787584　010-65264830
印　　刷：人卫印务（北京）有限公司
经　　销：新华书店
开　　本：889×1194　1/16　　印张：24
字　　数：743 千字
版　　次：2020 年 2 月第 1 版　2023 年 2 月第 1 版第 4 次印刷
标准书号：ISBN 978-7-117-29320-4
定　　价：325.00 元
打击盗版举报电话：010-59787491　E-mail：WQ @ pmph. com
质量问题联系电话：010-59787234　E-mail：zhiliang @ pmph. com

译者序

博士毕业后,被分配到医院儿童口腔科从事儿童早期错颌畸形的矫治工作。起初脑子里还无"早期矫治"这个概念。本以为工作内容无非是乳牙反𬌗、早期功能矫治这些矫治中的"小项目"。然而,几乎从临床工作一开始,就开始不断刷新我对这个领域的认知,从切牙拥挤到上颌切牙正中间隙过大、从替牙早期上颌切牙水平阻生到替牙后期尖牙萌出异位、从上颌切牙腭侧多生牙到恒牙胚先天缺失、从口呼吸习惯引发的凸面型到前伸下颌习惯导致的凹面型等。我开始关注起这些错颌畸形的发生、发展,并发现很多类型的错颌畸形不用等到恒牙萌出完毕后才矫治,甚至某些病例就不适合拖到恒牙期。我们都知道疾病的预防、阻断的意义远大于治疗。2017年初带着这样的疑问我和国内几位儿牙专家来到美国东海岸纽约罗切斯特大学请教这方面的专家Aliakbar Bahreamn教授。在几天的多次深谈中,我们一行被 Aliakbar Bahreman 教授对该领域的理解深深折服,并决定将他的著作引入国内,可以指导国内的想要了解和从事该技术的专业人员。

在此,我要感谢我的导师重庆医科大学附属口腔医院戴红卫教授及各位医师和四川大学华西口腔医院李小兵教授及各位医师在翻译、校正等过程的辛苦付出,也真诚感谢以下机构、医生在本书翻译、修正等过程中提供的帮助。感谢湖北省妇幼保健院口腔科吴茜副主任、南京市妇幼保健院口腔科的吴永正主任、福建连桥齿科林琳主任、泰康拜博口腔医院的胡璐璐主任、重庆医科大学附属第一医院口腔科杨轶昕博士和方正月医师以及多乐儿童齿科许小辉、杜玉婷的医师团队。最后,由于对该专业领域知识理解局限,对于此书翻译难免会有理解不充分,翻译不准确的地方,敬请谅解。

卫光曦

主译简介

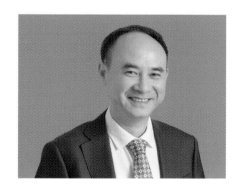 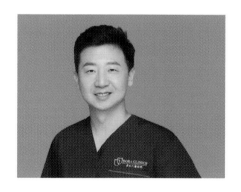

戴红卫,教授,博士研究生导师。现任重庆医科大学附属口腔医院副院长。兼任中华口腔医学会理事,中国医师协会口腔医师分会常委,中华口腔医学会口腔正畸专业委员会常委,中华口腔医学会全科口腔医学专委会常委,重庆市口腔医学会副会长兼秘书长,重庆医师协会口腔医师分会会长,重庆市口腔医学会口腔正畸专委会副主任委员。国际牙医师学院(ICD)院士,《口腔医学研究》杂志常务编委,《中华口腔正畸学杂志》编委,曾获重庆市"百佳医务工作者"称号。从事正畸临床工作30多年,擅长儿童及成人疑难病例的正畸治疗。

卫光曦,博士,2013—2019年工作于重庆医科大学附属口腔医院儿童口腔科。多乐儿童齿科联合创始人,国内最早一批从事儿童早期矫治专职医师,独自完成早期矫治替牙期病例5 000余例。中华口腔医学会儿童口腔专委会青年委员,世界儿童口腔医师协会会员(IAPD)。

序

本书是关于儿童早期矫治治疗中重要且具有针对性的临床问题的概述。它也是一个引发广泛争议的学科。对于早期矫治的优点持肯定观点和否定观点的正畸医师都很多。Bahreman 医师认为儿童早期矫治是十分必要的，他依据多年的临床实践经验提出一些极具说服力的论点。在他建立的论点中，概述了自胚胎时期牙殆及错殆的发展，以及颌骨的形成和牙位的早期建立。

早期矫治并不是一个以正畸方式解决问题的特别时段。这门学科关注的是生长过程、个体差异、肌肉功能及其影响。相关的观点认为口颌系统引导着牙齿并决定其走向，其实两者受不同因素的影响也有着不同的生长方向。早期矫治需要医生们能认识以上生理过程，并有可能改变或者重新引导这个过程。本书作者 Bahreman 医师为此付出了大量的努力，并做了很多的文献研究。Bahreman 医师所做的大量文献回顾和文献转化到诊断治疗上的运用正是学术上真正珍贵的宝藏。

你可以认同或者反对这些观点，但你应该尝试去了解这些知识。因为它可以拓宽你的视野，从而提高你的治疗水平。依我所见，假如可能的话，在问题预防上花费一份心力所产生的价值相当于在治疗上花十份心力。而预防措施应该放到问题发生、发展的最早阶段。

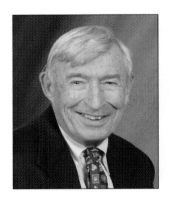

J. Daniel Subtelny, DDS, MS, DDSc (Hon)
罗切斯特大学, 伊斯曼口腔健康学院
正畸系主任及代理主席, 荣誉教授
纽约, 罗切斯特

前　言

在1967年获得正畸硕士学位后，我去了德黑兰一所新成立的牙科学校工作。我一边忙于自己的医生工作，一边负责学校的教学和行政管理。并且，我在学校建立了正畸科和儿童牙科。

当时正畸科医生数量不足以应对每天的患者。为了改变这种情况，我为本科生设计了口腔正畸学的高级综合课程，包括课堂教学、实验室研究和临床演示。一旦学生们完成了这些课程，他们就可以在诊所工作，因此暂时解决了正畸科患者过多的问题。随着员工的增加，我可以挑选患者，大多是乳牙列或混合牙列的儿童，对他们进行干预治疗。

尽管我在履行上述所有职责方面遇到了困难，但是都幸运地得到了不错的成果。这帮助我理解和早期发现早期正畸治疗的优势，和这些年正畸治疗有所不同。在我40多年的工作和教学中，我积攒了大量的教学目的的教育数据，特别是在早期正畸治疗方面。我愿意与读者分享我的经验和信息。

公众越来越意识到和渴望牙科服务，特别是在很小的年龄，鼓励我们更早的专业治疗儿童。尽管美国正畸医师协会一直推荐在儿童7岁时开始正畸筛查，很多正畸医生仍然在儿童恒牙列发育完成前不进行治疗。我认为导致这种不一致的是正畸医师的教育背景，以及缺乏对最近的技术进步和年轻患者可接受的各种治疗方案的熟悉。

可尝试用于早期治疗的治疗装置并不复杂，但是决定用哪种和什么时间用是很重要的一点。当我们做出决定时，我们应该记住不仅仅是治疗症状更要治疗病因。我的目标是提供必要的基本信息，了解问题，区分各种情况，并检查不同的治疗方案。查看病例报告，促进理论在临床上的合理应用。

为了理解非骨骼和骨骼咬合问题的形态发生，并早期发现问题和适当干预，我们必须观察所有的咬合发育区域，包括出生前、新生儿和出生后的牙齿骨骼系统的变化，并探索影响咬合不同发育阶段的所有的遗传和环境因素。换句话说，就是我们对基础知识和每个问题的形成原因要有深刻的理解，然

后在临床工作中应用这些知识。因此，以下为本书的目标：

1. 提供牙齿发育全面的综合概述，从牙齿形成到恒牙列建殆，刷新读者对诊断和治疗计划的必要基本原则的记忆。

2. 强调发育阶段所有的关键点，这些关键点在患者检查中必须被认识以促进鉴别诊断。每颗牙齿都会有不同的方式和不同程度的异常。咬合关系和上下颌关系可以在矢状、横向和垂直方向上发生变化。

3. 通过提供几个不同原因和治疗方法的病例讨论实践中基本知识的应用。

4. 证明早期正畸治疗的好处，以及通过咬合发育干预和萌出诱导获得的成果。

一共分为三个部分：

第一部分，"早期矫治的临床与生物学基础"，用三个章节介绍和解释早期治疗观念，描述其必要性和优势，讨论围绕这个话题的争论探讨咬合发育基本知识，准许医生检测异常并根据需要进行干预，并说明可用于诊断的程序、工具和技术，强调鉴别诊断和早期治疗计划。

第二部分，"非骨性问题的早期矫治治疗"，共七章描述在乳牙列和混合牙列可能发生的非骨性问题。这些章节解释了个体发育、诊断和早期发现和干预这些问题。包括间隙管理，拥挤，不良口腔习惯，细带附着异常，缺牙，多生牙，异常萌出等问题。

第三部分，"牙颌问题的早期正畸治疗"，共三个章节讨论骨性问题的早期干预，可能出现在乳牙列和混合牙列三个维度的骨性问题：矢状面问题（前牙反殆，Ⅱ类和Ⅲ类错殆），横状面问题（后牙反殆），垂直向问题（开殆和深覆殆）。

本书为读者提供了基本知识的坚实基础和多种不同治疗方案的病例。我希望提供的这些信息可以更好地理解异常以及发生异常的原因，并使读者能够认识到早期发现和早期干预的线索。

致　谢

首先,诚挚感谢 Dr Daniel Subtelny 的正畸课程为我提供的宝贵学习机会。1964—1967 年间,我师从 Dr Subtelny 并获得正畸专业硕士学位。Dr Subtelny 作为主席、项目指导人、研究员及导师,他将 57 年的岁月贡献在教学中,影响了包括我在内的 350 余名世界各地的学生。30 多年来我在德黑兰进行教学、医疗和管理工作,1999 年时有幸回到 Eastman 口腔健康研究所,成为正畸与儿童口腔科的一员,与 Dr Subtelny 共事。

除了 Dr Subtelny,还有要诚挚感谢以下几位对本书撰写的帮助和鼓励。Dr Estepan Alexanian 是德黑兰 Shahid Beheshti 大学牙科学院的院长,他献身于教育事业,他制备的组织切片很棒,此书中也用到了他的切片。Aryan Salimi 先生帮助扫描此书中的一些切片和放射照片;Elizabeth Kettle 女士是医学图书馆协会牙科分会主席、Eastman 图书馆馆长,感谢她在本书中对编辑工作的帮助。

最后,感谢我家人的支持。Malahat、Nasreen、Saeid、Alireza、Tannaz 及 Peymann Motevalei。特别感谢我的妻子 Malahat,感谢她的耐心、支持和鼓励。也感谢我的儿子 Alireza 技术上的帮助和电脑操作的指导。感谢我的孙女 Tannaz Motevalei 为我画了一些示意图。

此书源于我 45 年的临床和教学经验,并概述了上百篇文章和书,历经 17 年的整理。谨以此书,献给为阻止错颌畸形复杂化而致力于儿童早期错颌畸形治疗的教师、医生、公民和学生们。

引 言

咬合发育从胚胎内第6周开始,约20岁结束。这一漫长的发育过程在基因和环境因素的控制下按照一定时间顺序有序地发生。牙列咬合是颅面部结构完整的一部分,也是骨骼发育的协调。咬合发育是建立正常和谐的咬合系统的关键。

正如我们所知:颅颌面生长的改变、其功能对发展中的牙列的潜在影响以及下颌骨与头部结构的关系,我们更好地理解了对每位病人什么时候如何介入治疗。在乳牙列期或混合牙列期介入可有效地减少或避免年龄更大时的机械疗法。

未治疗的错𬌗畸形会引起多种问题:包括易患龋病、牙周病、骨丧失、颞下颌关节紊乱及颅面部生长发育不尽如人意。此外,孩子的外貌也会不好看,这可能会造成社交障碍。不应该低估在低龄时改善孩子外貌的价值。许多早期矫治的医生的目标不仅仅是减少治疗的时间和复杂程度,也是缓解牙列不整齐对牙列及支持组织的损害。简言之,在乳牙列或混合牙列期,对骨骼和牙列错𬌗畸形的及早干预可最大限度地控制过度生长和咬合发育、促进功能、儿童的美观及良好心理。

多年来,正畸医师对于儿童开始矫正的最佳年龄一直存在争议。然而我们赞同高质量矫形治疗。我们经常会有不同的观点关于什么时候和怎样进行矫正治疗。一些医师认为从乳牙期开始矫正处理是最好的治疗方式。也有医师更倾向于在混合牙列期开始矫正治疗。同样关于在混合牙列的早期、中期还是晚期开始矫正更好尚且存在争议。

尽管美国正畸医师协会推荐在儿童7岁时开始矫正筛选,但是很多正畸医师在儿童恒牙开始萌出之前并不会对儿童进行正畸治疗,甚至有些正畸医师推迟开始正畸治疗的时间至12岁,恒牙已经全部萌出时。其实整个牙医群体对于到底是早期矫正好还是晚期矫正好都感到很迷惑。因此,临床医师必须在病例资料的基础上决定何时开始提供正畸治疗。实际上在某些情况下也可建议推迟正畸治疗至一个较晚的年龄。

早期矫治的远期收益同样存在争议。大部分的争议似乎是围绕着Ⅱ类错𬌗畸形的早期矫治或者晚期矫治。目前有许多有益的处理措施会使处于乳牙列或者混合牙列期的年轻患者长期受益是肯定的,比如治疗前牙和后牙的反𬌗、消除牙列拥挤、不良习惯控制、间隙管理、萌出问题处理。

善于对Ⅱ类错𬌗问题进行早期矫治的医师认为对骨性Ⅱ类错𬌗进行生长改良的最佳措施是进行早期干预,尤其是由下颌后缩造成的Ⅱ类错𬌗畸形。然而,反对早期矫治的医师却认为单一时间矫治最后的结果并不会有很大的差别,因为单一时间矫治具有大大缩短治疗时间的优势。

不幸的是,有些没有完全掌握早期矫正适应证的医师得出晚期矫治更好的结论。然而,从片面的、较小范围的研究得出的广泛的结论通常是误导性的。我们不能得出这样的结论:没有鸟可以通过考虑鸵鸟的飞行特点来飞行。

为了评价和证明早期矫治的优势,我将通过讨论现有的治疗措施和设备,讨论分析具有不同类型错𬌗畸形问题的病例所采用的不同的治疗方案。全面了解早期矫治需要具备胚胎学、生理学、生长和发育方面的相关知识,包括牙列的发育、牙齿的形成、萌出、表皮脱落和所有的过度变化过程。因此,我的另外一个目标是通过整合现代科学于临床的知识来刷新读者对于𬌗发育的各个过渡时期出现的骨性和非骨性问题的基本理论的记忆。

每一个进入我们的实践的患者都代表了一个新的篇章和一门我们可以从中学习的新课程。全面了解早期矫正的基础知识和正确的治疗技术,为每个患者考虑个体化的治疗方案将会使我们为正在发育的儿童提供最大的获益。

目　录

第一部分　　**早期矫治的临床与生物学基础**

　第一章　早期矫治的理论基础　3

　第二章　牙列与咬合的发展　14

　第三章　检查、早期诊断及治疗计划　37

第二部分　　**非骨性问题的早期矫治治疗**

　第四章　混合牙列期的间隙管理　67

　第五章　前牙拥挤的管理　97

　第六章　口腔不良习惯的管理　121

　第七章　先天缺牙　145

　第八章　多生牙的正畸治疗　175

　第九章　系带附着异常的诊断和治疗　190

　第十章　萌出问题的早期监测和治疗　206

第三部分　　**牙颌问题的早期正畸治疗**

　第十一章　矢状向控制（安氏Ⅱ类和安氏Ⅲ类错𬌗畸形）　263

　第十二章　横向问题的管理（后牙反𬌗）　320

　第十三章　垂直向问题的管理（开𬌗和深覆𬌗）　341

1

第一部分
早期矫治的临床与生物学基础

1 第一章 早期矫治的理论基础

过去,正畸治疗主要集中于青少年和成人。这些年龄段的患者在正畸治疗的选择上,往往会受到错殆畸形复杂程度和颅面部生长发育停止的限制。

18世纪后叶,对于安氏Ⅱ类的错殆畸形患者,其主要方式是通过内收上颌前牙来纠正过大的覆盖。1880年,Norman Kingsley[1]出版了一本关于纠正前突技术的书,他是第一批在拔除上颌第一前磨牙病例中运用口外力来内收上颌前牙的医生,口外力则主要通过头帽辅助得以实现。随后,Case[2]进一步完善了口外力的运用技术。

19世纪90年代,Angle提出了错殆畸形的Angle分类法[3],这是一种简单易行的分类方法,对于正畸治疗的发展而言,具有里程碑式的意义。Angle反对拔牙治疗方式,更倾向于保存完整牙列的矫治方式,从而转向借助口外力实现后牙弓的扩弓以提供间隙解除牙列拥挤和内收上颌前牙。后来,Angle放弃使用口外力,转而使用口内弹性牵引来治疗上下颌骨的矢状向不调。

在20世纪20年代,由于Angle的主导思想,他认为Ⅱ类牵引可以达到口外装置同样的效果,因此头帽等口外力装置被弃用。1936年,Oppenheim[4]重新提出了口外支抗的概念,通过口外装置牵引来内收前突的上颌前牙。在下颌颌位明确的情况下,他希望通过以枕部支抗以及E形弓作为联合支抗使上颌牙列整体后移,同时刺激下颌继续生长,但结果加重了颌间关系不调。1942年,Silas Kloehn[5]再次提出口外力的使用,通过颈带头帽的方式来矫治骨性Ⅱ类不调问题。

1944年,Angle的另一位学生Charles Tweed[6]在过往较多的非拔牙病例中发现复发情况极其严重,感到非常沮丧,因此他决定开始反对传统的不拔牙理念。

在20世纪早期,临床医生普遍乐观地认为矫形力对于骨性生长有明显作用;而在生长发育阶段通过对面部施加正畸力则可以改变面型。在美国,头帽是用于面部矫形治疗的主流矫治器,而在欧洲则以功能性矫治器为主。

在1941年,Angle的另一位学生Alan Brodie[7]认为,面部形态生长发育的决定因素主要是遗传因素,并且不会轻易被改变。在此阶段若要改善骨性错殆问题,只能通过牙性代偿或是通过牙列及其所在颌骨的整体移动来实现。这一观点极大地推动了拔牙矫治模式的发展。

1931 年，Broadbent[8] 将标准头颈部侧位片作为工具评估生长和发育的纵向变化，此侧位片之所以重要正是由于它能直观显示治疗结果。Kloehn[5] 用此方法评价应用口外力治疗前后牙和骨的改变，结果显示，口外力能有效影响颌骨以及牙槽骨的生长，从而改善骨性Ⅱ类不调关系。

在 19 世纪末 20 世纪初，阻断性矫形治疗尚未普及。口内、口外矫治装置例如面弓、功能性矫治器、微种植钉等并不像现在如此常见，并未被大众所接受，在这个时期，正畸治疗主要着眼于错𬌗畸形完全形成的青春后期和成年患者，治疗目标也仅限于解除牙性不调。然而，随着时代发展，早期矫治越来越被临床医生所接受，作为一种治疗手段，早期正畸治疗能获得形态和功能的改善，并随生长发育形成更好的牙颌改变。

临床医师对生长发育及其潜能、发育中牙列的功能影响、颌骨基骨与头部间相对关系、神经肌肉活动及其功能性平衡的影响等知识了解得越多，便能更好地将这些知识应用于临床，以达到更满意的矫治效果。临床医师只有对颌面部生物学原理、不断更新的口内和口外装置有完整的了解，才能对早期阻断性矫治的时机和方式作出正确的判断，从而预防患者错𬌗畸形的发生，控制患者生长型带来的远期不利效应。

什么是早期矫治？

早期矫治包括所有在乳牙列或者替牙列期实施的阻断手段和治疗方式，目的是为孩子消除或者减小牙槽骨和骨性不调对咬合、功能、美观及心理健康正常生长发育的不良影响。换句话说，这种干预的主要目的是为促进咬合发育提供一个良好的环境。

目标

以下是乳牙列期及替牙列期矫治的主要目标：
- 促进牙、骨的正常发育。
- 消除或控制可能干扰正常咬合发育的局部环境因素。
- 提供促成正常咬合发育的理想环境。
- 纠正或引导正在发展的错𬌗畸形趋向正常𬌗。
- 尽可能降低二期矫治的难度或者消除二期矫治的需要。
- 在生长改型治疗过程中最大化释放生长潜力。

整体策略

在早期矫治中，预防性矫治和阻断性矫治常因类型众多而引起误解，而这些术语又难以包含所有早期正畸治疗的领域。为消除这些因不同书面表达所带来的概念误解，有必要对预防性矫治、阻断性矫治、纠正性矫治进行如下解释说明：
- 预防性矫治是指在错𬌗畸形问题形成之前进行的预防性治疗，比如间隙维持或口腔习惯的管理。
- 阻断性矫治是指一切在错𬌗畸形发展过程中诱导不良咬合向正常咬合发展的所有治疗类型，从而预防错𬌗的进一步加重，包括重获间隙，腭部扩弓，前牙段、后牙段反𬌗纠正，中重度拥挤病例中替牙间隙的维持，以及严重的弓形和牙量不匹配的协调等措施。
- 纠正性正畸治疗是在错𬌗畸形已经完全形成之后进行的正畸治疗。
- 早期矫治既包括在错𬌗畸形完全形成之前即乳牙列或替牙列阶段实施的预防性矫治、阻断性矫治、纠正性矫治，同样也存在三者联合使用的情况。对于骨性问题的纠正，最重要的则是把握矫治的时机，以良好地利用生长潜力进行早期矫治，比如头帽或者面框治疗。

1975 年，Popovich 和 Thompson[9] 在 3 ~ 18 岁患者中评估预防性矫治和阻断性矫治的效果，他们认为只有极少数患者的错𬌗畸形趋势能得以预防，而约有 25% 患者的错𬌗畸形能在早期被有效阻断。

为什么建议进行早期阻断性矫治？

尽管对生长发育、生理学、形态学、个体发育中牙性及骨性异常的认识在不断进步、高精诊断技术也不断出现，但依然有很多临床工作者不知如何诊断或者何时建议患者寻求正畸专科医生进行干预治疗。

单期正畸矫治与双期正畸矫治

对于正畸矫治策略，有两种不同的学派。一种学派认为在第二磨牙以及所有前磨牙均萌出后才开始矫治，他们认为此阶段生长发育已接近完成，更易于制订治疗计划，这有利于避免在生长发育过程中或之后，由于生长型出现预料外及未预测的变化而导致的各种代偿反应。通常这类治疗需要用到复杂的矫治器,此过程比较耗时,此外在矫治过程中可能对牙及牙周组织造成严重的不良影响。有些情况下会使其后期效果不稳定,需要长期维持。

另有一派学者认为,牙殆发育是一个长期过程,从胚胎发育第 6 周即开始,大约在 20 岁甚至之后的几年内才结束。咬合形成最重要的时期为替牙期;因此,他们认为大多数牙颌异常多起始于乳牙列期或者替牙列期。因此这个学派的拥护者认为早期发现这些问题并进行适当的干预,能引导错殆向正常发展,在某些情况下,能阻断或者至少能降低错殆问题的严重性。

对于早期矫治和后期矫治的观点已争论了数年,其争论的焦点将会在后续章节中陆续介绍,然而,咬合形成、牙殆及颌骨发育不调问题多发生于乳牙列期和替牙列期。因此存在以下问题:如果我们通过简单的矫治器以及最少的矫治工作就能在早期解决部分或者全部错殆畸形,那么为什么要让不良的牙、颌骨以及软组织关系存在这么长时间呢?当患者伴有口呼吸、非典型吞咽习惯及其他不良习惯的时候,延误治疗不利于利用患者的生长潜力来消除或修正不良的颌骨生长和功能基质,同时将错失引导牙颌正常发育的良机。此外,早期干预能减小由于关节问题或者外伤导致的牙及周围结构的损伤。

本书作者建议无论是单期矫治还是双期矫治,都应在替牙列中后期左右开始,当然也存在某些出现于乳牙列或者混合牙列期的错殆畸形需要更早的治疗介入,对于这一部分内容,将会在本书第三部分进行详细阐述。

影响咬合建立的机制

为阐明早期矫治的原则,有必要对影响咬合发育的一些重要机制进行说明,例如咬合发育的长期过程、遗传及环境因素影响、牙列形态及功能、锁殆等。

咬合发育的长期过程

自出生后,牙颌面部发育将持续 18～25 年,如此长跨度的发育期要求临床医生长期观察、监测不同时期咬合发育的变化。当临床医师对咬合发育的各个阶段了然于胸(详见第二章),将有助于在咬合发育的早期阶段监测和及时干预异常情况。

在这长期的过程中,颅面部的生长发育同样会受到牙齿发育的影响。颅骨不同部位的发育、成熟时间都有所差异,Carlson[10]认为在 6～8 岁之前 80% 的颅面部分已经完成,但是在 8～10 岁时面中部及下颌的生长只完成了 50%,因此,考虑到面中部和下颌骨的生长潜力,在替牙列阶段有必要加强对咬合变化及其相应反应的监控,同时也利于临床医师发现并干预出现的错殆畸形。

遗传及环境因素

咬合建立受两个主要因素的影响:遗传因素和环境因素。两种因素既可以单独发挥作用,也可能存在叠加效应。

对于遗传因素和环境影响因素中哪一个是错殆畸形主要病因的争论已持续了一个多世纪。支持遗传因素的证据是基于早期对双胞胎、家族的相关研究。这些研究显示,普通的环境因素影响无法从遗传-环境相互影响中区分出来。然而,Christian[11]还是将遗传因素与环境因素做了区分。

同样,也有实验支持遗传因素在胚胎期会明显影响颅面结构的形态,环境因素对出生后早期的咬合发育会产生影响。Harris 和 Johnson[12]评估了 30 对未进行正畸治疗的双胞胎的骨性变化和以牙为基础的殆变化,年龄从 4 岁(完整乳牙列)至 20 岁(完整恒牙列)不等,他们发现骨性变化具有更高的遗传性,而殆变化几乎来源于后天因素影响。

因此,很多在乳牙期或者替牙期由于受到环境因素影响而出现的错殆畸形是可以早期干预的。早期的认识和阻断这些因素可以消除或者降低严重问题的出现。以下是一些常见的因素:
- 乳牙早失。
- 乳牙滞留。
- 弓形-牙形不匹配。
- 牙数目异常(多生牙/少牙)。
- 萌出异常(移位牙、易位牙、阻生牙、骨粘连)。
- 不良口腔习惯。
- 颅面部功能障碍,包括口呼吸、异常吞咽、头位异常。

形态与功能

口面部结构在解剖和功能上都是人体中最复杂的一个部分。在咬合建立过程中,影响口面部结构的机制之一便是形态与功能间的相互作用。这种机制受周围环境影响,被称为功能基质。

在乳牙列期或替牙列期出现的肌功能异常无法进行自我修复,并且会随年龄增长而加重,比如以下这些情况:

- 口周肌群与舌体的相互作用,以及舌体尺寸、体积和颅面部骨生长间的相互影响。
- 影响鼻上颌复合体的呼吸作用和软骨囊基质。
- 维持头位的相关肌肉活动,同时也会影响颅面部生长和𬌗关系。

锁𬌗

锁𬌗导致的某些颌间干扰,诸如前牙、后牙反𬌗,会对颌骨正常的生长方向及速率产生负向影响。除非进行早期矫治,这些锁𬌗问题将造成严重的颌骨形态异常,这些错𬌗包括以下类型:

- 在乳牙列期或替牙列期出现的上颌牙弓发育不足,将阻碍上颌骨的矢状向、水平向生长以及位置异常(图1-1)。

- 安氏Ⅱ类1分类病例中存在的重度深覆𬌗,因为上颌的制约,影响下颌前段正常的生长速率,造成下颌发育不足(图1-2)。
- 乳牙列期或替牙列初期,单侧后牙段反𬌗可能导致颌骨发生功能性移位,这是乳牙期和替牙期常见的问题,若不早期干预,将会影响下颌骨生长,最终造成颌骨不对称(图1-3)。

早期诊断和早期干预解除锁𬌗所致的颌间干扰,有利于咬合系统正常发育并行使功能。

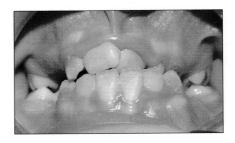

图1-1　上颌牙弓发育不足

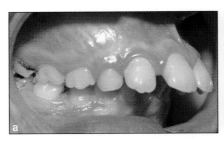
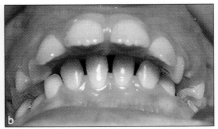

图1-2　深覆𬌗使下颌锁结

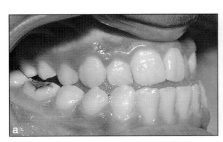
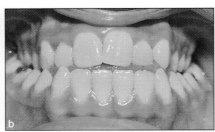
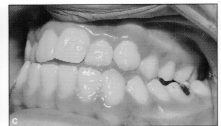
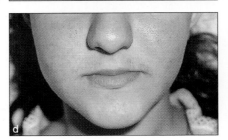

图1-3　非对称的下颌生长

早期矫治是当今热点

过去的 20~30 年间,医生对早期矫治的兴趣逐年增加。现在的家长也会在孩子的早期年龄阶段寻求正畸治疗。下面提到的这些情况也在刺激着这一热点的进展:

- 曾经有过正畸治疗经历的家长更能意识到孩子可能存在某些异常,需要寻求正畸治疗。
- 医学和牙科团体的成员,包括专科医师和口腔全科医生,对研究现状的知晓,越来越意识到牙齿发育对功能的影响,研究了复杂的矫治器进行治疗。

目前,越来越多的研究表明,正畸治疗并非单纯只是针对牙列咬合异常问题的治疗,对造成错𬌗畸形的遗传因素和环境因素作用机制的全面了解也是非常有必要的。例如周围组织的功能性运动(如神经肌肉的功能协调、口习惯、上呼吸道阻塞)会影响咬合的发育程度。因此,通过系统性检查,对病情做出正确的判断,将有助于临床医师在恰当的时机选择适宜的治疗手段,进行早期错𬌗畸形的诊治,将有助于减少甚至避免颌面部发育问题。

基本原理

在考虑早期矫治的必要性时必须思考以下几点因素:

- 在咬合建立早期阶段发生的咬合异常改变,环境因素的作用相较遗传因素更为明显。
- 早期发育异常是可以预防的,但若不施加干预,异常程度则会加重。
- 面中部及下颌骨的生长主要发生在替牙列期,这也是早期矫治和生长改型的有利条件。
- 对于患者而言,年龄越小,对环境和正常功能的适应能力越强,因此早期矫治的治疗效果更为稳定。
- 儿童的口面部的骨可塑性很强,因此对其咬合建立的引导也更容易实现。

早期矫治的最适时机

对于矫治时机,不同个体存在不同的生长发育问题,因此不能简单地定义一个明确的时间点作为"最适时机"。早期矫治的介入时机必须考虑患者实际存在的正畸问题,需要进行个性化的评估,制定相应的治疗策略。因此对于临床医师来说,针对不同的患者选择合适的矫治方法和治疗时机是一个切实的挑战。

一般而言,以下原则可作为临床医师考虑治疗时机的参考:

- 正畸专业检查不应晚于 4~5 岁开始。
- 早期矫治可以在第一恒磨牙及所有切牙萌出后开始。

但有时会存在某些特殊情况,要求早期矫治在乳牙列期或替牙列早期进行介入,如锁𬌗、前牙段或后牙段反𬌗(尤伴有下颌移位影响下颌骨正常发育和咬合建立者)、功能性问题(口呼吸、异常舌位及功能、其他不良口腔习惯等)。

在完成系统性检查及资料分析后,临床医师针对患者的发育异常还应询问以下问题:

- 是否涉及牙齿、牙周组织、颞下颌关节及其他组织的损伤?
- 现有异常情况是否会进一步加重?
- 是否对颌骨后续生长产生不良影响?
- 是否会对患者心理健康造成不良影响?

如果对上述问题的答案是肯定的,临床医师便有必要在此时开始早期矫治。

如何实施早期矫治程序?

掌握早期矫治的原则和策略(详见第十一章),将有利于我们在恰当的时机选择适宜的早期矫治方式。

早期矫治的目标

早期矫治策略和主流技术包括以下重要目标:

- 若有必要,及时消除主要的病理因素。
- 纠正显著问题。
- 阻断发育性问题。
- 防止现有问题进一步加重。
- 建立有利于正常咬合发育的局部环境。
- 解除锁结性咬合干扰,引导生长向正常的方向进行,以避免对咬合产生不良影响。
- 调整牙弓和牙的不调。
- 减少前牙折裂及损伤的危险(深覆盖)。
- 纠正发育早期的骨性发育异常。

早期矫治的阶段

早期矫治和后期矫治之间的争论也一直困扰着每一个从事口腔行业的临床医师。文献中对于早期矫治的既定看法有失偏颇,带有一定的误导性,一些临床医师便认为早期矫治无法完全纠正错𬌗畸形问题,必然伴随二期矫治,因此在临床工作中常会等待患者到恒牙列期才开始进行正畸治疗。

早期矫治其实可以包含两个相互独立的治疗过程。依据患者的年龄及牙列所处的时期,早期矫治可以在第一期完成,也可通过两个治疗过程共同完成。在一些特殊情况中,如乳牙列存在某些咬合问题需要早期干预,如乳牙列期后牙反𬌗的解除,随后在替牙列期进行序列拔牙,在恒牙列期进行进一步调整,因而也有可能需要共计三个阶段的治疗。

一部分患者仅通过单期矫治便可完成治疗,其通常起始于替牙列后期,完成于恒牙列期。另一部分患者则需要双期治疗,通常在替牙列早、中期开始早期治疗,经过一段时间的保持或者观察后,在恒牙列期继续接受第二阶段治疗。因此,对于早期矫治而言,其难点在于针对特定的患者,在恰当的时机选择合适的矫治策略和方式。

在每段矫治过程中,临床医师所选择的治疗都应包含以下主要目标:减少异常生长改变、防止牙性及骨性不调、提高微笑时的美观程度、增强患者的自信程度、改善咬合关系。对于临床医师和患者而言,早期矫治的第一阶段将会带来诸多的益处,每一位正畸专业医师都应该掌握这一门技术。

单期早期矫治

为了阐明早期矫治在临床过程中的不同方式以及明确地区分两个术语的含义,有必要对两者分别说明:

- 单期早期矫治包含单一形式的阻断性矫治或者纠正性矫治,在乳牙列期或替牙列期进行,主要目的是消除造成错𬌗畸形的病因、纠正现有异常。
- 单期早期矫治,是针对纠正异常发育情况的复杂矫治的单一治疗阶段,无论是在乳牙列期、替牙列期或是恒牙列期。

例如,安氏Ⅱ类错𬌗畸形的单期早期矫治,是在替牙列晚期开始的综合正畸治疗中的一个单一阶段,即治疗起始于在生长高峰期前,结束于口内尖牙萌出后。整个治疗过程持续2~3年。

在过去的40年内,本书作者使用单期早期矫治治疗严重安氏Ⅱ类错𬌗畸形病例(包含单纯牙性或牙性、骨性混合病例)。治疗均开始于替牙列后期,在恒牙列期结束。整个治疗过程不包含所谓的二期矫治。

起始于替牙列后期的早期治疗,其主要目标在于在生长高峰期阶段利用生长潜力进行生长改型,所包含的矫治手段有口外牵引、功能性矫治、快速扩弓等。

即使在替牙列早期或者中期,一些发育异常仅仅需要单期矫治便能彻底解决现存的错𬌗畸形问题,例如:间隙重获、间隙维持、萌出方向引导、前牙段及后牙段反𬌗的纠正等,并非必须做二期矫治。

双期早期矫治

双期早期矫治包含3个阶段,第一阶段起始于乳牙列期或替牙列前中期的前期,随后是中间阶段或者静息阶段,即过渡时期,仅仅进行临床检测或者让患者佩戴简易保持器(全天佩戴或非全天佩戴),第三阶段则开始于恒牙列期,主要通过固定矫治进行最终的调整。

双期矫治主要针对骨性、牙性及神经肌肉源性的正畸问题,如异常习惯、肌功能亢进、牙列拥挤、牙性反𬌗、牙发育不全、多生牙、牙萌出异常,以消除或减轻上述正畸问题的严重程度,从而减小二期矫治的难度。整个矫治过程均在恒牙列期间完成。整个治疗阶段中,错𬌗畸形的严重程度在第一阶段即得到有效控制,从而减少了恒牙列期的矫治时间。

典型的双期矫治如序列拔牙治疗,在第一阶段进行备抗、拔牙及引导尖牙萌出的准备工作。在恒牙期尖牙萌出后,即开始二期矫治,进行全牙列的固定矫治安置,通过改善牙轴方向、纠正扭转牙、关闭牙列散在间隙以完成整个矫治过程。

另一典型的双期治疗是对异常口腔习惯的阻断性矫治,一般在乳牙列期或混合牙列期进行,在过渡阶段的严格监控后,在尖牙萌出后进行二期矫治。

诸如牙体发育不全或多生牙、前牙段或后牙段反𬌗、萌出异常(阻生牙或骨性粘连)、不良口腔习惯、系带附着高度异常等发育异常问题,均需要在第一阶段进行早期阻断性治疗,在恒牙列期进行第二阶段的调整治疗。

某些特殊情况下,一些双期矫治病例,经过第一阶段矫治后,由于致病因素已祛除,局部发育环境得到改善,患者基本恢复正常生长发育状态,从而不再需要做第二阶段矫治。

牙列状态监控

临床医师可以通过错𬌗畸形的类型、牙龄及骨龄、牙列发育阶段对现有正畸问题进行早期诊断和阻断性治疗。对咬合建立、牙列状态的监控和调整的重要性是不言而喻的，而这样的严格把控牙列状态对于婴幼儿、儿童及青少年健康的好处也是公认的。监控的内容主要包括识别颌面部异常状态、诊断正畸问题以及针对特定的异常情况进行恰当地干预性治疗。对于监控影响咬合发育的各种因素，完整的临床检查、既往史及牙科专科病史的询问、个性化诊断、严密的治疗设计和详细的病程记录是必不可少的。

从替牙列期开始至恒牙列期咬合完全建立期间，通过定期的临床检查及影像学评估进行咬合状态的系统性监测，能够帮助临床医师发现更多存在的发育性问题及判断是否需要早期矫治介入。40多年来，作者要求所有的本科生及研究生对 6 岁、8 岁、10 岁的患者进行序列性的曲面断层 X 线摄片检查，从而为评估和监测替牙列期牙列及咬合特征提供了重要依据。通过对比咬合建立阶段不同时期的影像学资料，有助于临床医师发现即将发生的错𬌗畸形问题或趋势、选择正确的治疗方式。早期发现患者存在的错𬌗畸形问题，同样有利于临床医师同患者家属的沟通，告知其现存问题及治疗计划，以及推荐适宜的阻断性治疗方式。更多内容详见第三章纵向全景片影像监测技术。

关于早期矫治的争论焦点有哪些？

错𬌗畸形问题如不进行相应正畸专科治疗，会带来一系列危害：龋易感性、牙周组织疾病、骨量丧失及颞下颌关节问题，而对患者而言，最严重的后果当属对面容的破坏。学者 Shaw[13,14] 的研究表明严重的错𬌗畸形问题会导致社交障碍的重要影响因素，同样，面容的美观程度还与自信心和社会接纳度相关。Tung、Kiyak[15] 及 Kilpeläinen[16] 等人认为对面部美观的认识会影响从儿童至成人的心理健康状态。因而，许多临床医师进行早期矫治的目的不仅仅是减少二期矫治的疗程和难度，也是避免由于延期矫治所致的咬合异常及心理异常等危害。

围绕早期矫治长远益处的争论焦点在于对安氏Ⅱ类错𬌗畸形问题应该选择早期矫治还是后期矫治。支持者认为，早期矫治的优势明显，尤其是因为骨性问题，例如下颌发育不足所致下颌后缩时，能够有效改善骨性不调。反对者则认为，早期矫治和后期矫治的最终结果无明显差异，却耗时更长，因此更倾向于后期矫治。所以，对早期矫治的争议导致了对早期矫治有效性临界分析的需求。

临床依据

关于早期矫治和后期矫治各自的优点，不同学派间已争论了数十年。Ghafari[17]、Keeling[18]、Tulloch[19] 等学者分别针对安氏Ⅱ类治疗进行了随机临床试验，三项试验的结果具有一致性，均显示儿童早期和儿童晚期进行安氏Ⅱ类错𬌗畸形矫治的治疗效果无显著性差异。三位学者认为，无论是单期矫治还是双期矫治，对于安氏Ⅱ类错𬌗畸形患者而言，其治疗效果是值得肯定的，牙性及骨性问题均有所改善。Kluemper[20] 在其综述中也表明，针对安氏Ⅱ类错𬌗畸形的单期矫治和双期矫治均有类似治疗效果。此外，治疗效果还与使用的矫治器类型和矫治技术有关。

上述文献均表明单期矫治和双期矫治对于安氏Ⅱ类错𬌗畸形的治疗效果值得肯定。而对这些文章进行严格的对比、评估，则还需要思考以下几点问题：

- 文献中所涉及的安氏Ⅱ类问题（牙性、骨性或混合性）是否明确具体类型？
- 实验对象的纳入/排除标准？（覆盖程度及 ANB 角度大小并不足以说明所有问题）
- 骨性不调问题来源于上颌、下颌或者上下颌均有？
- 颌骨生长型的改变是否有纳入考虑范围？
- 在每个研究对象的治疗中是否有评估其骨龄（生长高峰期或成熟期）？
- 是否有评估患者的依从性？
- 早期矫治的设计是否合理？
- 是否按照标准的早期矫治程序进行治疗？

以上问题均对早期矫治和后期矫治间的治疗效果有明显影响。

许多著名的正畸学教授、临床医师如 Ricketts[21-23]、Subtelny[24]、Dus[25]、Bench[26]、Graber[27]、McNamara[28]、Brudon 及 Dugoni[29] 均有对两种矫治策略的对比，他们认为，若早期矫治晚于第二磨牙萌出后，则会产生许多不利因素。对美国正畸学会[30] 的 159 名专业正畸医师进行的关于早期矫治优点的调查，共同观点如下：

- 调整骨性生长的成功率更高。
- 提升患者的自信及家长的满意度。

- 治疗效果更稳定。
- 减少后期矫治的必要性。
- 降低医源性损伤（如创伤、根吸收、牙面脱矿）的风险。

一篇关于早期矫治和后期矫治争论焦点文献的综述揭示了关于早期安氏Ⅱ类错𬌗畸形治疗的差异。作者认为对安氏Ⅱ类错𬌗畸形问题（如前牙段或后牙段反𬌗、不良习惯的控制、拥挤及间隙管理）的早期矫治的益处并没有过多的争议，但不幸的是，很多临床医师并未对这些有益的治疗进行全面而准确的评估，而是以偏概全，将安氏Ⅱ类的治疗效果推广至所有的临床治疗中，因而得出后期矫治更有益处的结论。

对于患者和临床医师而言，早期矫治或单期早期矫治会带来诸多好处，是每一位临床正畸医师应该掌握的治疗策略和技术。

关于儿童早期矫治的误解

以下是反对早期矫治的临床医师的观点及相应的回答：

误解1：早期矫治后必然伴随二期矫治。

回答1：部分病人需要二期矫治，但并非全部。如需要二期矫治，其疗程也会大大缩短且难度较低，也更易纠正骨性不调问题，因为大部分错𬌗畸形问题在早期已解决。

误解2：双期矫治大大延长了治疗时间。

回答2：双期矫治病例的确需要比较长的治疗过程，但主要是因为患者的年龄较小，需要等待其所有恒牙均萌出。另一方面，我们需要关注的更应该是椅旁时间的总耗费时间，而不是单纯看日历表的跨度。在早期矫治中，其复诊间隔相对较长，每次复诊仅需较短椅旁时间，例如固定矫治器阶段其换丝时间远多于调整头帽或去除早期矫治器的时间。

误解3：不恰当的早期矫治方式对患者的生长型是有害无利的，因为早期若能引导骨性向正常方向生长，同样也能引导其向异常方向生长。

回答3：目前关于生长型和生长改变的研究所得，对于治疗方案的设计是很有帮助的。上述误解在极少数的病例中可能会发生，生长预测是极其复杂和难以预测的。但治疗的耗时和对有生长潜力患者的持续观测对于治疗计划的设计显得更为重要，若有必要，如谚语所说："在错误的道路上开得太快并非好事，在开始前，最好拥有一份地图并找准方向"。

误解4：某些时候，早期诊断和治疗计划都是尝试性的。当生长完成后，错𬌗畸形将更加确定，诊断也更明确。

回答4：的确，早期的诊断和治疗计划都是尝试性治疗，但定期的影像学评估和模型测量有助于提高治疗的效果。此外，早期矫治是一个进度相对较慢的过程，更容易监测和不断调整。

早期矫治的好处

在咬合建立及颌骨发育阶段进行早期矫治的相关治疗是极佳的，可以在替牙期间有效改善、阻断牙性及骨性异常。部分病例可以通过单期矫治即彻底解决正畸问题，部分病例则需要双期矫治，恰当的早期矫治手段可以有效缩短二期矫治的疗程及降低难度。在恰当时机对年轻患者开展的早期矫治可以有以下内容：

- 间隙管理（详见第四章）。
- 切牙段拥挤的改善（详见第五章）。
- 不良口腔习惯的纠正（详见第六章）。
- 缺失牙的治疗（详见第七章）。
- 多生牙的处理（详见第八章）。
- 异常系带附着的诊断和治疗（详见第九章）。
- 萌出异常的早期诊断和治疗（详见第十章）。
- 在乳牙列期、替牙列早期存在的三维方向的牙性、骨性问题的治疗（详见第十一章至第十三章）。

对患者的益处

- 有助改善面部美观及提升自信。研究表明面部美观是自信及社会接受度的决定因素，因此，早期矫治及面部外观的改善显得非常重要，尤其在青春期前阶段。
- 更易纠正发展过程中的错𬌗畸形问题。相对于错𬌗畸形问题发展完成阶段，在替牙阶段更易彻底纠正存在的正畸问题。同时相对较少的复诊次数和较短的椅旁时间也更容易让患者及患者家属所接受。
- 减轻错𬌗畸形的严重程度。早期诊断和阻断性治疗能有效减轻错𬌗畸形的严重程度。
- 功能性问题的纠正。牙齿排列异常如恒牙早萌、异常的轴倾度（前牙段及后牙段的反𬌗）可能会导致下颌骨移位、功能性不适、结构异常以及异常的生长型。早期纠正此类问题有助于消除患者不适、预防后期复杂的正畸问题出现。

- 有效预防牙齿及颌骨等结构的损伤。众多的异常常会导致结构受损，如重度前突、深覆盖的上颌前牙更易受到创伤，早期矫治有利于降低前牙受损风险。
- 减少拔牙可能性。前文已提到，在早期矫治过程中，针对拥挤病例，有较多方式可以重获间隙，因而在后期的矫治中则不再需要额外拔牙以提供间隙。
- 更好的患者依从性。相较于青少年，儿童期患者更有兴趣佩戴矫治器，且不适度更少。
- 更稳定的治疗效果。早期矫治的主要目的在于为正常咬合的建立提供良好的发育环境。年轻患者的牙齿更能适应牙移动所带来的改变，其结果也更加稳定。
- 降低外伤发生率，简化治疗程序，避免患者疼痛。许多早期矫治并不需要大范围的牙移动，因此，矫治力值更小，患者的疼痛不适程度更轻，感觉相对更舒适。年龄较小的患者在牙、骨移动过程中的阻力更小，依从性也更好。
- 避免心理问题。前牙会影响外貌美观度，发育异常的前牙会导致面容的美观程度下降，使患者更易受到同学的嘲笑而造成心理异常。
- 较低的矫治费用。相较后期矫治，早期矫治的费用较低，复诊次数少，复诊间隔长，椅旁时间较短。同样，若需要二期矫治，其矫治过程耗时少、难度低。

对临床医师的益处

- 可以有更多的矫治选择。因为早期矫治阶段患者的年龄较小，有利于引导牙齿萌出方向，且患者颌骨仍有生长潜力，尤其在此时期，发育异常仍处于发展阶段，从而为临床医师提供了更多机会以选择不同的矫治方案。
- 更好的患者依从性。成功的正畸矫治中，患者的依从性是不可或缺的，相较更为年长的患者，7～10 岁的儿童的依从性更好。在矫治过程中，如果在达成理想目标前，青少年患者或者成年患者因为依从性较差要求去除矫治器，临床医师只能退而求其次。
- 可以更好地利用生长潜力。早期矫治的一大优势即可以利用生长潜力以纠正骨性发育异常及引导生长方向改变，而这在生长停止后则无法实现。恰当的正畸治疗干预有利于在三维方向上

改善存在的牙性、骨性问题，包含由于下颌发育过度或上颌发育不足的安氏Ⅲ类病例，促进上颌骨发育以及限制下颌进一步增量。

- 减少拔牙可能性。前文已提到，在早期矫治过程中，针对拥挤病例，有较多方式可以重获间隙，因而在后期的矫治中则不再需要额外拔牙以提供间隙。
- 更易监控不良习惯。在儿童早期更易监控其严重的不良口腔习惯，因而可以有效减少因此所致的牙列及牙周组织的损伤。如果患儿长期存在不良口腔习惯，则可能对颌面部造成更严重的损害，对于临床医师而言，则增加了后期治疗的难度。
- 更易改善异常的生长型。长期的监测将会有助于异常情况的控制，通过治疗策略引导其异常的生长方向改变。
- 避免牙齿的大范围移动以及治疗的复杂程度。在早期矫治中，大范围的牙移动如转矩运动、牙性代偿，以及其他复杂的移动策略均非必要，同时早期矫治有利于减少二期矫治的必要性。
- 使二期矫治的治疗时间减少。恰当的早期矫治，有利于减少二期矫治的必要性，同样也会降低二期矫治的难度。
- 更稳定的治疗效果。对于矫治后的复发问题一直都困扰着临床医师，相较于早期矫治，开始于恒牙期的后期矫治有更高的复发趋势，早期矫治多开始于咬合建立阶段，为牙列的形成提供了良好的发育环境。多数牙的移动是早期矫治引导牙的正常萌出的结果，因此，整个牙列更容易适应所在的位置，从而降低了后期的复发率。

如何向临床医师推行早期矫治

过去，在专业正畸医师教授课程中并不包含早期矫治的内容，主要有以下原因：

- 以往的编书者或讲师缺乏早期矫治意识、兴趣以及矫治经验。
- 在一些病例中，早期矫治可能会持续数年，如此长的矫治时间并不适于仅有 2 年的培训教程。针对此种情况，可以进行有效地组织，对耗时较长的患者进行良好转接工作。此外，所有的住院医师都会遇到不同问题阶段的早期矫治病例。
- 一些保险公司的保险范围中并不包含早期矫治。早期矫治有利于患者错𬌗畸形问题的纠正，减

轻正畸问题的严重程度和避免后期治疗的高额费用,作者建议美国正畸医师协会能强调早期矫治的重要性,以利于早期矫治作为一项必要内容,可以尽早纳入到正畸医师培养课程中。同时,这也可以为牙科研究生、儿科住院医师提供可研究的课题,以促进早期矫治的推广和发展。

小结

- 早期矫治包含在咬合建立完成前的乳牙列期或替牙列期所进行的各种类型的预防性治疗、阻断性治疗及纠正性治疗。
- 绝大多数的牙、骨性错𬌗畸形问题多在牙列交替阶段出现并加重。
- 面中部、下颌骨的生长发育主要在牙列交替期间进行。
- 研究发现,遗传因素在胚胎发育时期占据主导因素,而在咬合建立期间,尤以出生后的早期阶段,环境因素影响更为显著。
- 在乳牙列期或替牙列期,由于环境因素所致的早期错𬌗畸形问题,是可以在早期发现并避免的。
- 能通过早期矫治治疗的错𬌗畸形问题包括乳牙早失、乳牙延迟脱落、乳牙滞留、牙弓-牙量不调、牙数异常、萌出异常(牙移位、牙易位、阻生牙、骨性粘连)、不良口腔习惯、所有的颅面部功能障碍(如口呼吸、异常吞咽、头位异常)。
- 对于仅使用较短时间的矫治器治疗和少量的治疗程序就能在早期完全或者部分解决的牙性、骨性、软组织等正畸问题,何必要等待数年至恒牙期再行矫治?
- 在乳牙列期及替牙列期进行的早期矫治可以分为两个相互独立的矫治流程。单期矫治是在乳牙列期及替牙列期进行的阻断性矫治,用以解决现存的发育异常,彻底解决或减少正畸问题,以利于后期矫治;双期矫治是包括第一阶段早期干预、过渡阶段以及在恒牙列期阶段的最终完成阶段。
- 早期矫治的主要目的是,消除或控制不良的环境因素影响,为正常生长发育提供良好的条件,纠正或引导错𬌗畸形趋势向正常生长发育方向发展,利用生长高峰期阶段的生长潜力,以达到调整颌骨生长、避免或减少二期矫治。
- 对于患者和临床医师而言,早期矫治存在诸多优点如患者良好的依从性、生长改型所改善的美学效果、更为稳定的治疗效果、更小的牙及牙周组织损伤、更多的治疗选择、更有利于避免后期拔牙、以及生长潜力的最佳应用。

参考文献

[1] Kingsley NW. Treatise on Oral Deformities as a Branch of Mechanical Surgery. New York: Appleton & Lange, 1880.
[2] Case C. Dental Orthopedia and Cleft Palate. New York: Les L. Bruder, 1921.
[3] Angle EH. Treatment of Malocclusion of the Teeth, ed 7. Philadelphia: SS White, 1907.
[4] Oppenheim A. A possibility for physiologic orthodontic movement. Dent Rec (London) 1945;65:278–280.
[5] Kloehn S. Guiding alveolar growth and eruption of the teeth to reduce treatment time and produce a more balanced denture and face. Angle Orthod 1947;17:10–33.
[6] Tweed CH. Indication for the extraction of teeth in orthodontic procedure. Am J Orthod Oral Surg 1944–1945;42:22–45.
[7] Brodie AG. On the growth pattern of the human head from the third month to eighth year of life. Am J Anat 1941;68:209–262.
[8] Broadbent BH. A new x-ray technique and its application to orthodontia. Angle Orthod 1981;51:93–114.
[9] Popovich F, Thompson GW. Evaluation of preventive orthodontic treatment between three and eighteen years of age. In: Cook JR (ed). Transactions of the Third International Orthodontic Congress. St Louis: Mosby, 1975:260–281.
[10] Carlson DS. Biological rationale for early treatment of dentofacial deformities. Am J Orthod Dentofacial Orthop 2002;121:554–558.
[11] Christian JC. Testing twin means and estimating genetic variance: Basic methodology for the analysis of quantitative twin data. Acta Genet Med Gemellol (Roma) 1979;28:35–40.
[12] Harris EF, Johnson MG. Heritability of craniometric and occlusal variables: A longitudinal sib analysis. Am J Orthod Dentofacial Orthop 1991;99:258–268.
[13] Shaw WC, Rees G, Dawe M, Charles CR. The influence of dentofacial appearance on the social attractiveness of young adults. Am J Orthod 1985;87:21–26.
[14] Shaw WC. The influence of children's dentofacial appearance on their social attractiveness as judged by peers and lay adults. Am J Orthod 1981;79:399–415.
[15] Tung AW, Kiyak HK. Psychological influence on timing of orthodontic treatment. Am J Orthod Dentofacial Orthop 1998;113:29–39.
[16] Kilpeläinen PV, Phillips C, Tulloch JF. Anterior tooth position and motivation for early treatment. Angle Orthod 1993;63:171–174.
[17] Ghafari J, Shofer FS, Jacobsson-Hunt U, Markowitz DL, Laster LL. Headgear versus function regulator in the early treatment of Class II, division 1 malocclusion: A ran-

domized clinical trial. Am J Orthod Dentofacial Orthop 1998;113:51–61.

[18] Keeling SD, Wheeler TT, King GJ, et al. Anteroposterior skeletal and dental changes after early Class II treatment with Bionators and headgear. Am J Orthod Dentofacial Orthop 1998;113:40–50.

[19] Tulloch JF, Phillips C, Proffit WR. Benefit of early Class II treatment: Progress report of a two-phase randomized clinical trial. Am J Orthod Dentofacial Orthop 1998;113:62–72.

[20] Kluemper T, Beeman C, Hicks P. Early orthodontic treatment: What are the imperatives? J Am Dent Assoc 2000;131:613–620.

[21] Ricketts RM. Early treatment. 1. J Clin Orthod 1979;13:23–38.

[22] Ricketts RM. Early treatment. 2. J Clin Orthod 1979;13:115–127.

[23] Ricketts RM. Early treatment. 3. J Clin Orthod 1979;13:181–199.

[24] Subtelny JD. Early Orthodontic Treatment. Chicago: Quintessence, 2000.

[25] Gugino CF, Dus I. Unlocking orthodontic malocclusions: An interplay between form and function. Semin Orthod 1998;4:246–255.

[26] Bench RW, Gugino CF, Hilgers J. Bioprogressive therapy. 11. J Clin Orthod 1978;12:505–521.

[27] Graber TM. Extraoral force: Facts and fallacies. Am J Orthod 1955;41:490–505.

[28] McNamara JA, Brudon W. Orthodontic and Orthopedic Treatment in the Mixed Dentition. Ann Arbor, MI: Needham Press, 1995.

[29] Dugoni SA. Comprehensive mixed dentition treatment. Am J Orthod Dentofacial Orthop 1998;113:75–84.

[30] Bishara SE, Justus R, Graber TM. Proceedings of the workshop discussions on early treatment. Am J Orthod Dentofacial Orthop 1998;113:5–6.

2 第二章 牙列与咬合的发展

面对任何棘手的情况，认识到问题所在是处理问题的第一步。而认识问题的首要则是明白问题是如何发展的。因此，在问题出现之前的早期识别和适当干预是最好的"治愈"。胎儿期的牙齿发育，特别是胚胎发育阶段牙齿发育的回顾，利于阐明成人身体结构的正常关系和先天异常的原因。

本章不讨论胚胎学和牙齿发育的各个方面。口腔组织学、胚胎学和发育解剖学相关的参考文献有很多。牙齿发育在分子水平的当代研究报道也有很多。但是，本章将简要回顾胎儿期牙列的各个阶段。

胚胎期是最重要的发育期之一，其包括宫内生长的第3至8周。在此阶段，所有主要的外部和内部结构都将建立起来。大多数发育过程受遗传和环境因素的精确协调和相互作用控制。这种控制机制引导分化，引导同步组织交互作用，引导细胞迁移及可控增殖。

大多数面部结构都来源于发生在胚胎期的神经嵴细胞的迁移。对这种迁移的任何干扰都可能导致不同的颅面畸形。例如，致畸剂（如病毒和一些药物）会产生这种干扰，并引发先天性异常。

牙列的发育是按一定顺序、一定时间发生的，这是一个非常漫长的过程，开始于胚胎第6周，直至20岁以后结束。在这个发展过程中有许多正常的过渡性变化必须与异常区分。

牙列的发育是颅面结构的一个组成部分。颅面骨的骨骼生长也与牙列的发育相互作用，导致上颌牙弓和下颌牙弓之间的正常交错。任何对这些复杂过程的干扰都可能会影响最终的咬合状态。需要采取适当的措施来恢复正常的咬合发育。根据患者的年龄和牙列所处的阶段，治疗程序分为预防矫治，阻断矫治或一般矫治。

了解复杂的面部和牙列生长发育过程，对于识别牙颌面部不协调、进行诊断并提出治疗计划有重要意义。牙列发育过程中的生长和变化，也是在复杂的咬合发育过程中临床应用早期正畸治疗的基础。理解结构有助于临床医生在初始阶段识别发展中的问题，并确定适当的干预时间。

因此，每一个治疗咬合发育阶段儿童的牙科医生，都必须全面掌握发展的各个阶段。

牙齿的形成、萌出和脱落，牙齿从埋在颌骨里到萌出口腔的变化，（在此过程中）所伴随的骨骼增长则是生物学中最迷人的过程之一。本章分三个阶段讨论牙齿形成、萌出及咬合形成的不同阶段：

1. 胎儿期
2. 新生儿期
3. 出生后时期

胎儿期的牙列发育

胚胎第 3 至 8 周,是发育最关键的阶段。咬合的发展起始于胚胎第 6 周,并在 20 岁以后结束。胚胎期神经嵴细胞开始迁移,形成大部分面部结构。任何对这种迁移的干扰都可能会导致不同的颅面异常。到这个时期末,所有主要的器官都开始发育。

在胎儿期的前两个月,口面部结构发育的外胚间充质细胞经历复杂而协调的增殖和分化过程。约胚胎第 7 周时,一个带状外胚层增厚,称为牙板。牙板在上颌突和下颌突中发育。牙齿形成始于牙板发育,并持续到下一周期。

Massler 和 Schour[1] 将乳牙牙列的发展从牙齿形成直到萌出和脱落分为六个主要阶段:①发生;②钙化;③萌出;④磨耗;⑤吸收;⑥脱落。

生长阶段或牙齿形成包含以下五个阶段。

1. 发生
2. 增殖
3. 组织分化
4. 形态分化
5. 钙化

发生阶段

在此阶段,原始的口腔即口凹,是由 2~3 层细胞组成的上皮衬里。这些细胞覆盖源于神经嵴的胚胎结缔组织,称为外胚层间充质。37 天后上皮增厚,这是牙列发育的第一个迹象[2]。

在此阶段,口腔上皮基底层细胞的增殖速度比邻近细胞快,并在口周围形成马蹄形的增厚上皮带,称为原发性上皮带,其对应将来牙弓的位置(图 2-1)。原发性上皮带迅速生长分叉为两部分,称为牙板和前庭板。

牙板

口腔上皮基底层细胞的增殖速度比相邻细胞的增殖速度快而产生了牙板,同时产生了一个沿下颌边缘延伸的增厚区域(图 2-2 和 2-3)。

前庭板

前庭板是口腔上皮细胞增殖的另一部分,前庭

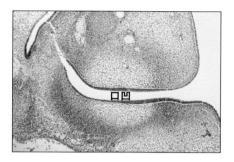

图 2-1 上皮增厚

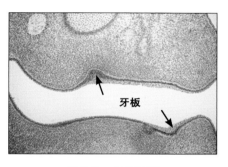

图 2-2 上下牙板

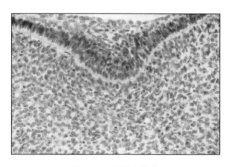

图 2-3 牙板放大

板在牙板的外侧(颊侧和唇侧)。由于前庭板向外胚层间质增殖,形成了口腔前庭,此后前庭板表面上皮变性,在唇颊部和牙齿之间形成沟或前庭(图 2-4)。

就此来看,牙齿发育分三个阶段进行(蕾状期、帽状期和钟状期)。每个牙弓在乳牙对应的位置处均有 10 个圆形或卵形的膨大。虽然在这里这些阶段是分别讨论的,但是牙齿的形成是一个连续的过

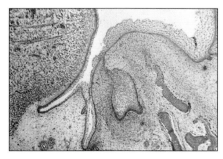

图 2-4 前庭板

程,不可能严格区分各个过渡阶段。

蕾状期(增殖期)

在牙板上对应将来乳牙位置的地方,局部的上皮细胞增生突入外胚间充质中,形成 10 个圆形或卵圆形的上皮芽(图 2-5)。根据 Ten Cate[3]的研究显示,此时上皮细胞的有丝分裂指数、标记指数和生长指数明显低于基底外胚间充质的相应指标,这表明部分"向内生长"是通过外胚层生长实现的。

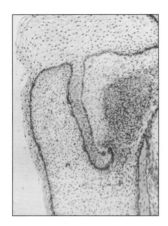

图 2-5　增殖阶段(牙胚形成)

在第 6 至 8 周内,10 个乳牙胚从前往后发育。这些增殖细胞拥有牙齿生长的全部潜力。切牙、尖牙和前磨牙的恒牙胚是相应的乳牙胚的延伸和进一步增殖发展而来的。恒牙胚附着在乳牙胚的牙板内,最终在乳牙胚的舌面形成新的牙胚(图 2-6)。

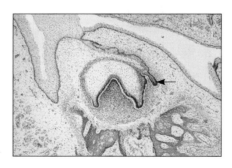

图 2-6　恒牙牙胚形成

下颌生长以及骨骼重塑增加下颌体的长度后,恒磨牙按照另外的发育方式发育。牙板在口腔黏膜上皮下向远中生长进入外胚间充质并形成第一、第二和第三磨牙胚。

釉结

在牙胚发育的后期,乳牙牙尖处内釉上皮中央出现增厚称为釉结,釉结是牙釉质上的细胞定位(图 2-9)。根据 Ten Cate 的研究[3],这种结构的功能尚不清楚,但可能涉及牙冠形成过程中初始牙尖位置的确定。

蕾状期的异常

在蕾状期,牙板异常增殖、未启动或过度活跃可导致不同的牙齿发育异常:

- 少牙:先天性缺牙可能是由于牙板细胞增殖未启动或被阻止导致。
- 多生牙:多生牙是牙板过度活跃并持续形成成釉器导致的。
- 牙瘤:在牙胚形成过程中,根据成釉器的分化程度,会形成多生牙或畸形牙(牙瘤)。
- 囊肿形成:细胞过度增殖可导致上皮变性。当变性的上皮细胞发生黏液化生,分泌黏液,从而导致囊肿形成。
- 此现象的更多细节见第七章和第八章。

帽状期

在此阶段,细胞继续增殖。由于牙板不同部位的生长和扩散不一致,形成了帽状结构,其基底部向内凹陷。其中包括聚集的外胚间充质细胞球,称为牙乳头,牙乳头将形成牙本质和牙髓(图 2-7)。在成釉器周围,外胚间充质细胞形成牙囊(图 2-8)。之后帽状期周围细胞形成外釉上皮和内釉上皮。

在此阶段,牙胚由三部分组成(图 2-8):①来自外胚层的成釉器;②来源于间充质的牙囊;③来自间充质的牙乳头。

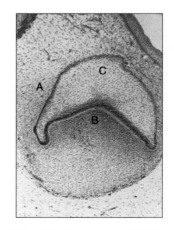

图 2-7　帽状期早期。A. 牙囊;B. 牙乳头;C. 成釉器

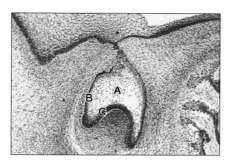

图 2-8　钟状期早期。A. 成釉器；B. 外釉上皮层；C. 内釉上皮增生

钟状期早期（组织分化阶段）

　　此阶段，上皮细胞继续内陷加深。成釉器从帽状结构变为钟状结构，牙本质和牙釉质开始发生（图 2-9）。帽状期晚期，在牙胚从帽状期过渡到钟状期间，开始产生关键的发育变化。这个过程被称为组织分化。

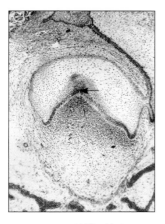

图 2-9　釉结（箭头）

　　成釉器进行组织分化，其中心的细胞继续合成并分泌糖胺聚糖到上皮细胞间的细胞外间隙中。糖胺聚糖是亲水性的，可吸收水到成釉器中。液体增多使成釉器细胞外腔体积增大。这会导致细胞分离，但这些分开的细胞仍然通过桥粒连接。然后，被拉长的细胞变成星形，称为星网状层（图 2-10）。因为细胞失去了增殖的能力，组织分化是增殖的终点。

中间层

　　内釉上皮和星网状层之间的上皮细胞分化为中间层。该层由 2~3 层扁平细胞组成。中间层在晚期产生生成釉质的成釉细胞（图 2-10 和图 2-11）。虽然这层的细胞在组织学上与内釉上皮层细胞不同，但应该把这两层看作共同负责形成牙釉质的一

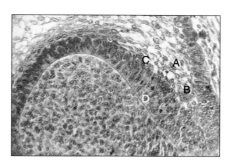

图 2-10　组织分化。A. 星网状层；B. 外釉上皮层；C. 中间层；D. 成釉细胞

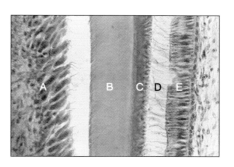

图 2-11　组织分化。A. 成釉细胞；B. 牙釉质；C. 牙本质；D. 细胞质延伸；E. 成牙本质细胞

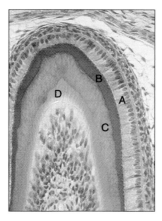

图 2-12　形态分化。A. 成釉细胞；B. 牙釉质；C. 牙本质；D. 成牙本质细胞

个功能单位。成釉器的外表面由称为外釉上皮的单层立方状细胞组成。星网状层细胞通过称为桥粒的附着斑彼此连接并与外釉上皮细胞和中间层细胞相连。成牙本质细胞在内釉上皮细胞的组织影响下分化。在这个阶段，牙乳头细胞分化为成牙本质细胞，内釉上皮细胞分化为成釉细胞（图 2-11 和图 2-12；也参见图 2-6）。

组织分化阶段的发育异常

　　牙齿形成的组织分化阶段受到干扰会导致牙胚细胞的分化异常。这将导致牙本质或牙釉质的结构异常：

- 釉质形成缺陷症:釉质形成缺陷症是成釉细胞在此阶段不能正确分化成釉质的临床实例。
- 牙本质形成缺陷:牙本质形成缺陷是成牙本质细胞在牙形成的组织分化阶段不能正常分化成牙本质的临床实例。

在钟状期早期牙胚快速生长时,整个内釉上皮层都在发生细胞分裂。随着发育的继续,因为细胞开始分化,并执行生成牙釉质的功能,细胞分裂停止了。

钟状期晚期(形态分化阶段)

在这个牙齿形成阶段,成釉细胞和成牙本质细胞的形成细胞以牙齿最终形状和大小排列。在钟状期结束前,内釉上皮的所有细胞持续分裂,牙胚迅速生长。在这个阶段的末期,牙胚的整体生长和最终形态已经确定。有丝分裂的停止决定了牙齿的最终形状和大小。这个过程发生在基质沉积之前。当内釉上皮细胞排列后,它与成牙本质细胞的界限勾画出将来的釉牙本质界(图 2-12)。

形态分化阶段的发育异常

在形态分化阶段末期,增殖结束,牙胚的形态和大小达到最终形态。在形态分化阶段发生的干扰和畸变将导致牙齿的形状和大小异常,如锥形侧切牙、桑葚牙、小牙和巨牙。

恒牙列的形成

恒牙(继承牙)也是由牙板产生的,但不是所有恒牙的形成都是一样的。恒切牙、尖牙和前磨牙形成是源于牙板内乳牙成釉器的额外增殖。这种额外的增殖形成另一个上皮帽,位于乳牙牙胚的舌侧,促使恒牙牙胚的形成(图 2-6)。

第一、第二和第三恒磨牙的牙胚没有乳牙先驱,起源于另一种方式。当下颌骨生长和骨重塑使下颌体变长时,牙板在口腔黏膜上皮下方向后深入。上皮和相关的外胚间质反应形成了第一、第二和第三磨牙的牙胚。牙板向后延伸进入由下颌体发育而来的下颌支;在这个年龄段,下颌体具有更多的水平位置。有时,下颌骨生长不足或重建期间下颌支前缘再吸收不充分会导致空间不足,将导致成人下颌骨上的第三磨牙阻生。

硬组织形成

牙本质和牙釉质是钟状期晚期形成的两个主要的牙体硬组织。牙本质是牙齿主要部分,是一种特殊的硬结缔组织;牙本质的形成始终在釉质形成之前,而且是牙冠开始形成的标志。

所有内釉上皮细胞持续分裂直到钟状期完成,这使得牙胚在此阶段继续生长(图 2-13)。

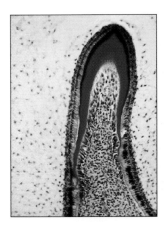

图 2-13　早期牙冠的形成

牙齿最初的发育在未来牙尖的位置(生长中心)。细胞有丝分裂在此停止。内釉上皮细胞分化并产生牙釉质。在内釉上皮上出现的第二、第三或更多的成熟区决定牙齿最终的牙尖形状。

釉结在牙尖形成中的作用。釉结是蕾状期晚期出现在成釉器内釉上皮中心的局部细胞增厚。这是将来乳牙牙尖的位置(图 2-9)。Vaahtokari 等[5]认为,釉结是信号中心,负责指导发育中的成釉器的细胞增殖以及随后的牙尖形态形成。釉结可能是牙胚形态从蕾状期发育到帽状期所必需的。外胚间充质在确定最终牙尖和牙齿形态上起主导作用。

牙本质发育。在牙冠发育阶段牙本质形成是牙齿发育的首个可识别的特征,其始于未来牙尖处。此时,有丝分裂停止,外胚间充质细胞迅速变大,分化为成牙本质细胞。成牙本质细胞是牙本质形成细胞。成牙本质细胞开始分泌胶原蛋白,并通过形成胶原纤维和基质以加工为牙本质的有机基质。基质沉积之后无机钙盐沉淀,发生矿化。

当有机基质沉积后,成牙本质细胞向牙乳头中心移动,留下称为成牙本质细胞突的细胞质延伸。牙本质的形成过程中形成了矿化牙本质组织,并形成牙本质的管状特征。牙本质形成朝向牙乳头方向。成牙本质细胞形成牙本质,分泌羟基磷灰石晶体使基质矿化(图 2-11)。

釉质形成。尽管只有牙本质存在才能形成牙釉质,但在成釉器内,成釉细胞在成牙本质细胞前分化且对成牙质细胞具有诱导性:成釉细胞发送信号使成牙本质细胞分泌牙本质。成釉细胞也需要牙本质形成的信号来启动它的分泌活性。新分化的成牙本质细胞向内釉上皮发送信号,进一步导致细胞分化并激活具有分泌功能的成釉细胞从而形成釉质。这个先决条件是一个称作相互诱导的生物学概念的例子。

牙釉质形成通常分为两个阶段:①分泌阶段;②成熟阶段。在釉质形成的第一阶段,成釉细胞的功能是分泌和释放釉原蛋白进入周围区域,并在新形成的牙本质表面产生有机基质。成釉细胞立即被碱性磷酸酶矿化,并形成第一层釉质,导致成釉细胞与牙本质分离,并留下釉质(图 2-6)[11,12]。釉质基质的初始矿化几乎与有机基质生产同时进行,没有不被矿化的有机基质。

在成熟阶段,成釉细胞的功能从产生釉质基质转变为使其矿化。通过转移用于形成釉质的物质进行矿化。在这个阶段,成釉细胞运输的大部分物质都是用来完成矿化的蛋白质。

牙硬组织的矿化(钙化阶段)

矿化组织的产生涉及两个主要过程——附着和钙化。

附着

如前所述,在形态分化阶段,作为基质形式的非活体细胞外分泌物,牙釉质和牙本质最初由成釉细胞和成牙本质细胞分泌。基质沿着将来的釉牙本质界逐层沉积。除了釉质的有机基质外,牙本质、牙骨质和骨的有机基质都是胶原蛋白。釉质的有机基质主要包含独特的蛋白质(主要是釉原蛋白),这反映了组织的上皮性来源。牙本质中的有机基质形成矿化组织的实质部分。

釉质的有机基质在矿化的最后阶段被去除,留下质量少于 1% 的有机基质。成熟的釉质有机基质被羟基磷灰石代替。因此,由于釉质是由非胶原基质(主要是釉原蛋白)形成的,且矿化后几乎完全被除去,牙釉质与牙本质和牙骨质在结构上是有区别的。

如前所述,牙本质的形成始终在牙釉质形成之前,并且标志着牙冠发育的开始。在此阶段,牙板正在分解,因此牙胚继续发育并与口腔上皮分离。牙冠形状通过内釉上皮的折叠而形成。这种折叠减少了未来牙尖处星网状层的数量。牙本质和牙釉质

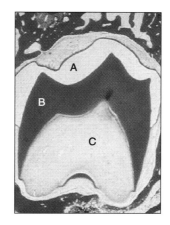

图 2-14 牙冠发育阶段。A. 显示了在磨片制备过程中牙釉质的位置;B. 牙本质;C. 牙乳头

已经开始在折叠的内釉上皮的顶部形成。这个阶段与牙硬组织的形成有关,从大约第 18 周开始(图 2-14)。

钙化

与其他硬组织一样,牙齿硬组织形成的第二阶段是钙化或矿化。该过程发生在基质沉积之后,通过在沉积的基质中沉淀无机钙盐而形成(主要以羟基磷灰石晶体的形式)。

涉及矿化的机制尚不完全清楚,特别是在第一步如何形成第一个晶体。根据 Berkovitz 等的研究[4],因为血浆里钙离子和磷酸根离子过饱和,任何组织都可以在晶体形成后发生钙化,这意味着矿化不受碱性离子供给的限制。这种现象是软组织(例如肌肉和肌腱)的病理性钙化的一个例子。钙化组织的结构单元是晶体或微晶,是所有四种钙化组织(牙釉质、牙本质、牙骨质和骨)都具有的基本形状。这些组织内晶体的大小是不同的。由细胞控制的软骨钙化是另一种机制,这种机制可能在牙本质和骨的初始形成时发生。这些细胞形成了含有钙离子和磷酸根离子、碱性磷酸酶和钙结合脂质的小基质囊泡。这些囊泡与细胞分离,并且囊泡内可形成羟基磷灰石晶体。晶体小巢点的沉淀伴随着进一步巢点(钙化层)的沉淀而扩散到原始巢穴周围,通过添加同心层压来使其变大。最后,通过相互融合,这些单独的钙化层转变成基质的均匀矿化层。

釉质发育的分泌期完成后,成釉细胞进入成熟期,完成功能和结构任务:把成熟牙釉质中的蛋白质和水分去除,使其完全矿化。一旦釉质完全矿化,成釉细胞从柱状缩成立方形或扁平状细胞,成为缩余釉上皮的一部分,并在形成的釉质上形成或多或少

连续的衬里。

钙化阶段的发育异常

在牙釉质形成期间,任何损伤成釉细胞的系统性干扰或局部创伤都可以中断或阻止基质附着,从而导致牙釉质发育不全。这些干扰包括四环素沉积导致形成黄色至棕色的发育不全的牙釉质,在牙齿发育期间接受过量的氟化物时导致的氟斑牙。

牙本质发育不全没有釉质发育不全普遍,且仅在严重的全身性障碍之后才发生。如果钙化过程受到干扰,则导致钙化物融合不充分。这些缺陷在牙釉质中不易鉴别,但在显微镜下牙本质的缺陷是明显的,称为球间牙本质。

牙根发育

牙冠釉质发育完成后,牙冠发育完成,牙根开始发育。内釉上皮和外釉上皮在成釉器边缘接触融合。这个交界区被称为颈环(图 2-15)。随着内釉上皮和外釉上皮细胞继续增殖,颈环处形成双层的细胞,称为上皮根鞘(图 2-16)。上皮根鞘在牙乳头周围,于牙乳头和牙囊之间生长,并覆盖除了围绕乳牙根尖孔的牙乳头基部之外的整个牙囊。上皮根鞘决定牙根的形成和数量。牙囊位于上皮根鞘的外部,形成牙骨质、牙周膜(PDL)和牙槽骨。牙根发育涉及牙囊和上皮根鞘之间的相互作用。牙根发育的起始与牙齿萌出的时间相一致。随着上皮根鞘的内层上皮细胞逐渐包围越来越多的牙乳头,它们引发牙乳头外周细胞向成牙本质细胞分化。这些细胞最终形成根部的牙本质。这样就形成了单根牙。多根牙以相同的方式形成,并且所有牙齿都有相同的过程。但目前还不清楚各种牙冠形态如何发展。

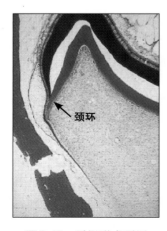

图 2-15　牙根形成颈环

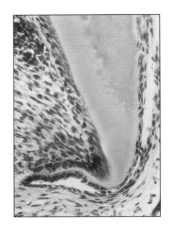

图 2-16　上皮根鞘

牙发育的分子机制

讨论分子水平的牙齿发育的主要目的是概述牙齿发育分子调控的更多理论,并简要介绍一些最新进展。前中胚层、颅面外胚层和在神经管背侧发育的神经嵴细胞在所有颅面结构的形成中发挥着复杂的相互作用。神经嵴细胞的迁移开始于颅内并逐渐延伸,最终分化成多种成人结构。神经嵴细胞来源于外胚层,但由于它们在外胚层-间充质相互作用中的重要性,被称为第四胚层。神经嵴细胞在下颌骨和上颌骨中表达同源异型框基因而使口腔颌面部发育。同源异型框基因是一大类编码调节下游靶基因表达的转录因子的基因。同源异型框是在参与调节动物、真菌和植物形态发生模式的基因中发现的 DNA 序列。

几十年来,人们已经清楚了牙齿形成和形态变化的不同阶段:包括蕾状期、帽状期、钟状期和终末分化。但是涉及该过程的分子间相互作用仅在过去二三十年中被广泛研究。在这个过程中,上皮细胞和间质细胞之间的一系列诱导和信号传导决定了颅面、牙齿组织和器官的数量、生长、形态和最终的分化。

哺乳动物的牙齿发育是一个模型系统。牙齿发育已经在器官发生过程中对上皮-间充质相互作用进行了深入研究,并且已经在研究涉及该信号通路的关键分子方面取得了进展。已知在发育牙齿中的形态发生和细胞分化受口腔上皮和神经嵴源外胚间充质之间的相互作用支配。近来也证明,在这些过程中使上皮细胞和间充质细胞之间的相互诱导作用的信号分子,与参与大多数脊椎动物器官发育的信号分子相同。

Coin 等[6]报道骨形态形成蛋白 2(bone morphogenetic protein 2，BMP-2）与磷灰石联合应用体外培养可诱导成釉细胞的形态和功能分化。已知 BMPs 是一组具有诱导骨、牙齿和软骨形成能力的生长因子和细胞因子。BMPs 也可作为口服补充剂购买获得。成纤维细胞生长因子（FGFs）是参与胚胎发育的生长因子家族（特别是 FGF-4、FGF-8 和 FGF-9），在牙齿发生、上皮折叠形态发生和牙形态形成中，与间质基因表达和细胞增殖密切相关。Kettunen[7] 等人分析了 FGF-3、FGF-7 和 FGF-10 在小鼠牙齿发育中的作用。他们发现 FGF-10 刺激牙齿上皮细胞增殖，而 FGF-3 可能参与釉结的信号传导。他们得出结论：FGF 在牙齿上皮和间充质中的表达模式和相互作用表明它们参与了牙齿发育期间的信号通路的调节。

Tompkins[8] 指出，FGF、BMP、Hedgehog 和无翼蛋白家族及其下游转录因子已被确认为是驱动牙齿发育的上皮-间充质信号环的关键因子。他还补充说最近的研究结果表明，成釉细胞和成牙本质细胞的表型蛋白，如牙釉蛋白和牙本质基质蛋白 2（DMP-2），可能是细胞分化的最终指导信号。牙釉蛋白发现于发育中的牙釉质，它属于细胞外基质蛋白质家族，而细胞外基质蛋白质家族构成 90% 的牙釉质蛋白质。DMP 是细胞外基质蛋白，对于骨和牙本质的适当矿化至关重要。DMP 主要在未分化成骨细胞中以核蛋白的形式存在，未分化成骨细胞可调节成骨细胞特异性基因表达；在成骨细胞成熟期间，DMP 磷酸化进入细胞外基质，从而协调矿化基质的形成。现已知 DMP 基因的突变引起常染色体隐性低磷血症（表现为佝偻病和软骨）。

Nieminen 等[11] 在分子生物学技术上的进展，加上完整的人类基因组序列的图谱，显示出许多疾病标志基因和基因座与先天性缺牙相关。Neubuser 等[9] 报道上颌侧切牙缺失及 BMP4 表达缺失是牙源性上皮向牙间质转移潜能丧失的表现。Burzynski 和 Escobar[10] 的家族研究已经证实，切牙和前磨牙缺失是通过显示不完全外显性的常染色体显性基因遗传的。最近许多研究人员，包括 Nieminen 等人[11] 研究表明，人类 MSX1 和 MSX2 基因与缺牙相关，会影响一个或几个牙齿的表达。

牙支持组织的形成

在牙根形成的同时，牙的支持组织如牙骨质、牙周膜和牙槽骨也在牙齿形成的晚期由牙囊发育而来。

牙囊是最初围绕成釉器、包裹牙乳头的外胚间充质细胞的凝聚。ElNesr 和 Avery[2] 指出，牙囊在牙根、牙周膜、牙骨质和牙槽骨的启动、形成和维持中具有重要作用。

牙骨质

牙骨质形成发生在牙齿形成晚期：就在上皮根鞘和根部牙本质沉积变性之前。它表现为根部牙本质表面上薄而无定形、无结构、高度矿化的分泌物。ElNesr 和 Avery[2] 指出，这种分泌物在根尖区域更为明显，平均厚度为 10~20μm。

牙本质细胞增殖和牙根形成之后，上皮根鞘部分断裂。牙囊的外胚间充质细胞穿透上皮并与牙根新形成的牙本质接触。细胞分化为成牙骨质细胞。成牙骨质细胞分泌有机基质，包括胶原纤维、基质、骨钙蛋白和涎蛋白。涎蛋白后来被矿物质在唾液中矿化（图 2-17）。

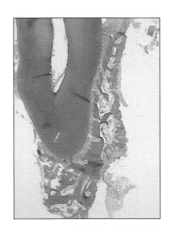

图 2-17　牙支持组织的形成

矿化之后，成牙骨质细胞远离牙骨质，而胶原蛋白沉积使纤维束继续延长和增厚。最后，表面的纤维与已成形的牙周膜连接并锚定其中。

在牙骨质形成期间，形成了两种类型的牙骨质：无细胞牙骨质和细胞牙骨质。首先在冠状根的 2/3 处形成无细胞牙骨质。当成牙骨质细胞埋于类基质中时，牙骨质被称为细胞牙骨质或继发性牙骨质。这种牙骨质只出现在根尖 1/3 处。此时，成牙骨质细胞失去分泌活性，成为牙骨质细胞。牙齿形成完成，与相对牙弓中的牙齿建立接触之后，细胞牙骨质发育。

根据 Ten Cate[3] 的说法，在单根牙中没有发现细胞牙骨质；在前磨牙和磨牙中，只在最靠近根尖的部分和多根牙根间区发现细胞牙骨质。

牙周膜

牙的支持组织在牙囊发育成牙根时发育,这是连接牙乳头和牙釉质的一层纤维细胞。牙周膜的细胞和纤维束与最初的牙囊分开(图 2-18)。

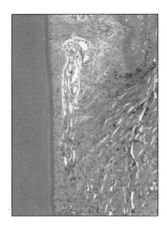

图 2-18 牙周膜的主要胶原纤维束

当上皮根鞘断裂时,牙囊的外胚间充质细胞穿透上皮根鞘与根部新形成的牙本质。这些细胞分化为成牙骨质细胞;根据 Ten Cate[3] 的报道,来自上皮根鞘的部分细胞也可能转化为成牙骨质细胞。这些细胞分泌出一种有机基质并矿化,锚定在牙周膜的胶原纤维束中。

牙囊还分化为牙周膜细胞和纤维。最近的研究表明,牙囊细胞也可以形成有纤维束嵌入的骨[3]。

牙囊的成纤维细胞也分泌胶原纤维,与相邻牙槽骨和牙骨质表面的纤维相连。牙槽窝和牙根之间的相互作用有助于牙齿萌出。

不同牙周膜纤维的形成和排列受到牙齿与对颌牙咬合的影响。咬合的力和作用可导致形成不同方向的牙纤维组,如水平纤维和斜行纤维。换句话说,局部环境因素具有调节牙囊内成牙骨质细胞和牙周膜成纤维细胞的先驱细胞的能力,分别使其发挥形成牙根牙骨质和牙周膜成纤维细胞的功能。

牙周膜的形成在乳牙和恒牙之间,以及不同物种之间是有区别的。

牙槽骨

在牙根和牙骨质形成期间,邻近区域的牙囊也发育出骨。在牙根的形成过程中,还产生了覆盖新骨的原发性牙骨质。原发性牙骨质使牙骨质和牙槽窝之间的空间逐渐减少,同时减少了牙周膜的空间。

根据 Ten Cate[3] 的报道,有证据表明,包埋了纤维的骨也是由牙囊分化的成骨细胞形成的。类似于原发性牙骨质,胶原纤维在离牙齿最近的表面上形成,并且它们一直在那里,直到它们附着到牙周膜并被矿化。像其他骨组织一样,牙槽骨在整个生命过程中都在重塑,例如正畸治疗使施加的力激活成骨细胞和破骨细胞活性而引起改建。

龈牙结合

牙龈和牙齿之间的连接被称为牙龈结合。Luke[12] 解释说,牙龈结合和牙周膜具有独特的功能:牙龈结合牙齿从长出来的位置形成一个密封,而牙周膜在咀嚼过程中缓冲牙齿,保护重塑牙槽窝的易损细胞。快速更新是这两个组织的一个特点。牙龈结合有三种上皮:牙龈上皮、龈沟上皮和结合上皮。这三种类型在牙齿和口腔之间形成大量上皮细胞,称为上皮袖带。

牙萌出前,牙冠被双层上皮细胞覆盖。与釉质接触的内层细胞是已经完成其形成功能并发展为半桥粒的成釉细胞,其分泌基板,并牢牢附着在牙釉质表面。外层由成釉器的其余细胞形成。这两层细胞被称为缩余釉上皮。

当牙齿开始萌出,支撑这两层的结缔组织破裂。成釉细胞的残余物提供了由内层在牙龈上皮之间发育的半桥粒。Ten Cate[3] 表明,牙龈的形成尚未被完全了解,但现在已知原发性上皮的附着通过在牙龈上皮和牙齿之间形成的半桥粒实现。

牙龈结合是动态的而非静止的。即使是病理状态下,牙龈结合也可以通过修复来重建,其再生能力很强。这些细胞能够移动和变化位置。其独特的结构和功能适应使结合上皮能应对持续的微生物入侵。

形态和功能在咬合发育中的作用

"形态与功能相关"现象在包括牙齿咬合在内的口腔颌面结构中起主要作用。人面部在解剖学和功能上是人体最复杂的部位之一。面部有几项重要的功能,包括视觉、听觉、嗅觉和味觉。同时,面部提供压力、温度和立体感方面的本体感受。口鼻复合体也是一个重要且复杂的面部区域,具有诸如咀嚼、吞咽、言语和呼吸等重要功能。

牙齿咬合是口腔的重要组成部分。咬合涉及口腔颌面生长与结构,牙齿形成以及功能活动的影响之间的相互作用。为了解咬合发育的复杂性,下面简要回顾下颌骨生长发育及其相互关系。检查下颌骨的胚胎发育和形态发生的初期可以清楚地解释这种现象的密切关系和相互作用。

在第一鳃弓的下颌骨形成过程中,形成 Meckel 软骨;Meckel 软骨萎缩,并被下颌骨的膜内骨化所取代。在大约第 6 周,Meckel 的侧方位于切牙神经和颏神经分支近颏孔处的软骨开始骨化。骨化向前和向后扩散形成下颌体和下颌支。髁突软骨、喙突软骨和中缝软骨的继发性软骨来源于间充质。牙胚位于骨隐窝并被牙槽骨包围。图 2-19 显示了这一年龄段胚胎的矢状切面,显示了骨沉积以及骨、神经、麦克尔软骨、牙胚和下颌骨的牙槽骨板的关系。上颌骨也来自第一鳃弓。上颌骨不同于下颌骨,上颌骨没有前体软骨,而是在眶下神经与其上前牙分支之间的每一侧的单个中心发生骨化。

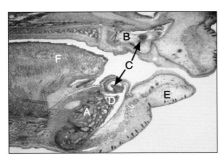

图 2-19　颌骨发育及牙齿形成。A.下颌骨;B.上颌骨;C.上下颌牙胚;D.牙槽骨;E.下唇;F.舌

牙弓发育过程中颅颌面部生长

在牙列发育过程中,颅颌面和颌骨的发育也是相互作用的,并影响最终的咬合,而形成正常的牙尖交错和牙尖吻合。许多复杂的正畸问题或骨性错殆畸形是由于骨骼结构的发育不良、关系紊乱或功能异常所致。简而言之,牙齿必须随着颌骨的发育而相应变化。因此,这些结构之间的任何干扰或不协调都会影响这些不同部分任何一个的增长率、数量或模式。最终严重影响牙齿咬合。可以得出这样的结论:如果这些问题得到了早期的认识和处理,就有可能减少甚至消除不理想的颅面发育。以发育、生长和功能为基础,下颌骨被分为四个部分:①下颌体或基部;②牙槽突;③肌肉附着部分;④髁突。这四部分都显示出独特的增长特征(图 2-20)。

在这个平台上,理想的咬合是上颌和下颌牙弓间完美的交叉,这是颌骨生长、牙齿形成和牙齿萌出的结果。这些过程都受基因、环境和功能因素的控制,且这些因素决定着生长速度、生长量和基底骨的

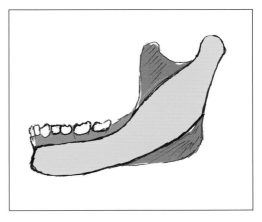

图 2-20　下颌骨各部分:基骨(黄色),肌肉附着处(红色),牙槽骨(蓝色)

生长模式。

下颌骨不仅是咀嚼功能的主要决定因素,而且在面部外观和牙齿咬合方面起着重要的作用。下颌骨的异常生长会导致各种咬合不良:前牙反殆、开殆、深覆盖、深覆殆。下颌骨发育中的不对称紊乱导致偏殆及骨骼形态不对称。

牙槽突的发育

牙槽突的功能是作为牙齿的支撑组织。牙齿和牙槽骨之间有明确的相互作用。证据表明有以下情况:

- 先天性缺牙伴牙槽骨发育不足。
- 牙拔出后牙槽骨吸收。
- 牙与牙槽骨粘连导致牙齿迟萌,并减慢牙槽骨的生长。
- 正畸性牙移动和骨对正畸力的反应。

垂直向移动和近中向移动是两个重要的概念,且对上颌骨和下颌骨形态发生很关键。Enlow[13] 指出,随着上颌骨和下颌骨的发育以与解剖学方位保持一致,牙列在垂直和水平方向上移动。

Enlow[13] 还指出,牙周膜(不是韧带)促使膜内骨重塑,改变了牙槽窝的位置并使牙移动。正常生长的牙齿垂直向运动与牙萌出不一样;该移动将整个牙齿及其所在牙槽窝作为一个整体来移动。

牙移位

在牙齿临床性萌出并达到咬合接触后,水平作用于牙齿的功能性咬合力也影响牙槽突的生长。Björk 和 Skieller[14] 和 Björk[15] 的研究表明,根据颌骨的生长方式,牙齿萌出方向有显著差异。例如,下颌骨的顺时针旋转使牙齿萌出偏向于唇侧。

肌力及其功能

附着在颌骨上的肌肉是咀嚼必不可少的,它们在颅面生长中起重要作用;神经系统控制它们的收缩。喙突是颞肌的附着部位。由于喙突后缘的骨骼沉积而前缘吸收使喙突向上向后生长。许多研究[13,17,18]表明,喙突的大小和形状与颞肌的大小相关。他们还发现,去除颞肌将导致喙突发育不足或减少。下颌角也是两个主要的咀嚼肌附着部位,即咬肌和翼内肌。下颌角主要是骨膜内成骨,而喙突在胚胎时和产后早期都是通过继发性软骨发育。正如 Björk[15]所说,不同的人之间有很大的差异。

下颌骨髁突的生长

下颌骨髁突是下颌骨生长的主要部位,髁突有助于前后向和垂直向生长。下颌骨生长在正常的咬合发育与面部生长中很关键。髁突主要是向上生长,但 Björk[15]也表明髁突生长的方向和程度是可变的。

任何类型的正畸治疗,无论是早期或成人治疗,下颌骨生长方向是一个基本的考虑因素。有三个因素在下颌骨生长方向的调节中起重要作用:①颞下颌关节外的因素;②颞下颌关节内的因素;③混合因素。有人在这方面提出假设,如 Moss[18]提出的功能矩阵概念表明:下颌骨髁突仅仅是具有被动性和适应性的组成部分。

颞下颌关节外因素的例子是头部姿势和口呼吸对下颌骨生长的影响以及肌肉对下颌骨生长方向的影响。肌肉的影响没有其他因素明显。然而,正如许多研究者所指出的,面部形态与肌肉力量或活动之间存在一定的相关性[16,19,20]。Takada[21]等报道了肌纤维定位对骨骼形态的影响。先天性肌营养不良是病理状态的肌肉力量和功能影响面部骨骼生长的一个例子。

Solow 和 Kreiborg[22]和 Houston[23]质疑软组织拉伸对口腔颌面形态的影响。他们发现头面部形态与头部姿势高度相关。头部相对于颈部前倾与面部高度前长后短,颅面前后径短,下颌骨顺时针旋转,面部后缩和鼻咽间隙小相关。Houston[23]提出了一种混合因素假说,颞下颌关节内外的因素相互作用,导致特定的生长模式。然而,颞下颌关节内也有影响下颌骨发育模式的因素。例如,幼年型类风湿关节炎和下颌骨髁突强直会导致下颌后缩[24-26]。这充分说明,关节窝浅,使下颌骨向下旋转(垂直方向);关节窝深使下颌骨向上向前的生长。这些机制及其对下颌骨发育和形态的影响以及牙齿咬合阐述了这些现象的复杂性。这些现象在颌面部骨结构的不同区域起作用,并且直接或间接地影响咬合的形成。

鼻上颌复合体的发育

鼻上颌复合体具有多方向的生长潜力。在不同的空间平面上相邻的骨性结构之间有好几种骨缝生长方式,特别是在颅底处。此外,许多神经肌肉活动和功能通过口鼻腔的工作环境引导,称为口鼻功能机制。

舌的功能

牙弓的正常形成和发育也需要口周肌肉组织和舌头之间的平衡。舌头本身可以通过其大小、功能和位置来影响咬合(见第三章)。

结论

咬合的发展是一个漫长而复杂的过程,需要几种影响骨骼生长、肌肉力量和功能性基质环境的遗传和环境因素的正常相互作用。早期解决口腔发育不良或发育畸形不仅是早期正畸治疗的重要组成部分,而且也是维持治疗稳定性的重要组成部分。

新生儿牙列

龈垫

上颌龈垫是马蹄形的,下颌龈垫是前部稍微扁平的 U 形。Sheldon Friel[27]研究了出生时龈垫的形态,他注意到分离开的龈垫对应将来乳牙的位置(与乳尖牙相关的高度由两个牙弓中乳尖牙隐窝远中的沟槽限定,这被称为牙龈沟)。他的观察表明,与第二乳磨牙有关的龈垫在出生时未发现,而在大约 5 个月大时出现。Friel[27]还观察到上颌骨的矢状和横向尺寸大于下颌骨垫的矢状和横向尺寸,这导致上颌龈垫重叠在下颌龈垫上(图 2-21)。当下颌静止时,龈垫不接触。

Sillman[28]对 709 名 1 至 11 天的婴儿进行了仔细的研究,结果显示,在所有病例中,下颌龈垫在上颌龈垫的远中,男性平均为远中 2.7mm,女性为 2.5mm。他发现下颌龈垫逐渐向前移动,直到第一乳磨牙萌出。前部的上下龈垫间的形式会变化。在另一项从出生到 3 岁的咬合研究中,Sillman[28]检查

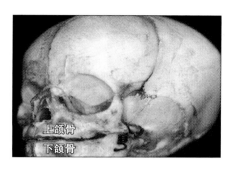

图 2-21　显示颌骨基骨作为龈垫的一部分的新生儿头颅

了 50 名婴儿,发现下颌骨有有限的前后移动但没有横向运动。资料来源于 50 多名儿童,随访从出生持续到 11 岁。随着孩子长大,下颌龈垫的尺寸也会变化,其远中端会减小。下颌龈垫的长度和前部宽度增加,而后部宽度减小。下颌骨"向前生长"的速度比上颌骨更快,于是随着时间的推移,下颌骨将不同程度地跟上上颌骨。Sillman[28] 还发现,出生时上下颌龈垫的相互关系与颌骨未来的相互关系无关。龈垫的前部开口与将来开𬌗的倾向无关。

在一项纵向研究中,Leighton[29] 检查了 109 名儿童和 30 对双胞胎的记录,以明确在 6 个月龄时和牙齿萌出前的上颌龈垫的形态。他发现遗传因素对龈垫形成的影响在 6 个月时较出生时小,这主要是因为在前 6 个月,未萌出的牙齿对龈垫形成的影响增大。Leighton[29] 也得出结论:在牙齿萌出前,牙槽突的形状可能会被物理力量(如吮吸习惯)改变。在第一年,龈垫变大牙弓增宽,以容纳所有牙齿。上下颌骨的关系也有一些调整。当下颌骨静止时,龈垫没有作用,因为在这个阶段口腔用于吮吸。舌头占据龈垫间的空间,在这个年龄,舌头发育并比周围的下颌大。

诞生牙

诞生牙是出生时就出现在口腔中的牙齿。诞生牙不常见,最常发生在下颌骨的前部,是一对切牙。诞生牙通常很小,发育不良,几乎没有牙根形成。这些牙齿中只有 10% 是额外牙。诞生牙有时会给孩子和母亲带来麻烦,比如吮吸困难或造成孩子的舌头或者母亲的乳房严重的溃烂,且存在误吸的危险。如果诞生牙松动或有问题,建议拔牙。但是,如果牙齿坚固,对孩子或母亲不造成任何问题,就要进行保守的管理和观察。

Chawla[30] 指出,对产后,新生儿和早期婴儿牙齿的管理应旨在维护美观和维持恒牙萌出的空间。

他报告了 50 名有诞生牙、新生牙或婴儿早期牙萌出的儿童。在这些病例中 10% 的牙齿出现了创伤,94% 表现出松动和误吸的危险,有 97% 的牙齿被拔除。他还表示,相邻的乳牙会倾斜偏向缺牙间隙。

牙胚的发育

牙胚从前往后发育。这个过程与上颌结节的生长和下颌支前缘吸收和重塑同步,为新牙胚提供了空间。牙齿的发育是有序的:先从牙冠和牙尖开始,然后逐渐朝向牙根到达根尖。最初牙胚之间有很大的空间,但是由于在矿化前牙胚快速生长,牙胚变得拥挤。同时,颌骨快速生长产生三维结构。于是就有空间容纳所有牙胚,拥挤消失。在下颌骨中,这种生长的增加是通过髁突矢状生长和下颌支重建,以及下颌骨的两部分之间正中联合的横向生长实现的。在上颌骨中,颌骨的矢状和横向生长通过上颌结节和腭中缝合线的快速生长实现。下颌骨缝在切牙萌出前(6 岁左右)融合,上颌骨缝在青春期后融合。继承牙牙胚最开始在他们相应的乳牙胚的同一牙囊发育。恒牙胚也会随着其乳牙胚而移动。下颌前牙是最先形成的牙,在胚胎第 6 至 7 周内形成。所有的下颌和上颌乳牙牙胚在胚胎第 8 周形成。

牙齿萌出

萌出是牙齿从其在颌骨内的发育位置到其在咬合平面中的功能位置的轴向或咬合生理学运动。在牙齿形成和上下颌生长的相互作用中,牙齿会有复杂的运动来维持其在下颌中的位置,以适应咀嚼功能和生长。牙齿生理性移动、牙萌出、牙萌出的理论和牙萌出的机制将在第十章详细讨论。

出生后的牙列发育

出生后牙列的发育分为六个阶段:
1. 出生到乳牙列的发育完全
2. 第一次间歇期
3. 第一次过渡期
4. 第二次间歇期
5. 第二次过渡期
6. 恒牙列期

间歇期实际上更像休眠期间,牙列的外观保持不变。

乳牙列期

乳牙列始于第一颗乳牙的萌出（下颌乳中切牙），至 3 岁左右第二乳磨牙牙根发育完全。此期一直持续到 6 岁第一恒磨牙的开始萌出。从 3 岁到 5 岁，牙弓相对稳定，变化很小，这是第一个间歇期。在替换期牙列中，保留乳牙列的牙弓周长非常重要。在 5 岁到 6 岁，由于第一恒磨牙的萌出推动乳磨牙向前移动从而减小牙间距，乳牙列牙弓周长因此变短。

上下牙弓呈半圆形的。所有牙齿之间存在间隙，特别是在牙列前部。牙列间隙在乳牙列中非常普遍，但其发生率在不同的种族之间有所差异。根据 Baume[31-34] 所述，上颌乳侧切牙与乳尖牙，下颌乳尖牙和第一乳磨牙之间存在明显的间隙，称为灵长类间隙（上颌乳尖牙近中和下颌乳尖牙远中）（图 2-22）在乳牙列切牙间的间隙称为发育间隙。这些间隙的存在有助于恒牙排齐，乳牙列缺乏这些间隙表明骨量少于牙量。

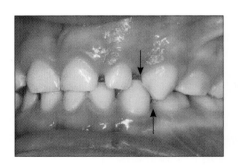

图 2-22 乳牙列上颌与下颌灵长类间隙

1819 年，Delabarre 首次描述了 4~6 岁儿童的乳牙列间的间隙，并提出该间隙对于恒牙列是必要的。Baume[31] 将乳牙列分类如下：

- Ⅰ类：有间隙的乳牙列；所有的牙齿之间都有空隙，特别是在前牙区段（图 2-22）。
- Ⅱ类：没有间隙的乳牙列。

Baume[31-34] 对 60 名儿童进行超过 8 年的人类牙弓的生理变化的临床研究。该研究的第一部分研究了乳牙列的发育变化。使用不同的方法测量年龄在 3 岁到 4 岁半的 30 名儿童每年的牙列模型，乳牙列发育变化发生在 3 岁到 5 岁半。Baume[31-34] 研究指出：

- 牙弓发育完成后，矢状和横向大小不再改变。
- 存在两种牙弓形态：一个有生理间隙，一个无生理间隙。乳牙萌出后没有生理间隙，然后发育为有间隙的牙列和无间隙的牙列。
- 乳牙列中无生理间隙的以后恒牙列拥挤的发生率占 40%。患者中上颌牙列有生理间隙的占 70%，无生理间隙的占 30%，下颌牙列有生理间隙的占 63%，无生理间隙的占 37%。
- 牙列有间隙的上颌尖牙间距离比无牙列间隙大 1.7mm，下颌尖牙间距离大 1.5mm。
- 存在间隙的牙列中有两个明显的间隙：上颌乳尖牙近中和下颌乳尖牙远中，称为灵长间隙。
- 上下牙弓的第二乳磨牙的远中面保持不变。随着牙胚连续的发育和萌出，牙槽骨呈垂直和矢状向生长。

终末平面

上下颌第二乳磨牙远中面即终末平面的关系是乳牙𬌗重要的一部分，当研究儿童的乳牙𬌗建𬌗完成后必须检查。终末平面对未来恒牙列的建𬌗是最重要的影响因素之一。Baume[31-34] 将终末平面分为三类（图 2-23）：

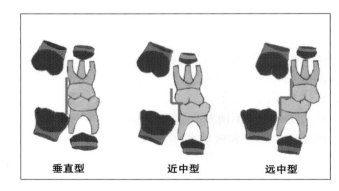

垂直型　　近中型　　远中型

图 2-23 Baume 对终末平面的分型

1. 垂直型：正中𬌗时，上下颌第二乳磨牙远中面在同一垂直面。

2. 近中型：正中𬌗时，下颌第二乳磨牙远中面在上颌第二乳磨牙远中面的近中。

3. 远中形：正中𬌗时，下颌第二乳磨牙远中面在上颌第二乳磨牙远中面的远中。

不同类型终末平面发生的概率

乳牙列中生理间隙十分常见，但是不同种族中变化有所不同。研究表明了不同类型终末平面发生概率的不同。Baume[31-34] 报道在 60 名儿童中垂直型终末平面发生率为 76%，近中型为 14%，远中型为

10%。相反，Arya 等[35]对终末平面的统计研究表明近中型占 49%，垂直型占 37%，远中型占 14%。Bishara 等[36]报道在患者中终末平面近中型 ≤1mm 的有 42%，近中型 >1mm 的有 19%，垂直型有 29%，远中型有 29%。

乳牙列的重要性

由于第二副牙列（恒牙列）的存在，乳牙列的重要性常常被忽视。然而精心维护一个健康的乳牙弓对儿童是必须的，因为乳牙弓有非常重要的作用：

- 对营养的摄入来说，咀嚼功能是一个良好、完整的弓最重要的功能。乳牙早失影响咀嚼功能，导致影响儿童快速生长发育所需要摄入的营养。
- 语言发展是这个年龄阶段的另一个重要的发育过程，乳牙早失可引起言语缺陷，如口齿不清。
- 乳牙的另一个重要功能是为恒牙维持牙弓的长度，乳牙早失对恒牙咬合发展具有深远的影响。
- 美观是另一个在儿童这个年龄段需要考虑的要点。乳前牙的缺失往往可能会对儿童心理造成深远的影响。

乳牙脱落

乳牙脱落是替牙期阶段通过乳牙牙根吸收而发生的生理过程。参与牙齿组织吸收的细胞是破牙细胞，但是关于破牙细胞如何形成、分化，何时何地收到开始牙根吸收的信号，以及如何激活病理性根吸收的机制仍然不清楚。目前还不确定吸收牙齿硬组织的破牙细胞和吸收骨组织的破骨细胞是否有区别。星网状层和恒牙牙囊通过分泌刺激分子、细胞因子和转录因子激活牙根吸收。Harokopakis-Hajishengallis[37]指出，乳牙根的吸收调控过程类似于骨重建，涉及了受体-配体系统，比如核因子 κB 受体激活剂（RANK）及其配体（RANKL）。RANK-RANKL 系统在 20 世纪 90 年代中期作为骨吸收的调节因子被发现，该系统的发现对科学理解骨重塑和重建的调控取得了重大进展。Harokopakis-Hajishengallis 还认为，牙弓左右侧牙齿的一致对称脱落和萌出表明乳牙的脱落和恒牙的萌出是有联系的，并且可能是一个程序化的过程[37]。Sahara[38]研究了兔乳牙牙根生理吸收的细胞活动。他认为继承恒牙萌出的压力是导致乳牙牙根吸收的主要原因。没有继承恒牙乳牙最终也会掉落，但是会推迟。

Fukushima 等[39]指出人类乳牙的脱落是由破骨细胞样细胞（odontoclasts）介导的。他们使用免疫细胞化学和逆转录酶聚合酶链反应来检测 RANKL 和在生理性根吸收过程中阻止 RNAKL 和人 PDL 细胞中 RNAK 结合的诱饵受体骨保护素（OPG）的表达。通过测量磷酸钙涂覆的盖玻片上的溶解面积的大小来评价 RANKL 对破牙细胞牙根吸收活性的影响。结果表明，在根吸收状态下的 PDL 细胞表达 RANKL，但 OPG 的表达降低。RANKL 的表达可能参与破牙细胞形成并激活生理性牙根吸收。一些研究者强调牙囊和星网状层对恒牙萌出和乳牙牙根吸收过程影响的重要作用。他们认为是恒牙萌出压力导致破牙细胞的分化和活化。

Marks 和 Cahill[40]对狗的恒牙牙冠的影响进行了一项研究。他们移除了发育中的恒牙牙冠并在牙囊中植入了硅胶或金属制作的替代牙。结果植入的替代牙也能成功萌出，表明牙囊调节覆盖在牙冠上骨和乳牙牙根的吸收的作用大于牙齿本身。他们还证明摘除牙囊，保留牙胚，牙齿不能萌出。在另一项实验研究中，Cahill[41]利用跨膜丝阻止恒牙胚的萌出，并且保存下来完整的牙囊。他观察到覆盖在牙胚上的骨和乳牙根的正常吸收。

乳牙脱落时间

乳牙列脱落是在替牙期特定的时间内发生的生理过程，保证了继承恒牙正常的萌出顺序和建立正常恒牙弓。作者一直建议通过全景 X 线片纵向监测和控制乳恒牙替换可以预防多种异常脱落和萌出（见第三章）。

乳牙早失

儿童经常出现乳牙萌出和脱落时间的变化，现在普遍认为乳牙提前或推迟 6~10 个月的时间脱落是正常现象，但是这种情况必须与牙齿发育的其他方面一致。Dean 等[42]指出，对于 5 岁以下儿童非外伤引起的乳牙脱落应特别关注，因为它可能与局部和全身引起的病理状态或局部和全身因素相关（见第十章）。

局部因素：未经治疗的严重龋齿和运动或事故造成的口腔外伤可能是引起牙齿早失的因素。过早失牙的最常见原因是意外事故，尤其是在儿童中。其中上颌中切牙早失最为常见，特别是深覆盖、切牙前突的儿童。长期存在的根尖周脓肿（图 2-24）和牙周炎是又一导致乳牙早失的局部因素，其不仅引起乳牙早失并且导致覆盖在继承恒牙上的骨组织过早吸收。

全身因素：导致乳牙早失的全身因素如粒细胞

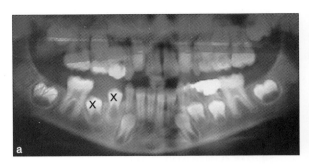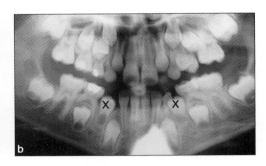

图2-24 a.一名7岁儿童因长期根尖周脓肿导致的右侧乳磨牙早失。b.乳磨牙早失导致前磨牙早萌,牙根短,松动,需要夹板等维持

缺乏症、低磷酸酯酶症、牙周炎、肢端疼痛症、放射治疗(见第十章)。

乳牙滞留

乳牙滞留可影响继承恒牙萌出从而影响咬合正常发育。全景X线片仔细连续的纵向监测可以帮助早期发现和干预这个问题。这种异常也可能是由于局部或全身因素造成的。

局部因素:乳牙滞留由以下三个原因引起①先天性恒牙胚缺失;②固连;③外伤。先天性恒牙胚缺失是乳牙滞留的常见原因,在这种情况下,乳牙可以保留很长一段时间。根据患者的咬合情况和乳牙本身的情况决定其保留或者拔出后用植入物或假体取而代之。在某些情况下,最好的选择是拔出乳牙通过正畸治疗来关闭间隙。乳牙或恒牙固连可能是牙齿萌出期间发生的牙骨质和牙槽骨之间的融合异常。乳牙固连常发生在替牙期并能影响继承恒牙萌出和牙槽骨的垂直向发育。反之,这又导致咬合问题,例如继承恒牙的偏转或嵌顿,局部开𬌗,前牙反𬌗,Spee曲线曲度和对颌牙齿过长。(见第十章)

乳切牙或恒切牙的创伤在儿童中很常见。乳切牙的创伤可能导致恒牙胚移位,迟萌或不萌,或牙釉质发育不良。创伤可导致乳牙早失或脱落,或者因为牙周膜断裂而固连和长期滞留,导致继承恒牙出现问题如上颌切牙反𬌗(图2-25)。

全身因素:一些原因可广泛影响乳牙的萌出和脱落,包括遗传因素、内分泌失调和综合征或先天性缺陷,如锁骨颅骨发育不全。

恒牙牙冠与乳牙牙根吸收的关系

恒牙胚的位置和周围环境是乳牙脱落的重要因素,在咬合发育的替牙期阶段必须观察。乳牙牙根的吸收始于最接近恒牙冠的部位;例如恒切牙的

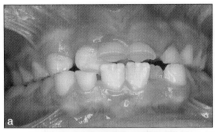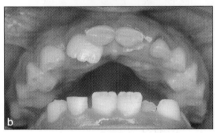

图2-25 a和b.乳侧切牙滞留导致继承恒牙萌出问题

萌出路径是唇侧和切缘,恒切牙的冠部位于乳切牙根尖的1/3的舌侧。乳牙牙根吸收开始于牙根舌面并延续到唇面。当唇面也被吸收了,恒牙就位于根尖部,这时吸收呈水平进行,直到乳牙脱落,恒牙萌出。有些情况下恒切牙唇侧移动不足到不了乳牙牙根根尖部位,这会造成乳牙牙根的不完全和延迟吸收,恒牙舌侧萌出和乳牙延迟脱落。由于乳牙外伤,恒牙胚有时会移位。这会导致乳牙滞留和恒切牙舌侧萌出(图2-26)。仔细观察和监测牙齿替

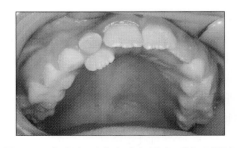

图2-26 恒侧切牙萌出路径异常,乳切牙滞留

换可以确保及早发现这些问题。对滞留乳切牙移动的常规临床检查和影像学评估,有助于早期发现并确定乳牙最佳拔出时间以指导萌出(见第四章)。发育中的前磨牙牙胚也位于相应乳磨牙的舌侧,逐渐向乳磨牙的根分叉区移动。因此,乳牙牙根的吸收类型取决于恒牙胚的位置和大小,可以观察到一些乳磨牙不同根之间吸收的程度存在差异。

替牙期

替牙期是一个长期的阶段,始于第一恒磨牙的萌出止于最后一颗乳牙的脱落。在这一乳恒牙长期变化的过程中,许多局部或全身性因素都会干扰和影响正常的替换,从而影响正常𬌗的发育。如前所述,此阶段需要全景 X 线片仔细纵向监测。混合牙列期被分为三个阶段:

1. 第一阶段:第一恒磨牙的萌出。
2. 第二阶段:乳切牙的脱落和恒切牙的萌出。
3. 第三阶段:乳尖牙、乳磨牙的脱落和恒尖牙、恒前磨牙的萌出。

第一阶段(第一恒磨牙的萌出)

下颌第一恒磨牙(不替换乳牙),是第一个萌出的恒磨牙;接着上颌第一恒磨牙萌出。

上下颌第二乳磨牙的远中面的位置决定恒磨牙的萌出路径,即第一恒磨牙挨着终末平面生长。第二乳磨牙的远中面的位置在乳牙列期功能不是很重要,但是它对第一恒磨牙的位置关系和最终的恒牙𬌗有重大的影响。

正如本章前面所解释的,上下颌第二乳磨牙的远中面形成的一个平面,即所谓的终末平面,它们的关系有三种类型:

1. 近中型
2. 垂直型
3. 远中型

根据终末平面的类型和下颌生长的速率和形态,上下颌第一恒磨牙可发展为四种不同的关系:

1. Ⅰ类关系
2. 末端齐平关系
3. Ⅱ类关系
4. Ⅲ类关系

在一个垂直平面上,当第二乳磨牙的远中面处于同一垂直面时,第一恒磨牙的位置随颌骨的生长

而变化。当上颌和下颌的生长正常时,恒磨牙会发育到正常的位置关系。然而,当下颌骨的发育不足时,恒磨牙可能会生长发育到一个末端齐平关系;当有严重的下颌发育不足或上颌过度生长恒磨牙会发育为完全的Ⅱ类关系(图 2-27)。

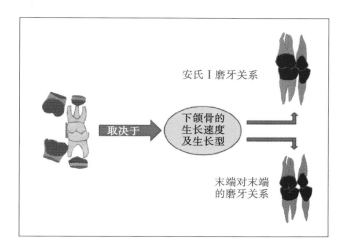

图 2-27 垂直型终末平面,当第二乳磨牙的远中面处于同一垂直面时,第一恒磨牙的位置随颌骨的生长而变化。当上颌和下颌的生长正常时,恒磨牙会发育到正常的位置关系。然而,当下颌骨的发育不足时,恒磨牙可能会生长发育到一个末端对末端的关系

近中型终末平面,根据颌骨生长可发育为磨牙Ⅰ类关系,当下颌生长过度时发育为磨牙Ⅲ类关系(图 2-28)。远中型终末平面根据颌骨发展,磨牙可维持为Ⅱ类关系或者发展为末端齐平关系。但是,不可能发展为正常的磨牙关系,因此这个终末平面值得关注并进行阻断性治疗(图 2-29)。

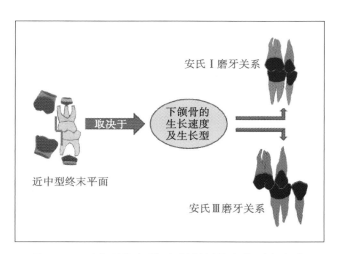

图 2-28 近中型终末平面,根据颌骨生长可发育为磨牙Ⅰ类关系,当下颌生长过度时发育为磨牙Ⅲ类关系

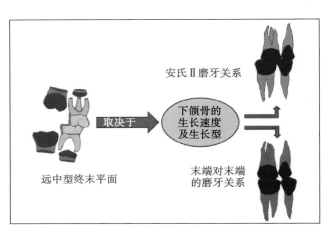

图 2-29　远中型终末平面根据颌骨发展,磨牙可维持为Ⅱ类关系或者发展为末端对末端关系。但是,没有干预治疗不可能发展为正常的磨牙关系

切牙的负累

　　恒切牙的宽度与乳切牙的宽度之间存在差异,这种差异被称为切牙负累。上颌恒切牙比上颌乳切牙大约 7.6mm,下颌恒切牙比下颌乳切牙大约 6mm。以下几种机制可调节恒切牙并弥补这些差异。

- 生理间隙。
- 侧切牙萌出时尖牙间的宽度增加。
- 由于侧向压力下颌乳尖牙向远中的灵长间隙移动。
- 相对于乳切牙,上颌和下颌恒切牙更加唇倾(图2-30)。

　　如前所述,乳切牙间生理间隙是有利于恒切牙正常发育的因素之一。Baume[31-34]认为,乳牙列缺少生理间隙会导致恒牙列的拥挤的概率为40%。乳牙牙间隙在上颌平均约为 3.8mm,下颌约 2.7mm。上下颌尖牙牙弓宽度增加约 3mm。上颌前部恒切牙为上颌牙列增加约 2.2mm,下颌牙列增加约 1.3mm。这些机制共同作用使上颌牙列的可用空间增加约 9mm,下颌牙列 7mm。

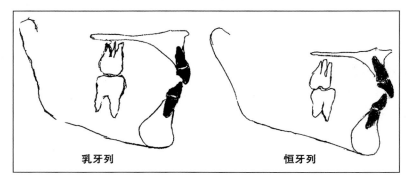

图 2-30　切牙倾斜变化,恒切牙倾斜更多

第二阶段(恒切牙的萌出)

　　替牙期的这个阶段有重大意义,因为上下恒切牙的萌出非常复杂并且至关重要。这是由于恒切牙比乳切牙更大,许多局部的因素可能干扰恒切牙的替换。由于上下颌中切牙或侧切牙萌出期间可能出现不同的情况,因此对每个阶段分别进行说明。

下颌恒中切牙萌出

　　有时下颌恒中切牙从乳切牙的舌侧萌出。当检查乳中切牙不松动时,根尖片显示乳牙根吸收延迟。这种情况下建议早期拔除乳中切牙。舌的力量通常可以推动舌侧萌出的恒中切牙移动到正常位置(图2-31)。

下颌恒侧切牙萌出

　　下颌恒侧切牙也能使乳侧切牙牙根吸收从舌侧萌出,使乳侧切牙从唇侧脱落。恒侧切牙也推动乳尖牙向灵长间隙移动以增加萌出空间。当下颌侧切牙的萌出间隙不够就可能从舌侧萌出或者不萌出。下颌侧切牙萌出间隙不够常导致下颌乳尖牙的早失。这种类型的乳尖牙早失有时会在乳尖牙根近中面出现新月形吸收(图2-32)。如果是这种病例,就需要快速的进行间隙分析和适当的干预。一些乳尖牙早失和严重的切牙拥挤可能需要进行序列拔牙(见第五章)。当下颌乳尖牙早失,下颌恒切牙是在不稳定的情况可能会向舌侧倾斜导致覆盖增加以及恒尖牙可用空间的减少。某些时候是单侧乳尖牙的

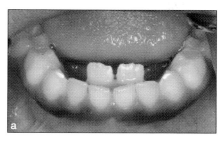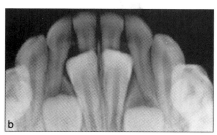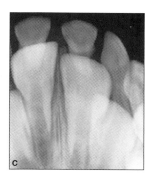

图 2-31　乳中切牙牙根延迟吸收导致下颌恒中切牙舌侧萌出

早失,这会导致下颌中线移向患侧。在某些情况下乳尖牙早失,尤其是伴随下部唇肌功能亢进或者唇肌功能障碍,除了严重的切牙舌倾和增加覆盖,下颌切牙会持续萌出至腭黏膜导致严重的深覆拾和过深的 Spee 曲线。对上述的任何情况进行早期干预可以预防以后的问题。准确的间隙分析和及时的间隙保持是最佳的选择。在一些单侧乳尖牙早失病例中,使用间隙保持并拔出对侧乳尖牙被推荐用于预防中线移位。

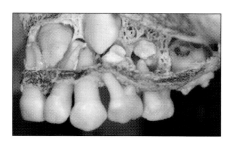

图 2-33　5 岁左右儿童头骨中显示发育中恒牙胚和乳牙关系

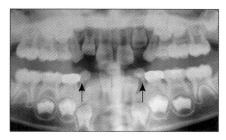

图 2-32　下颌侧切牙萌出导致乳尖牙牙根呈新月形吸收

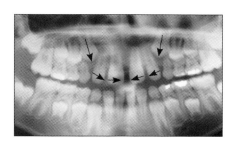

图 2-34　尖牙和切牙正常移动方式和尖牙萌出后间隙关闭

上颌恒中切牙萌出

上颌切牙同样从乳切牙舌侧发育。图 2-33 显示出发育中的恒牙胚和乳牙的关系。恒切牙位于乳切牙牙根舌侧,而尖牙更靠近唇侧。上颌切牙萌出唇倾更大,远大于下颌切牙。大多数情况下,上颌中切牙之间存在一定间隙,而下颌切牙通常有一定程度的拥挤。上颌中切牙通常略向远中倾斜萌出。上颌侧切牙正常萌出一般会减少中切牙间的缝隙和中切牙向远中的倾斜角度。恒尖牙正常角度萌出后,中切牙之间的间隙会完全关闭(图 2-34)。上颌恒切牙比上颌乳切牙总的宽 7.6mm 左右。由乳牙间隙,尖牙间牙弓宽度的增加,灵长间隙,与上颌恒切牙更偏向唇侧等机制补偿。

上颌恒侧切牙萌出

上颌恒侧切牙也位于乳侧切牙的舌侧。与中切牙相比,上颌侧切牙更偏近中(图 2-37)。侧切牙的近中倾斜使中切牙向近中移动以减少两中切牙间的间隙。上颌侧切牙的萌出后,由于上颌尖牙的牙冠对侧切牙牙根的挤压,侧切牙牙冠有时会舌倾。Broadbent[43] 将替牙期称为“丑小鸭”阶段(图 2-35)。应对此阶段进行严密的影像监测和对恒尖牙突出部分扪诊;恒尖牙在萌出期间位置越低牙冠越直立对侧切牙的压力就越小,并且侧切牙的舌倾会自发的更正。在丑小鸭阶段,任何施加在侧切牙上的正畸力都可能导致侧切牙牙根的严重吸收。在这一阶段严密观察,如果恒尖牙的倾斜不改变或者隆起不明显,那么恒尖牙可能对侧切牙造成挤压,这时需要早

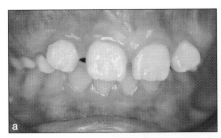

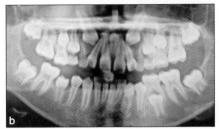

图 2-35　"丑小鸭"阶段

期干预（见第十章）。

　　上颌侧切牙萌出过程中可能出现另一个问题是中切牙牙间隙持续存在。这会导致侧切牙萌出间隙不足、拥挤、转位、甚至反𬌗。正中额外牙、侧切牙缺失、异常系带附着、咬合创伤和异常习惯等是导致中切牙牙间隙持续存在的重要原因。仔细检查这些问题，早期消除致病因素和关闭中切牙牙间隙将有助于侧切牙萌出和预防上述问题。侧切牙萌出后的另一个问题是严重前倾并伴有牙间散在间隙。这种情况下切牙容易折断，尤其是在这个年龄段的儿童，需要早期干预来预防牙折（图 2-36）。乳尖牙间牙弓宽度增加是另一补偿上颌切牙的宽度的机制。据 Moorrees[44] 研究，乳尖牙间间隙增加这个过程有利于上颌侧切牙的萌出。这一过程同样发生在下颌侧切牙萌出时，因为𬌗力使下颌乳尖向远中灵长间隙移动。这个过程为下颌侧切牙创造了更多的空间（图 2-37）。在下颌侧切牙萌出时下颌乳尖牙的早期拔出或早失会阻止这个自然现象的发生并且乳尖牙牙弓之间宽度不会增加。此阶段紊乱可能会导致非拔牙病例变为拔牙病例。这就是为什么不推荐早

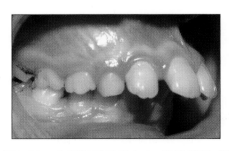

图 2-36　上颌切牙严重突出，容易折断，需要早期干预

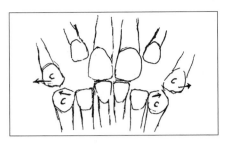

图 2-37　第二间隙的过程，下颌侧切牙的萌出迫使乳尖牙（c）侧向和远中移动（箭头）。上颌尖牙因为𬌗力侧向移动，为上颌侧切牙的萌出创造了更多的空间

期拔除下颌乳尖牙的原因；许多下颌切牙萌出有轻度拥挤问题的病例，可以通过用金刚砂圆盘车针磨掉部分下颌乳尖牙的近中面得到解决。

切牙萌出的常见问题

　　在恒切牙的替换过程中，许多外部和内部的因素都会影响恒切牙正常的萌出方式和位置。对这一过程仔细的临床及相关检查和监测能早期发现问题，并且早期干预可以防止或减轻以后出现的问题。

　　在早期和中期混合牙列阶段需要仔细评估的一个问题是中切牙常呈不对称的萌出。如果左右切牙萌出时间超过了 6 个月，则说明是异常的萌出过程。

　　许多局部的环境因素可能导致不对称萌出。表 2-1 总结了在恒切牙替换过程中可能导致不对称萌出的因素。这些问题的诊断和管理将在本书的第二部分进行讨论，"非骨骼问题的早期正畸治疗"（见第四章至第十章）。

表 2-1	切牙替换过程中常见问题
● 牙间隙异常	● 乳牙早失
● 萌出路径异常	● 乳牙滞留
● 拥挤	● 深覆𬌗
● 正中多生牙	● 开𬌗
● 侧切牙先天缺失	● 前牙反𬌗
● 异位萌出	● 中线移位
● 延迟萌出或阻生	● 严重前突
● 不对称萌出	● 拥挤

第三阶段（恒尖牙和前磨牙的萌出）

　　恒尖牙和前磨牙的萌出发生在 10 至 12 岁之间。这一阶段是替牙期最关键的阶段之一，所以恒尖牙和前磨牙的替换时期需要仔细观察。在这个区段三个维度（矢状面、横状面、冠状面）的咬合要良好

的发展高度依赖于五个因素:①生理间隙;②正常的萌出顺序;③正常的第一恒磨牙关系;④上下颌牙槽突横向关系协调;⑤乳磨牙的正常脱落。

可用间隙

前牙区正常剩余间隙是保证恒切牙正常萌出和建立正常𬌗关系的重要因素之一。乳尖牙乳磨牙区牙冠近远中径大于恒尖牙前磨牙牙冠近远中径,下颌平均宽 3.4mm,上颌平均宽 1.8mm。剩余间隙是继承恒牙重要的可用间隙,并且对第一恒磨牙建立正常𬌗关系具有重要的作用。此外,足够的可用剩余间隙有利于缓解轻度切牙拥挤以及导萌的干预治疗(见第五章)。因此,在恒尖牙和前磨牙萌出期维持剩余间隙对𬌗关系的正常发育是重要的一步。

正常的萌出顺序

萌出顺序是咬合正常发育所必需的重要过程。这一现象在混合牙列期尖牙和前磨牙的替换过程中起着重要的作用。在下颌,尖牙在前磨牙之前萌出;在上颌,尖牙是最后萌出的一颗牙齿(不包括第三磨牙)。下颌的正常萌出顺序是 6→1→2→3→4→5→7,下颌尖牙在前磨牙之前萌出,下颌尖牙有粗壮的牙根,牙冠略向近中倾斜对维持切牙前完整性有重要作用。由于上颌切牙的覆盖和唇肌的力量,下颌切牙有很大的向舌侧倾斜的倾向,因此增加前牙覆𬌗覆盖,形成深咬合,严重的下前牙直接咬在腭黏膜上。下颌第一前磨牙在下颌尖牙前萌出属于异常萌出顺序,可造成乳尖牙的早失,影响恒尖牙替换。可能引发的问题有切牙舌倾、深覆𬌗、中线移位、唇向错位和尖牙阻生。上颌尖牙异常的萌出顺序,如尖牙在前磨牙之前萌出,则会引起上颌前磨牙萌出间隙不够。第三阶段替牙期牙列的另一异常萌出顺序是上颌第二磨牙在上颌或下颌前磨牙之前萌出。这种情况可导致第一恒磨牙近中倾斜以致前磨牙萌出空间不足,这时可在上颌制作 Nance 弓或者腭弓预防第一恒磨牙的近中移动引起的前磨牙拥挤甚至阻生。

第一恒磨牙正常关系

正常的上下颌第一磨牙位置关系是影响替牙期牙齿正常萌出的另一重要因素。末端齐平的第一恒磨牙关系更容易近中倾斜导致前磨牙的萌出问题。上下颌第一恒磨牙的正常位置关系和牙尖交错关系不易向近中倾斜,减少近中间隙丢失和乳牙早失。

上下颌牙槽突良好的横向关系

基骨和牙槽突的横向关系异常是干扰尖牙,前磨牙萌出和咬合发育的另一个重要因素。例如,存在后牙反𬌗,尤其是咬颊或 Brodie 综合征,影响上下颌前磨牙关系和颊舌向倾斜。

乳磨牙的正常脱落

替牙期常见乳磨牙固连,可引起前磨牙阻生或转位。在这种情况下,固连的乳磨牙可阻止牙槽骨的垂直向生长,对咬合关系造成严重的损害。牙弓后段左右两侧不对称的萌出,牙弓的任何其他部位也一样,预示可能存在乳磨牙固连。

近中移位

下颌第一恒磨牙在替牙期会发生两次近中移动。第一次移动发生在第一恒磨牙萌出初期,第二次发生在混合牙列晚期。

早期近中移位:是第一恒磨牙的第一次近中移动。在第一恒磨牙萌出期(5~6岁),近中移动会占用牙间隙或灵长间隙。在 Baume Ⅱ类乳牙列的个人,没有牙间隙存在,不发生近中移动。晚期近中移位:是第一恒磨牙第二次近中移动,发生在第二乳磨牙脱落(11~12岁)之后。这次近中移动占用剩余间隙并且改善恒磨牙关系。根据剩余间隙的量,下颌磨牙近中移动通常比上颌磨牙更多,然后和上颌磨牙建立正常的磨牙关系。

第三阶段的其他问题

替牙期常见的需要仔细监测和早期干预的其他异常,包括乳磨牙早失、多生牙和先天性缺牙。尖牙和前磨牙萌出期任何这些问题的存在则需要全景 X 线纵向监测以确保早期发现和合适的干预。

第三阶段替牙期恒尖牙和前磨牙的替换是替牙期最关键的阶段之一,而且一些遗传和环境因素(全身或局部)能影响恒尖牙和前磨牙的萌出方式和萌出位置,从而影响整个咬合关系(表 2-2)。对本书第二部分所有讨论到的这些问题"非骨骼问题的早期正畸治疗"(第四章至第十章)进行诊断和管理。

表 2-2	尖牙和前磨牙替换期常见问题
• 乳牙滞留（固连） • 异常萌出顺序 • 乳牙早失 • 不良习惯,如侧向舌肌推力 • 不对称萌出	• 迟萌或阻生 • 移位 • 嵌塞 • 缺牙 • 多生牙

表 2-3	牙列发育的常见问题
• 诞生牙 • 乳牙问题 • 龋齿 • 变色、脱钙和结构的发育不全 • 遗传缺陷（牙齿釉质发育不全,牙本质发育不全） • 乳牙早失 • 乳牙或恒牙外伤或脱落 • 生理间隙 • 拥挤 • 异常的口腔习惯	• 牙齿数目异常（缺牙和多生牙） • 牙齿发育异常（融合牙、畸形牙） • 牙齿萌出异常（延迟或提前萌出、异常萌出顺序、异位萌出、嵌顿、转位和固连） • 软组织问题（系带、扁桃体、腺样体、舌头和嘴唇） • 严重遗传、先天异常（唇腭裂、外胚层发育不良、Down 综合征、Pierre Robin 综合征） • 牙齿和骨骼关系异常（矢状、垂直和横向错殆），如 I 类、II 类和 III 类错殆,可单独发生也可伴随其他异常如拥挤、间隙、深咬合、开殆和反殆。

替牙期牙弓的三维变化

在替牙期中,从切牙唇侧到第一恒磨牙近中的牙弓长度会发生一些改变。第一个变化是当第一恒磨牙萌出时近中移动轻微减少了牙弓长度。第二个变化是上下颌切牙萌出后唇倾增加使牙弓长度有小小的增加。第三个变化是第一、第二乳磨牙脱落后第一恒磨牙近中移动减少了牙弓长度。因此,一般来说,牙弓在 18 岁时比 4 岁时要短,尤其是在下颌。

拥挤与第三磨牙

下颌切牙拥挤是一种常见的问题,可以发生在经过正畸治疗或未经正畸治疗的患者中;大多数情况,第三磨牙可造成前牙拥挤。除了上述的牙弓长度减少外,还有很多原因可导致下颌切牙的晚期拥挤:

• 牙弓周长减少。
• 晚期下颌向前生长。
• 由于近中面磨耗和咬合近中分力使牙齿向近中移动。
• 下颌尖牙复位后不当的机械运动。

了解乳牙列和恒牙列在替牙期不同阶段的变化对于任何临床医生进行早期正畸治疗至关重要。在替牙期仔细的临床和影像学监测可以早期发现问题。这样,就可能消除病因和预防或至少减少发育异常的严重程度。表 2-3 列出了牙列发育过程中可能出现的一些常见问题。

致谢

作者感谢 Estepan Alexanian 博士在本章提供的组织切片。

小结

• 颅面部基本结构,包括牙列,形成于胚胎第三周至第八周。这一时期是牙齿发育最关键的阶段。
• 大多数发育过程受到遗传和环境因素的共同精确调控。
• 大部分的面部结构是胚胎时期由神经脊细胞迁移而来。任何原因干扰到这种迁移都会导致不同的颅颌面畸形。
• 在这个漫长的过程中,牙列周围的颅颌面骨骼生长,神经肌肉功能,软组织结构是相互作用的;这些作用过程最终使牙齿形成牙尖交错的关系。

- 形成过程是漫长的,这使得许多遗传和环境因素可影响牙列和面部形态。这些影响包括乳牙脱落(早失)或滞留、不良口腔习惯、颅面功能障碍和颅骨姿势。
- 牙列发育变化是早期正畸治疗临床应用的基础。了解咬合发展的完整过程,不仅有助于理解牙列结构组成,而且有助于认识发育初期的问题并适时进行干预。
- 回顾产前发育阶段,特别是胚胎期发育阶段,进而阐明成人身体正常的结构关系和先天性畸形的原因。
- 对牙齿形成的完整过程的理解阐明各种异常的成因。初始阶段的干扰可造成缺牙和多生牙;组织分化期的干扰导致牙本质或釉质结构异常(牙釉质发育不全或牙本质发育不全);在形态分化期的异常导致牙齿形状和大小的异常如锥形侧切牙、过小牙和巨牙症;釉质形成期全身和局部干扰导致釉质发育不全。
- 出生后牙齿发育是一个漫长复杂的过程,从大约6个月时的下颌乳切牙萌出开始一直到18～20岁所有第三恒磨牙萌出后结束。
- 为了更好地理解,我们将这个过程分为六个阶段:①乳牙列阶段;②第一间歇时期;③第一过渡期;④第二间歇期牙列;⑤替牙期;⑥恒牙列。
- 在牙列所有替换阶段,有些很小的生物学变化。如果出现问题只有深入的临床及相关的观察可以发现。
- 乳牙列恒牙列组成结构的相互作用是正常咬合发育所必需的。这些重要的组成结构,如正常的第二乳磨牙关系,生理间隙(灵长间隙),剩余间隙,乳牙正常脱落,恒牙根的正常发育,萌出顺序正常,牙齿数目正常,正常肌肉平衡和功能可以通过仔细的临床的影像学检查进行评估。
- 所有牙科医生,特别是全科、儿科和正畸科牙医,有责任了解和监测这些发育变化,争取在早期发现问题并进行干预或者将患者推荐给合适的专家。

参考文献

[1] Massler M, Schour I. Growth of the child and the calcification pattern of the teeth. Am J Orthod Oral Surg 1946;32:495–517.
[2] ElNesr NM, Avery JK. Development of the teeth: Root and supporting structures. In: Avery JK (ed). Oral Development and Histology, ed 3. New York: Thieme, 2002:108–122.
[3] Nanci A. Ten Cate's Oral Histology: Development, Structure, and Function, ed 8. St Louis: Mosby, 2012.
[4] Berkovitz BK, Holland GR, Moxham BJ. Oral Anatomy, Histology and Embryology, ed 4. St Louis: Mosby, 2009.
[5] Vaahtokari A, Aberg T, Jervvall J, Keränen S, Thesleff I. The enamel knot as a signaling center in the developing mouse tooth. Mech Dev 1996;54:39–43.
[6] Coin R, Haikel Y, Ruch JV. Effects of apatite, transforming growth factor β-1, bone morphogenetic protein-2 and interleukin-7 on ameloblasts differentiation in vitro. Eur J Oral Sci 1999;107:487–495.
[7] Kettunen P, Laurikkala J, Itäranta P, Vainio S, Itoh N, Thesleff I. Associations of FGF-3 and FGF-10 with signaling networks regulating tooth morphogenesis. Dev Dyn 2000;219:322–332.
[8] Tompkins K. Molecular mechanisms of cytodifferentiation in mammalian tooth development. Connect Tissue Res 2006;47:111–118.
[9] Neubuser A, Peters H, Balling R, Martin GR. Antagonistic interactions between FGF and BMP signaling pathways: A mechanism for positioning the sites of tooth formation. Cell 1997;90:247–255.
[10] Burzynski N, Escobar V. Classification genetics of numeric anomalies of the dentition. Birth Defects 1983;13:95–106.
[11] Nieminen P, Arte S, Pirinen S, Peltonen L, Thesleff I. Gene defect in hypodontia: Exclusion of MSX-1 and MSX-2 as candidate genes. Hum Genet 1995;96:305–308.
[12] Luke DA. The structure and functions of the dento-

gingival junction and periodontal ligament. Br Dent J 1992;172:187–190.
[13] Enlow D. Handbook of Facial Growth, ed 2. Philadelphia: Saunders, 1982.
[14] Björk A, Skieller V. Facial development and tooth eruption. An implant study at the age of puberty. Am J Orthod 1972;62:339–383.
[15] Björk A. Variations in the growth pattern of the human mandible: Longitudinal radiographic study by the implant method. J Dent Res 1963;42(1)pt 2:400–411.
[16] Sassouni V. A classification of skeletal facial types. Am J Orthod 1969;55:109–123.
[17] Horwitz SL, Shapiro HH. Modification of mandibular architecture following removal of temporalis muscle in rat. J Dent Res 1951;30:276–280.
[18] Moss ML. The functional matrix hypothesis revisited. 1. The role of mechanotransduction. Am J Orthod Dentofacial Orthop 1997;112:8–11.
[19] Ingervall B, Thilander B. Relation between facial morphology and activity of the masticatory muscles. J Oral Rehabil 1974;1:131–147.
[20] Ingervall B, Helkimo E. Masticatory muscle force and facial morphology in man. Arch Oral Biol 1978;23:203–206.
[21] Takada K, Lowe AA, Freund VK. Canonical correlations between masticatory muscle orientation and dentoskeletal morphology in children. Am J Orthod 1984;86:331–341.
[22] Solow B, Kreiborg S. Soft tissue stretching: A possible control factor in craniofacial morphogenesis. Scand J Dent Res 1977;85:505–507.
[23] Houston WJ. Mandibular growth rotations—Their mechanism and importance. Eur J Orthod 1988;10:369–373.
[24] Kantomaa T. The shape of the glenoid fossa affects the growth of the mandible. Eur J Orthod 1988;10:249–254.
[25] Rönning O, Väliaho ML, Laaksonen AL. The involvement of the temporomandibular joint in juvenile rheumatoid arthritis. Scand J Rheumatol 1974;3:89–96.
[26] Rönning O, Väliaho ML. Involvement of the facial skeleton in juvenile rheumatoid arthritis. Ann Radiol (Paris) 1975;18:347–353.
[27] Friel S. The development of ideal occlusion of the gum

pads and the teeth. Am J Orthod 1954;40:196–227.

[28] Sillman JH. Relationship of maxillary and mandibular gum pads in the newborn infant. Am J Orthod Oral Surg 1938;24:409–424.

[29] Leighton BC. A preliminary study of the morphology of the upper gum pad at the age of 6 months. Swed Dent J Suppl 1982;15:115–122.

[30] Chawla HS. Management of natal/neonatal/early infancy teeth. J Indian Soc Pedod Prev Dent 1993;11:33–36.

[31] Baume LG. Physiological tooth migration and its significance for the development of occlusion. 1. The biogenetic course of the deciduous dentition. J Dent Res 1950;29:123–132.

[32] Baume LG. Physiological tooth migration and its significance for the development of occlusion. 2. The biogenesis of accessional dentition. J Dent Res 1950;29:331–337.

[33] Baume LG. Physiological tooth migration and its significance for the development of occlusion. 3. The biogenesis of the successional dentition. J Dent Res 1950;29:338–348.

[34] Baume LG. Physiological tooth migration and its significance for the development of occlusion. 4. The biogenesis of overbite. J Dent Res 1950;29:440–447.

[35] Arya BS, Savara BS, Thomas DR. Prediction of first molar occlusion. Am J Orthod 1973;63:610–621.

[36] Bishara SE, Hoppens BJ, Jakobsen JR, Kohout FJ. Changes in the molar relationship between the deciduous and permanent dentitions: A longitudinal study. Am J Orthod Dentofacial Orthop 1988;93:19–28.

[37] Harokopakis-Hajishengallis E. Physiologic root resorption in primary teeth: Molecular and histological events. J Oral Sci 2007;49:1–12.

[38] Sahara N. Cellular events at the onset of physiological root resorption in rabbit deciduous teeth. Anat Rec 2001;264:387–396.

[39] Fukushima H, Kajiya H, Takada K, Okamoto F, Okabe K. Expression and role of RANKL in periodontal ligament cells during physiological root-resorption in human deciduous teeth. Eur J Oral Sci 2003;111:346–352.

[40] Marks SC Jr, Cahill DR. Experimental study in the dog of the non-active role of the tooth in the eruptive process. Arch Oral Biol 1984;29:311–322.

[41] Cahill DR. Eruption pathway formation in the presence of experimental tooth impaction in puppies. Anat Rec 1969;164:67–77.

[42] Dean JA, Avery DR, McDonald RE. Dentistry for the Child and Adolescent, ed 9. St Louis: Mosby, 2010.

[43] Broadbent BH. The face of the normal child. Angle Orthod 1937;7:183–208.

[44] Moorrees CFA. The Dentition of the Growing Child: A Longitudinal Study of Dental Development between 3 and 18 Years of Age. Cambridge, MA: Harvard University Press, 1959.

3 第三章 检查、早期诊断及治疗计划

在过去,正畸主要关注青少年和成人的正畸治疗。诸如矫形治疗的一些早期干预手段并不像在这样众所周知。正畸治疗的主要关注点局限于如何在错殆畸形完全形成后对上下颌牙列进行协调。

无论是早期矫治或是传统的正畸治疗,相对一些重要的诊断因素,治疗的重点更多关注在矫治机制。每天都有新的正畸产品在不断面世,正畸住院医师和新晋医生经常被这些产品的商业广告所影响。随着对带环、托槽、弓形和"治疗系统"知识的强调,正畸医生有时产生一种错觉,即正畸治疗主要是一个机械过程。

现在,早期正畸治疗作为一种在生长发育期间对牙颌面的形态,功能及变化进行良好控制的治疗手段,被越来越多的人所接受。早期正畸治疗的主要目标是在生长发育的早期就发现问题,并对这些问题进行控制或消除,或在适当的时机进行干预治疗。为了实现这些目标并获得满意的治疗效果,全面的诊断以及系统的治疗计划是必需的。

治疗计划是总体战略,矫治本身则表现为一个有序的策略,所有的治疗步骤必须在有序的基础上进行组织和实施。换句话说,临床医生必须依次完成以下程序:

1. 患者的检查。
2. 问题的诊断。
3. 问题的分类。
4. 治疗计划。
5. 对患者进行治疗。

诊断是正畸治疗中最为关键的部分。诊断的目标是为患者列出一张全面的问题列表,以便医师据此选择各种治疗方法而综合形成一个合理的治疗计划,取得最好的治疗效果。

一个全面的正畸诊断不能只关注上下颌牙列的位置关系。它需要对患者的全身健康情况和咬合状态进行彻底评估,并且还需考虑到牙列与基骨、其他骨性结构、神经肌肉和软组织环境的关系。

所有治疗计划的制订,尤其在早期矫治中,必须基于消除或控制病因,并利用患者的生长潜力引导咬合至一个正常位置。

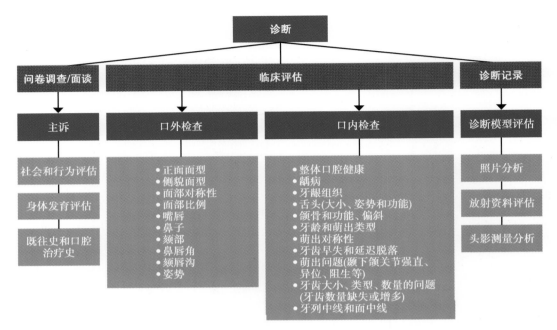

图 3-1　完整诊断数据的组成部分

诊断过程需遵循一系列组织有序的步骤(图 3-1)。为获得一个全面、准确的诊断,首先就要得到准确而充分的诊断数据。这对于评估和认识患者的牙颌面畸形是必要的。根据准确的诊断结果,接下来的一步就是治疗计划的设计,它需要基于对患者目前的状态,以及在进行早期矫治期间可能出现的牙和颌骨生长的变化而制订。

正畸问题常常来源于咬合系统在发育过程中出现的异常,而非病理过程导致。虽然要明确错𬌗畸形的具体病因常常比较困难,但找出可能的致病因素对预防畸形的发生是非常重要的。在过去的一个世纪中,错𬌗畸形的病因,以及遗传和环境所起的相关作用是颇具争议的(图 3-1)。近几十年的研究表明,遗传机制在胚胎时期对颅面结构影响较大。与此相反,咬合的发育,特别是在出生后的早期,受到环境因素的强烈影响[1]。

所有为实现正畸治疗目标的诊断数据,无论是临床的或辅助临床的,有三个主要来源:①问卷调查和面谈;②临床评估;③辅助临床的评估(诊断记录)。

问卷调查和面谈

面谈是医生和患者之间的一次重要交流。面谈的主要目的是评估患者及其父母对治疗的期望,同时了解他们的社会和行为现状。这个过程多采用问卷调查,它可由护士或者正畸医生制定。

患者或者患者家属填写这种方式的问卷调查,这有助于评估患者对正畸治疗目标的期望值。

问卷调查可以被分成四个部分:①患者的主诉;②患者社会和行为评估;③患者生长发育评估;④患者全身及牙科既往史。

患者主诉

面谈的第一步就是确定患者的主诉以及对治疗的期望。正畸医生直接询问家长或者患者是获得这些信息的最好方式,尤其当对方对面部美观特别关注时。例如,正畸医生可以问以下问题:

- 是什么原因促使你到这里来?
- 你期望获得什么样的变化?
- 你想解决的主要问题是什么?

医患双方对治疗的期望值可能会不一致,最终结果要待检查结果完成并分析后才能确定。医师需向患者说明问题症结所在,并向患者提供相应最好的治疗选择。无论是基于美观还是健康考虑,这个阶段的主要目的在于确定患者的治疗目标。在这个过程中,医师需了解清楚患者及其家属对当前情况的认知和理解。另外,明确治疗目标使医生更易于向患者解释问题所在、治疗的选择、治疗的限度、以及预期治疗结果的可行性。一些早期矫治的结果依赖于患者的依从性和父母的关注程度。医生必须清楚说明早期干预的原因,以及第二阶段矫治的可能性。

社会行为评估

面谈的另一个重要内容就是了解患者的社会和行为史。尽管这些因素对取得治疗的成功非常重要,部分家长却不愿谈及孩子的情感和行为问题。此时,医师必须谨慎仔细地向家长解释治疗的成功很大程度上取决于患者的配合。

基于以上原因,询问患者在学校的情况,或与亲朋好友相处的态度对评估患者的社会行为状态有所帮助。医师意识到患者情感或学习方面的缺陷,会有助于他根据患者的实际能力调整治疗方式。治疗的设计应降低对患者依从性的要求,减少使用一些需患者配合的正畸治疗方式,比如头帽或活动矫治器的佩戴。

治疗前评估患者的社会行为状态对医师理解患者的治疗期望是至关重要的,尤其面对成年患者时。有时,医师只是在患者恒牙列完全萌出之前进行了轻微的阻断治疗,此时患者和家属却可能期望面部美观得到很大的改善。在这种情况下,医师有义务向患者解释治疗的限度,以及可能的最终治疗结果。

患者生长发育评估

对于任何类型的早期矫治,孩子的全身发育是进行综合评估的另一重要因素。孩子的发育状态是治疗计划中的重要部分,这包括治疗过程中的生长量和治疗结束之后依然存在的生长潜力。在孩子的生长高峰期进行干预无疑是最佳的治疗策略。

评估孩子的生长发育状态可以通过询问以下问题:

- 孩子最近生长速度如何?
- 最近穿衣服的尺码有什么变化吗?
- 有性成熟的迹象吗?

虽然这些问题有助于判定孩子目前的生长状态,但医生也可以借助于其他更加准确的检测方法来进行评估,包括手腕骨 X 线片、颈椎片及头颅侧位片。

患者全身及牙科既往史

尽可能地询问正畸患者的既往史和口腔治疗史,这将帮助我们找到错𬌗畸形的病因。通常情况下,明确错𬌗病因的形成过程和机制往往比较困难。但即便如此,进行全面的检查和完善病程记录依然非常重要。这样可以清晰地归纳患者存在的问题,

以便制订最好的治疗计划。此时,正畸医生必须基于问题的本质,以及从检查数据中得到的线索来制定正畸治疗策略。

既往史包括两个部分:家族既往史以及患者个人既往史。

家族既往史

评估家族既往史最重要的方面有:

- 基因背景。
- 父母和兄弟姐妹的一般健康状况。
- 父母和患者之间面部和牙齿的相似表型。
- 父母和兄弟姐妹的正畸治疗史。
- 父母的牙齿健康状况。
- 母亲怀孕期间的健康状况(疾病、药物、事故)、孕期长短和分娩类型。

家族的遗传情况可以通过比较患者与其父母的面部特征以及牙列咬合的相似性来获得。除此之外,正畸医生也需要考虑患者家族成员的正畸治疗史,以及分析这些相关材料反映出来的问题本质。

父母的全身和牙齿健康可以较好地提示患者对牙周病和龋病的易感性。患者母亲在孕期的全身健康能对患者的健康和牙齿咬合产生直接影响。诸如母亲怀孕期间的药物服用史或疾病(如病毒感染和内分泌疾病),以及意外事故等既往史也应该被充分评估。有报道指出,孕期的长短和是否早产可干扰胎儿正常的颌骨和牙齿的发育,从而影响咬合关系的建立[2,3]。难产时产钳的使用不当可影响颞下颌关节(TMJ)的发育,由此而对颌骨的生长和发育产生长远的不利影响[4]。

患者个人既往史

如第二章所述,错𬌗畸形的特异性分型与具体的遗传或环境因素的具体相关性往往是难以界定的。因此,正畸医生或助手必须询问几个重要问题来辅助评估。

在治疗前对患者的健康状况进行评估时,需要注意患者以前或者现在是否在长期服用某种药物以及用药的目的。该信息可以帮助确定患者是否患有系统性或代谢性疾病,这些疾病可能是正畸治疗的禁忌证或会延长正畸治疗的过程。例如,糖尿病患儿在接受正畸治疗时,即使在药物控制的情况下,也需要特别注意监测,因为该类患者在正畸力作用后容易发生牙周破坏。对于患有二尖瓣脱垂或因风湿热引起心脏问题的患者,在进行某些侵袭性操作,比

如粘结带环之前,可能需要提前使用抗生素。

收集患者病史时需要评估的另一方面是,以前是否发生过对牙列、颌骨和关节造成创伤的事故。髁突颈部的早期骨折不容忽视,因为这些情况可能导致成年后的严重发育缺陷。例如,儿童髁突骨折是导致儿童不对称性下颌骨缺陷的最主要原因[5,6]。

例如偏面萎缩的患者,颞下颌关节的某些破坏性进程可能导致下颌骨问题,包括类风湿性关节炎和组织先天性缺损。

鉴于"形态与功能相关"的现象以及它们之间可能产生的相互影响,正畸医生应该仔细评估任何肌功能的失衡和生理功能的紊乱,例如呼吸、吞咽、咀嚼和言语等功能。对生长发育中的孩子进行口呼吸病史的询问和评估是非常重要的。这种情况可以产生很大的影响,包括扁桃体或腺样体肥大、鼻窦阻塞或过敏等。

许多患者对临床和正畸材料过敏,例如对胶乳或弓丝和托槽的镍钛成分过敏,因此询问患者的过敏史也很重要。

感染肝炎病毒或艾滋病毒会增加免疫缺陷的风险,因此询问患者的输血史也不容忽视。

综上所述,正畸治疗前对患者既往史的询问可以归纳为如下几个重要的方面:

- 长期用药史。
- 末次内科和牙科就诊时间。
- 住院史:时间和原因。
- 过敏史,特别是乳胶或镍钛过敏史。
- 输血史(用以评价感染肝炎或艾滋病毒的概率)。
- 心脏问题,如二尖瓣脱垂或与风湿热有关的问题(用以评估预防性使用抗生素的必要)。
- 牙齿或颌骨的事故或外伤(即使没有任何症状的牙齿或根尖的创伤,也会因为正畸力和牙齿移动而加重)。

临床检查

正畸临床检查是对口腔结构和功能的详尽评估。口腔及其软硬组织结构的健康必须在正畸治疗前被仔细检查。术前要先治疗病理性问题,如龋齿、牙周病、附着龈不足和根尖周炎。在问题得以控制之后,便可以粘接托槽开始牙齿移动了。

一系列的临床检查,可以通过对口内外所有结构的视诊、数字化监测以及功能分析来实现。值得注意的是,正畸医生不能仅关注于患者情况的某一方面,而忽视其他重要的问题。

口外检查

临床口外检查包括面部美观和形态的评估,涵盖结构、比例、类型和对称性。目前,患者的面部形态,包括正侧位,是正畸诊断和拟定治疗计划的主要决定因素。几乎所有寻求正畸治疗患者的主要关注点都是面部及牙列美观。美学评价是临床检查的重要组成部分。Graber 和 Vanarsdall[7]指出,错𬌗畸形不是一种疾病,而是一种影响身体和精神健康的潜在因素,适当的治疗可以提升患者的幸福感。

若只是单纯评估牙列、颌骨硬组织之间的关系,而缺乏对发育过程以及正畸治疗中软组织的情况和变化进行全面评估,这样是不够充分的。口外检查中需对面部美学进行仔细评估,因其是一个非常复杂的方面。

Gugino 和 Dus[8]表示,人的面部作为一个整体,在解剖和功能上是人体最复杂的区域之一。正畸医生只有对咬合以及口颌系统的胚胎学和生理学方面的知识有相当的理解,才能正确认识和辨别患者的错𬌗畸形问题,以便为每一位患者提供最佳的正畸治疗方案。

许多因素都在面部美观中发挥重要的作用,包括眼睛、头发、皮肤、嘴唇、牙齿、鼻子、颏部和下颌。在正畸治疗的诊断和治疗计划的制定过程中,上述因素会影响我们对面部美观的评价,所以必须被仔细评估。

口外检查的主要目标是通过患者治疗前正侧貌的美学评估用以发现问题所在,并在早期正畸治疗中对患者未来可能的生长变化进行预测,最后综合以上因素制定周密的治疗计划。

正畸医生需要特别注意对患者,尤其在早期治疗时,进行正侧貌的美学评估。这种评估是检查中的重要一环,需要考虑患者在治疗期间以及在治疗后的所有潜在生长变化。

口外检查应评估以下重要方面(图 3-1)

- 垂直向和横向正面形态(长面型、均面型或短面型)。
- 面部侧貌(直面型、凸面型或凹面型),判断不良矢状向(前后向)生长型和咬合不协调。
- 面部比例,即面部上下的尺寸,判断不良垂直生长型。
- 上下唇高度比。

- 面部对称性,判断不良横向生长型,包括上颌骨和下颌骨的不对称。
- 面部肌肉和软组织的发育、张力和形态。
- 鼻子的大小和比例,以及其他面部结构的对称性。
- 颏部的大小、形态、对称性以及与其他面部结构的位置关系。
- 嘴唇的大小、张力以及在静息状态和功能状态下与侧貌和切牙的位置关系。
- 鼻唇角。
- 颏唇沟。
- 患者的姿势位。

正面面部评估

操作者开始进行系统的面部检查之前,应该与患者保持一定距离,嘱患者正坐。操作者需从正面观察患者面部,检查面部形态、对称性和不同部位之间的比例关系,以便对患者的正面像进行正确评估。

除了头影测量之外,医生在制订患者的治疗计划时还必须考虑其他因素。也就是说,医生不能仅仅根据一些线距、角度以及测量值的变化就进行诊断。患者在静息和功能状态时的三维面部特征也是非常重要的,包括面型、对称性和各部分的比例。

面型

正面观面部形态可分为长面型、宽面型或均面型。根据 Enlow 的分类方法[9],这三种面型又分别称为长面型(长面)、短面型(短面)和均面型(均面)。Enlow 认为,面部复合体连接到颅底,这决定了面部的体积、生长角度以及形态特征。

长面型患者的面部较为狭窄、长而突出,大部分伴有凸面型。有垂直生长型倾向的 II 类错𬌗畸形的患者会显示出这种面型。宽面型患者的面部较短,宽而直、较少伴有凸面型,有水平生长型的趋势。II 类 2 分类的错𬌗畸形通常表现为这种面型。均面型介于两者之间,常在正常𬌗或 I 类错𬌗畸形的患者中表现。生长型的表现极具地域性特征。面部形态的生长型影响医生对患者生长预测的判定,以及相应治疗策略,如扩弓等的效果,这种情况在生长发育中的患者尤为明显。

面部对称性

评估患者正侧位时的面部对称性是检查的另一重要方面,这将有助于发现患者上下颌骨生长型的不对称,伴/不伴下颌骨偏斜。所有人的面部均有微小的不对称,但显著的不对称性是不正常的,尤其是幼儿,这需要被仔细评估。

面部对称性可以通过从正面观察脸部,或者患者躺在牙科椅上、操作者坐在椅子后面进行评估。观察时可以将一根牙线从鼻梁的中部伸展,经过鼻子和下方的面部,到颏部的中点建立面部中线。接下来,可以通过从面中线平面比较面部的左右侧来判断面部对称性(图 3-2)。

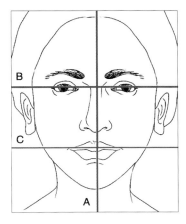

图 3-2　面部对称性的评估。A. 面中线;B. 双侧瞳孔连线;C. 唇线

为了明确面部不对称是否由于下颌骨移位,颏部偏斜或结构不对称所引起(图 3-3),医生需对患者在息止𬌗位和最大牙尖交错位/CO 位的面部形态都进行评估。面部不对称可能源于先天性畸形患者的牙颌各部分结构的形态学异常。

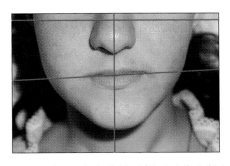

图 3-3　一个 16 岁女孩的下颌不对称生长(右侧髁突发育过度)

正如 Subtelny 指出[10],除了先天性畸形的病例之外,上颌骨是一个位置相对稳定的复合体,并且腭中缝可以作为指示上颌骨中线的真性指标。除了由于局部因素而导致上颌牙列中线偏斜的情况,上颌骨中线与面中线的一致性可以很好地反映面部对称性。

面部不对称的原因和形态学特征可以通过一些诊断手段来辅助评估，如拍摄头颅后前位片和侧位片，检查双侧牙齿咬合关系，以及观察咬合平面（Wilson 曲线）。除功能性的偏斜以外，表现为骨骼显著不对称的患者，其治疗难度是比较高的。

早期发现面部不对称，尤其是在幼儿阶段，这对于及时进行早期干预是非常重要的。干预的时机和方法取决于不对称的原因、下颌骨生长不对称的类型，以及这种不对称性是否由髁突的发育不足或发育过度所导致。

我们将在本书其他章节中对面部对称性分析做进一步讨论。

面部比例

面部比例的评估是临床检查的另一个重要方面。当从垂直方向上评估正面面部比例时，可以评估面部的三个部位：①前额发际线到眉间点；②眉间点到鼻下点；③鼻下点到软组织颏下点。在正常和谐的面部比例中，这三个部分是均等的（图 3-4）。

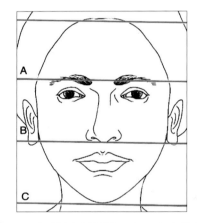

图 3-4 正面面部比例评估。在一个和谐的正面比例中，前额发际线到眉间点（A），眉间点到鼻下点（B），以及鼻下点到软组织颏下点（C），这三个部分是均等的

上下唇高度比是面部比例的另一个正面面部评估方法。从鼻下点到口裂区域的距离应该大约占面下 1/3 的 1/3（鼻下点到软组织颏下点）[11]（图 3-5）。

另一种正面评估方法是由 Sarver[12] 提出的矢状向面部比例法，也称为五等分规则。这个方法在本书有关面部相片分析的相关章节中将做详细阐述。

面部正侧位面相中还需被评估的其他重要方面包括三维方向（矢状向、垂直向和水平向）上的面部形态、对称性以及鼻-唇-颏的关系。

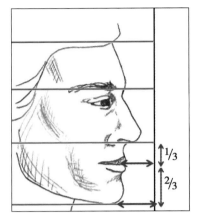

图 3-5 上下唇高比。从鼻下点到口裂这段区域的距离应该大约占面下 1/3 的 1/3

侧位（矢状向）面部评估

操作者进行系统的面部侧位检查时，应该与患者保持一定距离，嘱患者正坐。观察项目包括以下三点：①软组织鼻根点；②上唇的基点；③软组织颏前点。这可描绘出患者面部形态的大致轮廓。

直面型患者中，这三个点在同一平面并形成一条直线；凸面型患者中，上唇的基点位于其他两点的前方；凹面型患者中，上唇的基点位于其他两点的后方（图 3-6）。这三个点部分或全部异常均可导致以上三种面型。例如，凸面型可以由上颌前突、下颌后缩或两者的结合所导致。

青春期前轻度的下颌后缩是正常的。后期下颌骨的正常生长量会逐步赶上上颌骨，从而使上下颌骨的结构趋于正常。在这个时期，面部侧貌的轻微凹陷也是正常的。

和谐的侧貌通常提示一个正常或Ⅰ类咬合状态。此时可表现为上下颌骨在前后向的位置关系正常，磨牙和尖牙中性关系，以及第二乳磨牙的终末平面平齐或近中关系。

一些患者可能具有正常的基骨关系，但软组织侧貌却不正常。这种情况可能是由于切牙的异常倾斜导致的，而造成切牙倾斜度异常的原因可能是不良的，非营养性的口腔习惯。基于这种情况，纠正切牙的突度就可以改善侧貌。

侧貌严重前突的儿童通常伴有Ⅱ类错𬌗畸形，而直或凹的侧貌可能伴有Ⅲ类错𬌗畸形。临床检查和辅助临床检查可以确定错𬌗畸形的具体类型，判断是由于牙性或骨性因素（或混合性）或上下颌骨性或牙性不调所造成的结果。

患者的侧貌也是可以改变治疗方案的另一重要

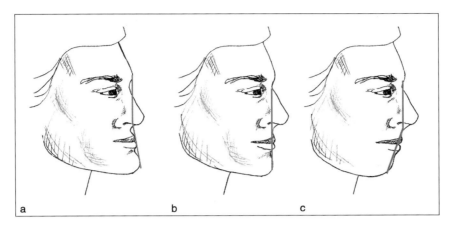

图 3-6　轮廓类型:凹面型(a);直面型(b);凸面型(c)

方面。例如,如果其他分析结果确定了拔牙的方案,对于具有凸面型的儿童可以考虑拔牙矫治,而对于直面型或凹面型的儿童应避免拔牙。

面部发散度是 Hellman 所提出的[13]。发散度表明了轮廓向前倾斜(前发散)或向后(后发散)倾斜。发散度受到患者种族和民族背景的影响。例如,北欧血统的白人很可能会倾向于面部向后倾斜而美洲印第安人和亚洲人后裔更倾向于面部向前倾斜[14]。

在评估过程中,还必须检查上下面部比例、鼻子、颏部和嘴唇以及这些部位之间的相互关系。

口内检查

与接诊其他患者相同,正畸患者在接受治疗之前,医生必须充分检查患者口腔的软硬组织状态。任何疾病或病理性症状都需在正畸治疗开始前得到控制,包括全身性疾病、龋齿、牙髓病及牙周疾病等。

颌面部结构和咬合系统包括以下三个基础组织。

1. 牙体组织,包括牙釉质、牙本质、牙骨质、牙髓以及牙周韧带。

2. 骨组织,包括骨、软骨、韧带。

3. 软组织,包括神经肌肉组织、上皮组织、腺体、循环系统、黏膜和结缔组织。

口腔及所有的组织复合体有着相互联系的生理功能,在牙齿咬合的发展中起到直接或间接的作用。因此,治疗计划必须基于在静态和功能状态下对这些软硬组织进行全方位检查。

例如,仅仅根据上下牙列在正中颌位的咬合关系以及上下颌第一磨牙的关系来对咬合进行分类是远远不够的。对所有类型的下颌运动进行评估是非常必要的,包括前伸运动、后退运动、侧方运动,以及

大张口、息止颌位、牙尖交错位下的牙列中线、面中线情况以及闭口的运动轨迹。通过观察息止颌位和牙尖交错位的颌位状态是否相同可以区分真性错颌还是由下颌长期功能性移位造成的假性错颌。

息止颌位是源于肌肉受重力作用而反应出的状态,根据头部位置的改变而改变,因此,对每个患者进行息止颌位的检查时必须基于自然头位。

为了强调诊断对于正畸治疗,尤其是早期矫治的重要性,我们列举了在静态以及功能状态下所需的软硬、组织检查。

口腔静态评估的重要指标如下所述(图 3-1)。

- 口腔健康。
- 唇(上下唇之间以及唇与切牙间的位置关系)。
- 龋病的易感性和充填情况。
- 牙龄(牙齿的萌出和顺序)。
- 牙齿的大小、形态、数目。
- 牙周和口腔黏膜状态。
- 舌体的大小、位置和功能。
- 系带和口腔黏膜。
- 腺样体和扁桃体。
- 咬合类型(分类、覆盖、覆颌、中线、Spee 曲线)。

口腔功能状态下评估的重要指标如下所述(图 3-1)

- 口周肌肉组织,包括在咀嚼、吞咽、呼吸和发音过程中的张力和功能。
- 唇肌功能、休息、吞咽、发音和呼吸过程中的张力和功能。
- 大张口、静息状态下的牙列中线、面部中线情况以及闭口运动的轨迹。
- 下颌的前伸、后退、侧方运动。
- 息止颌间隙。
- 颞下颌关节的功能和功能障碍以及和髁突的

运动。

- 呼吸频率。

牙列的评估

建𬌗开始于第一乳磨牙萌出达到𬌗平面,很多文献表明乳牙列期和替牙列早期存在很多导致错𬌗畸形的危险因素,这些因素是可以被发现和预防的[15]。对乳牙列的评估和分类是对错𬌗畸形进行早期诊断和干预的重要步骤。对儿童牙列的检查最好在乳牙列晚期之前,最晚不超过第一恒磨牙萌出之前。

在这个年龄段,口腔检查时,必须在正中颌位和正中关系位进行三维方向(矢状向、垂直向、水平向)上的仔细检查。必须全面的评估牙列间隙(Baume 分类方法[16-19])、拥挤、灵长类间隙、终末平面、磨牙关系、尖牙关系、覆盖、覆𬌗、中线这些指标。评估儿童的年龄和牙齿萌出情况是否匹配也同样重要。

儿童牙列和咬合的发展是一个三维方向的动态过程,并且在儿童时期和青春早期有相当大的变化。通过定期检查,医生可以根据情况对于儿童表现出的早期错𬌗畸形进行干预,引导其向有利的方向发展。通过 40 多年的正畸治疗经验,尤其是对青少年的矫治,作者相信,很多萌出问题如果被早期发现并早期进行干预是可以被预防的。检查错𬌗畸形的最好方法是拍摄全景片,这会在本书后面一些章节介绍。

除非存在局部或系统性疾病阻碍牙齿萌出,牙齿的萌出比正常时间早或晚几个月并没有太大问题。临床上若发现牙齿萌出时间异常,尤其是非对称性萌出,一定要借助影像学检查来确定是否存在问题。

牙弓左右两侧同名牙齿萌出时间相差超过 6 个月也可能是一个需要早期干预的情况。同样,萌出顺序异常也需要在口内检查时进行仔细评估,因其可能会影响建𬌗。乳牙早失和延迟脱落是一些错𬌗畸形的致病因素。以上这些必须在早期通过完整的口内检查所评估。

其他萌出问题,如关节强直、牙齿移位、异位萌出和牙齿阻生等,必须通过临床检查和影像学检查共同评估。(见第十章)

牙齿大小、形态、数目(多生牙或缺失牙)等也可能是造成牙齿异常萌出和牙齿移位的因素。下颌切牙的缺失和多生牙的问题经常被忽视,临床检查时仔细核对牙齿数量是可以避免这些问题的。(见第六章和第七章)

口内检查应该包括对牙列进行以下几个方面的评估(图 3-1):

- 乳牙咬合(牙列间隙、终末平面、下颌骨移位)。
- 牙龄。
- 牙列的萌出模式。
- 不对称萌出。
- 乳牙早失和延迟脱落。
- 萌出问题,如关节强直、牙齿移位、异位萌出、牙齿阻生。
- 牙齿大小、形态、数目问题(缺失牙和多生牙)。
- 牙列和面部中线问题。

软组织的评估

口内检查的另一个方面就是软组织的评估。颊、唇、口底、腭部、牙龈都需要进行仔细的检查和触诊。与成年人相比,小孩子的牙龈有更多的毛细血管,上皮组织也更薄,故牙龈颜色要比成年人更加粉红,形态也更加光滑。

在正畸治疗前早期检查牙周情况是非常重要的,轻柔的探诊对牙周病的诊断帮助非常大。探诊出血是活动性牙周病的标志,在正畸治疗前必须得到控制。

在下颌切牙拥挤的情况下必须对其牙龈退缩的程度进行评估,尤其是在附着龈不足的情况下,拔牙与否需要仔细考虑。

最近有报道显示,牙周病可能发生在儿童时期。儿童牙龈炎和侵袭性牙周炎的患病率逐渐增加,导致了乳牙以及年轻恒牙脱落,美国儿童口腔医学院最近发现因此越来越强调儿童牙龈、牙周疾病的预防,早期诊断和治疗[20]。

对正畸的诊断和治疗计划有重要影响的软组织还包括舌、系带、唇、腺体、扁桃体等组织。颌面部的生长发育形态和口腔功能是密切相关的。

舌头在我们的日常生活中发挥着巨大的作用,同时对建𬌗也很重要。舌体有三个主要的功能。首先,舌体表面的味蕾会向大脑传送我们所品尝的食物的性状。其次,舌体在咀嚼和吞咽过程中也发挥着重要的作用。第三,舌体也参与发音的过程,舌体在口腔中位置不同,产生口内空气通路的变化,从而使声带震动,发出不同的声音。

在正常行使功能时,绝大部分舌体的位置和运动会对牙列施加作用力,从而平衡由其他神经肌肉支配的口周肌群的力量。任何不平衡的力量,尤其是在牙列形成的早期,都会导致咬合系统的形态学改变。因此,无论是在静态还是功能状态下,舌体都应该被全面、仔细地评估,这对于正畸的诊断和治疗计划都是非常重要的。对舌体的评估涉及三个重要的方面:①舌体大小;②舌体位置;③舌体功能。

舌体大小

理解舌体大小、体积与颅面骨骼生长之间的相互作用对于探究某些特殊类型错𬌗畸形的形成机制以及治疗设计是非常重要的。

Harvold 等人发现[21,22],对恒河猴进行舌部分切除术,减小舌的体积,恒河猴的牙列会舌倾并造成拥挤。

在建𬌗的过程中,一个很重要的因素是舌体和口周肌链的平衡。这些因素中,任何的不平衡都会导致错𬌗畸形的发生。例如,肢端肥大症、巨舌症的患者就可能因为舌肌力量过大导致许多类型的错𬌗畸形,例如牙列间隙、前牙开𬌗、牙弓前突、Ⅲ类错𬌗畸形等(图3-7)。

另一个例子是皮埃尔·罗宾综合征,皮埃尔·罗宾综合征是指婴儿出生时就伴随的下颌偏小,舌体后缩接近喉部。由于舌体过小且后缩,导致患儿呼吸障碍。且往往伴随着牙列的重度拥挤。

舌体位置

舌体位置也是导致某些错𬌗畸形的重要病因,包括开𬌗,牙列间隙,前牙反𬌗。舌体位置可能受其他因素影响,比如扁桃体、腺样体肥大和慢性鼻炎都可能导致舌体下沉和舌体位置不佳(图3-8)。

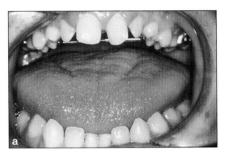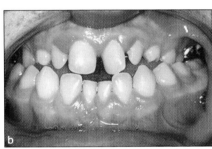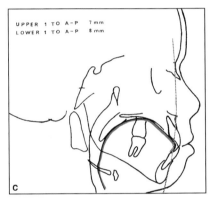

图 3-7　巨舌症导致牙弓宽大,前后牙反𬌗,前牙开𬌗

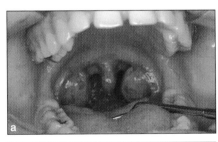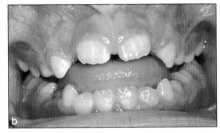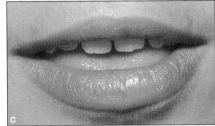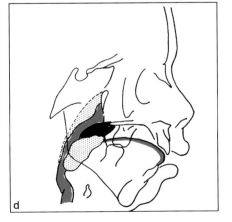

图 3-8　a~d. 过大的扁桃体导致的舌体位置前移会造成开𬌗(由 J. Daniel Subtelny 提供)

在儿童生长发育的关键时期,舌体偏长、低位可能会导致一系列的不良后果,比如磨牙过度萌出、下颌骨后下旋转、面高比不调、下颌后缩、开𬌗等。(见第五章)

舌体功能

颌面部的生长发育与口腔功能密切相关,在舌体行使正常的生理功能时,比如吞咽、咀嚼、发音的过程中,如果舌体活动度和力度不当,也可能导致错𬌗畸形的发生(图3-9)。舌肌功能异常的表现形式多种多样,比如偏离式吞咽、婴儿式吞咽、异常吞咽、舌体前伸。舌体前伸是作者更常用的词。

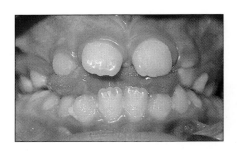

图3-9　异常的舌体功能

吞咽异常可能是后牙反𬌗的重要病因之一,Ovsenik[23]对243位3~5岁的患者进行研究发现,相对于正常患儿,吞咽异常更普遍的存在后牙反𬌗的患儿当中。她总结到,对于乳牙列期有不良吮吸习惯的儿童,每次检查时医生都应评估其颌面部功能状态。医生应特别关注患儿的吞咽类型,吞咽异常被视为后牙反𬌗的重要病因之一[17]。

对于一些有严重错𬌗畸形的患者来说,某些特殊的发音是很难做到的,例如前牙反𬌗的患者发咬舌音。另一方面,医生在制定正畸患者治疗计划前,必须考虑错𬌗畸形和发音障碍之间的关系。到底是错𬌗畸形导致发音障碍还是发音障碍导致错𬌗畸形至今没有定论。神经肌肉问题导致的发音障碍也可能是错𬌗畸形的病因。

对于前牙开𬌗上下切牙之间有较大缝隙的患者,可能会发生口齿不清的情况。因为开𬌗会影响到发齿擦音时唇部的位置,比如/s/和/z/,/sh/,/ch/,或/th/。对于切牙排列不整齐,或上切牙舌侧移位的患者,会造成舌齿槽音如/t/和/d/难以发出。对于骨性Ⅲ类患者,唇齿音如/v/和/f/会难以发出。

通过对舌体进行这三个方面的评估可以判断出舌体问题是否为错𬌗畸形的病因,这对错𬌗畸形的治疗设计以及治疗结果的稳定性是非常重要的。(见第五章)

对颞下颌关节功能的评估

在对患者进行任何类型的正畸治疗之前,都不可忽视对其颞下颌关节的检查和评估,尤其是在年轻患者的常规临床检查时。

首先要评估的是患者在前伸、后退和侧方运动时下颌运动的范围。如果患者在下颌运动方面没有问题,通常说明其关节功能是正常的。然而,如果患者的下颌运动受限,则常常伴随功能方面的问题。

除了下颌运动,还必须仔细对患者进行颞下颌关节功能的其他检查,如最大张口度的检查,咀嚼肌和髁状突区域的触诊,颈部和下颌下区域的触诊等。做这些检查是为了找出颞下颌关节存在问题的各种信号,如患者存在张口受限、关节弹响、关节区压痛、骨摩擦音等问题就需要进一步检查和治疗。

肌肉触诊需要双侧进行。检查者站在被检查者的正前方或正后方,检查两侧肌肉有无疼痛感或不适感。两侧和中间的翼内肌检查需由口内进行,而颞肌和咬肌的检查则需在口外进行。

下颌运动过程中,任何侧向或前向的下颌骨移位都需要被重视。对于处在生长发育期的患者,从下颌骨移位的患者中区分真性假性下颌不对称畸形是非常重要的。后牙反𬌗可以造成下颌侧方移位,同样,前牙反𬌗可以造成下颌骨前旋。"周日咬合"是另一种不正常的下颌位置,常见于骨性Ⅱ类错𬌗畸形的患者。这种咬合类型也叫"双重咬合",上下颌牙列不协调,导致下颌前伸来代偿上颌前突。

以下方面对于颞下颌关节的评估非常重要:

- 下颌运动的范围,包括前伸运动、后退运动和侧方运动。
- 最大张口度。
- 运动过程的疼痛。
- 骨摩擦音和弹响。
- 从息止𬌗位到闭口位的下颌运动轨迹。
- 息止𬌗间隙。
- 发育不足和牙齿早接触。
- 切导平面的移位。
- 疼痛史。
- 关节区触诊疼痛。
- 肌肉触诊疼痛。

临床评估（诊断性记录）

牙齿发育异常或错𬌗畸形是常见的正畸问题，通常被认为是由发育异常引起的。这些发育异常大多是在患者出生前后，由遗传和环境因素共同作用而形成的。这种多因素导致的结果表现为不同的错𬌗畸形特征和形态学类型。

治疗这种由多因素导致的、表现多样的错𬌗畸形，第一步就是通过仔细检查作出诊断、分型，认识问题所在。

正畸的诊断包括研究和分析通过临床检查获得的信息，以及临床辅助评估所获得的数据，临床辅助评估包括对不同诊断工具所收集到的数据进行分析，例如研究模型、照片、口内口外影像学检查、侧位片等。为了作出全面系统的诊断和治疗计划，这些数据需与问题列表和临床检查中所得到的信息进行综合分析。

牙齿模型

正畸研究模型是正畸治疗中最有用的工具之一。制做一个好的模型离不开精确的印模，印模要求覆盖完整的牙列、最大限度地覆盖软组织，以及尽可能完整的覆盖龈沟底部和磨牙后区。一个好的模型可以最大限度地展示牙和牙槽骨的形态，牙齿的轴倾度，而非仅仅显示出牙冠的位置。

对于那些没有取模经历的年纪偏小的孩子来说，取模的过程、取模的方法、如何调整头部的位置，舌头如何配合等问题都需要提前解释清楚并进行示范。建议先取下颌印模，因为对于孩子来说，取下颌印模比上颌印模更容易。

为了防止藻酸盐材料向后流动，引起恶心等不适，操作时应该使托盘后方先就位，也就是说，下颌的磨牙后区或者上颌的腭部先就位，然后再使前方就位，在这个过程中材料会流过𬌗面。同时，需要牵开患者的嘴唇使之离开牙齿，这样印模材料就会充满前庭沟底了。

在 CO 位时嘱患者咬蜡𬌗是为了记录上下颌牙列的确切位置，对上下颌模型的精确修整有指导作用。被修整和抛光后的模型需附上患者信息，包括姓名、出生年月、取模时间等。

一副高质量的模型是患者记录资料的一部分，也是咬合评估、诊断分析以及方案制定的重要工具。

模型可以用来评估咬合类型、牙弓形态、牙弓对称性、Spee 曲线，进行间隙分析，并且医生可以通过模型与患者和家属进行更直观的沟通。

咬合类型

通过口内检查确定患者的咬合类型有一定难度，但通过模型，我们可以在三维方向上很直观的确定患者的咬合类型。通过对每个牙弓的检查，很容易发现单颗牙齿或者一组牙齿的错位和扭转。任何异常的牙尖接触和牙尖交错都会在矢状向、水平向、垂直向三个方向进行评估。

矢状向的评估

Angle 对模型的矢状向评估有精确的分类，对恒牙列进行矢状向评估是检查患者尖牙和磨牙的近远中位置关系，而乳牙列的矢状向评估是检查患者的终末平面。牙尖接触和牙尖交错很容易从模型的颊舌侧进行评估。切牙的前后向关系以及覆盖、覆𬌗的数值也很容易从模型测量中获得。

水平向的评估

模型的水平向评估可以反映患者的中线不齐以及后牙反𬌗的情况。参考上颌腭中缝可以评价牙列中线不调。因此，如果上颌中线相对于面中线和腭部中线是正常的，那么就说明问题来自下颌。这可能是由于下牙列中线偏斜，也有可能是由于下颌骨的偏斜，在临床检查时，可以在患者息止𬌗位和正中关系位进行功能检查来确定导致偏斜的病因。通过结合临床检查和模型分析可以获得较为明确的诊断。

后牙反𬌗可能由下颌骨侧方移位导致。（见第十二章）

垂直向的评估

研究模型的垂直向评估包括上下颌切牙的垂直向重合程度，通过上颌切牙牙冠盖过下颌切牙牙冠的垂直距离或比例来评估。由于不同个体切牙牙冠的长度是不同的，所以用比例来评估优于距离。

在正常的咬合中，上颌切牙通常盖过下颌切牙牙冠的 25% 左右，在深覆𬌗的患者中，上颌切牙可能完全盖住下颌（100%），对于某些严重的患者，下颌切牙会咬到上颌的腭侧牙龈。除此之外，后牙的垂直向关系也不可忽视，因为某些情况下，后牙颊向倾斜和 Brodie 综合征会加深切牙的覆𬌗。

切牙在垂直方向上没有重合称为开𬌗,开𬌗的程度也是用距离来评估。前牙开𬌗的原因最常见于患者儿时的不良吮吸习惯。开𬌗分为很多种类型,比如牙性开𬌗,牙槽骨性开𬌗,骨性开𬌗或者混合型的开𬌗。由于导致开𬌗的因素可能来源于上下颌的牙齿,颌骨或者是二者混合,所以准确的诊断、正确的干预以及合理的治疗计划是非常必要的。(见第十三章)

上述所有情况都可以通过结合临床检查、模型分析、头影测量得出。

牙弓形态和对称性

研究模型的另一个作用是检查牙弓形态和牙弓对称性。为了更精确的检查牙弓对称性,医生可以使用塑料材质的对称性测量图。将对称性测量图放在上颌牙弓的𬌗面,图的中线与腭中缝对齐。这种方法可以揭示两侧牙弓是否对称。

通过这种方法可以准确测得双侧牙弓的颊舌向及近远中向距离,同时,通过与腭中缝的对比可以分析出牙弓的对称性(图 3-10)。另外,后牙反𬌗是否由单侧牙弓过窄或过宽导致也可以用这种方法进行分析。(见第十二章)

乳牙早失和牙齿移位可能导致切牙远中移动或后牙近中移动,从而导致单侧牙弓的不对称。对称性测量图能反映出牙列的近远中向的移位,通过对称性测量图的精确分析。医生可以区别此种情况导致的不对称与牙弓本身的不对称。

混合牙列期的间隙分析

研究模型也可以用来分析牙列拥挤病例的可用间隙。牙列拥挤度和可用间隙的分析对于评估患者是否需要拔牙是非常重要的。间隙分析是指牙列可用间隙和必需间隙之间的差异。

间隙分析可以通过模型和 X 线片直接进行,也可以经过对牙弓和牙齿三维方向上进行准确测量之后通过数字化方法进行分析。后者更简单且实用性更强。

牙弓长度是指从第一恒磨牙近中面至对侧第一恒磨牙近中面的距离。有两种方法进行测量:用分隔线或博利测规,分段测量或者利用一根软的黄铜丝,从第一恒磨牙的近中面,绕过后牙的接触点,切牙的切缘(不包括移位的切牙),至对侧第一磨牙的近中面。把黄铜丝拉直,其长度就等于牙弓的可用间隙。

必需间隙是指患者的尖牙和前磨牙在牙弓中萌出所需的间隙的量。这一数值可以通过测量模型上每一颗萌出牙的近远中宽度来直接获得(接触点到接触点),也可以通过 X 线片来间接获得。每颗牙齿的近远中宽度总和代表牙弓的必需间隙。良好的根尖片和侧位片对于必需间隙的测量是非常有帮助的。为了消除误差,可以在模型上精确测量萌出牙的近远中宽度,同时与 X 线片上同名牙的宽度进行比较。

比较可用间隙和必需间隙,是为了分析牙弓的现有间隙是否足够容纳牙弓中的所有牙齿,是需要提供更多的间隙还是有多余的间隙。无论应用哪一种测量方法进行间隙分析,医生在最后决定是否拔牙获得间隙之前,以下六个要素是必须纳入考虑的。

1. 切牙的倾斜度。
2. 侧貌。
3. 切牙和唇的位置关系。
4. 生长型。
5. 恒磨牙的近中倾斜情况。
6. Spee 曲线。

切牙的倾斜度

切牙的矢状向位置会影响治疗计划中的间隙管

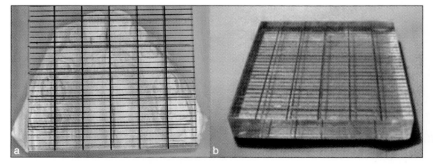

图 3-10　a 和 b. 用于评估牙弓对称性的双面网格状的、厚的、透明塑料的测量工具(Dentaurum)

理。如果切牙拥挤且前突,那么实际的所需间隙要比测量分析出的所需间隙大。如果由于肌功能异常或者不良习惯导致下切牙舌倾,那么当切牙恢复正常唇倾度后会提供一些间隙以利于排齐。

侧貌

患者的侧貌和唇位置同样会影响治疗计划。如果患者是凸面型或者嘴唇前突,那么很可能会通过拔牙来提供间隙。

切牙和唇的位置关系

若唇相对颏部和鼻部显得前突,则需要后退切牙来改善唇突度,这就需要更多的间隙。

生长型

患者的生长型也是间隙分析中必须考虑的方面。Björk 和 Skieller[24] 认为,若一个儿童有正常的面部比例,那么他在生长发育期间,牙齿移位的可能性很小或几乎没有。然而,对于那些骨性关系不调的儿童(比如骨性 II 类、骨性 III 类、长面型、短面型),牙齿经常会发生前移或后移,以至于间隙分析的准确性会相应降低。

恒磨牙的近中倾斜情况

乳牙早失,恒磨牙的近中倾斜而造成的间隙丢失是间隙分析中另一重要问题。竖直磨牙和远移磨牙(如果可能的话)可以缓解间隙不调。对于一些切牙中度拥挤的患者,利用剩余间隙并阻止磨牙近中倾斜也是一种可选的治疗方法。(见第四章)

Spee 曲线

Spee 曲线是通过对下颌牙弓骀平面最低部分进行测量而得出的曲线,研究模型是测量 Spee 曲线的一个有用工具。Spee 曲线的测量方法为,将下切牙和最后一个磨牙的远中颊尖进行连线,并以此连线作为一个水平面,这个平面距下颌前磨牙或第一磨牙颊尖的最长距离就是 Spee 曲线的数值。整平Spee 曲线也需要额外的间隙,在进行间隙分析时必须将其考虑进去。

间隙分析的方法

替牙期进行间隙分析的目的之一是预测未萌恒牙牙冠近远中宽度的总和,从而分析一个排列良好

的牙列所需要的间隙。测量未萌恒牙的宽度有以下三种基本方法。

1. Nance[25] 技术:当牙弓长度已经用软的黄铜丝测量得出时,牙齿的近远中宽度可以在 X 线片上直接测得。正如前文所述,这种方法需要质量较高的根尖片和侧位片,并且,也应该考虑到可能存在的放大误差。

2. 未萌恒牙牙冠的宽度可以通过查表的方式进行预估。研究表明,恒切牙、尖牙、前磨牙的大小是具有一定相关性[15,26]。这种方式可以避免借助影像学检查。

3. Staley 和 Kerber[27] 发明了一种 X 线片检查和查表预测法相结合的方法。他们通过在模型上测量恒切牙的牙冠宽度,在 X 线片上测量未萌的前磨牙的牙冠宽度,用来预测未萌尖牙的牙冠宽度。

另一种间隙分析的方法是 Bolton 指数分析[28],通过测量上下颌牙齿近远中总宽度是否匹配,来评估牙齿宽度不调是否会影响咬合的建立。牙列中所有牙齿(除了第二磨牙和第三磨牙)的近远中向宽度可以通过研究模型进行测量。Bolton 全牙比的计算方式为 12 个下颌牙齿宽度总和与 12 个上颌牙齿宽度总和的比值;Bolton 前牙比为 6 个下前牙宽度总和与 6 个上前牙宽度总和的比值。

不同的学者们提出了多种间隙分析的方法,详见第四章。

在正畸治疗中,研究模型的作用如下:

- 治疗前患者的原始咬合记录。
- 对于原始咬合进行分析。
- 便于与患者及家属沟通。
- 不同医生之间会诊病例。
- 治疗过程的评估。
- 牙弓形态与对称性的评估。
- 间隙分析。
- 牙齿大小匹配性的评估。
- 法律保护。

照片评估

照片在正畸治疗的诊断和治疗计划的制订中起着重要的作用。早期矫治的过程中,由于患者仍在生长发育,其情况也会发生许多改变。对患者的术前、术中及术后照片进行纵向研究对评价治疗结果非常有帮助。临床中拍摄照片通常用于以下目的:

- 永久记录患者术前牙齿和面部的形态并作为记

录存档。

- 有助于在三维方向上评估和分析面部的形态与比例,并指导诊断和治疗计划。
- 便于对患者及家属进行教育和解释。
- 作为法律保护的方法。
- 患者术前、术中、术后的一套完整的照片资料,可作为教育、研究、患者转诊、会议以及出版的宝贵资源。
- 通过对照片进行纵向观察,在三维方向上对面部重要的点和比例进行精准测量,将术前、术中、术后的结果进行比较。这些评估是不能直接在临床进行的;

对于正畸患者而言,照片分为口外像和口内像这两种类型。

口外像

拍摄口外像时,嘱患者放松站立,头部处于自然头位,下颌处于息止殆位,眼睛直视相机或镜子中患者自己的眼睛;典型正畸病例的口外像通常包括正面像,左右侧面像,45°侧面像和微笑像(图 3-11)。如果患者颜面部不对称或存在颅面畸形,那么受影响的部分也需额外拍摄照片。

正面像

图 3-11 展示了同一个患者的四张标准面像,包括正面及侧面像。若患者存在其他的面部畸形,还需要从不同角度拍摄聚焦于面部畸形区域的照片。例如,图 3-12 展示了一位患者由于切牙前突和深覆盖引起唇闭合不全的两张图片。对于该患者,内收切牙可同时改善唇肌功能和面部美观。对于那些唇部前突且不伴有开唇露齿或者唇肌松弛的患者,内收切牙对唇位置的影响很小。

侧面像

拍摄侧面像时,患者仍处于自然头位,直视前方或镜子。应分别拍摄患者左右两边的侧貌,并应嘱患者将头发挽至耳后,以保证完整显露整个面部;侧面像要包括整个头部、颏部和颈根部,以保证完整显露颏部和颈根部(图 3-11c)。

45°侧面像

45°侧面像可以看清面部的 3/4,可辅助呈现面中部的任何畸形,如鼻畸形。45°侧面像所呈现的样貌是患者最容易被其他人看到的样子(图 3-11d)。

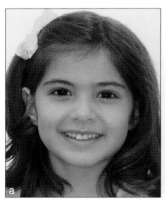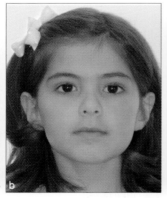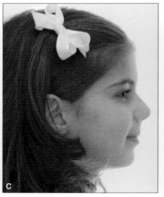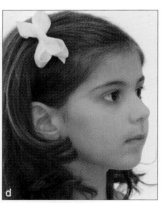

图 3-11　同一个患者正面及侧面的四张标准图,a. 正面微笑像;b. 正面休息像;c. 侧面像;d. 45°侧面像

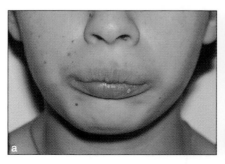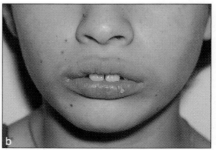

图 3-12　a 和 b. 唇肌紧张

照片评估面部美观

对于每个寻求正畸治疗的患者来说，改善面部和牙齿美观可能是其主要目标。而正畸治疗的主要目标是形成正常的牙颌关系，以获得更好的功能和稳定性。克服由面部和牙齿不美观导致的社会心理障碍也被视为治疗计划中的重要美学目标。

临床面部检查是从三维方向上对患者的面部进行直接观察，拍摄面相是临床面部检查的补充，可以更准确地分析面部形态、对称性和比例。

将醋酸纤维试纸放置在不同的面部照片上，面部结构可以被清晰地描绘出来，并且可以通过绘制特定的线条进行面部分析。所描绘的面部图像可作为患者的病程记录被永久保存，还可用来与治疗进展和治疗最终结果进行对比分析。

侧面像的评价。患者的侧貌是面部美观的重要部分，对治疗计划有着重要的影响。治疗计划的制定必须考虑到患者的侧貌。面相评估时，必须考虑到的方面有：侧貌（直面型、凸面型、凹面型）、面部比例、唇的大小、唇的位置、鼻唇角和颏唇沟。

侧貌：软组织鼻根点，上唇的基点，软组织颏前点常常被用来评估患者的侧貌比例。这三个点被确定后，将其用直线相连，形成一个完整的侧貌图像。图 3-6 展示了对患者侧貌的分析，确定患者是直面型、凸面型还是凹面型。

侧面面部比例：打印的侧面像便于让医生精确地描点和测量患者的侧貌比例。面部垂直比例用发际线点，软组织鼻根点，上唇的基点，软组织颏前点，这四个点来进行评估；在面部垂直比例正常的患者中，面部的上、中、下三部分宽度相等（图 3-13）。

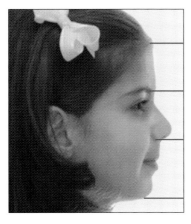

图 3-13　垂直向比例相等。在协调的比例中，面上、面中、面下三部分相等

唇的比例：同样的方法也可以用来描点和测量患者唇部的垂直比例。上唇高度与下唇高度分别占面下 1/3 比例的 1/3 和 2/3（图 3-14）。

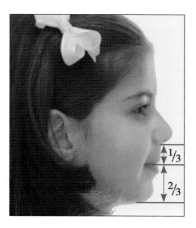

图 3-14　垂直向唇比例。上唇高度与下唇高度分别占面下 1/3 比例的 1/3 和 2/3

唇的位置：唇相对于鼻部和颏部的位置对患者侧貌及美观有着重要影响。基骨位置、切牙位置和切牙倾斜度都对唇的位置有着直接影响；因此，唇部位置的评估是侧面像评估的一个重要方面。

目前，专家们已提出了几种分析法来评估软组织侧貌[29-32]。其中，评估唇部位置的最简单有效的方法之一是 Ricketts 审美线（E 线），E 线是从鼻尖点到软组织颏前点的连线。正常情况下，3~6 岁的孩子上唇应位于在 E 线后方 3~4mm，下唇应位于 E 线上或稍前于 E 线（图 3-15）。

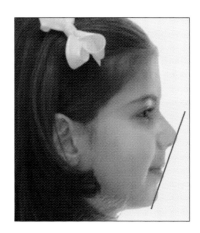

图 3-15　唇与鼻和颏部的关系（Ricketts E 线）。在 3~6 岁的孩子，上唇通常位于 E 线后面 3~4mm 处，下唇稍微接触或位于 E 线前方

鼻唇角。鼻唇角反映了鼻与上唇的关系。该角大小由两条线决定，一条沿着鼻的基底部连向鼻尖，另一条平行于上唇的表面；两条线形成的角度即为

鼻唇角的大小。该角度的正常值在 90°~110° 之间（图 3-16）。

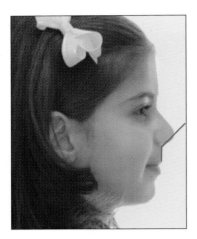

图 3-16　鼻唇角。该角度正常范围为 90°~110°

切牙的倾斜度对鼻唇角有直接影响；切牙唇倾度越大，鼻唇角越小。例如，对于上切牙前突导致的鼻唇角较锐的治疗方式包括对切牙的掩饰治疗和拔除上颌第一乳磨牙。牙列后移可引起鼻唇角变钝，如安氏Ⅱ类2分类错𬌗畸形或者切牙舌倾的患者。改变切牙的转矩可改善鼻唇角。在前牙反𬌗的患者中也可以观察到鼻唇角变钝的情况，将上切牙唇倾可改善该角度。

然而，如果患者鼻尖较挺，鼻唇角也可能超出正常值范围；制订治疗计划时必须考虑到这种情况。

颏唇沟。颏唇沟是下唇和颏部软组织的夹角，其形态和深度在不同的患者中差异甚大。

下切牙位置和倾斜度以及面下 1/3 的高度都会影响颏唇沟的深浅（图 3-17 和图 3-18）。下切牙越唇倾，颏唇沟越深。若下切牙的舌倾，下唇突度减

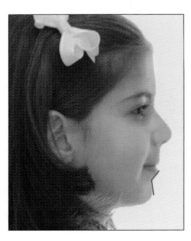

图 3-17　正常的颏唇沟角

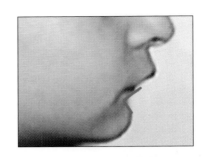

图 3-18　陡峭的颏唇沟角

小，可导致颏唇沟变浅。

对于面下 1/3 较短和安氏Ⅱ类错𬌗畸形的患者，下唇通常因接触上切牙而外翻。

正面像的评估。正面像是正畸诊断和记录中非常有用的工具，可用于评估各种正面指标，例如，评估面部垂直向和水平向的比例以及面部对称性。

面部对称性。几乎在所有的正常面型中，左右两侧面部的轻度不对称都是存在的。Proffit 和 Fields[14] 将真实的全面部与经过单侧面部复制翻转而成的全面部进行重叠比较，发现了这种不对称性。轻微的不对称是可以被忽略的，但是明显的不对称尤其是幼儿时期的不对称，须及早发现和处理。

面相检查比临床视诊检查能更准确地观察到面部不对称，然而，头颅正位片和 45°X 线片比前述方法更能精确的发现问题。

有多种方法可以通过正面像评估面部对称性。其中一个方法是在描图纸上描绘面部矢状中线。面部矢状中线是一条垂直向的线，经过软组织鼻根点、鼻前点、鼻下点，再延伸至软组织颏前点。而后绘制两条水平向的平行线，一条经过双侧瞳孔连线，另一条位于下方，经过口裂平面。

如果该患者的面型是对称的，面部矢状中线会经过这三个点（软组织鼻根点、鼻下点和软组织颏下点）。两条水平方向的线是平行的，并垂直于面中线。无论在水平方向还是垂直方向，双侧面部相对于面中线都是对称的（图 3-19）。

"五等分"原则。Sarver[7] 提出了另一种评估面部对称性的方法，叫做"五等分"原则。在该评估方法中，绘制六条垂线，将一侧外耳道至另一侧外耳道的距离等分为五份，通过这种方法可以比较双侧面部的对称性。根据此方法，理想的面部由宽度相等的五部分组成，每部分宽度约等于一只眼睛的宽度（图 3-20）。

面部比例。通过在正面像上绘制四条平行线，也可以评估面部上中下三部分是否协调：发际线，经

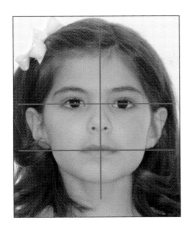

图3-19　面部对称性评估。脸部左右两侧相对于面中线,在垂直向和水平向相等且对称

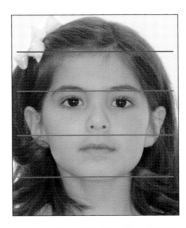

图3-21　正面面部比例(上面高、下面高、中面高)的评估。在协调的面部中,这三部分是相等的

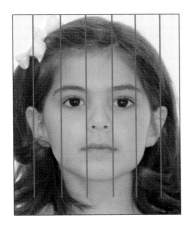

图3-20　"五等分"准则。根据该标准,在矢状面,理想的面部经过五等分后,每一份大约等于一只眼睛的宽度

过眉间点或经过双侧眶上缘的水平线,经过鼻底或鼻下点的水平线和经过软组织颏下点的水平线(图3-21)。这些线将面部分为三部分进行比较。在面部比例正常的情况下,这三部分的距离应相等。

口内像

口内像也是诊断记录的重要组成部分。一套口内像通常包括五张照片:左侧咬合像,右侧咬合像,正面咬合像,上颌𬌗面像和下颌𬌗面像。咬合像必须显示出全口牙列的咬合面,拍照时可以使用反光板。

有时,某些病例可能还需要一些特殊角度的照片,例如有系带附着异常、牙齿腭侧阻生、创伤𬌗或严重深覆盖的患者。对于下颌骨偏斜的患者,应拍摄两张照片,一张为正中颌位时拍摄,另一张为息止颌位时拍摄,用以显示两种状态下中线位置的差异。

作为患者治疗记录的一部分,拍摄口内像有许多优势。口内像的一个重要目的是记录术前软硬组织的状况,便于术中复诊监控,并在术后进行治疗前后的对比。高质量、完整的口内像的另一优点是可以用于病例展示,研讨会,教育和出版。此外,一组高质量的口内像是展示不同角度的咬合状况以及各种软硬组织缺陷的良好工具,例如釉质白垩色缺损、牙龈增生等牙龈问题和其他软组织的病理状况。口内像还可以作为重要的治疗档案。

影像学检查

影像学检查是正畸诊断和治疗的有效手段,在多种类型的牙齿萌出问题的预防、干预和早期检查中发挥重要作用。

根据每位患者存在的牙颌异常和错𬌗畸形,可以应用不同的影像学检查。用于正畸治疗的影像学技术可以分为两种主要的类型:口内X线片和口外X线片。在正畸治疗中最常见的口内X线片是根尖片、咬合翼片和咬合片。常见的口外X线片包括全景片、侧位片、手腕X线片和不同类型的头颅X线片(侧位、后前位和45°)。近年来,计算机断层扫描(CT)技术在牙科和正畸诊断中发挥着重要作用。

口内X线片

根尖片

根尖片可用于正畸治疗前评估牙体结构、牙髓、牙周组织和牙槽骨的情况。在牙齿移动前,任何龋齿、牙周病、骨丧失和根尖周病变都必须进行治疗或得以控制。

拍摄较好的根尖片也可以用于精确测量未萌出

的尖牙和前磨牙的牙冠宽度,从而用于不同的间隙分析。

咬合翼片

咬合翼片有助于检查邻面龋。推荐在治疗开始前和粘接磨牙带环前拍摄一组(两张)咬合翼片。

咬合片

拍摄咬合片是显示整个上颌牙弓或下颌牙弓的有效方法。咬合片还可以显示出拍摄区域中存在的多生牙、囊肿或其他各种病理缺损。咬合片还可以用于评估多生牙和牙瘤与其他牙齿间的颊腭向关系。

咬合片在正畸中最常用于评估阻生牙和异位萌出牙与其邻牙的关系。但 CT 扫描对于这方面的评估更为准确。

口外 X 线片

在正畸治疗中最常使用的口外 X 线片包括下颌骨侧位片、手腕骨 X 线片、CT 片、全景片和不同角度的头颅 X 线片(侧位、后前位和 45°)。侧位片通常在正中颌位投照,但根据患者存在咬合问题的类型不同以及下颌骨偏斜的可能性,侧位片也可在息止殆位和大张口时进行投照。

章节有限,本书不会将各种类型的影像学应用以及正畸诊断过程中使用的各种影像学技术和方法,讨论得面面俱到。读者可以通过很多其他书籍、文章和报告查阅相关知识。本章的主要目的是使读者重拾影像学方法和工具的记忆,强调医生在制定治疗计划,特别是预防性治疗和阻断性治疗之前需要仔细检查。以下介绍的是常规正畸诊断和治疗计划中最常使用的口外影像学技术。

下颌骨侧位片

下颌骨侧位片是在将暗盒放在面部的一侧,从而对单侧下颌骨进行投照。由于这种类型的 X 线片中图像叠加很少,可以显示一侧颌骨较为清晰的影像。

下颌骨侧位片在混合牙列中是非常有用的,可用于评估乳牙及其继承恒牙的位置和关系,第三磨牙的位置,支撑的骨组织以及牙齿的萌出状态。该类型的 X 线片也可用于间隙分析,以准确测量混合牙列期的未萌尖牙及前磨牙牙冠的近远中宽度。

手腕骨 X 线片

对于具有潜在骨性错殆畸形的患者,早期正畸治疗,特别是矫形治疗中,最重要的目标是使其基骨生长与咬合发育之间建立正常和平衡的关系。在骨骼发育完成之前,必须实现这一目标。显然,当骨骼生长速度处于高峰期时[增速高峰(PHV)],可以达到最佳和最快的效果。骨成熟度通常被用作预测颌骨生长发育高峰期的标志。

骨成熟度是骨骼发育的一个阶段,主要根据骨骼的大小、形态和矿化程度以及腭中缝的闭合程度来进行判断。目前我们已经认识到个体的年龄不一定与骨龄呈正相关[33,34]。矫形治疗的效果不能根据年龄或牙齿发育阶段判断,因为这两者都不可信。因此,所有的正畸矫形治疗,如头帽、颏兜、面框等功能性矫治器,都必须与颌骨最大生长量相关。

通常确定骨成熟度的方法包括测量身高、性成熟度、颈椎、骨龄和手腕骨发育,以确定青春发育高峰期是否已经开始、正在发生或已经完成。许多学者及研究方法都偏好使用手腕骨 X 线片[34-37]。一些人类生长的研究也表明,青春期身高增长的高峰期(PHV)与颌骨生长发育高峰期紧密相关,而这些情况可以通过手腕骨 X 线片观察到[33-35]。

Fishman[33]确立了系统性骨龄判断标准(SMA),这是一种通过手腕骨 X 线片评估骨成熟度的方法。该系统基于骨成熟的四个阶段(耻骨加宽、拇指籽骨骨化、骨骺帽的形成、干骺端融合),均位于手和手腕的六个解剖区域中(拇指、中指、小指和桡骨)。在这个系统中,可以在上述六个区域中找到 11 个骨成熟度的指标。

青少年生长发育高峰期通常开始于在女孩 12 岁、男孩 14 岁左右。生长发育高峰期通常持续 2 年到 2 年半,无性别差异。身高增长速度的增量曲线高峰约持续 1 年(之前 6 个月和之后 6 个月),即男孩约 10.3cm,女孩约 9.0cm,与 SMA 值所示的 4~7 是相符的。同时也表明,青春期最大面部生长比一般身高的生长高峰期稍晚。SMA 系统在 Eastman 口腔卫生研究所的正畸科已经使用了很多年。

CT 扫描

计算机轴向断层扫描(CAT)是计算机从平面二维 X 线图像依次堆叠生成三维图像的过程。CT 扫描,有时也被称为 CAT 扫描,能够从三维方向显示人体的内部结构,如骨骼、牙齿和软组织。这种扫描的图像更清晰,相比于常规 X 线片可以显示出更多的细节。

这种类型的影像学检查是一种非常有用的工具,可以从三维方向显示未萌牙和阻生牙在颌骨中的位置(例如,用以检查和定位多生牙或阻生牙)。CT 扫描在辨别包括肿瘤和创伤等面部骨骼存在的问题,指导牙齿的拔除过程以及评估种植体周围的骨组织情况中都有着重要的作用。图 3-22 是一个多生牙患者的不同视角 CT 视野图。

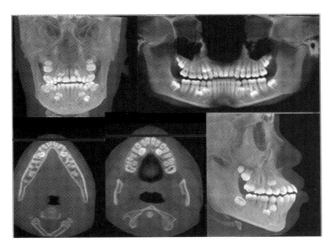

图 3-22　一个多生牙患者的不同视角 CT 视野图

数字成像技术

数字成像技术是近期在医疗和牙科领域中取代传统投照技术的一种科技。必须强调的是,通过数字成像技术获得的图像不一定比使用标准投照技术获得的图像更好;然而,数字成像技术确实比传统胶片需要更少的辐射量。

数字投照技术的另一个优点是能够增强图像,例如,通过放大图像或改变对比度使诊断更加准确。数字成像技术可以使头影测量,软硬组织评估以及面相的重叠图更加精确,在正畸与正颌的治疗及矫治计划的制订中发挥巨大的作用。

全景片

全景片是如今在口腔临床中常见的诊断工具,它是一种可以提供牙列和完整的上下颌骨形态的放射片。

全景片不能精确地显示口内的细节,也不像其他口内放射片那样明确,但在单张全景片中,它可以提供所有牙列、上下颌骨、鼻窦和双侧颞下颌关节的大致情况。这种类型的 X 线片非常有用,特别是在混合牙列期,用于早期诊断及预防影响正常咬合建立的各种问题。

特别是它可以在混合牙列期作为早期矫治的诊断工具,以下是正畸治疗之前应在全景片上注意的重点内容:
- 已完全萌出或正在萌出的恒牙的位置和形态。
- 恒牙萌出的顺序。
- 不对称萌出。
- 双侧牙冠高度对比。
- 萌出障碍。
- 畸形牙(双生牙、融合牙、牙内陷或弯曲牙)。
- 乳牙脱落或牙根吸收形态。
- 牙齿数目以及多生牙或牙齿先天缺失。
- 萌出问题,如阻生、异位、移位或根骨粘连。
- 骨密度和骨小梁。
- 囊肿、牙瘤、肿瘤和其他骨缺损或病理损害。
- 第三磨牙和第二磨牙的位置、倾斜度以及与第一磨牙和下颌支边缘的关系。
- 髁突的形状和下颌支高度。
- 左右髁突和下颌支的比较。

这些问题的特点和处理将于本书第二部分的相关章节中讨论。第十章将介绍一种简单有效的全景片影像学方法评估尖牙阻生。

纵向全景片评估

经过多年的教学和实践,儿童口腔科和正畸科的研究者们对正畸治疗前拍摄过全景片的患者进行回顾性研究。研究得出的结论是,通过全景片对混合牙列期的患者进行纵向评估是一种简单实用的方法,可以对替牙期牙齿发育异常作出诊断。如今,作者向所有口腔医生,特别是儿童口腔医生和正畸医生,强烈推荐这种简单实用的方法。

混合牙列是建𬌗最关键的阶段之一,无论是遗传因素还是环境因素,在此期间可能会出现许多萌出问题。纵向全景片评估是一种细致连续的评估手段,口腔各科医生都可以为混合牙列期的患者拍摄全景片,以观察在这些年龄段可能出现的发育异常。

作者建议在患者大约 6 岁(第一恒磨牙萌出期间)时拍摄一张全景片,然后在 8 岁和 10 岁时再分别拍摄一张全景片。医生通过仔细对比患者在混合牙列期拍摄的 2~3 张 X 线片,不难发现在此过程中出现的异常发育问题,从而实现早期诊断和干预。以下 3 个病例将说明纵向全景片评估和适当干预的优势。

病例 3-1

　　该病例证明了纵向影像学评估的重要性,说明了早期干预是如何帮助这个小女孩的。图 3-23a~c 是她记录中的三张连续的 X 线片。根尖片首先提示了可能存在的问题,即 7 岁时中切牙的不对称萌出。约 15 个月后拍摄的全景片显示出中切牙和侧切牙在不对称的位置萌出。大约 7 个月后拍摄的第三张全景片显示左侧的侧切牙已经萌出,而右侧的侧切牙仍然没有萌出。

　　这张 X 线片可以提示的重要问题是,该患者的右上颌恒尖牙相对于未萌的侧切牙位置异常,不幸的是,当时没有进行干预,3 年后才复诊。图 3-23d 和 e 所示全景片和咬合片显示了患者的恒侧切牙牙根完全吸收。

可能的干预措施:

　　根据现有的连续的 X 线片,该患者最佳的治疗方案是在第一次(图 3-23b)甚至第二次(图 3-23c)全景片拍摄的时候,进行早期干预并拔除右侧上颌乳尖牙。上颌乳尖牙的拔除将有助于恒侧切牙的萌出,使该牙齿远离尖牙的压迫并防止牙根吸收(图 3-23d 和 e)。

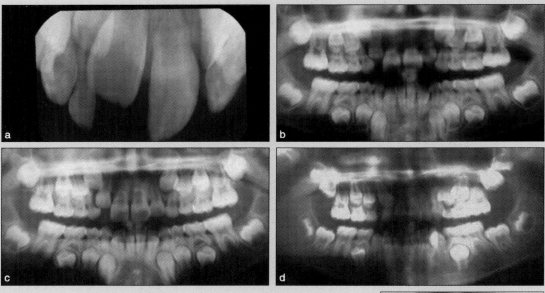

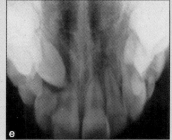

图 3-23　a. 根尖片显示上颌中切牙的不对称萌出。b. 约 15 个月后拍摄的全景片,显示中切牙和侧切牙萌出位置不对称。c. 在第一张全景片拍摄 7 个月后拍摄的一张全景片,显示右侧侧切牙仍然未萌出。d 和 e. 全景片(d)和 3 年后拍摄的咬合片(e),显示了在没有治疗的情况下,恒侧切牙发生了牙根吸收

病例 3-2

患者为一名 10 岁零 5 个月的女孩,临床检查磨牙关系为安氏 Ⅱ 类,上颌尖牙萌出空间不足,两颗上颌尖牙埋伏阻生。上颌左侧尖牙也是异位的。图 3-24a 是由牙医在其初诊时拍摄的全景片。图 3-24b 是在 18 个月后该患者转诊正畸治疗之前由同一位医生拍摄的全景片。患者在两次拍摄 X 片期间没有进行治疗。左侧上颌侧切牙出现牙根吸收。

治疗计划:

- 使用上颌头帽推上颌磨牙向远中以达到磨牙 Ⅰ 类关系以及获得上颌尖牙的间隙;
- 拔除上颌左侧乳磨牙以促进左侧上颌第一前磨牙萌出,进而促进左侧上颌尖牙的萌出;
- 放置一个半固定的下颌间隙保持器,并拔除所有下颌乳磨牙从而利用剩余间隙。

结果:

图 3-24c 显示治疗中的情况。下颌所有尖牙和前磨牙都已经萌出,上颌磨牙是 Ⅰ 类关系,两侧尖牙都有足够的萌出空间。左侧上颌尖牙改变萌出通路后自然萌出,但左侧尖牙仍然位于左侧侧切牙根尖部。因此,下一步是通过手术开窗牵引左侧尖牙。

图 3-24d 显示经过 1 年半,治疗结束后的情况。治疗效果较好,但是上颌左侧侧切牙存在牙根吸收。图 3-24e,又经历一年半,没有佩戴保持器的情况下,发现患者侧切牙牙根吸收没有变化。

讨论:

图 3-24f 和 g 展现的是第一次和第二次全景片的局部特写,它们的拍摄间隔时间为 18 个月。通过比较两张图片可以发现,若在拍摄第一张 X 线片后进行上颌推磨牙向远中并拔除上颌乳磨牙,可以获得足够的间隙来改变两侧尖牙的萌出路径,并且更早进行手术牵引可能可以防止侧切牙受到损伤。

病例 3-2（续）

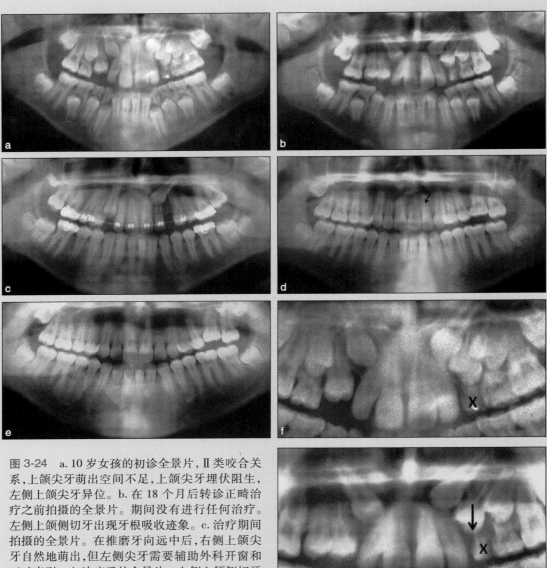

图 3-24 a. 10 岁女孩的初诊全景片，Ⅱ类咬合关系，上颌尖牙萌出空间不足，上颌尖牙埋伏阻生，左侧上颌尖牙异位。b. 在 18 个月后转诊正畸治疗之前拍摄的全景片。期间没有进行任何治疗。左侧上颌侧切牙出现牙根吸收迹象。c. 治疗期间拍摄的全景片。在推磨牙向远中后，右侧上颌尖牙自然地萌出，但左侧尖牙需要辅助外科开窗和正畸牵引。d. 治疗后的全景片。左侧上颌侧切牙显示牙根吸收（箭头）。e. 18 个月后的全景片。没有戴用保持器。侧切牙的牙根吸收没有进展。f 和 g. 在第一次或第二次拍摄全景片时立即进行干预，通过推磨牙向远中和拔除乳牙可以促进前磨牙的萌出（用 X 标记）和引导左侧磨牙的移动（箭头）

病例 3-3

一名 12 岁的男孩(在转诊时)有一系列由牙医拍摄的全景片,但是医生没有对其进行早期干预(图 3-25a~c)。当患者被转诊进行正畸治疗时被拍摄了第三次 X 线片。

从这些 X 线片中可以看出几个问题。正如第一次的 X 线片所示,双侧上颌尖牙阻生,左侧上颌尖牙和第一前磨牙易位,右侧上颌侧切牙缺失。1 年后拍摄的第二张 X 线片显示出以下变化:左侧上颌侧切牙萌出,左侧上颌第一前磨牙萌出,两侧上颌尖牙水平阻生。又过 1 年后拍摄的全景片显示出以下变化:右侧上颌乳侧切牙和尖牙牙根吸收,右侧上颌尖牙向下移动,左侧上颌尖牙仍然是水平阻生。

讨论:

这三张全景片显示出纵向影像学评估的重要性,并揭示了在患者替牙列期间,早期发现问题并适当干预可以带来明显的改变。问题是:

1. 什么原因引起双侧尖牙之间的显著差异?

2. 在这种情况下是否有机会进行早期干预?

答案是:

1. 左右两侧尖牙不同的萌出模式可以归结为以下几点:右侧上颌侧切牙的缺失以及乳侧切牙和乳尖牙的牙根吸收,左侧上颌尖牙和前磨牙的易位,左侧上颌乳侧切牙和乳尖牙滞留造成的左侧上颌侧切牙迟萌。

2. 是的。阻断性治疗是可行的。

可能的干预措施:

仔细观察第一张全景片可以发现左侧的问题(即左侧尖牙和前磨牙的易位),这种情况在右侧没有出现(图 3-25d)。可引起左右两侧尖牙萌出模式的差异(图 3-25e)。

如果在第一次拍摄 X 线片后进行以下干预措施,有助于引导左侧上颌尖牙的萌出:

- 早期拔除两颗乳尖牙和左侧乳侧切牙,以辅助左侧上颌侧切牙和右侧上颌尖牙的萌出;
- 早期拔除左右两侧上颌第一乳磨牙以辅助双侧上颌第一前磨牙的萌出。

左侧上颌前磨牙阻碍尖牙的萌出,加速左侧上颌前磨牙的萌出有助于该侧上颌尖牙的萌出。

病例 3-3(续)

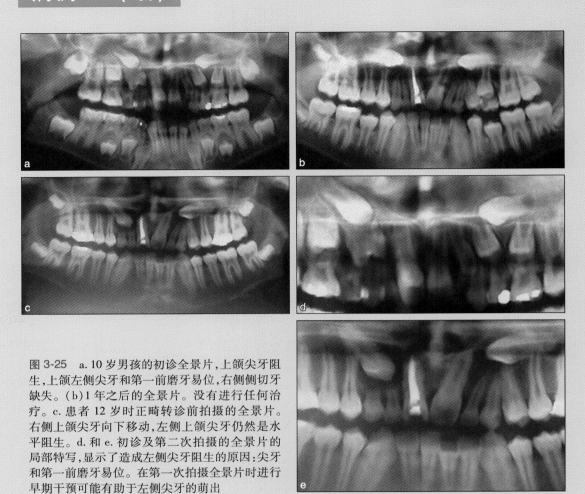

图 3-25　a.10 岁男孩的初诊全景片,上颌尖牙阻生,上颌左侧尖牙和第一前磨牙易位,右侧侧切牙缺失。(b)1 年之后的全景片。没有进行任何治疗。c.患者 12 岁时正畸转诊前拍摄的全景片。右侧上颌尖牙向下移动,左侧上颌尖牙仍然是水平阻生。d.和 e.初诊及第二次拍摄的全景片的局部特写,显示了造成左侧尖牙阻生的原因:尖牙和第一前磨牙易位。在第一次拍摄全景片时进行早期干预可能有助于左侧尖牙的萌出

X 线头影测量

在过去 80 年中，众多研究者们介绍了不同的 X 线头影测量技术和分析方法，且世界各地的临床医生所使用的技术纷繁复杂，所以这部分的讨论无法面面俱到。本章对这一主题的讨论是为了引起读者对头影测量分析的重视，头影测量分析是正畸中诊断和制订治疗计划的重要工具，对于早期诊断和早期治疗尤其重要。

头影测量这个技术是由在美国的 Broadbent 等[39]以及在德国的 Hofrath 所提出，从那时起，X 线头影测量成为了正畸治疗中最常用的 X 线片。头影测量是一种头部的放射性检查技术，是由颅骨技术进一步发展而来，颅骨技术是指人类学家直接测量干的颅骨而进行分析的一种技术。

X 线头影测量的要点是标准化。患者的位置和 X 射线束的投射方向是确定的，机械装置在重复曝光时的条件需保持一致。

在 1931 年引进 X 线头影测量之前，正畸诊断和制订治疗计划主要基于观察面部形态、牙列关系和一系列石膏的研究模型。X 线头影测量因其在探究牙颌骨异常的形态和机理方面有着重要的突破，该技术变得越来越普遍，被越来越多的临床医生所使用。

1948 年推出的 Downs 分析法[39]是首次基于 25 名白种青少年的骨骼和面部比例进行分析而获得的方法，这 25 名青少年拥有理想的咬合。这种分析法仅分析了具有理想的咬合和面部比例的患者。

现在，正畸医生更加意识到了解下颌骨及颅部其他骨骼结构，牙齿的咬合关系以及不同牙齿间、牙齿与颌骨基部、牙齿与颅部其他骨骼结构之间相互关系的重要性。

头颅分析的最初目的是研究颅面生长变化。不久后，研究者认为单纯的模型分析无法判断咬合关系的类型，难以区别牙性错𬌗和骨性错𬌗。两个牙齿模型可能会显示类似的咬合关系，而 X 线头影测量可能会显示出两种不同的错𬌗畸形。

X 线头影测量技术的应用

自从引入 X 线头影测量后，该项技术的重要性已经得到了广泛认可。以下讨论简要总结了应用此技术的优势。

纵向生长评价。如前所述，这种技术的首要目的是研究颅面的生长变化。在这项技术出现之前，所有关于头颅生长发育的信息都是基于对人体干颅骨的测量或通过对动物的研究而获得的，包括活体染色、金属植入、手术方法和组织学评估。

Broadbent 等[38]应用头颅侧位片来对 3～18 岁儿童进行纵向评估，他们将这一技术发展到了最高水平。

生长预测。X 线头影测量技术的另一个优势是，在早期矫治的方案制订前预测患者的生长模式。所有的颅面骨，包括上颌骨和下颌骨，都以下面这三种机制生长：体积的增加、比例的改变和位置变化。所有机制都受到遗传和环境因素所控制。正常的咬合发育取决于这些上下颌骨的协调，并由增长速度、增长量和增长方向所决定。

生长期患者在正畸治疗计划制订前，必须预测患者的面部生长模式。准确的预测需要详细了解患者的生长量和生长方向。X 线头影测量数据和基底骨形态可以预测不同患者的生长模式，以便能够掌握恰当的治疗时机和治疗顺序。

对于处于生长期的患儿，早期矫治的重要优势之一是可以在治疗期间观察其对矫治的反应。通过不断观察患者在治疗期间的反应，医生可以适当地调整原始治疗方案。

鉴别错𬌗畸形的类型。X 线头影测量在正畸中的另一个重要作用是患者错𬌗类型的鉴别与分类。由不同致病因素引起的各类错𬌗畸形可以通过精确的头影测量和分析来鉴别和分类，以获得合适的治疗方案。

软组织评估。除了判断错𬌗类型和牙颌骨间不协调的类型，X 线头影测量分析的另一重要部分是评估软组织（唇、鼻和颏）之间的关系及其与牙颌结构的关系，以及评估其他软组织，如舌头、软腭、扁桃体和腺样体组织。

正畸过程的再评估。治疗期间对患者情况再评估是这项技术的另一重要应用。特别是在早期矫治时，强烈推荐使用 X 线头影测量评估患者的治疗进展和生长改变。

制订正畸治疗计划。X 线头影测量的另一个重要的应用是，在对患者的牙颌骨和软组织的关系进行分析，并且确定了错𬌗类型后制订治疗计划。

评估治疗结果。完成正畸治疗后，通过叠加患者治疗前后的牙颌骨结构来比较治疗效果，这样的治疗后再评估是 X 线头影测量技术的另一重要应用。

X线头影测量分析的临床应用

自从将X线头影测量射线技术引入到医学和牙科学之后,学者们发表和编著了许多文章和书籍,更出现了很多技术和分析方法。本书的目的并不是针对早期矫治的诊断和制订治疗计划来推荐一种特殊的分析方法,而是告知读者在早期矫治的诊断和治疗计划的制订中存在的一些重要的生物学事实:

- 牙齿的咬合不是独立的个体;牙齿和牙槽突不是发挥咬合功能的唯一基础。其他颅面结构,包括颅骨、颅底、鼻上颌复合体、上颌骨和下颌基骨,可以通过其生长速率和模式来影响咬合。
- 错𬌗畸形及许多因素导致的颌骨不协调都可以影响咬合的发展。因此,对于错𬌗畸形的结构学和形态学的鉴别诊断是必不可少的。X线头影测量分析可以明确错𬌗畸形的形态学改变以及区分牙颌异常有关的结构学改变。

通过X线头影测量分析评估牙颌骨的组成部分

根据医生的意愿,许多不同的定点和分析都可以用在同一个常规的头影测量方法中。从实践的角度出发,在此介绍的方面都是咬合的重要组成部分,早期矫治必须对这些进行评估。

这些部分可以根据结构和测量数据(角度和线性测量)进行分类。对于年轻患者必须评估的主要结构是:

- 切牙和磨牙间、切牙和磨牙与基底骨、颅底和侧貌的关系。
- 基底骨、上颌骨和下颌骨彼此间的关系及与其他颅面结构的关系。
- 颅底与其他结构的关系,包括长度关系和角度关系。

在过去80年中,数百个角度和线性的测量方法已被用于正畸评估。表3-1显示了在早期矫治中非常重要的测量项目。

表3-1	与早期正畸治疗相关的头影测量指标
上颌骨骨性测量 - 蝶鞍点-鼻根点-A点 - Lande角(鼻根点-Frankfort(FH)平面) - 鼻根点垂线 - 上颌骨的长度(解剖学的) - 上颌骨的长度(功能性的) **下颌骨骨性测量** - 面角 - 蝶鞍点-鼻根点-B点 - Y轴 - 下颌平面角 - 下颌角 - 下颌咬合平面角 - 下颌平面与腭平面交角 - 下颌骨的长度(解剖学的) - 下颌骨的长度(功能性的) - 下颌形状 **软组织评估** - 唇:大小、位置,上下唇的比例关系,与切牙的关系以及与侧貌的关系 - 舌:大小、位置和比例	- 扁桃体和腺样体:大小及气道 - 鼻:大小、形状以及与侧貌的关系 - 颏:大小、形状以及与侧貌的关系 **上颌的牙性测量** - 切牙轴倾角 - 上颌切牙与腭平面的交角 - 上颌切牙与FH平面的交角 - 上颌切牙-蝶鞍点-鼻根点 - 上颌切牙-A点-颏前点(度) - 上颌切牙-A点-颏前点(毫米) - 上颌切牙-鼻根点-A点(度) - 上颌切牙-鼻根点-A点(毫米) - 上颌切牙到鼻根点垂线的距离 **下颌的牙性测量** - 切牙轴倾角 - 下颌切牙与下颌平面的交角 - 下颌切牙与FH平面的交角 - 下颌切牙与咬合平面的交角 - 下颌切牙-A点-颏前点(度) - 下颌切牙-A点-颏前点(毫米) - 下颌切牙到鼻根点垂线的距离

正面头颅X线片的应用

正面(前后)X线头影测量研究在正畸治疗中有几个适应证,特别是早期矫治期间。对处于生长期的孩子,正畸的诊断和治疗计划的制订中有一些具体的注意事项,包括面部不对称、上颌牙性和骨性后缩以及下颌功能移位。另外,头颅侧位片仅描绘了空间的两维平面,而患者必须在三维平面进行治疗。头颅前后位片可以评估水平向的关系。正面的头影测量分析可以评估以下内容:

- 面型（长面型、均面型或短面型）。
- 面部比例。
- 面部对称性（牙齿和骨骼）。
- 反殆中上下颌的基底弓宽度。
- 反殆中上下颌骨的磨牙关系。
- 咬合平面的干扰。

- 下颌功能性移位。
- 尚未萌出、阻生或异位的牙齿。
- 腭侧扩弓。
- 鼻道狭窄。
- 先天畸形。
- 正畸手术需要。

小结

- 诊断是正畸治疗中最为关键的部分。诊断的目标是为患者列出一张全面的问题列表，以便医师据此选择各种治疗方法而综合形成一个合理的治疗计划，取得最好的治疗效果。
- 治疗计划是总体战略，矫治本身则表现为一个有序的策略，所有的治疗步骤必须在有序的基础上进行组织和实施：患者的检查，问题的诊断，问题的分类，治疗计划，对患者进行治疗
- 一个全面的正畸诊断不能只关注上下颌牙列的位置关系。它需要对患者的全身健康情况和咬合状态进行彻底评估，并且还需考虑到牙列与基骨、其他骨性结构、神经肌肉和软组织的关系。
- 所有为实现正畸治疗目标的诊断数据，无论是临床的或辅助临床的，有三个主要来源：问卷调查和面谈；临床评估；辅助临床的评估（诊断记录）。
- 辅助评价包括诊断工具，如研究模型、口内像、口外像、口内和口外 X 线片，包括头颅侧位片。
- 仔细收集来自临床和辅助临床评估中的数据可以使医生明确错殆类型，列出问题列表，对问题进行分类，根据患者的错殆类型和生长模式设计一个合理的治疗方案。

参考文献

[1] Harris EF, Johnson MG. Heritability of craniometric and occlusal variables: A longitudinal sib analysis. Am J Orthod Dentofacial Orthop 1991;99:258–268.
[2] Paulsson L. Premature birth—Studies on orthodontic treatment need, craniofacial morphology and function. Swed Dent J Suppl 2009;(199):9–66.
[3] Rythén M. Preterm infants—Odontological aspect. Swed Dent J Suppl 2012;(224):1–106.
[4] Germane N, Rubenstein L. The effects of forceps delivery on facial growth. Pediatr Dent 1989;11:193–197.
[5] Van den Bergh B, Heymans MW, Duvekot F, Forouzanfar T. Treatment and complications of mandibular fractures. J Craniomaxillofac Surg 2012;40:e108–e111.
[6] Chrcanovic BR. Open versus closed reduction: Mandibular condylar fractures in children. Oral Maxillofac Surg 2012;16:245–255.
[7] Graber LW, Vanarsdall RL Jr, Vig KWL. Orthodontics: Current Principles and Techniques, ed 5. St Louis: Mosby, 2011.
[8] Gugino CF, Dus I. Unlocking orthodontic malocclusions: An interplay between form and function. Semin Orthod 1998;4:246–255.
[9] Enlow D. Handbook of Facial Growth, ed 2. Philadelphia: Saunders, 1982.
[10] Subtelny JD. Early Orthodontic Treatment. Chicago: Quintessence, 2000.
[11] Jacobson A, Jacobson RL. Radiographic Cephalometry: From Basics to 3D Imaging. Chicago: Quintessence, 2006.
[12] Sarver DM. Esthetic Orthodontics and Orthognathic Surgery. St Louis: Mosby, 1998.
[13] Krogman WM. The contributions of Milo Hellman to physical anthropology. Am J Orthod 1947;34:61–82.
[14] Proffit WR, Fields HW Jr, Sarver DM. Contemporary Orthodontics, ed 5. St Louis: Mosby, 2012.
[15] Moyers RE. Handbook of Orthodontics, ed 4. Chicago: Year Book Medical, 1988.
[16] Baume LG. Physiological tooth migration and its significance for the development of the occlusion. 1. The biogenetic course of the deciduous dentition. J Dent Res 1950;29:123–132.
[17] Baume LG. Physiological tooth migration and its significance for the development of occlusion. 2. The biogenesis of accessional dentition. J Dent Res 1950;29:331–337.
[18] Baume LG. Physiological tooth migration and its significance for the development of occlusion. 3. The biogenesis of the successional dentition. J Dent Res 1950;29:338–348.
[19] Baume LG. Physiological tooth migration and its significance for the development of occlusion. 4. The biogenesis of overbite. J Dent Res 1950;29:440–447.
[20] American Academy of Periodontology Research, Science and Therapy Committee. Periodontal diseases of children and adolescents. Pediatr Dent 2008–2009;30(7 suppl):240–247.
[21] Harvold EP. The role of function in the etiology and treatment of malocclusion. Am J Orthod 1968;54:883–898.
[22] Harvold EP, Chierici G, Vargervik K. Experiments on the development of dental malocclusions. Am J Orthod 1972;61:38–44.
[23] Ovsenik M. Incorrect orofacial functions until 5 years of age and their association with posterior crossbite. Am J Orthod Dentofacial Orthop 2009;136:375–381.
[24] Björk A, Skieller V. Facial development and tooth eruption. An implant study at the age of puberty. Am J Orthod 1972;62:339–383.
[25] Nance HN. The limitations of orthodontic treatment. 1. Mixed dentition diagnosis and treatment. Am J Orthod 1947;33:177–223.
[26] Tanaka MM, Johnston LE. The prediction of the size of unerupted canines and premolars in a contemporary orthodontic population. J Am Dent Assoc 1974;88:798–801.
[27] Staley RN, Kerber PE. A revision of the Hixon and Oldfather mixed-dentition prediction method. Am J Orthod 1980;78:296–302.
[28] Bolton WA. The clinical application of a tooth-size analysis. Am J Orthod 1962;48:504–529.

[29] Ricketts RM. Planning treatment on the basis of the facial pattern and an estimate of its growth. Angle Orthod 1957;27:14–37.

[30] Steiner CC. Cephalometrics for you and me. Am J Orthod 1953;39:729.

[31] Merrifield LL. The profile line as an aid in critically evaluating facial esthetics. Am J Orthod 1966;52:804–822.

[32] Holdaway RA. A soft-tissue cephalometric analysis and and its use in orthodontic treatment planning. Part I. Am J Orthod 1983;84:1–28.

[33] Fishman LS. Chronological versus skeletal age; an evaluation of craniofacial growth. Angle Orthod 1979;49:181–189.

[34] Todd TW. Atlas of Skeletal Maturation. St Louis: Mosby, 1937.

[35] Fishman LS. Radiographic evaluation of skeletal maturation; A clinically oriented method based on hand-wrist films. Angle Orthod 1982;52:88–112.

[36] Greulich WW 2nd, Pyle SI. Radiographic Atlas of Skeletal Development of the Hand and Wrist, ed 2. Stanford, CA: Stanford University Press, 1959.

[37] Pike JB. A serial investigation of facial and statural growth in 7 to 12 year old children. Angle Orthod 1968;38:63–73.

[38] Broadbent BH Sr, Broadbent BH Jr, Golden WH. Bolton Standards of Dentofacial Developmental Growth. St Louis: Mosby, 1975.

[39] Downs WB. Variations in facial relationships: Their significance in treatment and prognosis. Am J Orthod 1948;34:812–840.

2

第二部分
非骨性问题的早期矫治治疗

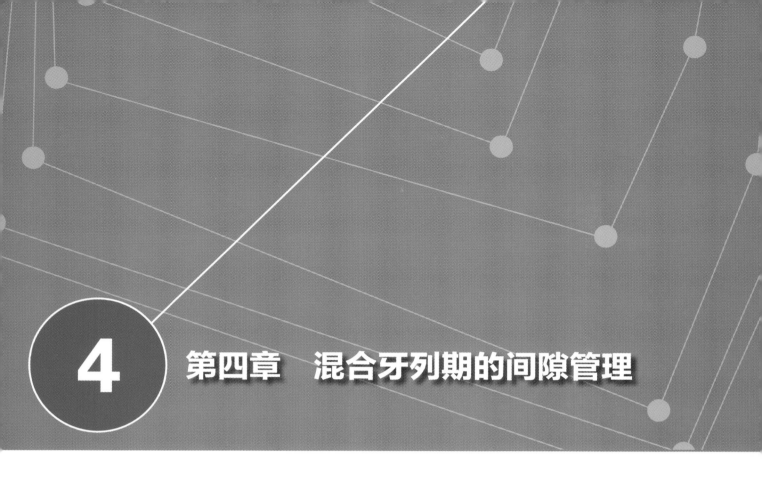

第四章　混合牙列期的间隙管理

牙列的形成是在遗传和环境因素共同影响下有序发生的一系列漫长过程,从乳牙列开始,经过混合牙列阶段,再到恒牙列,最终形成功能、美观、稳定一体的咬合系统。在此过程中,许多局部或者全身因素都可能影响到咬合系统的发展,任何干扰或失调都可能阻碍正常咬合的形成。全科医生、儿童牙科医生和正畸医生有高度责任在发育期仔细监控这一牙列形成过程,同时检查和处理影响正常咬合形成的不良因素。

在牙弓中,每颗牙齿都稳定于基骨的牙槽窝中,在各种环境因素影响形成的持续性平衡力作用下,与相邻牙和对颌牙形成特定的位置关系。如果其中一个平衡力发生改变或移除,相邻牙齿间的关系亦将改变,造成牙齿漂移并引发间隙问题。乳牙早失是混合牙列阶段造成间隙缺失的最常见原因之一。

间隙管理的基本原理

在制订治疗计划及设计间隙管理的矫治器之前,医生必须了解疾病的本质,以及控制咬合发育生物学机制的基本原理。据此,以下几点非常重要:

- 乳牙早失的病因。
- 乳磨牙拔除对后继恒牙的影响。
- 间隙关闭的发生率和本质。
- 牙齿萌出的预测。
- 影响萌出时机的因素。
- 影响牙齿近中或远中漂移的因素。

乳牙早失的病因

局部或全身因素都可能引起乳牙早期缺失或脱落:

- 大面积龋坏造成的乳牙拔除。
- 牙外伤。
- 牙根异常吸收导致的早期脱落（例如，异位萌出）。
- 全身性疾病或遗传性综合征，如低磷血症、佝偻病、肢体疼痛病、白血病、青少年牙周炎和掌跖角化-牙周破坏综合征（见第十章）。

乳磨牙拔除对后继恒牙的影响

Fanning[1]研究了4名男孩和4名女孩的头颅侧位片，这些孩子在不同年龄段均早期拔除了单侧乳磨牙。该纵向研究以对侧牙的发育和萌出作为对照，评估后继恒牙的形成速度、萌出的速度和时间。研究发现，乳磨牙拔除后，前磨牙牙根形成速度未发生变化；然而，无论处于任一发育阶段或乳磨牙在任一阶段拔除，后继前磨牙都会立即萌出。乳牙长期坏死，尤其伴随周围牙槽骨减少时，前磨牙的萌出加速。在前磨牙萌出的过程中，乳磨牙拔除会导致临床上前磨牙早萌。

在前磨牙牙冠（大约4岁）完全形成之前，乳牙早期拔除会导致后继恒牙初始激萌，但随后保持静止，萌出延迟。因此，除了考虑实际年龄外，是否还能根据各时间段牙根、骨骼的发育情况来评估个体的牙萌出模式，尚有待进一步研究。

乳磨牙拔除对后继恒牙形成和萌出的影响概括如下：

- 前磨牙的形成速率不会改变。
- 在任一年龄任一牙列期，乳磨牙拔除后，后继恒牙立即开始萌出。
- 乳牙拔除发生在后继恒牙牙根形成1/2之前，后继恒牙萌出会出现延迟。
- 乳牙拔除发生在后继恒牙牙根已形成1/2时，后继恒牙萌出加速。

Posen[2]检查了350名年龄在4~5岁儿童的完整诊疗记录。在这些儿童中，有62名患者（包括34名女孩和28名男孩）的单侧乳磨牙被拔除。患者的记录资料包括石膏模型以及每年拍摄的头颅侧位片。

Posen[2]得出结论，当乳磨牙拔除后，这些儿童后继前磨牙的萌出推迟。5岁以后，这些患者的前磨齿萌出延迟逐渐减小，8~10岁时，前磨牙的萌出极大加速。该研究证实，乳磨牙拔除后，前磨牙萌出延迟，在8~10岁时萌出加速。

间隙闭合的发生率和本质

乳牙早失会引起功能紊乱，由于相邻牙齿可能发生漂移，导致间隙丧失，从而引发后继恒牙萌出困难，进而诱发咬合问题。因此，在牙列发育的过程中，应重视乳牙早失问题。

多年来，乳牙早失导致的不良后果一直备受关注。1742年，法国内科医生Pierre Fauchard谈到了在乳牙自然脱落之前拔除乳牙的必然性和不可取之处。

在几项纵向研究和横断面研究中，有学者对乳牙早失的后果进行了评估。在其中一篇综述中，作者Owen[3]指出过去对间隙管理的观点存在很大的争议。一些学者如Lundström[4]、Linder-Aronson[5]、Seipel[6]等认为，间隙维持器浪费时间，甚至有19%都是有害的。另一方面，许多研究人员则认为乳牙早失通常会导致萌出间隙闭合，对恒牙列产生不利影响[3,7-10]。Owen[3]总结出以下明显的一般趋势：

间隙关闭的发生率随时间而增加。对于所有研究，乳牙早失后12个月内间隙关闭的发生率至少为96%。

- 最高以及最早的间隙关闭皆发生于上颌第二乳磨牙早失后。
- 部分下颌拔牙间隙没有发生闭合。
- 上颌牙列的间隙关闭发生率高于下颌。
- 下颌间隙关闭速度不同。
- 单位时间内，最大量的间隙关闭发生在上颌第二乳磨牙的早失，其次是下颌第二乳磨牙。
- 学者们一致认为，上颌牙列的间隙关闭主要是由拔牙间隙远中的牙齿近中移动所致。在下颌牙列，间隙关闭主要是拔牙间隙近中的牙齿远中移动导致。
- 间隙近中的牙齿可远中移动占据拔牙间隙。因此，间隙或牙弓长度的丧失可能从近远中两个方向发生。
- 间隙开大只与近期拔牙相关。

乳牙缺失之后，缺牙间隙丧失的速率有所不同。

Northway[10] 等认为,在牙齿缺失后的前 6 个月里,间隙丢失最多,其后丢失量减少,1 年后间隙丢失量最少。

Johnsen[7] 评估了 10 个白人儿童在混合牙列阶段的第一乳磨牙脱落情况(8 例双侧第一乳磨牙缺失和 2 例单侧第一乳磨牙缺失)。初诊时,收集了藻酸盐印模、照片和 X 线片。所有病人的初始印模中均有乳尖牙,在最终印模中有第二乳磨牙。其中 6 名患者在取初始印模后的 1 个月之内拔牙,1 名患者在 3 个月内拔牙,余下 3 名患者在 6 个月之后拔牙。

在初始和最终模型上,最终测量并比较第一恒磨牙和恒中切牙之间的距离。拔牙处的间隙是测量邻近牙齿到拔牙位点之间的距离。Johnsen[7] 报告下颌第一乳磨牙缺失之后,下颌恒磨牙齿没有出现明显的近中移动,但有时上颌乳磨牙缺失会出现间隙丧失,尤其易出现在恒磨牙正在萌出时。下颌乳磨牙早失之后,间隙的丢失大多是前牙远中移动的结果,尤其是在下颌前牙存在拥挤的情况下。

Northway[10] 等从蒙特利尔大学的生长样本中选取了 107 个模型进行数字化转化。从 6 岁起每年收集纵向数据,平均观察时间为 5.9 年。Northway 试图从不同方面对乳牙早失进行判定,结论如下:

- 研究表明,对于由于龋齿或乳牙脱落导致的维度缺失[第一乳磨牙(D),第二乳磨牙(E),或者第一乳磨牙和第二乳磨牙(D+E)],不论男女,在下颌间隙缺失更加明显,平均丢失 1.7mm(0.9~3.7mm),相比上颌骨平均多丢失 1.2mm(0.7~3.0mm)。
- 上颌 D 损失,之后上颌 D+E 损失增加。
- 上下颌间隙的丢失量主要是由磨牙近中移动导致,若上颌乳磨牙早在 9 岁时就脱落,则上颌尖牙移动十分明显。
- 下颌尖牙最大移动发生在下颌第一乳磨牙缺失之后。
- 间隙丢失主要发生在乳牙缺失后的第 1 年内。
- 上颌的乳牙的缺失率与年龄有关(年纪较小的儿童更易发生间隙丢失),而下颌的缺失率与年龄无关。
- 在下颌后继恒牙萌出的过程中,对于在何年龄段开拓下颌间隙并没有差异;间隙开拓可在第二前磨牙萌出时进行;
- 在 E 和 D+E 丢失后,上颌恒磨牙出现近中移动;
- E 丢失导致下颌恒磨牙发生近中移动;
- 上颌 D 早失影响上颌尖牙关系,而下颌 D+E 早失则影响下颌尖牙关系。

牙齿萌出的预测

无论是在间隙管理还是拔牙方案,牙齿萌出时间有时是正畸治疗中的决定性因素。然而,牙齿萌出时间存在个体差异性,尤其表现在牙齿萌出破龈时间的较大差异。

通过拍摄萌出中牙片、脊椎片和左手手腕片,Gron[11] 对 874 名儿童(434 名男孩和 440 名女孩)的牙齿形成和萌出进行了评估。牙齿的形成通过口内 X 光片进行评估,并在根长度的四个阶段进行评分:1/4、1/2、3/4 和全根长度(未闭合根尖点)。研究结果表明,相比年龄,牙齿的萌出与牙根形成的阶段和骨龄更密切相关。在临床萌出的时候,大多数牙齿牙根发育在 3/4 左右;下颌中切牙和第一磨牙萌出时牙根发育少于 3/4,而下颌尖牙和第二磨牙在萌出时牙根发育超过 3/4。

Hägg and Taranger[12] 追踪研究了 212 名瑞典儿童从出生到 18 岁的牙齿萌出情况。研究发现,第二乳磨牙萌出之前,男孩乳牙萌出时间要比女孩早 1 个月。在第二乳磨牙萌出到第二磨牙萌出期间,女孩牙齿萌出时间始终领先于男孩(3~11 个月)。

Demirjian[13] 研究了一个具有基因同质性的法国加拿大儿童群体,年龄在 2.5~19 岁之间,评估了 5 437 个全景片,发现 5~6 岁的男孩和女孩的牙齿发育时间没有差别。相比之下,在年龄较大的孩子中,女孩的牙齿发育时间总是早于男孩。

在一组混合牙列纵向研究的正畸患者(77 位女性和 74 位男性)中,Smith 和 Buschang[14] 检查了下颌尖牙和前磨牙的牙根生长情况。他们发现,以牙齿长度的百分比来看,在 7~14 岁之间牙根的生长速度减缓。牙根长度的绝对增长呈现更复杂的发育模式;例如,女孩的尖牙的最大生长速度比前磨牙出现得更早。用牙龄替代年龄,可以减少个体间的差异(在 11 岁时评估),尤其男孩表现更明显。对牙齿的发育有更充分的了解,包括牙根长度的生长,可以更好地对模型进行预测。

影响牙齿萌出的因素

以下是总结文献得出一些预测牙齿萌出的指导原则：

- 相比年龄或者骨龄，牙齿的萌出与根的发育状态更紧密相关。
- 个体之间存在差异。
- 牙齿临床萌出时间，相比于牙槽骨的生长，牙根发育状态变化存在更大的变异性。
- 萌出时间的男女性别差异在下颌第一磨牙表现最小，在下颌尖牙表现最大。
- 大多数牙齿在临床萌出时根已形成了 3/4，在牙槽骨中萌出时也可达到 1/2。
- 在正常牙齿萌出时，根尖孔未闭合，牙根长度大于正常长度的 1/4。
- 下颌第一磨牙和中切牙在萌出时牙根发育达到根长的 1/2。
- 下颌尖牙和第二磨牙萌出时牙根发育达 3/4 以上。
- 男性比女性乳牙萌出早 1 个月。
- 女性恒牙列的萌出较早。
- 下颌牙齿相对上颌萌出更早。
- 通常右侧和左侧牙齿的萌出年龄并没有显著差异（右侧和左侧发育差异一般不超过牙根的 1/4）。左侧和右侧存在半年的时间差异是正常的。必须仔细评估持续 6 个月以上任何不对称萌出状态。
- 大部分的不对称萌出发生在前磨牙区域。

近中或远中移动的影响因素

影响牙齿近远中移动的速度和距离的主要因素有牙弓的拥挤度，拔除乳牙的类型，咬合类型，患者的年龄，口周肌肉系统的异常，口腔不良习惯的存在，以及牙列所处阶段。

拥挤度

在乳牙早失后，间隙丧失是形成牙弓拥挤度的一个重要原因。下颌切牙拥挤和下颌乳尖牙或者下颌第一乳磨牙的拔除能导致邻牙的快速移动，例如中线偏移或者切牙舌倾，覆盖增加，并引起下颌切牙的过度萌出和咬合创伤。另一方面，在不存在拥挤

的牙弓中，拔牙后牙齿的漂移很少或没有。作者观察到下颌骨巨大（下颌骨前凸）的患者没有间隙损失。乳牙列中，双颌存在间隙与不存在间隙的情况相比间隙丧失较少。

拔除牙的类型

间隙丧失和邻牙漂移还决定于乳牙类型。例如，无论上颌还是下颌第二乳磨牙早失，都会导致第一恒磨牙的近中移动。第一乳磨牙早失可导致后牙的近中漂移以及前牙的远中漂移（下颌多为前牙远移，上颌多为后牙近移）。乳尖牙的拔除可导致恒切牙的远中移动，但牙齿的近中移动量很少。

咬合类型

相比开𬌗的患者，深覆𬌗患者更容易发生间隙丧失，特别是下颌牙列。下颌乳牙缺失后，安氏Ⅱ类Ⅰ分类咬合通常会变得更加严重。第一恒磨牙咬合关系对间隙丧失的速度有一定的影响。例如具有良好咬合的上下颌第一恒磨牙，比尖对尖咬合更不容易造成间隙丧失。

患者年龄

患者的年龄或患者的牙龄，在乳牙拔牙后的间隙丧失中起着重要作用。乳牙拔除越早，牙齿移动量越大。研究表明，拔牙后的第一年发生的间隙丧失速度最大，特别是在前 6 个月[15]。

如果乳磨牙在第一恒磨牙萌出前拔除，则近中移动和间隙丧失的严重程度更大，甚至在不存在拥挤的牙弓中也会出现。

口周肌肉组织异常

下颌第一乳磨牙或者乳尖牙缺失，颊肌紧张和舌高位会破坏咬合关系。在这些情况下，将导致下颌牙弓狭窄和牙弓前段的远中移动。

口腔不良习惯

吮指习惯在牙弓上施加异常力量，如果伴有乳牙早失，可能会加重牙弓狭窄。

牙列阶段

牙列和咬合发育的阶段可以影响间隙丢失的速

率和数量。一般来说,如果邻近间隙的牙齿在萌出高峰期,更容易发生间隙丢失。

间隙管理的治疗计划

除了所有上述治疗计划之外,诸如间隙丢失的发生率和性质,牙齿萌出的预测,邻牙的近中和远中移动,以及局部和全身因素,包括咬合类型、患者年龄、牙齿缺失位置和拔除后的时间,必须考虑以下具体要点,以确定适用的治疗计划,管理类型和矫治器类型:

- 可用间隙(通过间隙分析确定)。
- 间隙丢失量。
- 问题的严重性。
- 问题的性质。
- 牙弓中其他位置的拥挤或者间隙。
- 患者的年龄和牙龄。
- 咬合发育阶段。
- 后继恒牙的存在或缺失。
- 后继恒牙的条件和萌出潜力(停滞或者延迟萌出)。
- 患者侧貌和骨骼不协调。
- 与邻牙和对颌牙的关系。
- 牙体和牙周条件。
- 乳牙缺失后的时间。
- 第一恒磨牙萌出位置。
- 第一恒磨牙萌出状态和咬合类型。
- 牙齿的位置和萌出时对颌牙的状态。
- 覆盖牙齿的骨量。
- 恒牙的萌出顺序。
- 存在肌肉系统异常。
- 口腔不良习惯。
- 患者的咬合和现有的错𬌗类型。
- 拟定计划的预后。

任何类型的间隙管理的计划,像任何其他正畸治疗或牙齿移动一样,需要一系列诊断程序。

诊断过程

诸如临床评估、模型分析、放射照片和头颅测量等诊断辅助工具使得临床医生能够作出与个体条件和差异性相关联的恰当决定。经过仔细评估,医生可根据患者的骨型,决定是维持、重新获得还是创造或关闭患者的间隙。

诊断程序,像其他治疗一样,需要数据收集、分析和测量的工具。用诊断辅助设备收集必要的数据之后,间隙管理的第一步是了解后继恒牙萌出和咬合所需的间隙。

间隙评估和牙齿大小预测

牙弓中的可用间隙可通过间隙分析来确定。间隙分析是评估牙列间隙或者拥挤的一种方法,通过比较可用间隙量和排齐牙列所需间隙量来获得。换句话说,这类分析的目的就是牙弓长度与牙齿大小的比较。有以下几种分析方法:

- Nance 分析法[16]。
- Moyers 分析法[9]。
- Tanaka 和 Johnston 分析法[17]。
- Staley 和 Kerber 分析法[18]。
- Merrifield 分析法[19]。
- Bolton 分析法[20]。

Nance 分析法。Nance[16] 通过一个复杂的研究得出结论,下颌第一恒磨牙的近中面到对侧磨牙近中面的牙弓长度在替牙列期到恒牙列期过程中总是表现为变短。

Nance[16] 还报道了平均为 1.7mm 的替牙间隙,这是由于乳牙更大,在下颌乳尖牙、第一乳磨牙和第二乳磨牙近远中宽度,与牙弓每侧相对应的恒牙近远中宽度之间产生。在上颌,乳牙与对应恒牙间的差距为每侧 0.9mm。

Nance 的方法直接测量未萌牙根尖片与可用间隙进行比较。通过使用软黄铜线从一侧第一恒磨牙近中面到对侧第一恒磨牙的近中面来测量牙弓长度,计算可用空间。使用尖锐的圆规或一根 0.010 英寸的黄铜线来测量全口根尖片上未萌牙的近远中宽度(管子直接对准接触点)。为了准确性并评估影像片的变形程度,放射片上测量的宽度要与实物模型上的牙齿宽度进行比较。

除剩余间隙之外,还测量了另外两个方面:外侧测量,是指用一根黄铜丝测量从下颌第一恒磨牙的近中颊面到对侧第一恒磨牙近中颊面表面的周长;内侧测量,是指用圆规从一侧下颌第一恒磨牙的近中舌面,其标志点为舌组织与牙体表面接触点,到下中切牙的舌面之间的长度。Nance 指出,当所有恒牙萌出,外侧测量值不会随着从混合牙列到恒牙列的时间推移而有所增大,但在过渡期会减小;同样,内侧测量也减小了。

Moyers 混合牙列分析。Moyers[9] 所提倡的混合牙列分析是根据已知的女童和男童的测量数据表格,以四个下颌中切牙的宽度来预测上颌和下颌尖牙、前磨牙的大小。用下颌切牙来进行预测是因为它们比上颌切牙要更精确,上切牙在尺寸上变异程度较大。

这一分析的目的是评估牙弓中的可用间隙值,以利于后继恒牙的萌出和必要的咬合调整。该方法具有一定的优点:分析可直接在口内进行,也可用于双颌模型上;操作不耗时;不需要特殊的设备或放射线片。

Tanaka 和 Johnston 分析。Tanaka 和 Johnston[17] 分析是 Moyers 的方法的一个变体,区别在于该方法不需要概率图表。在此技术中,测量 4 个下颌恒切牙的总宽度,再除以 2。计算结果加 10.5mm,就是预估的下颌恒尖牙和前磨牙的宽度;计算结果加 11.0mm 即为上颌尖牙和前磨牙的预估宽度。根据 Dean 等的研究,未萌尖牙和前磨牙的预估宽度以毫米为单位计算,用 Tanaka 和 Johnston 的方法测量有 75% 的概率与 Moyers 的预测表一致[9]。

例如,如果下颌切牙的宽度是 23.0mm,那么除以 2,再加 10.5mm 为下颌牙弓宽度。结果是 22.0mm,而根据 Moyers 的表得到的值是 22.2mm。相对应的上颌牙弓宽度为 22.5mm,而从 Moyers 表中得到的值是 22.6mm。Tanaka 和 Johnston 分析提供了很重要的临床可接受性,节省了大量的时间和精力。

Staley 和 Kerber 分析。Staley 和 Kerber[18] 的研究提出了一种间隙分析的组合方法,这种方法是在模型上直接测量恒切牙的宽度,在放射片上测量未萌出的前磨牙的宽度,以预测未萌尖牙的近远中宽度,而直接在放射片上测量尖牙宽度是不准确的。

Merrifield 分析。Merrifield 的“总间隙分析”是基于颅面分析和 tweed 三角形分析的全牙列分析[19]。在这个分析中,牙列分为前、中、后三部分。这种划分有两个原因:①简化间隙不足或者间隙过剩区域的确定;②根据下颌切牙位置和倾斜度以及患者的骨型可能得到更准确的诊断。

Bolton 分析。Bolton[20] 分析是另一种用于比较评估上下颌近远中宽度的模型分析。测量模型上所有牙齿(第二和第三磨牙除外)的近远中宽度。12 个下颌牙测量值与 12 次上颌牙测量值(下颌 12 颗牙宽度的总和除以上颌 12 颗牙宽度的总和,再乘以 100)的比率被认为是总比。6 个下前牙测量值与 6 个上前牙测量值(下颌 6 颗前牙宽度总和除以上颌 6 颗前牙宽度的总和,再乘以 100)的比率是前牙比。Bolton[20] 报道平均全牙比为 91.3(±1.91)。平均前牙比为 77.2(±1.65)。

该分析解决了上颌弓和下颌弓之间牙量的差异。牙量比例是良好咬合的先决条件;例如,如果牙量在牙弓中偏大,而对颌牙弓牙量正常或者偏小,则会发生咬合问题,并且没有办法实现理想的咬合。

比例不调的另一个例子是当较大的上颌切牙与正常的下颌切牙结合导致深覆盖。较大的下颌切牙和正常上颌门牙引起下颌切牙拥挤(图 4-1)。因此,这些差异在制定治疗计划之前值得注意。

确定可用间隙的其他考虑因素

间隙管理是应用在乳牙列或混合牙列中许多治疗程序中的常见策略,以对咬合发育问题进行预防或干预。所有混合牙列分析的目的是尽可能准确的预测恒尖牙和恒前磨牙萌出所需间隙。谨慎评估是实现乳牙列和混合牙列中恰当间隙管理的重要一步。

不管在牙弓长度分析中使用何种方法,都是牙弓长度和牙量的线性比较,还必须考虑以下因素:

- 下切牙的倾斜
- 患者的侧貌。
- 患者的生长型。
- 切牙形态和拥挤度。
- Spee 曲线。
- 齿间距。
- 正常萌出型和异常萌出型。
- 剩余间隙的数量。

下切牙倾斜度。切牙的前后向位置会影响间隙管理。如果切牙存在拥挤并唇倾,则间隙需求将大于分析测量值。如果下颌切牙由于肌肉功能障碍或习惯而舌倾,则需要使切牙达到更正常的唇倾度并获得一些间隙。间隙分析中须考虑到这一点。

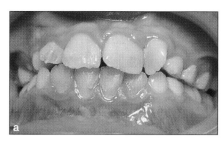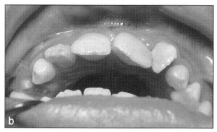

图 4-1　a 和 b. Bolton 不调（上切牙偏大）

Nance[16]认为，唇倾切牙获得空间是一个很大的错误；他声称"这是自杀式的方式"，因为它不稳定，它损害了牙槽骨，并且破坏了患者的侧貌。任何类型的创造间隙的治疗计划必须基于对切牙的位置、倾斜度以及患者的侧貌到考虑之上。

患者的侧貌。患者的侧貌和唇位置是间隙分析中的另一个重要考虑因素。相对于颏部和鼻子连线的唇前突可能需要切牙内收，这需要更多的间隙。同样地，侧貌为凸面型和唇部前突时，纠正切牙拥挤需要比分析更多的间隙，并且拔牙将改变间隙测量的结果。

患者的生长型。患者的生长型是另一个需要考虑的重要因素。正如 Björk 和 Skieller[21]所说，在一个颌面比例正常的儿童身上，牙列在生长过程中几乎没有或没有趋势发生漂移，而在有颌骨差异的孩子中，牙齿往往向前或向后移动。在具有Ⅱ类或Ⅲ类错𬌗，长面型或短面型等问题的儿童中，间隙分析常常不够准确。

此外，生长型提示牙弓后段是否能远中移动，为恢复间隙或创造间隙提供了可能性。远中移动在垂直生长型中是十分危险的，但是在深覆𬌗下是有利的切牙形状和拥挤度。在前牙段拥挤评估和拥挤量的测量过程中，必须谨慎确定切牙的重叠量。通常每个重叠的触点将需要 1mm 以上的间隙进行校正。具有宽边缘的切牙具有更高的重叠倾向和需要更多的间隙，从而结果更稳定。

Spee 曲线。Andrews 认为[22]，理想𬌗的闭合曲线是一条近似平缓的曲线；纠正 Spee 曲线和整平 Spee 曲线需要一些间隙，这也必须考虑在间隙分析中。

研究模型是测量 Spee 曲线的有用工具，可以以毫米计，测量从曲线的最深部分到𬌗平面的距离，𬌗平面大多数是从下颌最后一颗磨牙的远中颊尖到尖牙牙尖。在间隙分析中必须考虑纠正 Spee 曲线所需要的额外间隙。

一般认为，每纠正 1mm 的曲线，则每侧需要 1mm 的间隙。

齿间距。必须仔细测量和考虑牙弓中任何齿间距的存在，以确保整体间隙分析的准确性。

正常萌出型和异常萌出型。任何萌出过程的障碍都必须在间隙规划中考虑。这包括牙先天缺失和多生牙、萌出序列异常、延迟萌出、异常根发育、吸收、感染、根骨粘连或任何病理性病变。

这些问题都可能改变间隙管理的最终制定，同时详细评估放射线片来判断萌出型也是必需的。

剩余间隙。包括 Nance[16]、Moorrees 和 Chadha[23]，以及 Ricketts[24-26]在内的多位学者都认为，随着磨牙的近中移动，替牙牙列中的剩余间隙和牙弓长度减少。牙弓长度也通过磨牙和前磨牙的近端磨损而减少；Moorrees 和 Chadha 报道，18 岁个体的平均牙弓长度要比 3 岁个体的平均牙弓长度短。

考虑到这些因素，剩余间隙的存在是间隙分析中需要考虑的另一重要问题。混合牙列期间，中等程度的切牙间隙不足可在有较多剩余间隙的情况下得到解决（见下一节的间隙监管）。

准确评估所有上述要点和准确完成间隙分析的最佳工具是临床评估，研究模型，放射片检查和头颅侧位片测量分析。

间隙管理的治疗选择

经过仔细的间隙分析和以前所提到的评估要点，根据患者自身具体情况，可以考虑从以下五个方面进行间隙管理：

1. 维持间隙
2. 重获间隙
3. 创造间隙
4. 关闭间隙
5. 监管间隙

维持间隙

维持间隙是在乳牙和替牙牙列中进行的治疗，以便在牙弓长度发生闭合之前保留可用间隙。使用间隙维持器或及时修复近端龋坏的乳牙，能避免牙弓长度丢失和后期复杂的正畸治疗。

适当的间隙维持通常在发育阶段进行，是当有足够的可用间隙、所有未萌牙都存在时，维持间隙的一个过程。还有另外一种情况，即使没有后继恒牙也可以维持间隙。

适应证

- 当可用间隙足够用于后继恒牙，并且在后继恒牙萌出之前有超过 6 个月的时间，建议进行间隙维护。
- 当后继恒牙缺失但患者咬合良好时，必须维持间隙以防止咬合紊乱，并允许将来种植牙或固定义齿修复。
- 牙先天缺失导致牙弓狭窄和牙弓长度异常并且存在反覆𬌗时，必须维持间隙以保持牙弓长度以获得更好的牙弓弓形协调；如上颌侧切牙先天缺失和上颌骨缺损。
- 如果间隙已经减少了一些，不足以让后继恒牙萌出，但是整体牙弓评估表明足够的牙弓长度，则不需要间隙恢复；间隙维持就足够了。

防止乳牙列或替牙列中出现间隙丧失并不仅限于乳牙早失；还有其他需要早期干预的情况，例如尖牙近中龋坏和乳牙根骨粘连存在。需要及早维护，以便在适当修复之前保留邻近接触的间隙。乳牙根骨粘连，特别是当它们低于咬合平面时，可导致邻牙倾倒和间隙损失以及对颌牙伸长。当根骨粘连牙齿下沉时，这些问题更具破坏性。

禁忌证

有些情况下间隙维持并不是恰当的治疗方式，这时应选择其他治疗如间隙恢复、间隙开展、间隙关闭，或其他方式。有诸如以下这些场景：

- 后继恒牙的空间不足时；
- 当间隙充足时，间隙分析表明整体牙弓长度整体不足，需要综合正畸治疗和拔牙；
- 当缺乏后继恒牙时，牙弓中的牙弓间隙分析表明需要关闭空间；
- 当乳牙列弓型宽大时；
- 当间隙丢失未预测时；
- 当后继恒牙预计在 6 个月内能够萌出时；
- 当对颌磨牙处于一个理想和稳定状态时。

间隙维持失败

乳牙早失可能会对牙列产生许多不同的问题。两种情况可以最好地解释这个原则（图 4-2 和图 4-3）。两个患者的牙列状态和咬合几乎相似，每个患者都失去了其中一颗上颌乳切牙。图 4-2 所示的患儿已经失去了右上乳切牙，图 4-3 所示的患儿失去了左上乳切牙。两名患儿均出现中线偏移到缺牙侧；然而，在第二名患儿上中切间出现明显间隙，因为她也过早失去了左上乳尖牙。

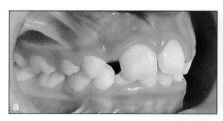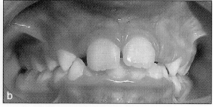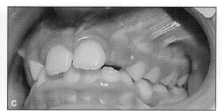
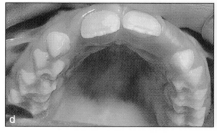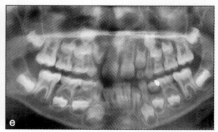

图 4-2 （a~e）右上乳切牙早失，导致中线偏移，间隙损失

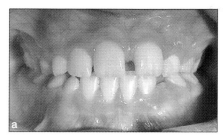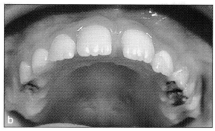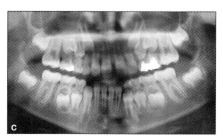

图 4-3　左上乳侧切牙和乳尖牙早失,导致中切牙间间隙增大,中线偏移,散在间隙出现

良好的间隙维持器的特点

良好的间隙维持器必须具备以下因素:

- 维持由于乳牙早失所导致的所有可用间隙。
- 防止对颌牙伸长。
- 不要刺激或损伤口腔软组织。
- 提供咀嚼功能。
- 改善前牙美观。
- 协助儿童语音系统发育。
- 控制舌头异常习惯。
- 不抑制或妨碍正常生长变化。
- 有承受生理性力的强度。
- 不能向对颌牙施加过大的压力
- 利于口腔卫生维护。

间隙维持器的类型

可以成功地用于间隙维护的治疗技术和矫治器,具体情况具体分析。间隙维持器可分为以下几类:

- 根据结构:固定式,如带环丝圈式或舌弓;活动式,如 Hawley 保持器;或半固定式,如 Ellis 舌弓。
- 根据设计:它们可以是单侧的,例如带环,或双侧的,例如较低的保持弓(LHA)、横腭杆(TPA)或 Nance 弓。
- 根据功能:它们可以是功能性的,例如带环和栅、冠、杆,或非功能性,例如带环、舌弓或横腭杆。

非功能性单侧固定间隙维持器

带环丝圈式间隙维持器。带环丝圈式间隙维持器是常用的单边非功能固定间隙维持器(图 4-4)。在上颌或下颌后段的任何位置单侧丢失乳磨牙后,可以使用带环。通常应用单侧单颗牙缺失的情况,但也可以用于两颗乳牙缺失时使用;在这种情况下,在前牙的咬合面上产生歇止间隙。本产品具有很多优点,易于构造,容易调节,无创,便宜,舒适度良好。此外,它不会妨碍恒牙萌出。

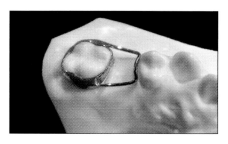

图 4-4　带环丝圈式间隙维持器。这是一个常用的单边固定非功能间隙维持器

带环丝圈式间隙维持器也有一些缺点:它不能防止对颌牙过度萌出,并在不能弥补因牙齿缺失的功能缺失。

远中导板式间隙维持器。远中导板式间隙维持器是单侧固定式间隙维持器,其在第二乳磨牙早失后施加以引导后继恒牙萌出发。这种类型的间隙维持的铸造和应用需要在安装和粘接之前对放射照片进行仔细评估。必须仔细评估装置的长度和位置以及与未萌出的第一前磨牙的关系。

非功能性双侧间隙维持器

所有这些间隙维持器都有双侧设置,并在牙弓左右两侧保持间隙发挥作用。这种类型的间隙维持器最常见的形式是 LHA、Nance 托和 TPA。

低位固定弓。LHA 是最常见的双侧间隙维持器。它由在 0.032 或 0.036 英寸不锈钢丝的腭或舌弓连接的第一恒磨牙(有时是乳磨牙)上的两个带或冠。在特殊情况下,0.040 英寸不锈钢丝焊接到摩擦带,接触下颌切牙(下颌切牙的舌侧隆突)。

包含两个 U 形曲,近中连接左右侧的带环,允许轻微的调整(图 4-5)。曲的调节和激活使得可以实现一些磨牙的扩弓,扭转或挺竖直。在第一前磨牙拔除后,该 LHA 可以用作下颌尖牙内收的良好支抗。

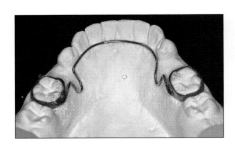

图4-5 下颌低位弓。包括两个 U 形环,近中连接左右侧的带环,允许轻微的调整

另外一个重要的功能就是防止磨牙萌出,这在治疗垂直向问题上有许多应用(见第十三章)。当双侧后牙丢失时,当两颗以上单侧后牙缺失或前牙缺失的情况下,也可以使用 LHA。

在下颌第一乳磨牙早失时,建议用刺在每侧远中连接尖牙和侧切牙,以防止该侧乳尖牙和侧切牙的远中移位(图4-6)。其他改型低位弓包括 Ellis 半可移动弓和活动 LHA。

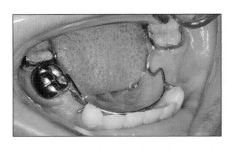

图4-6 低位弓用刺在每侧远中连接尖牙和侧切牙,以防止该侧乳尖牙和侧切牙的远端漂移

注意:长时间使用 LHA 后,不锈钢丝具有逐渐扩大的倾向并引起磨牙反殆。为了防止颊倾,在用水门汀粘接之前对弓丝进行热处理是非常重要的。

Ellis 舌弓。Ellis 舌弓是一个半移动弓。舌弓没有焊接到带环。相反,舌弓具有插入到磨牙带环上的预焊侧管。这种保持器的优点是能够轻松地移除牙弓,而不需要拆除带环进行任何激活和重新调整(图4-7)。

主动型维持弓。将两根轻金属丝弹簧连接到舌弓可用于微小竖直牙齿,切牙排齐,以及适度切牙拥挤的矫正(图4-8)。

横腭杆。TPA 是在上颌中使用的双侧保持弓。它可以是固定或者半固定的。它由上颌磨牙的两个带环和由 0.036 英寸不锈钢丝制成的腭杆,焊接到磨牙带环(图4-9)。它也可以是可摘式的,如下颌 Ellis 弓与水平管焊接到磨牙带环。

固定和可摘式弓可以使用或者不使用欧米茄曲。欧米茄圈曲允许进行各种调整,例如磨牙扩展、磨牙扭转和磨牙旋转。

有两种 TPA:正常和反向 TPA,反向 TPA 在磨牙带环之前有额外的 U 形曲,使得矫治器可以更灵活地进行调节(图4-10)。

多数乳牙早失后,TPA 可用于上颌作为整个牙弓的间隙维持。TPA 没有丙烯酸树脂基托,这减小了 TPA 对组织的刺激,更易清洁,尤其适用于年轻患者。

TPA 是上颌双侧固定维持器,但由于缺乏前端阻挡(树脂基托),所以作为支抗装置来说不如 Nance 托的作用强。

通过调整 TPA,还可进行扩弓。TPA 的欧米伽曲可以旋转恒磨牙,从而获得间隙。在 TPA 的钢丝上加上额外的螺簧,使得 TPA 更灵活易调节,从而使磨牙更易移动(见图4-10)。反向 TPA 中这些优势表现更显著有效。

TPA 的另一个重要适应证是在儿童失去下颌恒磨牙后,防止对颌牙伸长。

通过一些调整,TPA 还具有压低磨牙的能力(见第十三章)。

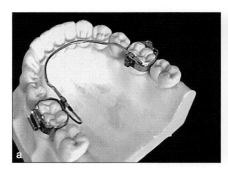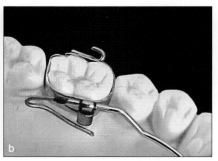

图4-7 可摘式舌弓,这种保持器的优点是能够轻松地移除牙弓,而不需要拆除带环进行任何激活和重新调整

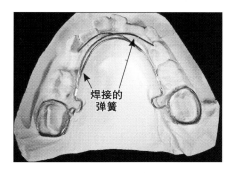

图 4-8　主动型维持弓。轻金属丝弹簧允许微小的竖直，排齐

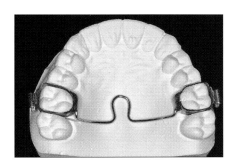

图 4-9　简易横腭杆

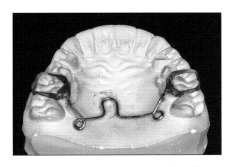

图 4-10　带有使磨牙移动反向曲的横腭杆

Nance 弓。Nance 弓也是应用于上颌弓的双侧保持弓（图 4-11a）。它由两个磨牙带环构成，腭棒的 0.036～0.040 英寸不锈钢丝焊接到磨牙带环上。金属杆前部位于上腭的最深处。金属杆应与丙烯酸树脂材料与组织面分离，并在金属弓中产生 V 形曲用于丙烯酸树脂充填。

有两种 Nance 弓：常规形式的 Nance 弓和反向 Nance 弓。反向 Nance 弓着每侧钢丝与带环焊接处之前设计了额外的 U 形曲。除了可以控制磨牙，反向 Nance 弓还可以作为一种主动扩弓装置，并旋转磨牙（图 4-11b）。

Nance 弓在上颌弓中是一个良好的间隙维持器，以防止多颗乳牙损失时防止磨牙前移。

丙烯酸树脂基托提供了一个额外的阻挡区，它在拔牙病例中起到了加强支抗的作用。

上颌第二乳磨牙早失通常导致磨牙前移和腭根扭转。Nance 弓和 TPA 都可以防止这些不良情况产生。然而，由于卫生问题和刺激的可能性，在早期治疗中，Nance 弓建议不要长时间使用，TPA 除外。

功能性固定间隙维持器

有许多类型的装置可以维持间隙并防止对颌牙伸长，包括固定的或可摘的，单侧或双侧功能矫治器。这些矫治器可以在咀嚼、言语和美学等功能中发挥作用。以下是一些不同类型的功能性固定间隙维持器：

- 带环和𬌗支托式
- 带环和桥体式
- 冠和连接杆式
- 前牙临时局部固定义齿式

后牙区单侧功能维持者具有带环丝圈式间隙维持器相同的适应证，以及一些另外的适应证。

带环和𬌗支托式。带有两个带环，一个𬌗支托的间隙维持器是单侧固定性间隙维持器，类似于带环丝圈式间隙维持器。设计用于在乳牙早失后维持间隙；它也可以防止对颌牙伸长，并且利于患者口腔卫生维护。如果邻牙倾斜，则不能使用这种维持器，邻牙竖直后则可以使用（图 4-12a）。

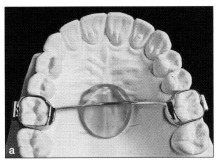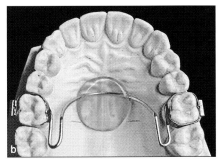

图 4-11　a. Nance 弓。b. 反式 Nance 弓。额外的曲能扩宽磨牙，扭转磨牙

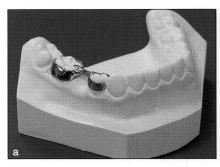
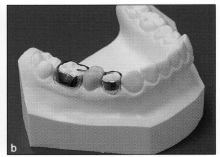

图 4-12 a.带环和支托间隙维持器。b.带环和桥体间隙维持器,具有与带环和支托间隙维持器功能,但更美观,提供更好的咀嚼功能,并有利于口腔卫生维护

带环和桥体式。具有殆垫或牙齿的功能性间隙维持器,具有与带环和支托间隙维持器功能,但更美观,提供更好的咀嚼功能,并有利于口腔卫生维护(图 4-12b)。

冠和支托或者冠和桥体式。这两种维持器也是单侧功能性间隙维持器。他们与冠和支托或者冠和桥体的作用相似,但因为冠的存在使作用更加强大。冠和支托或冠和桥体间隙维持器最适用于严重龋齿和冠高度不足。

前牙临时局部义齿式。前牙牙齿损失主要是由于创伤而造成的,其次是龋齿。虽然患龋率表现为下降,但是奶瓶龋和猖獗龋的儿童在牙弓前段和后段出现了牙齿早失。前牙早失导致牙齿移动和间隙丧失的问题,引发咬合问题,并可能导致言语和咀嚼功能紊乱以及对幼小患儿产生心理问题。

乳切牙早失后的早期干预对于在几个方面是特别重要的:间隙维护、功能、言语和美观。

间隙维护。有些人认为,在临床具有足够颌间距的情况下,乳切牙缺失并不一定导致邻牙的移动,这一方面是正确的。然而,间隙严重不足的患者牙齿的移动可能性更高;这在下颌切牙存在拥挤的情况下更加明显,使深覆殆病例变得更加复杂。

功能保存。儿童的营养,尤其是在幼年时期的营养,是乳切牙早失时应考虑的重要因素。改善咀嚼功能是替代乳切牙缺失的另一个原因。

预防言语问题。一些学者认为,切牙早失后语言发展的改变是替代上切牙缺失的原因。许多声音是通过舌尖到上切牙舌侧(所谓的舌齿音)来完成的,并且切牙早失可能导致语音系统障碍,特别是在言语发展至关重要的阶段。这个缺陷可以导致口齿不清。

美观。美观也是一个重要考虑因素,特别是当孩子或父母非常关注美观的时候。固定舌弓式或者

可摘部分义齿附着在乳牙上时,就会出现美学问题。这些类型的矫治器必须经过长期的监测、调整和更换。

义齿性维持器可以是固定或者可摘的。矫治器在切牙区有特殊的设计。固定型义齿维持器,也称为 pedo 临时桥,由第一恒磨牙上的两个带环,以及焊接到带环上的粗舌弓组成。每颗前牙(包括四个牙齿)固定在钢丝上,或者舌刺焊接到基弓上以获得更高的强度(图 4-13)。

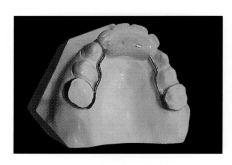

图 4-13 儿童前牙固定可摘义齿(pedo 临时桥)(由山顶公司提供)

当义齿中包含多个桥体时,丙烯酸树脂材料也被应用到牙齿的舌侧表面以将它们结合成一个整体。这种类型的前牙维持器可以提供非常良好的美学效果,但需要特别谨慎,因为它容易变形破损。

Groper 固定前牙义齿修复体是特殊设计,不锈钢材料,分别附属于每颗牙上的固定儿童修复体。每个单位都焊接固定在不锈钢丝上,每侧安置歇止位会提高强度。

下颌乳切牙早失可能不会像上颌影响美观以及功能,但是间隙损失和中线偏移的可能性更多,特别是在拥挤病例中。下颌牙齿早失的另外可导致恒切牙的舌倾或者伸长(覆殆覆盖增加)。防止下颌前牙舌倾或者近远中移动的早期干预是必要的。在恒切

牙萌出后使用舌弓能很好地防止中线偏移和牙齿舌倾。

图 4-14 显示了可用于维持间隙,功能和美观的功能性可摘部分义齿。

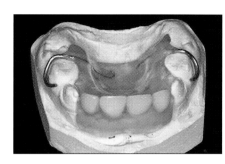

图 4-14　功能性活动间隙保持器

可摘式间隙保持器

可摘式矫治器同样可应用于各种类型的间隙管理。通常在某象限牙列中有两个及以上缺失牙时应用这类矫治器。如果基牙和远端悬臂设计是可见的,或者带环装置不足以承担两个牙齿跨度的咬合力,那么可摘式矫治器是唯一的选择。此外,这类矫治器中包含的桥体可以帮助咀嚼功能的恢复。

可摘式间隙保持器可以分为简单间隙保持器,单侧或双侧间隙保持器,用于前牙段或后牙段的间隙保持器,功能性和非功能性间隙保持器。可摘式间隙保持器有以下几个优点:

- 制作简单。
- 取戴方便,有利于患者保持口腔卫生。
- 适用于双侧多颗牙缺失的患者[前牙区(和)或后牙区]。
- 适用于基牙缺失的患者。
- 可设计为同时满足多种功能需要的矫治器,比如,作为保持器和固位装置用于纠正不良习惯,作为牙殆垫或扩弓器达到不同的治疗目标。

在制定治疗计划和设计矫治器之前必须考虑以下活动矫治器的缺点:

- 要求患者配合度高。
- 易损坏。
- 当多颗牙缺失时,固位较为困难。
- 儿童易遗失矫治器。
- 若未进行适当的清洁,龋坏、牙周组织刺激及增生将不可逆。

Hawley 矫治器。Hawley 矫治器适用于上下颌牙弓多颗乳牙丧失的间隙保持(图 4-15)。Hawley 矫治器可以满足混合牙列期多种矫治功能,可同时作为简单的间隙保持器和维持美观及防止后牙区对颌牙伸长的功能性装置。

图 4-16 展示了带有三颗丙烯酸树脂制作的乳切牙的 Hawley 矫治器作为一个临时局部可摘义齿。常规的 Hawley 式唇弓提供了良好的固位。这类矫治器可以被用来维持间隙和替代意外造成的上下颌乳切牙早失。

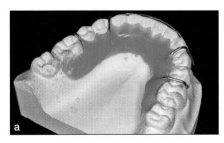
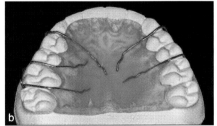

图 4-15　a. 下颌 Hawley 矫治器;b. 上颌 Hawley 矫治器

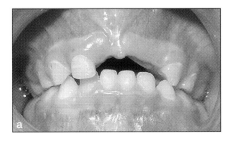
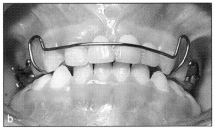

图 4-16　a 和 b. 制作有三颗乳切牙义齿的 Hawley 矫治器作为功能性间隙保持器

就所有儿童固定修复体和局部义齿而言,对颌牙模型的制作和咬合记录的补充对于其准确的制作都是很有必要的。

重获间隙

重获间隙是指重新取得早失的间隙或改善继承恒牙萌出位置的过程;是一种管理建𬌗的重要治疗方式。间隙重获实际上代表了牙齿移动。并且,和其他任何一种正畸治疗的活动矫治器一样,要求在制定治疗计划和特殊机械设计时要求考虑诸多因素。有时牙齿在某些方向上的移动有相当的局限性,并且除了临床观察外并不能提前识别到。例如,第一恒磨牙和第二恒磨牙间的接触过紧通常妨碍推第一磨牙向后和其重新定位。

在某些间隙重获矫治器中缺乏恰当的支抗控制将对牙列其他部分产生不良影响,例如推磨牙向后时缺乏正确的支抗保护将导致切牙唇倾。

对重获间隙的开始时间掌握是另一个必须在治疗开始前考虑的情况。为了正确掌握开始治疗时间,辨别间隙丧失是静止或进行性是很必要的。如果是进行性的,在完成所有诊断和治疗前评估后应立即采取措施。若现有间隙是稳定的,比如在某些病例中下颌第一磨牙倾斜,上颌第二乳磨牙伸长抵住下颌第一恒磨牙近中面,早期重获间隙可能对于7~8岁的儿童不适用,因为在重获间隙后这个间隙需要维持很长一段时间。

在重新获得必要间隙后,间隙应保持到相邻恒牙完全萌出为止。

成功地重获必要间隙取决于对所有相关因素的认识,例如患者问题的严重程度,邻牙位置,以及总体咬合情况;治疗前评估不能仅仅局限于包含丧失间隙的牙列。以下局限性和问题需要在尝试间隙重获前考虑:

- 第一恒磨牙和第二磨牙间的接触过紧。
- 磨牙区拥挤。
- 前牙唇倾的可能性。
- 时机以及间隙丧失处于稳定期或进展期。
- 拥挤的本质(获得性或先天性)。
- 患者侧貌。

第二磨牙与第一磨牙的位置关系以及所有磨牙总的拥挤度是考虑推第一恒磨牙向远中或竖直第一恒磨牙的重要因素。

另一个在所有类型的重获间隙中必须考虑的因素是作用与反作用现象。当重新获得间隙时或

某一区的牙列移动时,可能会在牙列的另一区域产生副作用,例如切牙的唇倾。因此,切牙的位置和患者的侧貌在间隙重获时是非常重要的考虑因素。

适应证

重获间隙适用于以下几种情况:

- 间隙减少并且没有足够的间隙来保证恒牙正常萌出
- 无后继恒牙但维持良好咬合需要开展间隙和竖直邻牙

注意:磨牙区间隙丧失,特别是上颌磨牙区,有时是磨牙扭转的和近中倾斜的结果;因此,纠正磨牙扭转同样可获得一些间隙。

禁忌证

在以下情况中,开展间隙和重获间隙不是间隙管理的恰当选择:

- 当间隙分析表明总体的间隙不足,需要在牙列的其他区域进行拔牙矫治器时
- 当开张间隙很困难并且获得的间隙很不稳定时

在这些情况下,正确的选择可能是拔除前磨牙。

重获间隙矫治器的类型

重获间隙矫治器可分为以下三类:固定式,活动式,以及半活动式,其中任一种均可以是单侧或双侧矫治器。

固定式单侧或双侧间隙重获矫治器

滑动环状重获间隙矫治器。滑动环是一种对后牙段非常有效的装置。它设计包含一个戴在恒磨牙上的带环及一个环形结构,与间隙保持器相似,但环形结构不是焊接在带环上的,而是由两个0.036英寸的颊面管焊接在磨牙带环上。这个圆环由直径为0.036英寸的不锈钢丝制成(图4-17)。

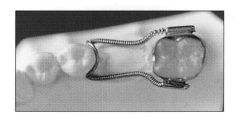

图4-17 固定单侧滑动圆环式间隙重获矫治器

间隙通过激活颊面管中的滑动圆环并插入长于可获得间隙的推簧来重新获得。

这个间隙重获矫治器尤其适用于第一磨牙和第一前磨牙倾斜占据第二乳磨牙的间隙，提供一个持续的推第一前磨牙向近中移动的力，并且获得向远中移动的相互作用力使恒磨牙向远中移动。

Gurin 锁式重获间隙矫治器。Gurin 锁式间隙重获矫治器也是一种单侧固定式间隙重获矫治器。它和滑动环式间隙重获矫治器的适应证相同并且更少概率发生前磨牙扭转。它由第一前磨牙和第一恒磨牙上的带环及焊接在前磨牙带环上的滑动杆组成。这个杆滑动进磨牙的颊面管里。一段镍钛弹簧被放置于颊面管和 Gurin 锁之间，在每次复诊时可以重新调整激发弹簧（图 4-18）。

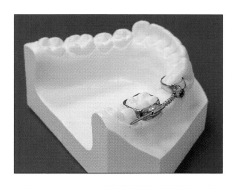

图 4-18　Gurin 锁式间隙重获矫治器

带环 U 形曲重获间隙矫治器。带环 U 形曲间隙重获矫治器是另一种单侧固定式间隙重获矫治器。它包含两个带环和一条焊接在每个带环上的 U 形钢丝。可通过轻微打开 U 形曲以激发竖直邻牙（图 4-19）。

上述所有重获间隙矫治器（滑动环式、Gurin 锁式，以及带环 U 形曲式）均应用于需要向间隙两侧传递力和同时直立双侧基牙时。当只要求推磨牙向后而不想要对间隙前基牙产生力的作用时，矫治器的支抗设计就必须要考虑进去。

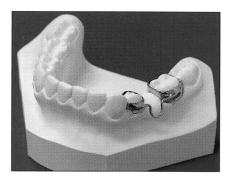

图 4-19　带环和 U 型环间隙重获矫治器（图片来源 great lakes Orthodontics）

支抗式间隙重获矫治器（远中移动矫治器）。这类矫治器的设计使力只传递到后牙区并防止力作用于间隙前基牙。

带 Nance 托的磨牙远中移动矫治器。这是一个带支抗的，固定式间隙重获矫治器用于推上颌磨牙远中移动。它通过一个腭侧丙烯酸树脂基托（和 Nance 弓相似）防止力作用于前牙，因此在推磨牙向远中的过程中不会产生对间隙前侧部分的不良影响（图 4-20）。

这类单侧间隙重获矫治器适用于作用力仅要求传到至上颌磨牙区的病例。

滑动圆环加舌杆式。这类矫治器与滑动圆环式间隙重获矫治器相似，但它包含一个连接对侧磨牙带环的舌杆以提供支抗防止对间隙前侧部分的不良影响（图 4-21）。

Pendulum 式矫治器（磨牙远中移动矫治器）。Pendulum 式矫治器是一种固定式双侧或单侧磨牙远中移动矫治器。它由两个粘接在第一乳磨牙或前磨牙上的带环和提供良好支抗的腭部丙烯酸树脂基托组成。β-钛弹簧的一侧嵌入丙烯酸树脂中，另一侧插入腭管中，使弹簧可移动（图 4-22）。这类矫治器能在每次复诊时被激发，适用于恒牙列中间隙丢失或 II 类错殆纠正。

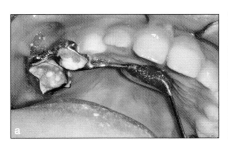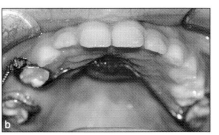

图 4-20　带 Nance 托的磨牙远中移动矫治器。a. 佩戴矫治器时间隙丧失情况。b. 治疗结束间隙重新获得

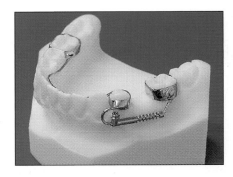

图 4-21　下颌磨牙远中移动矫治器(图片来源 great lakes Orthodontics)

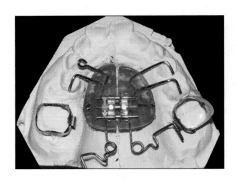

图 4-22　右侧磨牙带弹簧激动器的 Pendulum 远中移动矫治器。图中的远中移动矫治器同样包括一个扩弓用螺丝

Distal-jet 磨牙远中移动矫治器。这也是一种固定式的带有增强支抗的树脂基托的单侧或双侧磨牙远中移动矫治器。带环被粘接在前方基牙上,两个带有打开的推簧的杆滑入焊接的腭管中用于激发装

置。连接磨牙腭管的杆可以移动,并且推簧可以重新被激发(图 4-23)。

2×4 粘接式矫治器。磨牙远中移动和间隙重获可以通过 2×4 粘接式矫治器达到,此类病人在早期或中期混合牙列需要切牙排齐(比如关闭间隙,解除反𬌗,或中线纠正)时使用此装置。将通过插入切牙托槽和恒磨牙颊面管之间的推簧向磨牙施加轻力(图 4-24)。

片段式粘接托槽。某些咬合正常并伴有某个象限的间隙缺失的患者,可通过片段式粘接托槽来达到微小的牙移动和间隙重获。图 4-25 展示了一位拥有良好的左侧上下颌 I 类咬合关系的患者。存在的问题是上颌右侧因磨牙近中倾斜和第一前磨牙远中倾斜导致的第二前磨牙位置间隙丧失。在这个区域片段式粘接托槽,通过片段弓丝整平,并在倾斜的磨牙和前磨牙之间放置一个推簧可以打开间隙和竖直邻牙。

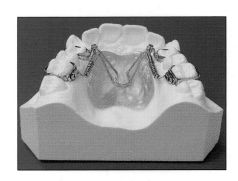

图 4-23　Distal-jet 磨牙远中移动矫治器(图片来源 great lakes Orthodontics)

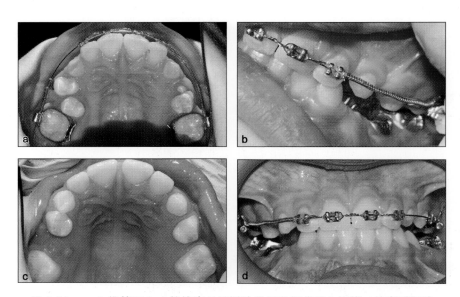

图 4-24　a~d. 推簧和 2×4 粘接直丝弓矫治器以重新获得上颌第二前磨牙间隙

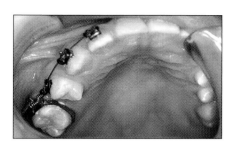

图 4-25　片段式粘接托槽以打开上颌右侧前磨牙间隙

可摘式重获间隙矫治器

可摘式矫治器也可同时用于重获间隙和保持间隙。可以通过在单侧或双侧矫治器上增加不同的弹簧或螺丝制作而成。一个含不同缓冲器的 Hawley 式矫治器是一种可以用于达到重获和保持间隙目标的简单、有效的装置（图 4-26）。

可摘式间隙重获矫治器有两个主要优点，其一有利于清洁和保持口腔卫生，并允许患者在口外打开螺丝。其二这些矫治器可以设计为满足多个矫治功能，比如同时伴有间隙保持，间隙重获和牙齿移动。

可摘式间隙重获矫治器的主要缺点和其他可摘式矫治器一样，它需要患者对佩戴有高度依从性。另外，易损坏和丢失也是它的缺点。

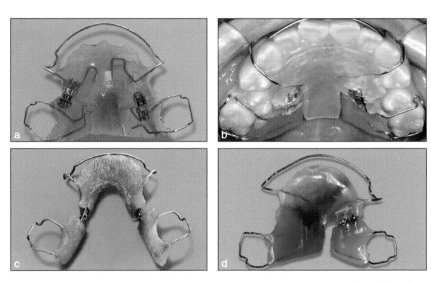

图 4-26　带螺丝的 Hawley 式可摘间隙重获矫治器。a 和 b. 上颌双侧可摘间隙重获矫治器。c.下颌双侧可摘间隙重获矫治器。d.上颌单侧可摘间隙重获矫治器

创造间隙

创造间隙是另一种类型的间隙管理，它可被应用于中度间隙不足。它的适应证和经历了间隙丧失并需要重获间隙的患者不同。需要间隙创造的患者表现出牙列中度拥挤，间隙分析表明牙列整体间隙不足。

创造间隙是适用于某些病例的一种治疗手段，尤其适用于混合牙列期早期干预。总的来说，创造间隙比保持间隙和重获间隙复杂得多，它包含了更多设计复杂的生物力学应用和矫治器治疗。和其他类型早期治疗一样，患者的年龄和生长发育潜力是在制定间隙制造治疗计划时需考虑的重要因素。

可以通过以下几种方式创造间隙：

- 拔牙。
- 选择性序列化邻面去釉。
- 矢状向扩弓。
- 横向扩弓。
- 联合应用上述治疗手段。

拔牙

拔牙是一种适用于一些需要间隙大于 7～8mm 的拥挤病例的总的治疗策略，对于这些病例来说，拔牙联合综合性正畸治疗是唯一的选择（详情见第五章）。

选择性序列化邻面去釉

在某些中度拥挤的病例中，牙齿形态异常可能导致牙弓某个部分拥挤而其他牙列表现出正常关

系。例如由于下切牙过大导致的下切牙区拥挤(bolton比不调)。

在这些情况下最佳治疗手段是邻面去釉以解除拥挤。

用砂条去除少量硬组织不会让患者感到不适,可能会发生某些术后敏感,可以采用氟治疗缓解。通过这一手段可以获得3~4mm的前牙区间隙。

矢状向扩弓

另一种间隙制造选择是增大前后向牙弓长度,或矢状向扩弓。通过这类扩弓制造的间隙量是有限的,这类手段技术更复杂并且在某些病例中很难达到。因此,必须对每个患者的病情进行全面的临床评估。

在这种手段中,牙弓长度的增加可以通过前牙唇倾,推后牙向后,或联合两种方式达到。前牙唇倾和推后牙向后若不恰当运用,间隙将会不稳定并且可能导致其他并发症。

前牙唇倾必须在适当的时候用安全的手段应用于合适的患者。它不仅不稳定,同时将影响患者侧貌并导致牙槽骨吸收。推磨牙向后,特别是在下颌,不仅仅过程困难,同时不稳定并且可能导致许多并发症,例如第二磨牙阻生,垂直向问题,以及影响患者侧貌。

然而,在某些适合的混合牙列病例中,安全的牙弓前后向的间隙制造是一种可以避免恒牙列期拔牙的早期干预手段。

病例选择

制定治疗计划和合适的病例选择是实现此类治疗的第一步。在矢状向扩弓之前需考虑以下几项重点:
- 患者年龄和生长发育潜力
- 患者生长型
- 磨牙位置及倾斜度
- 切牙位置及倾斜度
- 牙根及牙周条件
- 患者软组织侧貌
- 口内外肌肉平衡
- 切牙牙周条件
- 唇厚度及其与切牙的位置关系
- 唇肌功能障碍

- 不良口腔习惯

患者生长型。其中一种通过矢状向扩弓制造间隙的手段是推恒磨牙向后。在某些病例中应用此类矫治手段是对咬合非常有害的,比如一个垂直生长型的患者,推磨牙向后将导致增加下颌骨旋转,增大前牙开𬌗,以及更多垂直向问题。相反,一个水平生长型的患者,推磨牙向后不仅仅可以制造间隙,还能够帮助打开前牙咬合并增加面下高度。

磨牙位置及倾斜度。另一个需要在推磨牙向后之前考虑的重点是第一磨牙的位置和其他磨牙的条件;包括在第一、第二磨牙接触过紧,磨牙区拥挤,以及第二磨牙阻生的可能性(图4-27)。推第一磨牙向后往往导致第二磨牙阻生;在一些病例中,预防性拔出第三磨牙胚可能是唯一的选择。

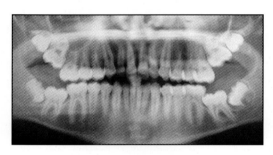

图4-27 由于严重的第二、第三磨牙段拥挤不适用推第一磨牙向远中

前牙位置及倾斜度。在某些前牙中度拥挤的患者中,如果切牙的倾斜度允许此类移动,矢状向扩弓不失为一种治疗手段;否则将导致前牙过突。

正如Nance[16]所说,在某些病例中切牙的唇向移动将极其有害。因此,在开始尝试此类移动前必须完善谨慎的临床评估,包括切牙与颊侧骨板、其他骨组织和软组织结构有关的倾斜度。

患者软组织侧貌。中切牙的唇颊向移动直接影响患者的软组织侧貌,因此需要在矢状向扩弓前进行评估。

口内外肌肉平衡。周围肌肉组织的肌力和功能同样对切牙位置和倾斜度产生重要影响。唇向移动导致的中切牙过分唇倾并处于过大的肌力环境及肌功能失调的位置中将会处于不稳定的状态。

切牙牙周条件。在进行切牙唇舌向移动前,切牙区牙周条件及骨支持状态同样是一项重要考虑因素,即中切牙位置和对中切牙微量前突力的倾斜支撑的应用是矢状向制造间隙需要评估的一部分。

治疗选择

在谨慎的病例选择后,增加牙弓矢状向间隙的可行方法是推磨牙向后,切牙唇倾,以及两者联合运用。

推磨牙向后。上下颌推磨牙向后可以通过多种不同的矫治器实现(见第十一章)。现在我们将讨论的是制造间隙的禁忌证以及这一方法的优缺点。

某些适用这类矫治方法的病例包括所有的磨牙近中倾斜患者或伴有深覆𬌗及 Spee 曲线深以及倾斜的上下颌磨牙的 Ⅱ 类错𬌗。唇挡或伴有低位牵引的唇挡,在混合牙列期和适当的病例中适用(见第十一章)。

在任何病例中,推磨牙向后均要求对磨牙位置和患者生长型及侧貌的谨慎分析。

切牙唇倾。另一种增加牙弓矢状向长度的方式是切牙唇倾。例如在切牙舌倾导致的切牙段拥挤或前牙反𬌗中适用。在不适合的病例中用切牙唇倾达到间隙制造的目的同样会导致许多并发症,例如侧貌不调、切牙过度前突,以及牙槽骨吸收。

理想的运用切牙唇倾方式的病例是处于混合牙列期切牙区有一定程度拥挤并且相对唇侧骨板已经舌倾时。通常这些患者拥有一个直立的或较凹的侧貌。例如前牙区牙槽骨反𬌗伴有下颌骨近中移动导致的上颌前牙区拥挤,以及有时的间隙缺失和上颌恒尖牙阻生。

另一类切牙唇倾的适应𬌗是伴有拥挤的,下颌切牙舌倾导致的深覆𬌗和深覆盖。这类病例的病因可能是下颌乳尖牙早失、唇肌功能不调以及吮指不良习惯。祛除这些病因并推下颌切牙向前将制造间隙并纠正其他相关错𬌗,比如深覆盖、拥挤以及侧貌问题(见病例 4-3 和病例 4-6)。

矢状向扩弓的机械疗法

矢状向扩弓可以通过许多不同的装置实现,例如唇挡、头帽、所有固定式推磨牙向后矫治器,以及带有弹簧或螺丝的可摘式矫治器(参见本章间隙重获部分和第十二章)。

唇挡。唇挡是一类半固定式的适用于多种早期正畸治疗的矫治器。该矫治器由两个粘接在下颌第一或第二恒磨牙上的带环和一个可摘的唇弓组成。在这个唇弓的前侧有一个丙烯酸树脂垫,它被插入到颊面管中(图 4-28)。唇挡未接触下颌切牙,因此唇肌作用力直接作用于磨牙使磨牙直立并推磨牙向后。同时,唇肌对切牙的作用力消失以及伴随舌肌对装置的向前推力使中切牙唇倾。因此,唇挡可以在两个方向上扩宽矢状向间隙。

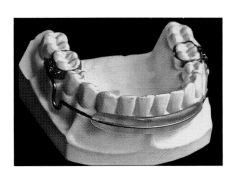

图 4-28　唇挡用于竖直磨牙和推磨牙向后

激动式舌弓。激动式舌弓是由一个伴有两个焊接在牙弓前磨牙区的弹簧并延伸至下中切牙舌面的固定 LHA 构成。它向切牙提供一个颊向力(见图 4-8)。这种矫治器可被用于矫正下切牙中度拥挤和舌倾。

Pendulum 矫治器(上颌推磨牙向远中矫治器)。近年来,不同种类推磨牙向远中的矫治器开始应用。其中之一的 Pendulum 矫治器是一种很好的通过推上颌磨牙向后的间隙制造矫治器。它是一种固定形式的矫治器,由一个提供支抗作用的腭侧丙烯酸树脂基托和两个焊接在第一乳磨牙或第一恒前磨牙带环上的扩弓装置组成。两个弹簧一端嵌在树脂中,另一端插进磨牙带环上的颊面管中,弹簧可以取摘或在口内重新激活。

若在这个矫治器的腭侧丙烯酸树脂基托中加入扩弓螺丝,它就可以通过弹簧行使快速腭侧扩弓器的矢状向扩弓功能,并通过螺丝行使横向扩弓功能(图 4-29)。

可摘式推磨牙向后矫治器。可摘式推磨牙向后矫治器是一类伴有树脂部分和唇弓提供支抗的 Hawley 矫治器。扩弓螺丝被植入树脂基托中,并通过一些卡环连接磨牙(图 4-26)。螺丝每 3~5 天激活一次用以推磨牙向后。这个矫治器可以是单侧的或双侧的,并且可以被运用于上颌或下颌牙列。患者可以自行重新激活矫治器并在每次餐后清洁它。患者的配合是成功的关键。

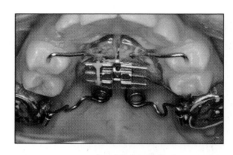

图 4-29 Pendulum 矫治器(推磨牙向后)

头帽。头帽是另一种在早期正畸治疗中有许多其他适应证的推磨牙向后矫治器(见第十一章)。

横向扩弓

横向扩弓是另一种间隙制造方式。它同样需要在制定治疗计划和做任何决定前进行谨慎地评估。通过横向扩弓制造间隙取决于骨发育程度和是否有功能性偏斜出现。伴有下颌骨偏斜的后牙反殆需要早期干预和上颌骨扩弓来矫正并防止骨性畸形发生。以下是几种通过横向扩弓来制造间隙的理想病例。后牙反殆是单侧的还是双侧的,伴有或不伴有下颌骨偏斜,在解剖上和病理上是不同的,并且需要不同的治疗手段和不同的矫治器,通过慢速或快速扩弓。它可以通过多种多样的扩弓器来实现(见第十二章)。

O'Higgins 和 Lee[15] 报道磨牙间宽度每增加 1mm 将减少大约 0.3mm 的覆盖或在牙弓内制造 0.6mm 的间隙。横向扩弓适用于以下几类情况:

- 处于快速生长发育期的儿童。
- 牙弓侧方狭窄。
- 基骨适应这种移动。
- 在下牙弓使用,只用于下颌尖牙远中。

对于乳牙列期和混合牙列期的早期治疗,在恰当的时机进行恰当的扩弓是很好的治疗手段。横向扩弓可以通过多种方式实现,包括牙性扩弓、牙槽骨扩弓、骨性扩弓,或三者联合运用。

Mcinaney[27] 等研究发现运用 Crozat 矫治器行早期扩弓治疗减少了拔除乳尖牙或恒前磨牙的必要。Lutz 和 Poulton[28] 报道了 13 例在乳牙列期行扩弓治疗的病例,并随访观察了 6 年,与对照组做牙弓总长度和恒尖牙间及恒前磨牙间宽度的比较,他们发现扩弓组有一定临床价值。

正颌手术式腭部扩弓应用于青春前期至后期的青少年疗效显著并稳定。每位患者必须确定有独特的需要才能应用扩弓术。在乳牙列期和混合牙列期扩弓以纠正横向畸形(单侧或双侧反殆)是一种常规治疗手段,这将在第十二章详细讨论。

另一个在混合牙列期进行横向扩弓的适应证是纠正中等程度的切牙拥挤。Sayin 和 Türkkahraman[29] 研究了造成早期混合牙列期下颌前牙拥挤的可能因素,他们比较了伴有拥挤组和不伴有拥挤组的总体切牙宽度、乳牙弓宽度以及恒磨牙间宽度。发现拥挤和总的可获得切牙间隙、乳牙弓和恒牙弓宽度,以及牙槽骨间宽度有明显关系,但与总牙弓长度无关。

Radnzic[30] 比较了 120 名男孩(年龄在 13~15 岁 11 个月之间)牙弓三维向数据并报道同没有拥挤或有牙弓有间隙的男孩相比,伴有拥挤的男孩牙弓更小。他建议谨慎地选择年轻患者进行扩弓治疗是很有利的。

基于牙弓中牙骨性关系,不同种类的活动性和固定性矫治器可用于横向扩弓。对于上颌扩弓,有多种矫治器可使用,包括可摘式扩弓螺丝扩弓器、W-弓扩弓器、四眼圈簧扩弓器、反向 TPA、Hyrax 扩弓器,以及 Haas 扩弓器。对下颌牙弓扩弓,可摘式扩弓螺丝扩弓器、带扩弓臂的舌弓或唇挡均可以运用(见第十二章)。

固定式扩弓器

多种多样的固定式扩弓器可以因不同原因运用于乳牙列期,混合牙列及恒牙列期,比如后牙反殆的纠正和一些间隙制造,包括 W 弓、四眼圈簧扩弓器、Hyrax 扩弓器及 Haas 扩弓器。

W 弓。W 弓,或称 Porter 矫治器,是一种由 0.036 英寸或 0.040 英寸的不锈钢方丝弯制的焊接在磨牙带环上的 W 形弓。由于这种弓形,该矫治器可以通过不同的方式激活(图 4-30)。若需要磨牙扩弓,前方的 U 形杆可以加宽;若需要扩宽颊侧部分(乳磨牙或前磨牙),则可以激发磨牙带环远中的 U 形环;若需要同时扩宽恒磨牙和乳磨牙,扩弓器的前后部分均被激发。

W 弓是在乳牙列期和混合牙列期纠正后牙反殆的一种简单有效的矫治器,特别适用于 3~5 岁的儿童。儿童对此矫治器由较好的适应性,并且它不需要患者或患者家长激活。它提供一个持续的作用力并可以每 4~6 周重新激发。W 弓同样可以被用于纠正吮指的不良习惯。

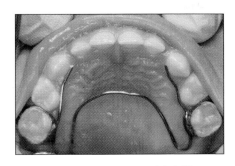

图 4-30　W-弓（Porter 矫治器）

四眼圈簧扩弓器。四眼圈簧扩弓器是另一种双侧固定式扩弓器。它几乎和 Warch 矫治器的设计相同，但是在弓上弯制了四个加力簧，使之更加灵活且有更大的激活范围（图 4-31）。

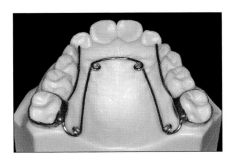

图 4-31　四眼圈簧双侧固定式扩弓器

Haas 扩弓器。Haas 扩弓器是被 Haas[31] 引入的第一种类型的扩弓器。它用于横向扩弓，并由于腭侧的丙烯酸树脂基托，它尤其适用于打开腭中缝。它同时适用于混合牙列期和恒牙列期。

这种矫治器同时由牙齿和软组织支持，并且通常由在前磨牙和磨牙上的带环组成；在混合牙列期，带环被放置于乳磨牙上。两根粗大的腭侧钢丝被制作成位于颊面管两端并焊接在带环上的形式。钢丝延伸至腭侧，并在此处嵌入丙烯酸竖直基托中。一个扩弓螺丝位于树脂的中心（图 4-32）。树脂基托和舌侧钢丝同时向牙齿和腭侧黏膜施加压力。

Haas 扩弓器有多种适应证，例如上颌发育不足的病人上颌缩窄牙弓的扩宽，纠正后牙区反𬌗，以及减轻某些上颌拥挤。

Hyrax 扩弓器。Hyrax 扩弓器是一种完全由不锈钢丝制作而成的固定快速扩弓器。这种矫治

器通常由第一磨牙上的带环和延伸至第一前磨牙上的舌杆组成。位于中央的螺丝和组织分离，因此这种矫治器比 Haas 扩弓器更利于清洁（图 4-33）。

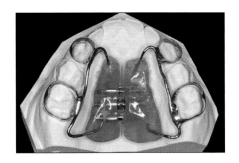

图 4-32　Haas 式快速扩弓器

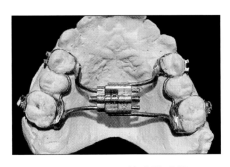

图 4-33　Hyrax 快速扩弓器

可摘式扩弓器

Schwarz 扩弓器是一种可摘式的慢速扩弓器，它常被应用于上颌和下颌。这类矫治器的基础构造是一个嵌在树脂中的扩弓螺丝和一些提供固位作用的卡环（图 4-34）。这种螺丝可以每 3~5 天打开一次以重新激活。

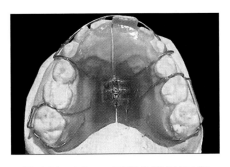

图 4-34　Schwarz 可摘式慢速扩弓器

Schwarz 扩弓器对于早期混合牙列牙性扩弓尤其有效。患者可以自行取摘清洁，因此它的使用需要患者的配合。

关闭间隙

另一种类型的间隙管理是用于减小或关闭那些干扰正常牙列发育和咬合关系的异常间隙。关闭间隙的目的是引导牙齿正常萌出,并促进咬合发展。

一些病因可导致牙列中产生异常间隙,比如牙齿先天缺失、过小牙、不良习惯,以及巨舌。其中每种问题均有不同的病因并有不同的治疗手段,这将会在相关章节中讨论。

关于关闭间隙作为间隙管理中的一个例子是上颌切牙的萌出。上颌恒中切牙通常萌出伴随一个间隙,并且随着侧切牙和尖牙的萌出,这个间隙将逐渐关闭。在他们萌出之前,侧切牙在中切牙稍后侧;在中央间隙关闭之后,侧切牙将向唇侧萌出。若这一正常模式被扰乱且该中切牙间隙仍然存在,侧切牙将腭侧萌出导致反𬌗发生。通过早期发现和干预,关闭这个间隙并为侧切牙正常萌出提供间隙和防止反𬌗的发展。

另一个例子是当患者先天缺失一颗或两颗侧切牙,导致一个很大的间隙形成。这一情况不仅导致美观问题,同时尖牙阻生的可能性增大;因此,关闭这个间隙并引导尖牙的萌出是很有必要的。

以下是关闭间隙的适应证:

- 当额外间隙出现时。
- 牙弓过大的管理,治疗需要减小牙弓长度,关闭间隙是最好的治疗选择(见第七章)。
- 当存在异常的系带附着,行系带切除术之后关闭异常系带附着造成的间隙。
- 当一个异常较大间隙阻碍正常牙萌出并导致邻牙错位时。
- 减少伴有严重深覆𬌗的上颌中切牙间间隙,有时可在早期混合牙列中发生,来防止切牙折断。

监管间隙和萌出引导

在混合牙列期,中切牙拥挤是常见的问题。拥挤的程度和类型以及它的治疗方式将在第五章详细讨论。在这个部分,中度拥挤的治疗将在监管间隙的前提下进行讨论。

监管间隙是适用于混合牙列期无严重牙弓长度不足发生时的间隙管理和纠正中度拥挤的手段。运用这种手段,切牙的中度拥挤可以被转移到后牙段并且可以减少间隙。

监管间隙的预后有时是不明确的,尽管保持间隙和重获间隙的预后通常是好的。

正如 Moyers[9] 所说,运用监管间隙是那些通过临床引导的病例将比未运用此手段的病例更好地度过混合牙列期。正确的病例选择和一个贯穿始终的病例评估在运用这个方法时往往是很有必要的。错误诊断的监管间隙病例将导致恒牙的拔除,且比先天性缺陷更难治疗。

以下是不同种类监管间隙方案的例子:

- 序列化片切乳尖牙将引导侧切牙自发地排列入牙弓。
- 下颌第一乳磨牙的近中邻面去釉将促进下颌恒尖牙的萌出并减少侧切牙的压力。
- 置入一个 LHA 以维持序列化拔除第一乳磨牙后的牙弓周长,之后第二恒磨牙的萌出将导致前牙段拥挤。

Gianelly[32] 表示,替牙间隙将提供恰当的间隙来解决大多数人混合牙列期出现的拥挤。他同时建议在拔除第一前磨牙后设置唇挡以维持牙弓长度。

在对混合牙列期有切牙拥挤的患者的研究中,Brennan 和 Gianelly[33] 维持牙弓的长度并发现 107 位患者中的 73 位(68%)均有合适的间隙来解决拥挤。

病例报道

以下病例展示了对中度拥挤的矫正,无论是重新获得的丧失间隙或是制造间隙解决的中度间隙不足。和此前提到过的一样,制造间隙适用于中度间隙不足的病例,当切牙倾斜,患者侧貌以及牙齿和颊侧骨板的关系允许通过微量矢状或横向扩弓来制造必要间隙。这些种类的干预治疗尤其适用于混合牙列期正在生长发育的儿童。

病例 4-1

　　一名 13 岁的女孩在早期恒牙列期发生 I 类错𬌗,对刃𬌗,直面型,并有较好的下颌牙列。她表现出上颌拥挤;双侧上颌侧切牙反𬌗(锁𬌗),并且双侧上颌尖牙均由于空间不足错位萌出(图 4-35a~d)。

治疗:

　　该治疗计划要求不拔牙治疗;通过对侧切牙反𬌗的纠正(矢状向移动)和少量扩弓来获得少量间隙。治疗开始使用垫开前牙的上颌 Hawley 矫治器慢速扩弓来纠正侧切牙反𬌗。接下来使用上颌 2×6 粘接方式帮助侧切牙前倾和尖牙的排列。停止使用 Hawley 矫治器,并以尖牙排列入牙弓结束治疗。图 4-35e~g 显示治疗结束后咬合。

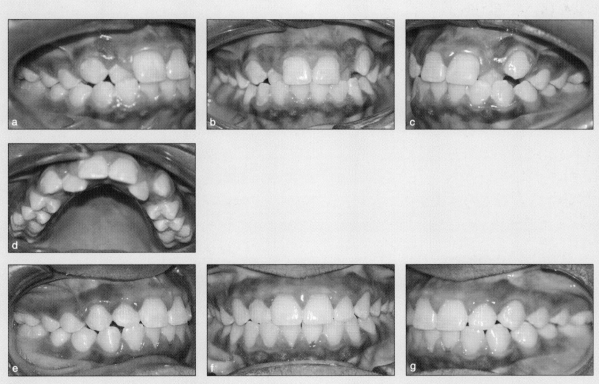

图 4-35　一名 13 岁的女孩在早期恒牙列期的间隙制造。(a~d)治疗前咬合。存在上颌拥挤,同时伴有上颌侧切牙反𬌗和双侧上颌尖牙均由于空间不足错位萌出。(e~g)治疗结束后咬合

病例 4-2

一名处于混合牙列晚期的十岁男孩,由于乳磨牙早失导致 Ⅰ 类错𬌗和上颌右侧及下颌左右侧的间隙不足(图 4-36a~f)。

治疗:

首先通过 2×4 粘接重获间隙,随后通过粘接萌出的前磨牙和推簧来打开间隙并竖直倾斜的磨牙(图 4-36g 和 h)。图 4-36i~k 显示治疗后咬合。

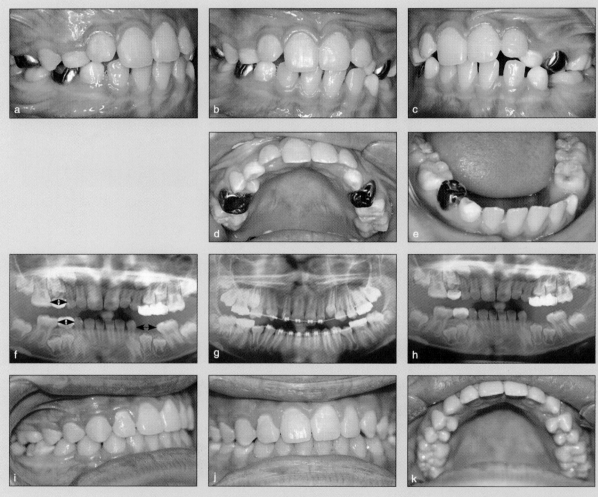

图 4-36　一名处于混合牙列晚期的十岁男孩的间隙重获。a~e. 治疗前咬合。f. 全景片示上颌右侧前磨牙和下颌双侧前磨牙(箭头所示)由于乳牙早失导致的空间不足而受到影响。g 和 h. 全景片示打开间隙的矫治方式。i~k. 治疗结束后咬合

病例 4-3

一名 13 岁的女孩伴有 I 类错殆和右侧磨牙有轻度 II 类趋势。上颌中线由于乳尖牙早失而偏左。上颌右侧恒尖牙无足够空间萌出,并且左侧尖牙轻度错位萌出。她同样伴有下颌前牙拥挤(图 4-37a~g)

治疗:

治疗包括通过推上颌右侧磨牙向后制造间隙(矢状向扩弓)并轻微唇倾上下颌切牙(图 4-37h~n)。

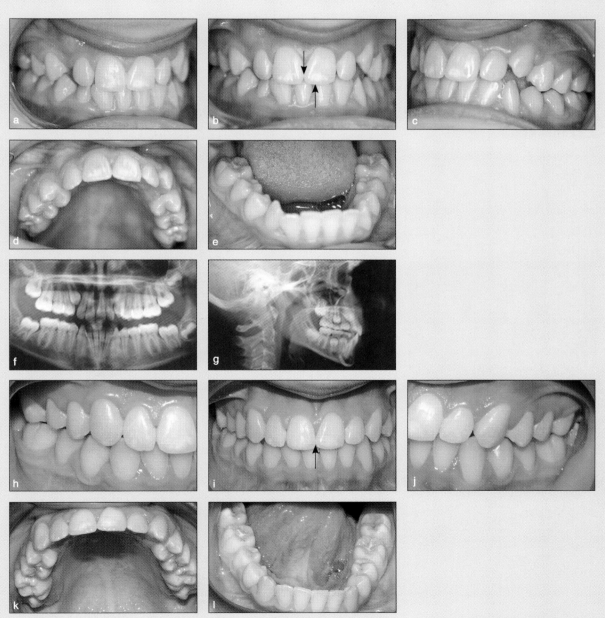

图 4-37 一名伴有乳尖牙早失的 13 岁的女孩的间隙制造,上颌中线偏左(箭头所示),上颌右侧恒尖牙无足够空间萌出,并且伴有下颌前牙拥挤。a~e. 治疗前咬合。f. 治疗前全景片。g. 治疗前侧位头影测量。h~l. 治疗后咬合

病例 4-3（续）

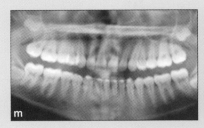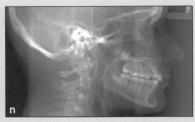

图 4-37（续）　m. 治疗后全景片。n. 治疗后侧位头影测量

病例 4-4

一名 10 岁的男孩，有因严重龋坏导致的多颗乳牙拔除史。他由于乳牙拔出后未行适当的间隙管理表现出严重的间隙不足。报道前，他伴有 Ⅱ 类磨牙关系，正常的覆𬌗覆盖，后牙反𬌗，以及 2mm 中线偏斜。中线向左偏，并在上下颌牙弓中存在 12～14mm 的间隙不足（图 4-38a～f）。

治疗：

由于其正常骨性关系，正常矢状向唇侧骨板关系，以及直立的面型，治疗计划要求通过横向扩弓的不拔牙间隙制造以纠正后牙反𬌗，通过推上颌磨牙向后的矢状向扩弓来纠正磨牙 Ⅱ 类关系，为未萌出的尖牙和前磨牙打开间隙，并竖直已萌出的恒牙（图 4-38g～m）。

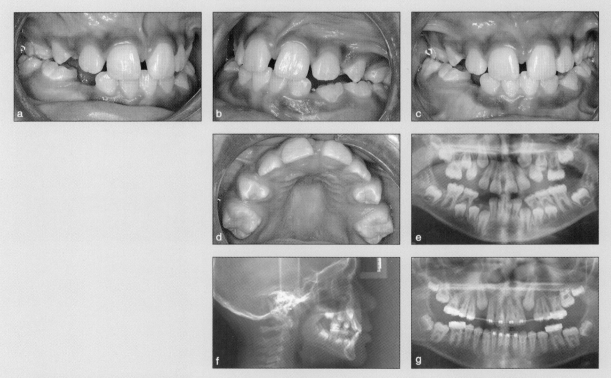

图 4-38　一名 10 岁的男孩由于乳牙早失导致的严重的间隙不足并缺乏任何间隙管理的间隙制造。a～d. 治疗前咬合。e. 治疗前全景片。f. 治疗前头影测量。g. 治疗过程中头影测量

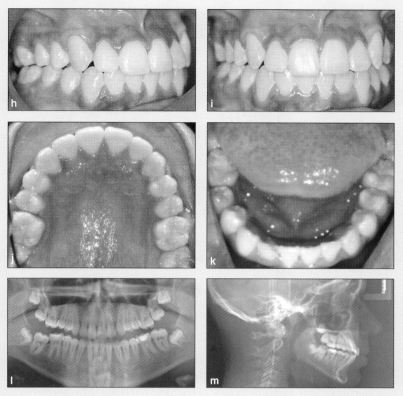

图 4-38(续)　h~k. 治疗后咬合。l. 治疗后全景片。m. 治疗后头影
测量显示牙列条件以及牙性骨性关系

病例 4-5

　　这是一例监管间隙的病例。一名 14 岁女孩,伴有四颗埋伏乳磨牙阻碍了前磨牙萌出和正常牙
槽骨垂直向发育,继而干扰正常𬌗关系建立(图 4-39a~e)。
　　图 4-39f~J 显示了拔除埋伏乳牙后的咬合状态,支抗装置的放置(上颌 Nance 托和 LHA),引
导牙萌出,不伴有其他治疗或粘接方式。图 4-39k~n 显示了治疗后结果。

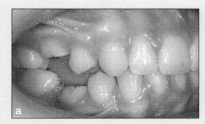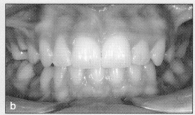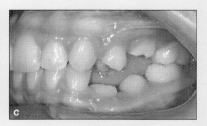

图 4-39　一名 14 岁女孩的间隙监管,伴有四颗埋伏乳磨牙阻碍了前磨牙萌出和正常牙槽骨垂直向发育,继
而干扰正常𬌗关系建立。a~c. 治疗前咬合

病例 4-5(续)

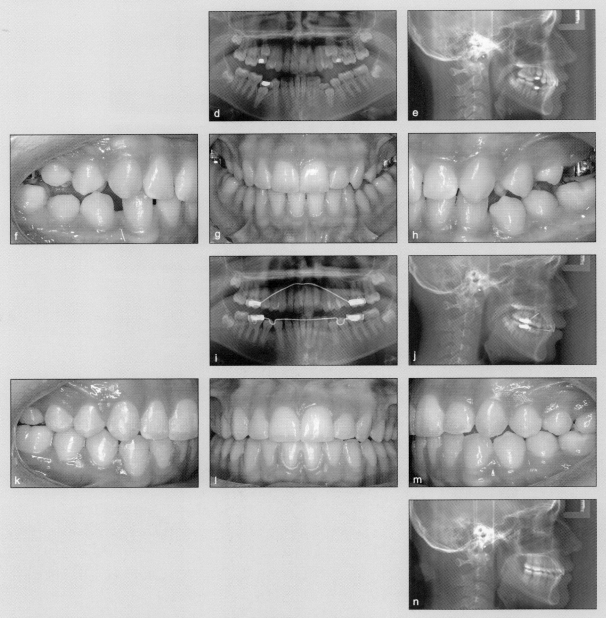

图 4-39(续)　d. 治疗前全景片。e. 治疗前头影测量。f~J. 间隙监管过程中咬合情况,包括埋伏乳磨牙拔除,支抗预备(上颌 Nance 托和 LHA),以及牙萌出的引导。k~m. 治疗后咬合。n. 治疗后头影测量

病例 4-6

　　一名 10 岁女孩,表现出 I 类错𬌗(伴左侧磨牙 II 类关系)以及由于间隙丧失导致的严重上下颌拥挤。双侧下颌尖牙错位,上颌中线左偏,并且上颌左侧尖牙无足够萌出空间,表现为严重的尖牙高位错位(图 4-40a~f)。

治疗

　　根据患者的年龄,骨性关系以及拥挤的病因是下颌乳尖牙和左侧上颌乳尖牙早失,治疗计划为不拔牙的重获间隙和微小制造间隙。下颌舌弓来保护剩余间隙。上下颌前牙粘接矫治器并运用推簧推上颌左侧磨牙向后以及通过中切牙轻度唇向倾斜使中线右移。这样可以纠正上颌中线并为上颌左侧尖牙萌出打开间隙。图 4-40g~l 展示了治疗后结果。

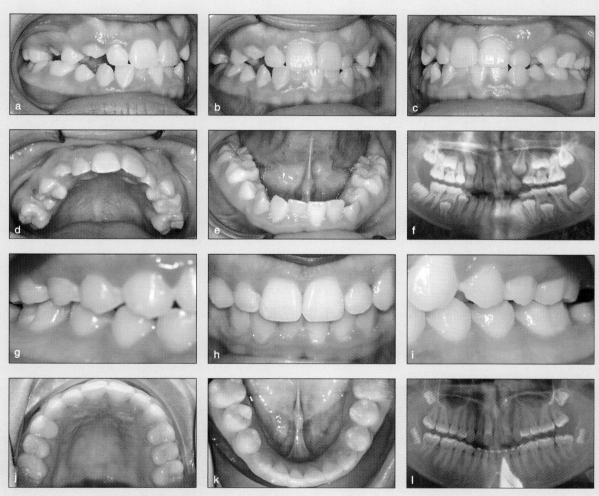

图 4-40　一名由于间隙丧失导致的严重上下颌拥挤 10 岁女孩的间隙重获和少量间隙制造。a~e. 治疗前咬合。f. 治疗前全景片。g~k. 治疗后咬合。l. 治疗后全景片

小结

- 每颗牙要维持在唇侧骨板以内的牙槽窝里的正常位置,需要来自邻牙和对颌牙的持续性的、平衡的近远中颊舌向的力以及咬合力的支持。

- 这种平衡力发生任何改变,例如一个牙单位的丧失,可以导致不利的邻牙和对颌牙的移动并产生错𬌗畸形。因此,任何因缺牙形成的间隙必须通过某些间隙管理方式来控制。

- 间隙管理取决于多种因素,例如患者的咬合,缺牙时间,以及患者的年龄。

- 正确的间隙管理要求具有充分的缺牙的病因学和形态学知识,牙移动的类型,乳磨牙拔除对继承恒牙的影响,间隙缺失的发生率和类型,牙萌出预测,以及影响牙近远中移动的因素。

- 根据这些因素,可以采取以下几种管理措施:保持间隙、重获间隙、制造间隙、关闭间隙,以及监管间隙。

- 保持间隙是一种防止间隙丧失和牙齿异常移动的间隙管理保护方式。

- 重获间隙是一种重新获得丧失间隙的干预措施。

- 制造间隙是为伴有中度间隙不足的患者制造一些间隙的治疗措施。这一措施比间隙重获更复杂,并且需要遵循生物力学原则和更加谨慎的牙移动。

- 关闭间隙是一种引导牙正常萌出的干预措施(例如:关闭不正常的中切牙间间隙以引导侧切牙正常萌出)。

- 监管间隙同样是一种监督𬌗关系建立的干预手段,比如通过控制剩余间隙来去除中度切牙拥挤。

参考文献

[1] Fanning EA. A longitudinal study of tooth formation and root resorption. N Z Dent J 1961;57:202–217.

[2] Posen AL. The effect of premature loss of deciduous molars on premolar eruption. Angle Orthod 1965;35:249–252.

[3] Owen DG. The incidence and nature of space closure following the premature extraction of deciduous teeth: A literature survey. Am J Orthod 1971;59:37–49.

[4] Lundström A. The significance of early loss of deciduous teeth in the etiology of malocclusion. Am J Orthod 1955;41:819–826.

[5] Linder-Aronson S. The effect of premature loss of deciduous teeth: A biometric study in 14- and 15-years-olds. Acta Odontol Scand 1960;18:101–122.

[6] Seipel CM. Prevention of malocclusion. Trans Eur Orthod Soc 1947/1948:203–211.

[7] Johnsen DC. Space observation following loss of the mandibular first primary molars in mixed dentition. J Dent Child 1980;47:24–27.

[8] Dean JA, Avery DR, McDonald RE. McDonald and Avery's Dentistry for the Child and Adolescent, ed 9. St Louis: Mosby, 2010.

[9] Moyers RE. Handbook of Orthodontics, ed 4. Chicago: Year Book Medical,1988.

[10] Northway WM, Wainright RL, Demirjian A. Effect of premature loss of deciduous molars. Angle Orthod 1984;54:295–329.

[11] Grøn AM. Prediction of tooth emergence. J Dent Res 1962;41:573–585.

[12] Hägg U, Taranger J. Dental development, dental age and tooth counts. Angle Orthod 1985;55:93–107.

[13] Demirjian A. Cranio-maxillofacial and somatic growth and oral health in French Canadian children [in French]. J Can Dent Assoc (Tor) 1968;34:79–78.

[14] Smith SL, Buschang PH. Growth in root length of the mandibular canine and premolars in a mixed-longitudinal orthodontic sample. Am J Hum Biol 2009;21:623–634.

[15] O'Higgins M, Lee RT. How much space is created from expansion or premolar extraction? J Orthod 2000;27:11–13.

[16] Nance H. Limitations of orthodontic treatment in the permanent dentition. 2. Diagnosis and treatment in the permanent dentition. Am J Orthod 1947;33:253–301.

[17] Tanaka MM, Johnston LE. The prediction of the size of unerupted canines and premolars in a contemporary orthodontic population. J Am Dent Assoc 1974;88:798–801.

[18] Staley RN, Kerber PE. A revision of the Hixon and Oldfather mixed-dentition prediction method. Am J Orthod 1980;78:296–302.

[19] Merrifield LL. Differential diagnosis. Semin Orthod 1996;2:241–253.

[20] Bolton WA. The clinical application of a tooth-size analysis. Am J Orthod 1962;48:504–529.

[21] Björk A, Skieller V. Normal and abnormal growth of the mandible: A synthesis of longitudinal cephalometric implant studies over a period of 25 years. Eur J Orthod 1983;5:1–46.

[22] Andrews LF. The six keys to normal occlusion. Am J Orthod 1972;9:296–309.

[23] Moorrees CF, Chadha JM. Available space for the incisors during dental development—A growth study based on physiologic age. Angle Orthod 1965;36:12–22.

[24] Ricketts RM. Early treatment. 1. J Clin Orthod 1979;13:23–38.

[25] Ricketts RM. Early treatment. 2. J Clin Orthod 1979;13:115–127.

[26] Ricketts RM. Early treatment. 3. J Clin Orthod 1979;13:181–199.

[27] McInaney JB, Adams RM, Freeman M. A nonextraction approach to crowded dentitions in young children: Early recognition and treatment. J Am Dent Assoc 1980;101:251–257.

[28] Lutz HD, Poulton D. Stability of dental arch expansion in the deciduous dentition. Angle Orthod 1985;55:299–315.

[29] Sayin MO, Türkkahraman H. Factors contributing to mandibular anterior crowding in the early mixed dentition. Angle Orthod 2004;74:754–758.

[30] Radznic D. Dental crowding and its relationship to mesiodistal crown diameters and arch dimensions. Am J Orthod Dentofacial Orthop 1988;94:50–56.

[31] Haas JA. The treatment of maxillary deficiency by opening the midpalatal suture. Angle Orthod 1965;35:200–217.

[32] Gianelly AA. Leeway space and the resolution of crowding in the mixed dentition. Semin Orthod 1995;1:188–194.

[33] Brennan MM, Gianelly AA. The use of the lingual arch in the mixed dentition to resolve incisor crowding. Am J Orthod Dentofacial Orthop 2000;117:81–85.

5 第五章　前牙拥挤的管理

前牙拥挤是儿童在混合牙列早期和中期最常见的牙列问题之一。它也一直都是儿童及其父母时常关注的问题，也是患者寻求正畸治疗最常见的原因之一。

由于乳牙和恒牙之间的大小有差异，在混合牙列早期，一定程度的前牙拥挤是很常见的。其中的一些拥挤是暂时性的，不需要任何干预，有些拥挤可以通过咬合诱导和间隙管理来纠正，还有些则可能是非常严重的，会发展为严重的错殆畸形，因此必须在适当的时候选择借助拔牙矫治。

儿童牙列的整体空间可控性各不相同，这取决于颌骨的生长以及乳牙和后继恒牙牙冠的近远中径的相对变化情况。在乳牙列期乳切牙之间没有或者只有很少发育间隙的孩子和乳牙列偶尔出现拥挤的孩子的后继恒切牙会发展为严重的拥挤。就像 Baume[1] 展示的那样，在乳牙列没有间隙的孩子（Baume Ⅱ类）有 40% 的概率会发生恒切牙的拥挤。

下前牙拥挤最初被认为是四个恒切牙的近远中牙冠宽度与基骨前部的可用空间不一致导致的。然而，在早期干预和治疗前，必须考虑许多其他的因素，如下颌骨的生长方向、乳牙早失、切牙和磨牙的倾斜，以及口腔和口周肌肉组织的平衡。所有这些因素都可能与切牙拥挤有关。

因为不是所有混合牙列期的切牙拥挤都是相同的，所以必须根据拥挤的不同病因和形态来制定治疗计划。然而，这一常见问题有时是父母和患者最为关切的所在，所以医生必须做好准备回答他们的这个问题。对于他们的问题，最恰当的答案不是"这不是问题"，或者"等到所有恒牙萌出来以后再说"。相反，明智而恰当的回答应该是"这可能是其他问题的征兆，所以现在应该对这种情况进行评估"。

对于医生的下一个问题是：如何识别和区分切牙拥挤的不同情况？以便对每一个病例进行最佳管理。本章将通过检查不同情况的切牙拥挤来回答以下这些问题：

- 有没有办法预测这个问题？
- 这类问题的共同原因是什么？
- 如何对不同类型的拥挤进行分类和区别？
- 什么样的干预才可以防止这个问题的发生？
- 如何具体应对这个问题？

预测

在一些乳牙期、混合牙列期和恒牙期的纵向研究中，早期预测恒切牙拥挤是一个主要目标。然而，在评价拥挤与其他颌面结构之间的相关性的文献中，却存在着相互矛盾的结果。Baume[1]认为，在乳牙列没有间隙的孩子（BaumeⅡ类）有40%的概率会发生恒切牙的拥挤。

在对牙列的拥挤和间隙进行分析后，Hunter[2]得出的结论是，对混合牙列期未萌恒牙大小的估计比对未来的间隙或拥挤的评估更为准确。这是因为在所有病例中，牙弓的周长并没有减少相同的量，而牙弓的周长与混合牙列期的拥挤程度有很大关系。在考虑了磨牙、尖牙和切牙的关系以及牙列上方嘴唇的情况之后，必须确定拥挤或间隙的总量。

Sampson和Richards[3]尝试了一种假设，即依据萌出前的牙齿位置和牙弓特征可以预测未受龋齿和磨损影响的安氏Ⅰ类牙列的拥挤状况。他们对混合牙列期的拥挤程度、影像学关系、牙弓大小等因素进行了综合评价。以在替牙期和恒牙期切牙和尖牙拥挤程度是增加还是减少为标准，样本被分为两组。牙弓形态和牙齿大小是测量第1阶段和第2阶段切牙或尖牙拥挤量的重要因素。研究人员发现，无论是影像学检查还是牙弓预测都不能预测拥挤变化。

Howe等人[4]研究了牙齿大小和颌骨大小各自对牙列拥挤的影响程度。以牙列拥挤为基础，根据牙齿拥挤情况选择两组牙齿模型，一组包含50对有明显牙列拥挤的模型，另一组包含54对没有拥挤或很轻微拥挤的模型。Howe等人[4]观察到两组模型的牙弓大小有显著的差异。拥挤组的牙弓大小比非拥挤组更小。研究人员建议，医生应该更多地考虑增加牙弓长度或宽度的治疗方法，而不是选择减少牙齿数量的方法。

Bishara等人[5]试图确定从乳牙列期（平均年龄为4岁）到第二磨牙萌出时（平均年龄为13.3岁）上下颌牙齿大小与牙弓大小不一致的改变情况，以确定恒牙列期的牙齿大小与牙弓大小不一致能否在乳牙列期就预测到。他们对35名男孩和27名女孩的记录进行了评估。测量了乳牙期和恒牙期的所有乳牙和其继承恒牙的近远中径以及牙弓长度和宽度的各种参数。

研究人员得出结论认为，影响牙齿大小与牙弓大小的不一致还存在其他影响因素。这些因素存在于大多数人中，无论他们是否有错𬌗畸形或接受过正畸治疗。回归分析指出，这些变化在一定程度上与牙齿大小以及牙弓长度和宽度的变化有关。不同乳牙、恒牙牙齿大小与牙弓大小不一致之间的相关性很大，以至于在乳牙列不能通过现有的牙齿测量方法准确的预测恒牙列的差异[5]。

Sinclair和Little[6]也认为不同的下颌特征与切牙拥挤之间没有显著的临床相关性。

Melo等人[7]在乳牙列期寻找混合牙列期早期下颌切牙拥挤的标志。为了达到这个目的，他们通过牙齿模型和头颅侧位片检查了23例乳牙期患者的颌骨及牙齿的形态特征。然后他们对同一批受试者9岁时的牙齿拥挤程度再进行了评估，发现12例正常牙列和11例拥挤的牙列。在拥挤组中，恒切牙的大小明显大于正常组。上颌骨和下颌的牙弓长度以及后颅底长度（蝶鞍-颅底）在两组中也有显著的差别。

常见的原因

在对儿童的种植体研究中，Björk[8]清楚地表明，下颌生长的方向和旋转方式对咬合关系、切牙位置和拥挤有不同程度的影响。事实上，同样的种植体研究表明，颌内旋转也改变了切牙的前后向位置，这反过来又对牙弓长度的变化有重大影响。他们发现，下颌生长的旋转方式明显地影响了牙齿的萌出。当下颌骨向下或向后旋转时，前面部的高度增加，有发生前牙开𬌗的趋势，切牙相对于下颌骨向前突出。当下颌骨出现过度的逆时针旋转时，就会缩短前面部的高度，而切牙会发生相对于上颌骨和下颌骨的舌侧移位，增加拥挤的趋势。

Leighton和Hunte[9]也有报道，在混合牙列期和恒牙列期两个阶段，牙列拥挤患者的S-N平面与下颌平面以及咬合平面之间的角度明显更大。他们也将下颌骨垂直向发育不足、直立或者舌倾的下前牙以及牙列拥挤关联在一起。

Sayin和Türkkahraman[10]试图找到能够促进下颌前牙拥挤的因素。他们评估了60个混合牙列早期患者的牙齿模型，根据下颌前牙的拥挤严重程度分为了两组。有牙列拥挤的患者下颌骨乳尖牙和乳磨牙之间的宽度、恒磨牙之间的宽度、牙槽骨之间的宽度、下颌恒切牙的可用间隙、以及牙弓的总长度都明显比没有拥挤的患者大得多。在牙列拥挤和牙弓总长度之间没有发现显著的相关性。

Türkkahraman和Sayin[11]通过分析60例儿童的头颅侧位片和模型，评估了在混合牙列早期颌面部结构与下颌的拥挤之间的联系。他们发现有拥挤的孩子有更小的下颌切牙-鼻根点-下齿槽座点角度和更短的上下颌骨长度,以及更大的切牙间角度、深覆盖、深覆𬌗及 Wits 测量值。他们认为,下颌切牙拥挤不仅仅是牙齿大小与牙弓大小不一致的结果,颌面特征也可能导致这种错位。

干预和预防

尽管有大量的研究和许多纵向的调查都在寻找在乳牙列期早期发现和预防恒切牙拥挤的特殊特征和标准,但是在这个问题上仍然存在很大的争议。医生们仍然会发现年幼的儿童前牙拥挤没有能够得到有效的预防,而且高度关注这个问题的父母希望需求一些能够早期干预的措施。然而,在混合牙列期的切牙拥挤应该根据拥挤量和这个过程中涉及的其他因素来进行不同的管理,并且在治疗计划中必须考虑所有因素。

在乳牙列期没有可靠的标准来预测恒切牙拥挤,但就算可以预防也不可能一直预防到所有切牙完全萌出。然而,作者在乳牙列期的一些早期治疗中的临床经验表明:某些早期干预措施,甚至在恒牙萌出之前就进行的一些措施,可以为恒切牙提供萌出间隙。例如,在乳牙列期或替牙列早期针对后牙反𬌗快速扩弓时,可以为尖牙和切牙提供一些间隙,以促进前牙正常萌出。(图 5-1;对后牙反𬌗早期矫正的探讨见第十二章)

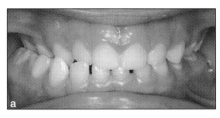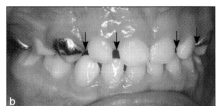

图 5-1　a~b. 快速扩弓后打开的间隙(箭头所示)并且后牙反𬌗已经矫正

此外,临床观察表明,下颌尖牙与第一前磨牙的萌出顺序异常有出现切牙拥挤的倾向,因此早期发现和适当干预可以减少或纠正切牙拥挤。对下切牙拥挤的预防和早期干预的其他例子包括对一些会导致下切牙舌倾的吸吮拇习惯指进行控制以及会导致下前牙拥挤的下唇功能障碍的控制。

纵向监测全景 X 线片和替牙期的三个阶段是一种稳妥的办法,可以被认为是预防和早期干预的第一步。

特点及分类

下颌前牙拥挤被定义为四个恒切牙的近远中牙冠宽度与双侧乳尖牙近中面之间的可用间隙之间的差异。由于拥挤可以由不同的形态和病因导致,所以正确的治疗计划的第一步是确定拥挤的类型,也就是确定在混合牙列早期阶段的恒切牙拥挤量。这可以通过仔细测量和分析牙齿大小与牙弓大小之间的差异来实现(详见第四章)。

然而,切牙的拥挤并不仅仅与牙齿和牙弓大小的差异有关。许多因素,如下颌生长的方向,乳磨牙早失,口腔和口周肌肉组织,以及切牙和磨牙的倾斜都与拥挤有关。因此,正确的治疗计划的第二个难点是在混合牙列早期需要使用所有必要的诊断工具寻找可能与下前牙拥挤相关的颌面部因素。

在对前面提到的因素进行仔细的评估之后,切牙拥挤可以划分为三种类型的拥挤。

1. 轻度拥挤,小于 3mm 的间隙不足。
2. 中度拥挤,3~5mm 的间隙不足。
3. 严重拥挤,大于 6mm 的间隙不足。

然而,以毫米为单位的拥挤量并不是影响治疗计划的唯一决定性标准,在治疗计划中还必须评估和考虑许多其他因素。这种分类的目的仅仅是提供区分不同程度拥挤的开始。

通常切牙拥挤被分为两种常规类型:获得性拥挤和遗传性拥挤。在本章后面将对此进行详细讨论。

治疗

切牙拥挤不仅仅是由牙齿与牙弓大小之间的差异导致的,还可能涉及许多局部和全身因素,必须加以评估。为了实用的目的,治疗方案的选择也根据切牙拥挤程度进行分类(轻度、中度和重度拥挤)

轻度拥挤

由于乳切牙和恒切牙之间大小的差异,在混合牙列早期,少量的恒切牙拥挤(<3mm)被认为是暂

时性拥挤。在混合牙列期,3mm 以内的切牙拥挤可能会自我矫正,不一定需要早期干预。

对正常咬合关系的儿童的研究也表明,从乳牙期到混合牙列期的转变过程中,在不需要治疗的情况下,可以自行纠正 3mm 以内的切牙拥挤。正如在第二章中所讨论的,在混合牙列期,有一些自然的机制可以自我矫正少量的拥挤,例如牙齿之间的间隙、更前倾的恒切牙、尖牙之间的宽度增加等。

Moorrees 和 Reed[12] 研究了 184 个 3 岁到 16~18 岁的一系列模型,他们发现,男孩平均 1.6mm 的下颌骨拥挤量和女孩平均 1.8mm 的下颌骨拥挤量将在 8 岁时自行矫正为 0mm。他们把这种矫正归因于一种叫作二次间隙的现象,这种现象促进了侧切牙的萌出。这一过程发生在下颌侧切牙出现并推动下颌尖牙向侧向生长时。这也使上颌尖牙通过咬合力发生侧向移动,为上颌侧切牙创造空间。

在这一自然现象时期拔除下颌乳尖牙将会妨碍二次间隙的产生以及尖牙之间宽度的增加。为了预防这一现象甚至可以将拔牙病例转变为非拔牙病例。因此,在侧切牙完全萌出后,前牙区不会出现更多的间隙。他们还补充说,牙齿成熟的水平,也就是牙齿的形成和萌出,为诊断和治疗规划提供了决定性的线索,因为它定义了个体的发育时间表[12]。

同样重要的是要记住,如果有下列因素存在,可以视为能够生理性的自我矫正轻微的拥挤:

- 正常的颌骨生长和发育。
- 牙齿的正常间隙,尤其是灵长类间隙。
- 上下颌切牙正常唇倾。
- 尖牙之间宽度的正常增加。

另一方面,出现以下任何一种情况的干扰都会扰乱轻度拥挤的自我纠正并改变治疗计划:

- 乳牙过早丧失。
- 牙齿数量、大小或形状问题。
- 异常的习惯。
- 软组织问题,如唇功能障碍。
- 遗传或先天性干扰。

因此,对于轻度切牙拥挤的患者,医生必须仔细监控混合牙列期,并消除任何影响保持牙弓长度的不良因素,如邻面龋、牙齿意外脱落或者不良习惯。

中度拥挤

中度拥挤是指在替牙期出现 3~5mm 的拥挤。根据不同的咬合情况,中度拥挤可以在替牙期的不同阶段进行不同的应对处理。治疗可以从下颌恒中切牙萌出(约 6 岁)开始到混合牙列期晚期(11~12 岁)。

恒切牙的牙胚位于乳切牙牙根的舌侧,它们经常从舌侧萌出,尤其是下切牙。因此,对替牙期的监控是非常重要的。例如,有时恒中切牙从舌侧萌出而乳中切牙仍然存在并且不松动,这种乳切牙延缓脱落的情况就可能会成为问题。在这种情况下,应该进行及时的影像学检查,并拔除滞留的乳牙(图 5-2)。

如果乳尖牙已经脱落或者被拔除而没有进行管理,一些间隙就可能会丧失,一个间隙维持器比如唇挡可以用来恢复失去的间隙。之后建议使用舌侧保持弓丝或者固定的间隙维持器(关于间隙恢复的更多细节见第四章)。

另一方面,如果间隙分析和对其他所有口周因素的评估都表明牙弓和基骨的可用空间可以容纳所有切牙、尖牙和前磨牙,并且没有证据表明乳牙早失或龋病导致了间隙丧失,中度拥挤的切牙可以通过精细的后牙段牙弓的间隙管理来引导至更好的位置,这是一种叫作间隙管理的方法。换句话说,当间隙分析表明间隙"刚好足够",是一个临界拔牙的病例的时候,应该通过监管替牙期牙列以防止失去剩余间隙,来尝试纠正中度拥挤。Moyers[13] 将间隙管理的病例描述为那些通过临床指导比不指导能更好地渡过混合牙列期的病例。

对于这种方法,适当的病例选择和全面的病例评估是非常必要的。对中度前牙拥挤的患者,可以采用四种不同的方法进行间隙管理:

1. 有次序的片切乳牙。

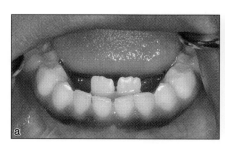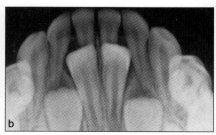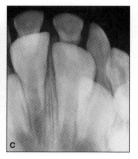

图 5-2 a~c. 乳中切牙牙根延迟吸收导致恒切牙从舌侧萌出

2．E 间隙的保持。

3．间隙创造。

4．联合方法：使用两种以上的上述方法。

有次序的片切乳牙

按次序片切乳侧切牙、尖牙和磨牙可以在不使用任何机械疗法的情况下使切牙自行调整位置以及尖牙和前磨牙向远中萌出。少量的片切不会引起患者的不适。大量的片切可能需要在局部麻醉下进行，并可能会产生一些术后敏感。用氟化物治疗可以缓解这种敏感。通过这种方法可以获得最多4mm左右的前牙间隙。这一过程可以通过使用金属抛光针或有良好柔韧性的金刚轮形石来完成。

由于大小的原因，侧切牙通常比中切牙更难萌出，因此在下颌恒切牙萌出过程中，可以进行间隙管理和片切乳牙。片切乳尖牙的近中面可以解决这个问题。在某些严重间隙不足的情况下，可能需要拔除乳尖牙，但是需要立刻放置一个下颌保持弓丝，以防止下颌切牙舌侧移动造成的任何间隙丧失（图 5-3）。

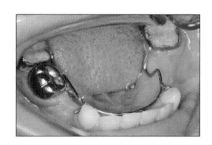

图 5-3　下颌保持弓丝

当计划片切或拔除下颌乳尖牙时，必须考虑正常替牙过程中的二次间隙。为了不破坏二次间隙的发展，必须按时进行片切和拔牙。

另一个按次序片切的例子是磨除第一乳磨牙的近中面，为下颌恒尖牙提供间隙，并引尖牙向远中萌出，以帮助自我矫正中度的切牙拥挤。同样，可以片切第二乳磨牙近中面，以促进和引导第一前磨牙的萌出。在不使用任何矫治器的情况下通过这种方法

利用剩余间隙，中度的切牙拥挤实际上转移到了后牙段。

另一个选磨的例子是磨除下颌第二乳磨牙的远中面。当上颌第一恒磨牙比下颌磨牙先萌出的时候，就可以采取这个方法。片切下颌第二乳磨牙的远中面可以促进磨牙近中移动，达到 I 类磨牙关系。

E 间隙的保持

E 间隙的保持，或在中度切牙拥挤中引导牙齿萌出，是另外一种间隙管理方法，可以在仔细地评估颌面部结构和肌肉、间隙分析以及确认中度间隙不足以后进行。

Gianelly[14]指出，混合牙列晚期，在第一前磨牙萌出后，是开始解决前牙拥挤问题的一个有利的时间。Moyers[13]和 Gianelly[15]建议，在混合牙列早期，对于大多数中度拥挤的患者，这一方法提供了足够的间隙来解决中度切牙拥挤。

作者认为，使用这一方法的最佳时间是在第一和第二乳磨牙脱落之前。在第一和第二磨牙脱落之前，插入一个合适的连接到第一恒磨牙的舌侧保持弓丝，可以预防第一恒磨牙向剩余间隙发生近中向移动。这种方法将为拥挤的前牙保留 2~4mm 的间隙。

在插入一个良好的下颌保持弓丝以防止恒磨牙的近中移动以后，拔除第一乳磨牙实际上将引导第一前磨牙向远中萌出。随后，尖牙可以向远中移动，有利于前牙拥挤的自我矫正。

在乳磨牙强直和前磨牙倾斜萌出的患者中，可以使用保持 E 间隙以及引导前磨牙萌出的方法。

保持 E 间隙或者防止磨牙近中移动的最好的矫治器是下颌保持弓丝和上颌腭弓（图 5-4）。

间隙创造

间隙创造是在混合牙列期矫治中度前牙拥挤（3~5mm 拥挤）的另外一种方法。间隙创造的过程不同于由于乳牙早失而导致间隙丧失而采取的间隙恢复的过程。相反，间隙创造是一个是创造所需间

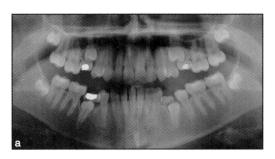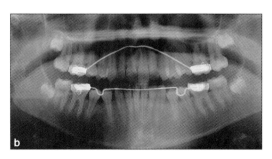

图 5-4　a~b．保持 E 间隙以允许前磨牙正常萌出

隙的过程。间隙创造是一个更复杂的过程,在制定任何治疗计划之前都需要进行更多的评估和分析。这一过程可以通过以下几种方法来执行:

1. 横向扩展。
2. 矢状向扩展。
3. 选择性片切。

关于间隙创造的更多细节,参见第四章。

联合方法

牙列拥挤在替牙期是一个常见的问题,使患者和家长都很担心。在早期,许多患者可以通过非拔牙的方法来解决这个问题,如果治疗被推迟到恒牙列期的时候进行,往往就需要进行拔牙矫治。

临床经验表明,这种类型的拥挤通常在切牙替换时发生,是多致病因素的共同作用的结果,如乳牙早

失、外伤、多生牙、牙齿缺失、Bolton 比不调、异常的习惯、肌肉功能异常、牙列关系异常,如深覆𬌗或前牙反𬌗。因此,医生必须充分利用所有的检查和诊断工具来寻找在混合牙列早期可能与下颌拥挤有关的牙颌因素。

如前所述,Björk 和 Skieller[16] 报道,下颌骨的生长方式和下颌骨的旋转会影响切牙的位置和拥挤情况。当下颌向后下旋转时,前面部高度增加,有前牙开𬌗的倾向,而切牙相对于下颌更向前突。当下颌发生过度的逆时针旋转时,会出现一个短的面部高度,与切牙相对于上下颌骨的舌侧位移,增加拥挤的趋势。因此,这种由多因素导致的拥挤类型无法通过间隙管理或间隙创造来处理。然而,消除或预防病因,特别是通过早期发现和适当的干预,可以得到一个稳定和平衡的咬合关系。下面的病例就是这种类型的拥挤可以在早期进行管理的例子。

病例 5-1

1 个 10 岁 8 个月的男孩,表现为安氏 I 类错𬌗畸形,锁结的前牙反𬌗(下颌不能后退),上颌前牙拥挤、移位和中切牙间隙(图 5-5a~e)。

在事故后大约 1 年后的全景片(图 5-5f)显示了外伤对恒切牙的影响(左侧乳中切牙和乳侧切牙早吸收,右侧乳中切牙和乳侧切牙延迟吸收),造成右侧恒中切牙和恒侧切牙萌出延迟,倾斜以及下颌拥挤。

治疗:

治疗以上颌 2×4 矫治技术开始,并在下颌磨牙𬌗面垫复合树脂使前牙段没有咬合接触。利用镍钛弓丝整平牙列,然后使用不锈钢弓丝。

反𬌗纠正以后,粘接下颌托槽矫正下颌切牙拥挤。图 5-5k 和 l 显示的治疗中的牙列情况。图 5-5m 显示的是尖牙倾斜度的变化。然后患者只使用上下颌 2×6 矫治技术。图 5-5n~r 显示的是治疗后的咬合关系。

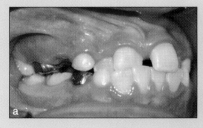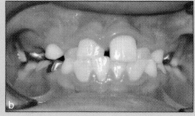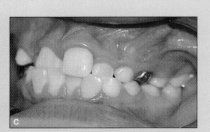
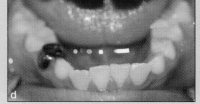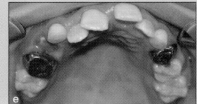

图 5-5　对 1 名 10 岁 8 个月男孩的治疗,表现为安氏 I 类错𬌗畸形,锁结的前牙反𬌗,上颌前牙拥挤、移位和中切牙间隙。a~e. 为治疗前的咬合情况

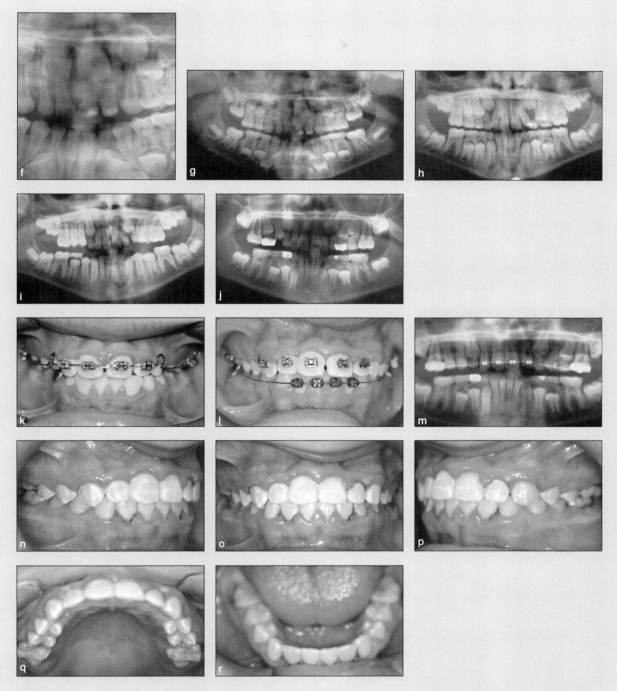

病例 5-1（续）

图 5-5（续）　f. 外伤后 1 年的放大全景照片显示上颌恒侧切牙的移位。g~j. 治疗前连续的全景片。k~l. 治疗期间的牙列情况。m. 治疗过程中的全景照片，显示尖牙倾斜度的变化。n~r. 治疗后的咬合情况

病例 5-2

1个10岁的女孩,表现为前牙锁𬌗导致的下颌切牙严重拥挤和移位(图5-6a~f)。

治疗:

治疗计划为非拔牙矫治。治疗以2×6矫治技术开始,并在下颌第一磨牙𬌗面垫复合树脂使前牙段没有咬合接触。在矫正了反𬌗并使所有上颌切牙唇倾以后,使用下颌2×3矫治技术先排齐3颗切牙并为右侧下颌侧切牙创造间隙。最后一步是将严重移位的右侧侧切牙牵引至牙弓内并排齐(图5-6g~l)。

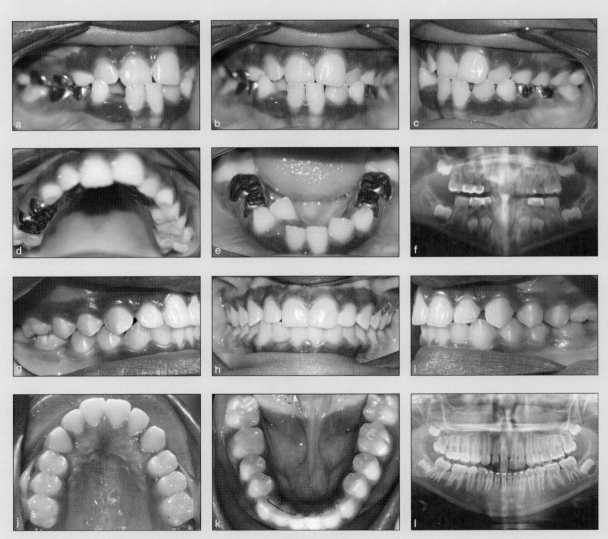

图5-6 10岁的女孩表现为严重的前牙拥挤。a~e. 治疗前的咬合情况。f. 治疗前的全景片。g~k. 治疗后的咬合情况。l. 治疗后的全景片

病例 5-3

1 个 10 岁的男孩,表现为安氏 I 类深覆𬌗(碰撞上腭)以及上下切牙舌倾。他有非常严重的下颌切牙拥挤,右侧下颌侧切牙完全舌侧移位。下颌乳切牙早失和深覆𬌗导致了下颌前部塌陷以及上颌切牙后移(图 5-7a~f)。

治疗:

治疗计划包括矫正深覆𬌗,轻微唇倾切牙(间隙创造)并用非拔牙的方法解决拥挤。首先,使用磨牙带环和前牙𬌗垫使后牙段没有咬合接触,以刺激后牙萌出,减少前牙覆𬌗。然后使用 2×4 矫治技术排齐上颌切牙。使用上颌多用途弓压低上颌前牙段并伸长上颌后牙段。下颌利用 2×4 矫治技术排齐并使下切牙唇倾,以创造一些间隙缓解下颌拥挤。最后一步是使用全口矫治以矫正深覆𬌗。图 5-7g~k 显示的是治疗后的效果,图 5-7l~m 显示的是治疗前后的头颅侧位片。

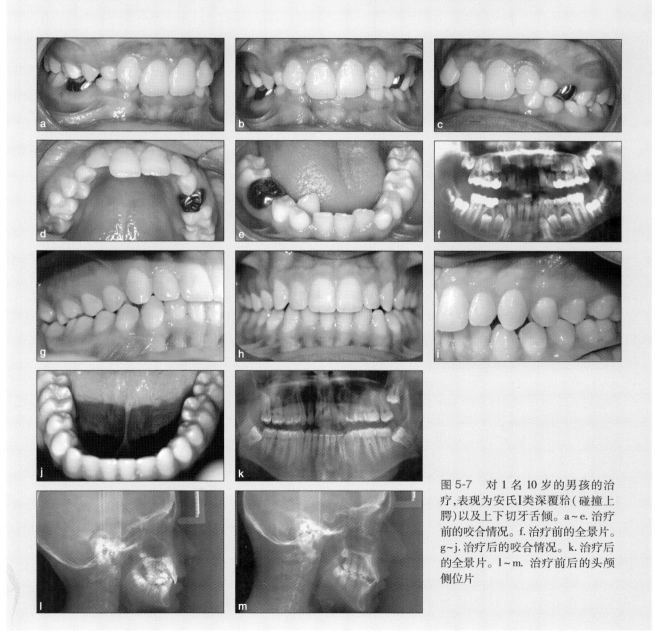

图 5-7 对 1 名 10 岁的男孩的治疗,表现为安氏I类深覆𬌗(碰撞上腭)以及上下切牙舌倾。a~e. 治疗前的咬合情况。f. 治疗前的全景片。g~j. 治疗后的咬合情况。k. 治疗后的全景片。l~m. 治疗前后的头颅侧位片

严重拥挤

严重拥挤是指超过 6mm 的切牙拥挤。如前所述，拥挤量并不是矫正拥挤病例的唯一决定性因素。还有许多其他的问题，如切牙的倾斜、患者的面型、生长方式以及拥挤的类型（后天性拥挤或遗传性拥挤）等，在制定拥挤病例的治疗计划时必须被考虑进来。这些包括各种类型的不能通过间隙管理或间隙创造获得一个良好和稳定效果的切牙拥挤，唯一的选择就是拔牙。

恒牙列常见的另一种类型的下颌切牙拥挤是上下颌切牙的 Bolton 比不调导致的下颌切牙区域的严重拥挤，而上颌切牙以及颊侧牙尖交错关系是正常的。这类问题可以通过一个完全不同的方法来进行处理，将在本章的后面会更详细地讨论。

序列拔牙

在学界，是否需要拔牙矫治的争议已经持续了100 多年。口腔正畸理论和实践是以 Angle 的理念为基础的，Angle 认为应当避免进行拔牙矫治[18]，并在 20 世纪早期首次明确阐述了这一观点。自此之后，拔牙矫治和非拔牙矫治计划已经经过了数代人的讨论。在过去的数十年当中，学界对这种摇摆不定的观点也出现了多次变化。

但是，非拔牙矫治理念并不具有很强的科学基础；事实上，许多研究都对这一理论进行了反驳，并且患者在接受非拔牙矫治之后更容易复发[19,20]。他们主张，拔牙矫治策略不仅仅能够实现牙齿的正常排列，还能够改善患者的侧貌外形和笑容，能够获得稳定的疗效。

考虑到关于拔牙矫治的争议，临床医生有时候也会面临下述问题：在新的牙齿萌出之后，颌骨的生长能够解决门牙的"拥挤"吗？回答是否定的。大量的研究已经确认，在向成年转变的早期阶段，牙弓长度（为 2~3mm）会持续减小[1,8,12,13,21]。

下述过程能够说明替牙期内牙弓长度变小的原因：

1. 由于近中面接触磨损而发生普遍的牙齿向近中移位。

2. 第一和第二恒磨牙发生近中移位。

3. 下颌骨相对肌肉向前生长和切牙直立。

错𬌗畸形可以通过多种方式治疗，包括拔除一些牙齿的矫治方法和不拔牙的矫治方法。在选择最佳治疗方案时，需要对问题进行全面的评价。因此，诊断与治疗计划必须以每一患者的前后向、垂直向和横向颌面形态和生长状况进行全面评估为基础。

当所有的临床和辅助临床评估均显示存在严重的间隙不足，并确认牙齿和牙弓的大小存在差异后，最佳的治疗方案很可能是拔除一些牙齿。

混合牙列期的这种拔牙治疗被称为序列拔牙。序列拔牙指的是按顺序拔除一些乳牙，随后拔除一些恒牙以解决间隙不足的问题，促进剩余的恒牙萌出，并减少患者在年龄稍大时对机械性牙齿移位的需要。

正如 Charles H. Tweed[20] 所指出的："知识将逐渐替代苛刻的力学"，如果在混合牙列期介入治疗的话，疗效将更为明显。当基骨不能容纳 32 颗牙齿时，唯一的选择便是减少牙齿的数量，未能进行早期治疗干预不仅仅会对牙齿的咬合关系与支持组织造成影响，而且还会对患者的生理和心理健康以及下颌骨生长发育的协调性产生负面影响，在患者年龄稍大之后势必要接受更为复杂的治疗手段。

在恒牙完全萌出之前早期拔除一些牙齿的技术最早由 Bunon[22] 在 1743 年提出。但是由于缺乏对生物学的理解并且对生物力学知识掌握不足，治疗产生了灾难性后果。因此，这项技术被认为是失败的，医生也并不愿意了解更多的该方面的知识，以便更好地实现这个治疗方案。Kjellgren[23] 在 20 世纪40 年代重新引入了序列拔牙的概念。但不幸的是，这个技术有时候仍然由个别没有获得必要的诊断知识、没有对不同拥挤的类型有足够了解以及能够适当应用这个技术的医生来实施。因此即便是现在，治疗结果有时候也是灾难性的。

序列拔牙这个说法可能并不是对这一治疗方案最好的描述。有时候该治疗方案的描述过于简化，尤其对全科医生来说更是如此，这仅仅说明了治疗方案中涉及牙齿的拔除。后来由 Hotz[24] 使用的说法可能更加合适：萌出诱导或咬合诱导。

正如 Dale[25] 所指出的："序列拔牙并非易事，但是许多人会有这种错误的理解"。与之相反，他认为，为了避免治疗失败和出现令人失望的结果，进行综合诊断很有必要。忽略诊断的基本原则不仅会使患者受到伤害，而且也会损害医生的名誉并最终影响到整个行业。

早期拔除牙齿能够促进牙弓中剩余牙齿的萌出，这取决于基底骨上是否有足够的空间以及口周神经肌肉是否平衡,但是拔除某些牙齿并不能取代器械治疗,然而,可以肯定的是,这种方法能够显著降低最终的器械疗法所花费的时间和精力。

诊断过程

儿童在乳牙列期和混合牙列期的综合性口腔正畸检查已经在第三章中进行了讨论,接下来我们将简要讨论评估过程,这对于序列拔牙步骤而言尤其重要。

临床检查

儿童是否适合接受序列拔牙的临床检查包括口外检查和口内检查。

口外检查用于评估患者的面部形态、对称性和均衡性比例。侧貌评估评价的是侧貌的凸凹情况以及上下面部高度。临床上对下颌骨边缘进行检查,以确定任何水平或垂直向的生长方式。嘴唇的大小和位置、嘴唇与牙齿之间的关系以及下巴和鼻子之间的关系也需进行评估。嘴唇肌肉组织的张力也是确定切牙倾斜度和位置的一个重要因素。

口内检查包括对软组织和硬组织的基本健康和卫生状况、患者的咬合关系、牙齿萌出以及牙齿的脱落情况、萌出顺序和方式的评估。不同的咬合方面,例如患者在休息和行使功能期时,牙齿的拥挤、间隙、覆盖、覆𬌗和中线情况,都是需要进行仔细评估的重要内容。

辅助临床检查

辅助临床检查也可作为一种诊断工具使用,例如研究模型、照片和不同的放射影像技术。

研究模型　研究模型显示的是咬合的类型、牙弓形态以及对称性、牙弓长度不足的程度(采用不同的间隙分析方法进行评估,以便确定牙弓长度不足的严重程度)和牙齿拥挤的程度(较小、中等或严重)。

照片　照片可用于区分面型、面部对称性和面部比例以及其他方面,例如嘴唇、下巴和鼻子,拍照技术相较于临床评估所提供的信息而言更为精确。

放射影像技术　不同类型的放射学影像能够发现出许多临床检查不能检查到的特征。好的全景片是一种非常有用且必需的检查工具,对于序列拔牙步骤的确定而言尤其如此。X线片能够发现许多异常、障碍及病理状态,例如牙齿缺失、多生牙、牙瘤、前牙拥挤、牙槽骨丧失和许多其他会影响整个序列拔牙方案的情况。

全景片能够显示出牙列的所有替换阶段,包括乳牙牙根的吸收、恒牙牙根的发育阶段、继承恒牙的位置和状态、牙齿萌出的预测以及牙齿脱落和萌出的方式。全景片也能够显示出牙齿遗传性拥挤的影像学标志,包括栅栏样的上颌磨牙和上颌磨牙的异位萌出。

对替牙期的纵向全景片监测在预防流程中也是一个重要的步骤,这也是作者经常向所有儿童口腔医生所推荐的一个步骤。纵向监测在序列拔牙步骤中起到了极为重要的作用(请参见第三章)。该技术需要在患者六岁、八岁和十岁时候的各拍一张全景片。通过对这一系列的全景片进行对比,医生能够发现许多发育阶段初期的萌出问题,并进行有效的干预,以防止以后出现异常。

其他的影像学技术,例如根尖片、咬合片与手腕骨片,在评估序列拔牙步骤中都有特定的含义。在开始进行序列拔牙之前,必须对以下所述的重要方面进行评估:

- 牙齿大小与牙弓大小之间的差异。
- 牙齿结构。
- 牙齿健康。
- 根尖周疼痛。
- 牙齿折断。
- 颌骨结构与病理损害。
- 患者的牙龄以及牙根发育阶段。
- 未萌恒牙的萌出方式。
- 患者和骨骼的发育成熟年龄。
- 未萌恒牙的大小、形状和相对位置。

头颅侧位片:颌骨和软组织关系的头影测量研究在正畸诊断与治疗中是非常重要的,对于正在生长发育而且正在进行序列拔牙的儿童而言尤其如此。牙齿咬合是颅面结构中的主要组成部分,在咬合发育过程中,骨骼生长变化的相互作用和协调对于建立正常、协调的咬合关系至关重要。

颅面结构的生长与发育不仅仅体现在尺寸方面的增大。与之相反,生长是一个差异化过程,某些部位的生长相较于其他部位而言的或快或慢,并且会在多个维度上体现。不同颅面骨骼结构的生长与发育以三种基本过程体现:①通过新骨的形成而增大尺寸;②通过骨改建来改变形状;③移位,指的是整个骨骼在其关节连接点上的移动而发生彼此远离,因为每一块骨骼都会发生尺寸的增大和形状的重塑。

在颅面结构的某些特定部位上,这三种生长机制能够影响牙齿咬合的正常发育。这些部位包括前颅底、后颅底、颅底角、下颌升支、下颌体、下颌角、鼻上颌复合体和上下颌牙列。因此,颅面各个部分的头影测量分析,尤其是年轻患者在序列拔牙之前的分析,能够根据患者个体的生长模式指导制定治疗计划。接下来的内容有着重要的参考价值,在进行序列拔牙之前必须经过仔细的头影测量分析:

- 颌骨之间的关系。
- 上颌骨与下颌骨在三维空间的位置和比例。
- 面部生长型。
- 切牙相对于基底骨的倾斜度和位置。
- 上下颌切牙在侧貌中的相对关系。
- 软组织侧貌,包括嘴唇、鼻子和颏部。

治疗计划

制定合适的序列拔牙计划需要对与牙列发育相关的许多组织学和生物学方面的知识有充分的了解:①牙齿的形成;②牙齿的萌出;③牙齿的脱落;④牙齿的替换;⑤牙齿萌出的预测;⑥乳牙的过早缺失对恒牙列的影响;⑦牙弓的大小;⑧间隙丧失;⑨间隙的自然闭合;⑩进行牙齿大小预测可使用的间隙分析方法(请参见第二章和第四章)。

在开始治疗计划以及拔除任何牙齿之前,对许多其他可能会影响最终治疗结果的因素进行评估也非常重要的,包括:

- 拥挤量。
- 患者的侧貌。
- 咬合的类型。
- 切牙的倾斜度。
- 牙龄和牙根的发育情况。
- 骨型。
- 牙齿的拥挤类型。

拥挤量

对拥挤量以及可用间隙的测量是确定拔牙的第一步(不同的间隙分析,请参见第四章)。依据所引用的分类,牙齿的严重拥挤定义为至少有 6mm 的间隙不足,但是仅仅以毫米来确定的间隙不足的程度并不是一个决定性因素。例如,患者有 7mm 间隙不足,但是存在切牙舌倾或者是蝶形或扁平的轮廓,这就有必要避免拔牙或者改变拔牙的方式。在另一位有 2~3mm 间隙不足的患者中,牙齿前突并且侧貌前凸,那么拔牙矫治的方法可能就是最佳的方法。

患者的侧貌

治疗计划当中的另一个重要考量因素是患者的软组织侧貌和切牙与切牙之间的关系、切牙与基骨之间的关系,以及在患者休息和微笑时切牙与嘴唇之间的关系。不仅拔牙会对侧貌产生直接影响,而且患者的侧貌也是制定拔牙计划的一个重要决定因素。凸面型或者轻微前凸的患者是进行序列拔牙的最佳人选,而直面型或凹面型的患者则应避免使用序列拔牙。对于第二种情况的患者而言,如果必须选择拔牙,医生应该选择拔除尽量靠后的牙齿,以免影响到患者的侧貌。

咬合的类型

应当依据颌骨关系制定序列拔牙计划。例如,对于安氏Ⅱ类 1 分类错𬌗畸形的患者,最好是同时拔除两颗上颌第一前磨牙和两颗下颌第二前磨牙。而另一位安氏Ⅱ类 1 分类错𬌗畸形的患者,有严重的深覆盖但是下颌牙列比较整齐,拔牙方案可能为只拔除上颌第一前磨牙。

切牙倾斜度

切牙的倾斜度在序列拔牙中也起着重要的作用。唇倾的切牙更适合于拔牙矫治,而竖直或舌倾的切牙则应避免进行拔牙矫治。

牙龄和牙根的发育情况

患者的牙龄和恒牙牙根发育的程度是在进行序列拔牙之前需进行评估的另一个因素。例如,乳磨牙的拔除取决于前磨牙牙根的大小和形成阶段。如果乳磨牙拔除的过早,前磨牙的萌出就可能会被推迟。另一方面,如果乳磨牙是在前磨牙牙根形成一半之后拔除的,则会促进前磨牙的萌出。

骨型

在进行序列拔牙之前,患者的骨型也是需要进行评估的另一个重要因素。例如,水平生长型的患者与垂直生长型的患者的牙齿拔牙方案是不一样的;使用的矫治力也是有差异的。在垂直生长型且具有前牙开𬌗趋势的患者中,如果其他因素允许的话,拔除第二前磨牙应该更合适。对于水平生长型的患者(低角的病例),应该尽量避免拔牙,除非患者存在严重的遗传性牙齿拥挤必须拔牙才能矫治。在这种情况下,设计时矫治力时应该防止切牙的异常直立以及对患者的侧貌产生影响。

牙齿拥挤的类型

根据拥挤的病因和形态,可以分为两种类型的拥挤:获得性拥挤和遗传性拥挤。每种类型的拥挤都有着完全不同的治疗方法,因此,区分不同的牙齿拥挤类型对于预防或矫正拥挤而言至关重要。

获得性或后天性拥挤的特征　获得性或后天性拥挤指的是因局部或环境因素而引起的牙齿拥挤,例如乳牙早失或不良的口腔习惯。换句话说,具有此种类型拥挤的患者最初可用间隙和牙齿大小之间并没有差异;但是由于某些环境因素的作用,比如龋齿、外伤或乳牙早失并且随后没有及时的干预,患者的牙列就会表现出拥挤或间隙不足。

对于后天性牙齿拥挤的处理通常会涉及恢复缺失的间隙,并通过早期正畸干预为未萌出的牙齿或拥挤的牙齿提供足够的间隙。某些后天性拥挤如果长时间被忽视,就可能会发展为严重的拥挤,必须通过拔牙才能矫治。

如果能在早期发现这些环境因素,就能够防止以后可能出现的牙齿拥挤,但是如果忽视这些因素的话,则会导致牙齿拥挤或其他牙齿畸形。以下是必须在适当时间发现并处理的局部因素列表:

- 长时间滞留的乳牙。
- 过大的修复体和牙冠。
- 先天性缺牙(请参见第七章)。
- 多生牙(请参见第八章)。
- 外伤。
- 牙齿形态异常。
- 异位牙(请参见第十章)。
- 牙齿旋转。
- 恒齿萌出顺序异常。
- 乳牙早失(请参见第四章)。
- 由于邻面龋而引起的间隙丧失。
- 乳牙牙根吸收不均匀。
- 恒牙萌出路径异常(请参见第十章)。
- 由不良习惯、气道阻塞或肌力不平衡而引起的牙弓狭窄(请参见第六章)。
- 个别牙齿大小的差异(前牙的 Bolton 不调,稍后将在本章节中讨论)。

如果干预措施被延迟或被忽视,每一种因素都可能引起错𬌗畸形,对这些因素的处理将在相关的章节中予以讨论。

遗传性牙齿拥挤的特征:遗传性牙齿拥挤具有遗传背景,是由于牙齿-牙弓大小不一致而引起的,大部分情况需要接受拔牙治疗。Dale[25]提到一些有助于早期识别这种拥挤的临床和影像学迹象:

- 乳尖牙过早脱落:理想情况下,当下颌恒切牙萌出时,乳切牙之间的间隙,包括灵长类间隙和二次间隙[12],能够容纳较大的恒切牙。但是,当切牙较大,并且前基骨发育不足时,侧切牙萌出产生的力会导致下颌乳尖牙牙根过早吸收并脱落。
- 尖牙牙根新月型的吸收:乳尖牙牙根的近中面发生这种类型的吸收是遗传性拥挤的一种迹象,可以在下颌侧切牙萌出时通过 X 线片检查到(图 5-8)。

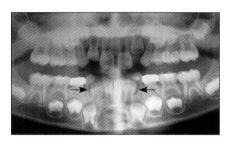

图 5-8　尖牙发生新月形的吸收(箭头所示),是遗传性拥挤的标志

- 下颌中线偏移和侧切牙阻生:这种情况是遗传性拥挤的另一个明显的迹象。这种情况通常发生在一侧乳切牙过早脱落之后,由于间隙不足而引起的中线快速偏移。如果是双侧下颌乳尖牙过早脱落,嘴唇的压力会使下颌切牙舌倾,从而导致下颌恒切牙直立并增大覆盖。早期发现并使用下颌保持式舌弓能够预防这种畸形的出现。
- 突出的下颌切牙牙龈退缩:在下颌切牙严重拥挤的情况中,一颗或多颗切牙可能会被推向唇侧,由于缺乏基骨的支持,就会引起牙龈退缩(图 5-9)。

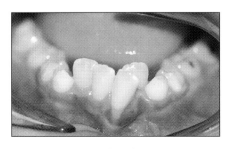

图 5-9　严重拥挤导致的牙槽骨吸收

- 未萌尖牙明显的突出：由于上颌恒尖牙是最后一个萌出的恒牙（第三磨牙除外），在间隙不足的情况下，切牙和前磨牙的萌出会将上颌尖牙挤压到牙弓外。有时候由于间隙不足，下颌尖牙也会突出牙弓之外，尤其是在萌出顺序被打乱的情况下（图5-10）。

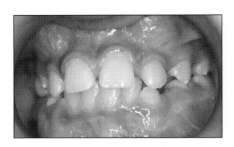

图5-10　明显的尖牙突出

- 向两侧张开的侧切牙：切牙和尖牙的拥挤以及尖牙的水平倾斜会迫使侧切牙的牙根向近中移动并导致侧切牙牙冠向两侧张开。这种安氏Ⅱ类2分类的侧切牙关系也是遗传性拥挤的另一个表现（图5-11）。
- 上颌第一恒磨牙的异位萌出和上颌第二乳磨牙的过早脱落：第一恒磨牙异位萌出指的是第一恒磨牙萌出路径发生改变，这种情况通常发生在上颌骨，并引起第二乳磨牙的过早脱落。这种异常是由多种不同的原因导致的，其中一种原因是上颌结节发育不良。因此，这种异常的存在可能是牙弓长度不足和遗传性牙齿拥挤的一个表现（图5-12）。
- 上颌磨牙在上颌结节区域中的栅栏样垂直：通过全景片我们可以很容易地发现这种栅栏样关系。这种现象也表明存在上颌骨发育不足的情况（图5-13）。
- 下颌第二恒磨牙的阻生：下颌磨牙区域中的拥挤，尤其是下颌第二恒磨牙的阻生是遗传性牙齿拥挤的另一个迹象，这意味着下颌骨发育不足以及下颌支前缘不当的骨重建。这种异常情况也很容易通过全景片发现。早期发现和干预能够预防许多未来可能出现的萌出问题（图5-14；详情见第三章：纵向全景片监测）。
- 没有间隙的前牙槽骨突出：有唇功能紊乱、吸吮拇指的不良习惯或者安氏Ⅱ类1分类错𬌗畸形患者的切牙前突，通常牙齿直接会有间隙，而由遗传性牙齿拥挤所引起的切牙前突中，没有任何牙间间隙，切牙甚至可能发生重叠。

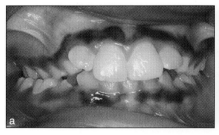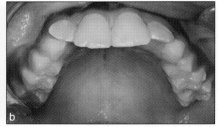

图5-11　切牙牙冠张开

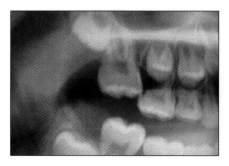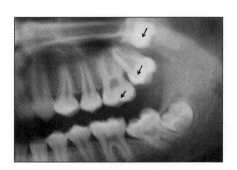

图5-12　第一恒磨牙异位萌出　　　　　图5-13　垂直栅栏样的上颌磨牙和磨牙拥挤

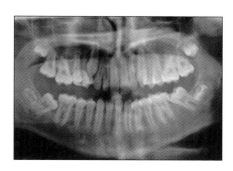

图 5-14　第二恒磨牙阻生

安氏 I 类错殆畸形患者的序列拔牙

在经过全面的检查与分析之后，制定任何序列拔牙的治疗计划之前，必须对下述两个重要问题予以核实：

- 问题确切的病因、形态和类型，也就是拥挤的程度、拥挤的类型，以及颌骨与软组织之间的关系。
- 乳牙与恒牙之间的关系及牙弓上拥挤的位置。

成功进行序列拔牙的最理想情况是安氏 I 类错殆畸形伴有严重遗传性牙齿拥挤、最小的覆盖和覆殆、正常的基骨关系、正常的面型或轻微的上下颌前突。在这种类型的错殆畸形中，进行适当的序列拔牙后几乎不需要再用矫治器治疗。

但是在日常实践当中，临床医生会面临多种不同类型的情况，这取决于萌出的方式以及牙弓上拥挤的位置，可能需要不同的乳牙与恒牙的拔牙顺序。换句话说，没有任何一种单一的治疗方法适合所有需要进行序列拔牙的患者。

在混合牙列早期有明显前牙拥挤的患者中，当间隙分析与所有临床辅助检查均确认存在严重的间隙不足时，拔牙矫治是解决严重的牙弓长度不足的最佳选择，由此会引出两个问题：

- 序列拔牙流程何时开始进行？
- 哪种序列拔牙方案才是正确的？

序列拔牙的时间选择

序列拔牙的时间选择取决于两种情况：①切牙的萌出情况；②前磨牙牙根的发育阶段。如果所有切牙均已萌出，并且前磨牙牙根已经发育过半，便可开始进行序列拔牙。

在特殊情况下，序列拔牙可以提早开始。例如，如果切牙没有完全萌出或者由于间隙不足从舌侧萌出，那么就应该先进行萌出诱导，以促进切牙的萌出，这一点在前文中已进行讨论。这些步骤包括按顺序片切或拔除滞留的乳切牙，或者拔除乳尖牙，然后使用保持弓丝，或者 2×4 矫治技术来保持牙弓长度并防止恒切牙舌侧移位和间隙丧失。然后在适当的时候，继续进行序列拔牙。

序列拔牙的顺序

没有一种拔牙顺序能够适合所有的序列拔牙，序列拔牙可以从乳尖牙、第一乳磨牙开始，甚至可以从第二乳磨牙开始。拔牙的顺序取决于①拥挤的位置；②恒牙萌出的序列；③拥挤的总量；④牙弓间隙不足的总量；⑤患者的骨性咬合关系。

先拔除第一乳尖牙：对于此类情况，主要目标是促进切牙散开并受影响的第一前磨牙的萌出，以促进恒尖牙萌出和远中移动至前磨牙的间隙。

图 5-15a 显示的是严重切牙拥挤的情况。治疗的第一步是拔除乳尖牙，为切牙散开提供间隙，并促进恒尖牙的萌出。图 5-15b 显示的是乳尖牙拔除之后的情况。拔牙能够促进切牙排齐，部分牙根延长以及某些恒尖牙和前磨牙的萌出。图 5-15c 中显示的是第一乳磨牙拔除之后的情况。第一乳磨牙在第一前磨牙牙根发育到 1/2～2/3 后拔除，以加速第一前磨牙的萌出。第一恒前磨牙在萌出之后拔除，以促进尖牙萌出至剩余的拔牙间隙。图 5-15d 中显示的是序列拔牙和萌出诱导的最后阶段，之后需要继续进行二期治疗，包括全口矫治以竖直牙根、关闭间隙，如有需要的话，还要进行最终咬合关系的调整。

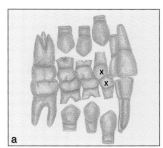
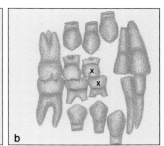
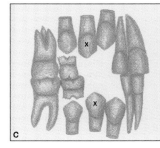
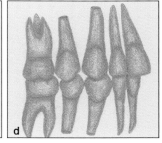

图 5-15　a. 拔除乳尖牙以解除切牙的拥挤并促进尖牙萌出。b. 拔除尖牙之后，拔除第一乳磨牙之前的情况。切牙开始散开，尖牙也进一步萌出。c. 拔除第一乳磨牙之后，拔除第一前磨牙之前的情况，促进了前磨牙和尖牙萌出。d. 所有恒牙萌出以后，粘接矫治器进行最后咬合关系调整之前的情况（由纽约罗切斯特市的 Cynthia Wong 博士提供）

为了防止出现萌出问题并促进牙列的自动排齐，笔者通常会建议在图 5-15a ~ c 显示的阶段中使用某些临时的支抗装置（上颌腭弓、低位保持弓丝）。安氏 I 类错𬌗畸形且没有严重的切牙拥挤、没有肌功能紊乱的患者可能不需要支抗装置。支抗装置能够防止某些间隙的自动关闭。

对于安氏 I 类错𬌗畸形，有严重的切牙拥挤（约为 10mm），并且没有颌骨异常的患者，拔牙治疗并使用良好的支抗装置后，不需要 II 期矫治也能够获得非常好的咬合关系（详情见病例 5-5）。

先拔除第一乳磨牙　为了防止在序列拔牙过程中出现恒牙萌出顺序异常，可能需要改变拔牙的顺序，也就是说先拔除第一乳磨牙，之后再拔除乳尖牙。上颌的正常萌出顺序是第一和第二前磨牙在尖牙之前萌出，在序列拔牙期间通常不会有任何问题。但是，在下颌，尖牙通常在第一前磨牙之前萌出。在牙齿严重拥挤的情况下，尖牙常常颊侧异位，而很少向舌侧萌出。为了避免出现这种异常，下颌第一乳磨牙通常在前磨牙牙根发育至少一半之后拔除，以加速前磨牙的萌出。然后拔除前磨牙可以使尖牙提前萌出并向前磨牙的间隙移动。

图 5-16a 显示的是恒尖牙位于前磨牙下方并且有可能出现异位的情况。图 5-16b 中显示的是第一

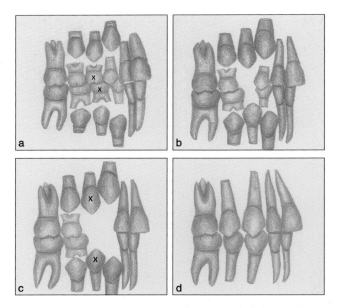

图 5-16　a. 在拥挤不严重的情况下，拔除乳尖牙之前先拔除第一乳磨牙，以防止第一前磨牙拥挤。b. 第一乳磨牙拔除后的情况。促进了第一前磨牙的萌出。c. 拔除第一前磨牙之前的情况。d. 所有恒尖牙和第二前磨牙完全萌出后、通过全口矫治最终关闭间隙和排齐牙列之前的情况（由纽约罗切斯特市的 Cynthia Wong 博士提供）

乳磨牙已经拔除之后的情况，这加速了第一前磨牙的萌出。乳尖牙仍然存在，并维持了恒切牙的位置，以防止切牙向舌侧倾斜并发展为深覆𬌗。图 5-16c 中显示的是乳尖牙拔除之后的情况，这促进了第一前磨牙的萌出。在这个阶段之后应拔除第一前磨牙。图 5-16d 中显示的是所有恒尖牙和第二前磨牙完全萌出以后、进行全口矫治以关闭间隙和排齐牙列之前的情况。

图 5-17 中显示的是另一种类型的序列拔牙，这可以对有严重切牙拥挤并引起乳尖牙过早脱落以及恒尖牙过早萌出的一些患者实施，恒尖牙的过早萌出会占据前磨牙的间隙，并引起第一前磨牙的阻生。这种情况的治疗是将第二乳磨牙拔除，并同时摘除第一前磨牙牙胚。这个治疗过程应该同时使用低位保持弓丝。

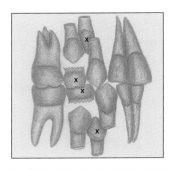

图 5-17　严重的切牙拥挤、乳尖牙早失及恒尖牙早萌，导致第一前磨牙的拥挤和嵌塞。推荐的拔牙顺序是拔除第二乳磨牙和摘除第一前磨牙的牙胚。应该同时使用下颌保持弓丝（由纽约罗切斯特市的 Cynthia Wong 博士提供）

错误的序列拔除乳尖牙并且不使用保持弓丝，或者过早的拔除第一乳磨牙也会导致恒尖牙的过早萌出和第一前磨牙的阻生。

在存在严重的切牙拥挤并缺乏足够的侧切牙萌出间隙的情况下，可能会发生乳尖牙的过早脱落，或者早期的干预可能需要早期拔除乳尖牙；在任何一种情况下，我们都强烈建议在乳尖牙拔除或脱落之前使用保持弓丝。

在这些类型的问题中，以下是最佳的早期干预措施：

1. 在乳尖牙拔除或脱落之前使用低位保持弓丝，以维持牙弓长度。

2. 拔除第一乳磨牙以加速第一前磨牙的萌出。

3. 拔除第一前磨牙，以防止以后的手术摘除，并促进和引导尖牙萌出。

对于认为序列拔牙是一种简单的程序并且不需要任何器械治疗的观点是错误的,处理不善可能会导致非常复杂情况的出现。

正如我们在前文中所讨论的,作者通常建议在拔牙的早期阶段进行支抗的预备,但是我们仍需重点记住的是,在进行序列拔牙时,通常会有增大深覆𬌗的趋势。

这种趋势在有垂直生长问题和开𬌗的情况中可能是有益的,但是在水平生长型的患者中肯定会产生某些问题,导致更深的覆𬌗,并且在二期治疗中我们需要付出更多的努力。对于此类患者而言,使用 Hawley 前牙𬌗垫可能是有益的,因为①Hawley 前牙𬌗垫能够提供支抗并可以作为上颌牙列的保持弓丝;②能够防止覆𬌗增大并矫正深覆𬌗。

安氏 Ⅱ 类 1 分类错𬌗畸形患者的序列拔牙

正如我们在前文中所讨论的,成功进行序列拔牙的最理想情况是安氏 Ⅰ 类错𬌗畸形伴有严重遗传性牙齿拥挤、最小的覆盖和覆𬌗、正常的基骨关系、正常的面型或轻微的上下颌前突。但是尽管如此,即便是在安氏 Ⅱ 类或安氏 Ⅲ 类错𬌗畸形的患者中,如果所有评估都确认在混合牙列期存在间隙不足,那么在适当的时间减少牙齿的数量并配合器械治疗不仅能够解决牙齿拥挤问题并促进萌出,还有助于最终咬合关系的调整。但是,在不同类型的错𬌗畸形患者中进行的序列拔牙比安氏 Ⅰ 类错𬌗畸形的患者复杂得多,更需要精心的处理,并在过程中的每一步都十分小心。

安氏 Ⅱ 类 1 分类错𬌗畸形伴有严重间隙不足的患者也可进行序列拔牙,但是必须特别注意不要引起下颌切牙舌倾,从而加重 Ⅱ 类咬合关系。根据安氏 Ⅱ 类错𬌗畸形的类型以及患者的生长型不同,治疗步骤会有很大的差异。治疗可能会涉及在一个牙弓或同时两个牙弓拔牙,也可能会涉及拔除第一前磨牙或第二前磨牙。

对于这类问题,治疗通常分为两个阶段,第一阶段为观察期或过渡期。阻断性矫治的初始阶段可能会长达 1～18 个月。

上颌

1. 初始阶段:

- 支抗预备。
- 拔除上颌第一乳磨牙。
- 拔除上颌第一前磨牙,以便为尖牙的萌出提供间隙。

　2. 过渡期,观察:

- 等待尖牙萌出。
- 视上颌切牙的情况,如果在恒尖牙萌出之前,切牙之间有间隙并且唇倾,需要前牙排齐和内收的时候,可以使用 2×4 矫治技术,同时维持支抗。

　3. 第二阶段:

- 如果需要的话,排齐并内收恒尖牙。
- 内收切牙。

下颌

1. 初始阶段:

- 支抗预备(舌侧低位保持弓丝),这对于防止下颌切牙直立或向舌移动而言非常重要,从而防止安氏 Ⅱ 类咬合关系的加重。
- 如果下颌切牙拥挤,则拔除乳尖牙,或者拔除下颌第一乳磨牙,最后拔除第一前磨牙。
- 将下颌第一恒磨牙和第二乳磨牙以及切牙粘接连在一起,以保持牙弓长度并发展为理想的牙弓。

　2. 过渡期,观察:

- 在拔除第一乳磨牙、乳尖牙和前磨牙,并对恒切牙进行排齐之后,如果恒尖牙已经萌出并可以粘接托槽,可以在内收之前继续排齐尖牙。
- 如果尖牙位置较高,并且没有萌出的迹象,则应当继续在过渡期观察。在这个阶段,应该继续使用保持装置,每三个月对患者检查一次,对患者的生长与咬合的发育情况进行评估。

　3. 第二阶段,最终阶段:

- 当所有的恒牙萌出之后进行全口矫治。
- 排齐整平牙列并关闭间隙。

安氏 Ⅱ 类 2 分类错𬌗畸形患者中的序列拔牙

安氏 Ⅱ 类 2 分类错𬌗畸形的特征是深覆𬌗、扁平的面部、颏部点突出及侧貌凹陷。这些患者都不是接受序列拔牙的最佳人选。

这类错𬌗畸形患者的最佳治疗选择是早期干预,尽量使用非拔牙矫治方案,例如 2×4 矫治和前牙殆垫,以改善深覆殆并利用矫治器远中移动上颌磨牙以达到安氏Ⅰ类磨牙关系(详情见第十一章)。

有时候,临床医生也会遇到安氏Ⅱ类2分类错殆畸形并且在混合牙列期间存在严重间隙不足的患者,这个时候拔牙矫治就不可能避免。临床医生应当尽最大努力通过保持下颌前牙尽可能偏向近中并保持口周肌组织产生力量的稳定性,以防止凹面型发生进一步恶化。

安氏Ⅱ类2分类错殆畸形的拔牙治疗应当限制在有严重的遗传性牙齿-牙弓大小不一致的病例中。

1. 初始阶段:

上颌骨

● 使用颈支抗和前牙殆垫矫正磨牙关系、降低覆殆,并旋转下颌骨,以减少颏部前突。可以采用与安氏Ⅱ类1分类患者相同的治疗方法,拔除乳牙和前磨牙。

● 在矫正磨牙关系之后,在上颌前牙区和第二乳磨牙上粘接托槽。

● 如果需要的话,进行牙列整平和前牙压低。最后使用颈支抗、前牙殆垫、方丝弓和一个高位J钩来开始内收和改变转矩。

下颌骨

● 将第一恒磨牙和第二乳磨牙以及下颌前牙区域粘接连在一起。

● 使用理想的弓丝使切牙直立并维持牙弓长度。

● 如果需要的话,拔除第一乳磨牙或乳尖牙。

2. 过渡期,观察:

使用上颌Hawley前牙殆垫和低位舌侧保持弓丝,或固定的尖牙到尖牙的保持器,防止前牙区内陷。

3. 第二阶段,最终阶段:

● 全口粘接托槽,包括第二恒磨牙,整平并竖直牙列,防止深咬合。

● 在所有的恒牙萌出之后,对牙列进行整平、前牙内收,并维持牙根正常的转矩。

开殆患者的序列拔牙

需要根据是牙齿问题、牙颌问题,还是颌骨问题、以及拥挤的严重程度,来执行不同的拔牙步骤。

可以拔除第一或第二前磨牙,甚至是第一恒磨牙,以便对严重的开殆进行矫正。

对于所有的这些垂直向问题,进行仔细分析,预备支抗,并防止任何后牙的伸长是治疗成功的关键(详情见第十三章)。

安氏Ⅲ类错殆畸形患者的序列拔牙

安氏Ⅲ类错殆畸形中的牙齿拥挤具有不同的特征,需要采用不同的拔牙步骤。在假性安氏Ⅲ类错殆畸形的患者中,如果已经确认是遗传性牙齿拥挤,就可以进行序列拔牙,但是只能在前牙反殆矫正之后才能进行。首先必须处理下颌骨的移位。之后,必须对上颌与下颌切牙相对于基骨的位置以及软组织侧貌进行重新评估,以便确认牙齿的拥挤情况以及所使用的拔牙方案。

在安氏Ⅲ类错殆畸形的序列拔牙方案中,对于是上颌还是下颌需要拔牙,需要拔除哪一颗牙齿是不一样的。在安氏Ⅲ类错殆畸形并伴有下颌前突的患者中,通常只有拔除下颌牙齿才能够改善最终的切牙关系。

对于真性安氏Ⅲ类错殆畸形且伴下颌前突的患者,不建议进行早期拔牙,因为下颌切牙可能已经很舌倾了;建议进行综合治疗甚至进行正颌外科手术。

安氏Ⅲ类错殆畸形且上下颌弓中存在遗传性牙齿拥挤、下颌拥挤伴有下颌前突或严重的上颌拥挤的患者也可以接受拔除四颗前磨牙的治疗(四颗第一前磨牙或下颌第一前磨牙加上颌第二前磨牙)。

需要重点强调的是,对于所有颌骨问题而言,序列拔牙能够促进遗传性牙齿-牙弓大小不一致的矫正。仅通过牙齿拔除无法对颌骨问题进行矫正。

严重间隙不足的早期干预

如前所述,当牙齿-牙弓大小不一致引起严重的间隙不足时,最佳的解决方案是通过序列拔牙减少牙齿的数量。实行这项治疗的最佳时间是混合牙列中期或晚期。早期发现这种情况并不困难,通过适当的处理,能够降低对二期器械正畸治疗的需求。在某些病例当中,甚至可以不用进行二期矫治。

病例 5-4

1 个 10 岁的女孩,表现为安氏 I 类错𬌗畸形,严重的上下颌拥挤,轻微的切牙唇倾、后牙拥挤和栅栏样的上颌磨牙(图 5-18a~f)。

治疗:

治疗方案为序列拔牙。治疗从准备支抗开始,然后拔除上颌乳尖牙和已经萌出的第一恒磨牙。随后,拔除下颌乳尖牙和第一乳磨牙,然后拔除下颌第一前磨牙。图 5-18g~m 显示了治疗后的结果。

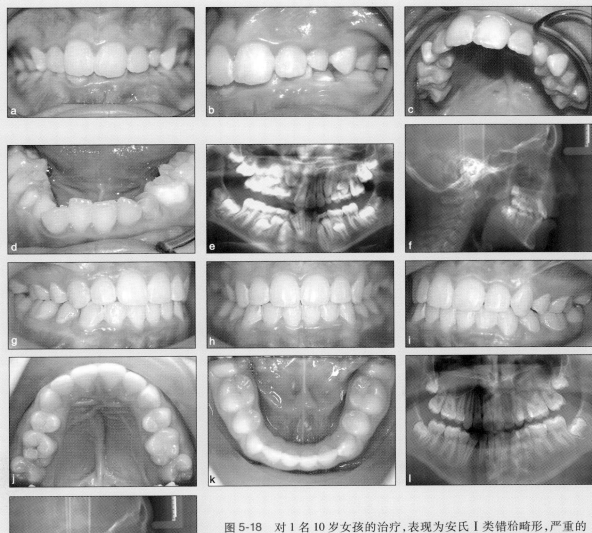

图 5-18　对 1 名 10 岁女孩的治疗,表现为安氏 I 类错𬌗畸形,严重的上下颌拥挤和深覆𬌗。a~d. 治疗前的咬合情况。e. 治疗前的全景片,显示了栅栏样和拥挤的磨牙。f. 治疗前的头颅侧位片,显示轻微的切牙前倾。g~k. 治疗后的咬合情况,在经过序列拔牙拔除 4 个第一前磨牙以后。l. 治疗后的全景片。m. 治疗后的头颅侧位片

病例 5-5

1 个 10 岁的女孩,安氏 I 类错殆畸形,在混合牙列中期,表现为严重的上下颌拥挤、恒切牙萌出间隙不足以及前突的面型。

治疗:

治疗计划设计为 2 个阶段。第一个阶段包括支抗预备和按顺序拔除第一乳磨牙、乳尖牙和第一前磨牙。第二阶段包括全口固定矫治排齐整平牙列。不幸的是,由于缺乏保险,父母只接受第 1 阶段的治疗。

图 5-19b~d 显示的是不同的治疗阶段:拔除乳牙然后安装支抗装置。使用反向横腭杆来保持磨牙位置和纠正上颌骨的旋转和翻转,并在下颌使用下颌保持弓丝。图 5-19e~h 显示的是在所有前磨牙萌出以后、拔除第一前磨牙之前患者的咬合情况。

图 5-19i~n 显示的是最后阶段的治疗情况。所有的第二前磨牙和前牙都已萌出(除了上颌右侧)。横腭杆和下颌保持弓丝都拆除了以稳定咬合关系并自我关闭剩余间隙。考虑到这个病例治疗的局限性,因为只采用了第 1 阶段的治疗和仅使用了两个保持弓丝,这样的结果是可以接受的。

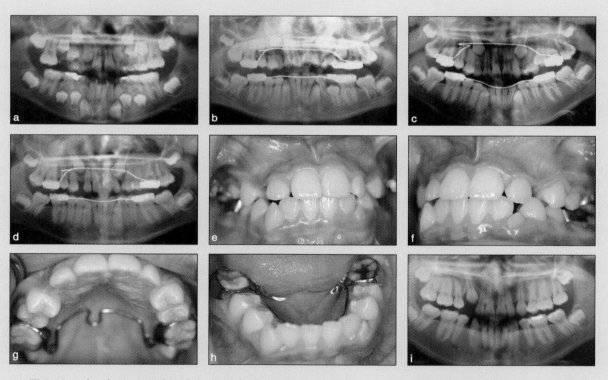

图 5-19　对 1 个 10 岁女孩的治疗,在混合牙列中期,表现为安氏 I 类错殆畸形。a. 治疗前的全景片,显示了严重的尖牙萌出间隙不足。b~c. 乳牙拔除阶段的全景片。d. 第一前磨牙萌出之后,拔除之前的全景片。e~h. 拔除第一前磨牙之前的支抗预备。i. 拔除四个前磨牙之后的全景片,恒牙列萌出时期,去掉了支抗装置以允许自动关闭间隙和咬合调整

病例 5-5(续)

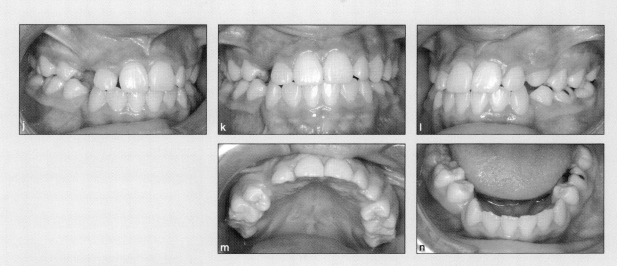

图 5-19(续)　j~n. 去掉腭弓和低位保持弓丝后的咬合情况。所有前磨牙和尖牙都已完全萌出(除了上颌右侧)。尖牙表现出了一个非常小的旋转

因 Bolton 比不调而引起的下颌切牙拥挤

有一种罕见的下颌切牙拥挤是由于下颌切牙大小差异(Bolton 比不调)而引起的严重拥挤。以下为该类错𬌗畸形的具体特征:

- 安氏Ⅰ类牙性错𬌗畸形,并且有严重的切牙拥挤。
- 没有颌骨的异常。
- 牙尖交错关系正常,并且有正常的磨牙与尖牙关系。
- 上颌牙列发育正常。
- 正常的覆𬌗和覆盖,尤其是前牙区的切牙关系。
- 正常的侧貌外形。

我们在前文中讨论的任何一种治疗方法,包括近中面片切、矢状面或横向扩张,或序列拔牙,都不能获得完美的牙列咬合关系,完美的功能以及美观的效果。为了在临床上能够获得良好的结果,作者提出了拔除一颗切牙的治疗方案,作为治疗这类错𬌗畸形的理想治疗方案[17]。许多研究人员都曾使用过这个治疗方案[26-29]。

如果最终治疗结果能够达到与周围组织在功能和美观上的和谐的健康牙列要求,拔除单个的下颌切牙可作为某些错𬌗畸形折中的治疗方案。具有正常上颌牙列和良好尖窝交错关系,但是存在严重的下颌前牙拥挤的安氏Ⅰ类错𬌗畸形是使用这个方案的最佳病例,前提是下颌牙弓前段长度不足大于 5mm,并且依据 Bolton 分析法,前牙比大于 83mm。该个方案也可用于轻度到中度安氏Ⅲ类错𬌗畸形趋势的成年人,可以减小覆盖和覆𬌗。

对于表现为深覆𬌗的患者,应当避免拔除下颌前牙。此外,作者并不认为拔除下颌切牙可以作为常规的口腔正畸方法使用,而是一种万不得已的手段,因为该方案涉及最重要的咬合区域的稳定。在整个治疗过程中,所有下颌牙齿的转矩控制都必须十分小心,尤其是尖牙,就如同使用了从尖牙到尖牙的固定舌侧保持器。

由 Bolton 比不调引起的下颌前牙拥挤的患者通常在恒牙期接受治疗。下述病例报告介绍了两位拔除单个下颌切牙治疗的患者。

病例 5-6

一个 22 岁的男性患者,表现为安氏 I 类错殆畸形,有严重的下颌前牙拥挤。因为 Bolton 比不调,下颌两侧尖牙都在牙弓之外。他也有轻微的上颌拥挤(图 5-20a~c)。

治疗:

根据患者的意愿,治疗仅限于下颌。由于牙齿的中线移向右侧偏斜,左侧段有较多的拥挤,故拔除下颌左中切牙。没有增加支抗。图 5-20d~e 显示的是治疗后的咬合情况。

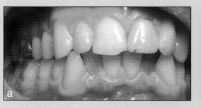 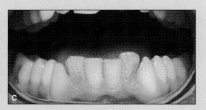

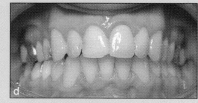 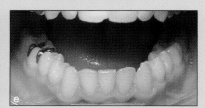

图 5-20　对 1 个 22 岁的男性患者的治疗,表现为安氏 I 类错殆畸形、由 Bolton 比不调引起的严重下颌前牙拥挤、双侧下颌尖牙位于牙弓之外和很小上颌前牙拥挤。a~c. 治疗前的咬合情况。d~e. 拔除 1 颗下颌切牙后的治疗后咬合情况

病例 5-7

一个 26 岁的女性患者,表现为安氏 I 类错殆畸形,因为 Bolton 比不调和上颌侧切牙的轻微旋转而导致的下颌切牙严重拥挤(图 5-21a~c)。

治疗:

治疗仅粘接下颌托槽并拔除下颌右中切牙。没有增加支抗。下颌上颌尖牙排齐后,上颌使用 Hawley 矫治器矫正上颌侧切牙。图 5-21d~f 显示的是治疗后的咬合情况。

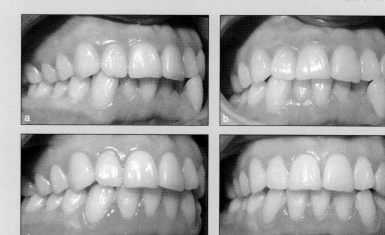 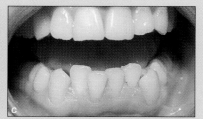

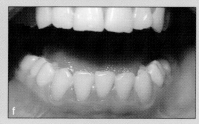

图 5-21　对 1 个 26 岁的女性患者的治疗,表现为安氏 I 类错殆畸形以及由于 Bolton 比不调引起的严重切牙拥挤。a~c. 治疗前的咬合情况。d~f. 拔除 1 颗下切牙后的治疗后咬合情况

小结

- 下颌切牙拥挤被定义为是四个恒切牙的近远中牙冠宽度与双侧尖牙近中面之间的可用间隙之间存在差异。

- 由于乳切牙和恒切牙之间的大小差异,在混合牙列早期,一定程度的切牙拥挤是很常见的。

- 并非所有的切牙拥挤都是一样的,因此,治疗方案的选择取决于拥挤的程度、病因和形态以及与此相关的其他因素。

- 切牙拥挤不仅仅是牙齿大小-牙弓大小不一致的结果,许多其他因素,例如乳牙早失、下颌骨的生长方向、切牙和磨牙的倾斜,以及口腔和口周肌肉组织的平衡,都可能与切牙拥挤有关。

- 在早期预测恒切牙拥挤是一个目标。有文献显示了拥挤与其他测量值之间的关系,如乳尖牙之间的宽度、乳磨牙之间的宽度、恒磨牙之间的宽度及牙弓的总长度等,没有拥挤的患者这些测量值都更大。其他报道显示在混合牙列期和恒牙列期两个阶段,牙列拥挤的患者 S-N 平面与下颌平面以及咬合平面之间的角度明显更大。Baume[1] 报道说,在乳牙列没有间隙的孩子有 40% 的概率会发生恒切牙的拥挤。

- 颌骨的生长方式影响着牙齿的萌出。顺时针旋转会导致切牙向前突出,逆时针旋转会导致切牙相对于上下颌骨向舌侧移位并增大拥挤的趋势。

- 在文献中也有矛盾的结果,并且没有精确的标准来预测切牙拥挤。事实上,即使拥挤可以预测,在切牙萌出之前也几乎没有什么预防措施可以实施。

- 因此,作为正确的治疗计划和理想的干预措施,第一步是确定拥挤的程度和类型。

- 根据牙齿-牙弓大小不一致,拥挤可分为两类:后天性拥挤和遗传性拥挤。

- 拥挤量和可用间隙的大小可以通过不同的间隙分析方法来确定。为了实用的目的,切牙拥挤可以分为三种类型:轻度拥挤(少于 3mm),中度拥挤(3~5mm),严重拥挤(大于 6mm)。

- 拥挤量(以毫米为单位)并不是影响治疗计划的唯一决定性因素;在治疗计划中还必须评估和考虑许多其他因素,包括患者的侧貌、切牙的位置和倾斜、切牙与侧貌之间的关系、唇肌的张力以及患者的生长方式。

- 研究报告表明,由于其他生理因素的存在,如灵长类间隙和尖牙间宽度的增加等,轻微的拥挤通常能够自我矫正。

- 中度的拥挤也能够通过间隙管理来矫正,例如保留剩余间隙。

- 如果重度切牙拥挤被确定为遗传性拥挤,就可以进行序列拔牙治疗。

- 遗传性拥挤是由牙齿-牙弓大小不一致引起的,具有一定的临床和影像学特征。

- 获得性拥挤是由于环境因素导致的,如乳牙早失、不正常的习惯和唇功能障碍等。

参考文献

[1] Baume LJ. Physiological tooth migration and its significance for the development of occlusion. 1. The biogenetic course of the deciduous dentition. J Dent Res 1950;29:123–132.

[2] Hunter WS. Application of analysis of crowding and spacing of the teeth. Dent Clin North Am 1978;22:563–577.

[3] Sampson WJ, Richards LC. Prediction of mandibular incisor and canine crowding changes in the mixed dentition. Am J Orthod 1985;88:47–63.

[4] Howe RP, McNamara JA, O'Connor KA. An examination of dental crowding and its relationship to tooth size and arch dimension. Am J Orthod 1983;83:363–373.

[5] Bishara SE, Khadivi P, Jakobsen JR. Changes in tooth size-arch length relationships from the deciduous to the permanent dentition: A longitudinal study. Am J Orthod Dentofacial Orthop 1995;108:607–613.

[6] Sinclair PM, Little RM. Maturation of untreated normal occlusions. Am J Orthod 1983;83:114–123.

[7] Melo L, Ono Y, Takagi Y. Indicators of mandibular dental crowding in the mixed dentition. Pediatr Dent 2001;23:118–122.

[8] Björk A. The use of metallic implants in the study of facial growth in children: Method and application. Am J Phys Anthropol 1968;29:243–254.

[9] Leighton BC, Hunter WS. Relationship between lower arch spacing/crowding and facial height and depth. Am J Orthod 1982;82:418–425.

[10] Sayin MO, Türkkahraman H. Factors contributing to mandibular anterior crowding in the early mixed dentition. Angle Orthod 2004;74:754–758.

[11] Türkkahraman H, Sayin M. Relationship between mandibular anterior crowding and lateral dentofacial morphology in the early mixed dentition. Angle Orthod 2004;74:759–764.

[12] Moorrees CFA, Reed RB. Changes in dental arch dimension expressed on the basis of tooth eruption as a measure of biologic age. J Dent Res 1965;44:129–141.

[13] Moyers RE. Handbook of Orthodontics, ed 4. Chicago: Year Book Medical, 1988.

[14] Gianelly AA. Crowding:Timing of treatment. Angle Orthod 1994;64:415–418.

[15] Gianelly AA. Leeway space and the resolution of crowding in the mixed dentition. Semin Orthod 1995;1:188–194.

[16] Björk A, Skieller V. Normal and abnormal growth of the mandible: A synthesis of longitudinal cephalometric implant studies over a period of 25 years. Eur J Orthod 1983;5:1–46.

[17] Bahreman AA. Lower incisor extraction in orthodontic treatment. Am J Orthod 1977;72:560–567.

[18] Angle EH. Treatment of Malocclusion of the Teeth, ed 7. Philadelphia: S.S White Dental, 1907.

[19] DeKock WH. Dental arch depth and width studied longitudinally from 12 years of age to adulthood. Am J Orthod 1972;62:56–66.

[20] Tweed CH. Indication for the extraction of teeth in orthodontic procedure. Am J Orthod Oral Surg 1944–1945;44:22–45.

[21] Nance H. Limitations of orthodontic treatment in the permanent dentition. 2. Diagnosis and treatment in the permanent dentition. Am J Orthod 1947;33:253–301.

[22] Bunon R. Essay sur les maladies des dents; ou l'on propose les moyens de leur procurer une bonne confirmation des la plus tendre enfance, et d'en assurer la conservation pendant tout le cours de la vie. Paris: Briasson, Chaubert, et De Hansy, 1743.

[23] Kjellgren B. Serial extraction as a corrective procedure in dental orthopedic therapy. Eur Orthod Soc Trans 1947–1948:134–160.

[24] Hotz R. Guidance of eruption versus serial extraction. Am J Orthod 1970;58:1–20.

[25] Dale JG, Brandt S. Dr. Jack C. Dale on serial extraction [interview]. J Clin Orthod 1976;10:44–60.

[26] Kokich VG, Shapiro PA. Lower incisor extraction in orthodontic treatment. Four clinical reports. Angle Orthod 1984;54:139–153.

[27] Færøvig E, Zachrisson BU, Effects of mandibular incisor extraction on anterior occlusion in adults with Class III malocclusion and reduced overbite. Am J Orthod Dentofacial Orthop 1999;115:113–124.

[28] Pinto MR, Mottin LP, Derech CD, Araújo MTS. Extração de incisivo inferior: Uma opção de tratamento. Rev Dent Press Ortodon Ortop Facial 2006;11:114–121.

[29] Valinoti JR. Mandibular incisor extraction therapy. Am J Orthod 1994;105:107–116.

6 第六章　口腔不良习惯的管理

　　口腔功能与颌面部形态的生长发育是密切相关的。在咬合的发育过程中,颌面形态与功能之间的相互作用是影响颌面部发育的一个重要机制。这一机制受周围环境的影响,被称为功能机制。这种现象的例子包括:

- 面部肌肉和舌之间的相互作用,从而影响面部和颌骨的生长,以及影响牙齿建立咬合关系。
- 呼吸和囊膜对鼻上颌复合体的影响。
- 保持头部位置的肌肉的活动,这也会影响颅颌面的生长发育和咬合关系。

　　异常功能如张口呼吸、吞咽时吐舌、休息时压低舌的位置、单侧咀嚼和口腔周围肌肉异常都会导致错𬌗畸形。

　　研究表明,在乳牙期或混合牙列期,许多由肌肉功能异常引起的错𬌗畸形不会自我纠正,而且会随着年龄的增长逐渐加重。在目前的研究讨论中发现,所有的功能性问题,包括所有影响正常功能发育的致病因素,都能够影响口颌系统的整体健康状况,包括咬合关系的建立。

　　对人体解剖和功能的研究是人类所面对的人体结构最复杂的领域之一。所有重要的感觉器官包括视觉、听觉、嗅觉和味觉等都在面部。包括咬合在内的口颌系统,作为一个进入消化系统的门户,主要功能是咀嚼和吞咽,还有一些其他的重要作用,例如发音和情感的表达,而这些功能是由面部肌肉极其微妙的运动来完成的。因此,人们通常也认为口腔是人类产生意识和知觉的第一个器官。

　　所有的这些习惯都是复杂的,正常的肌肉收缩学习模式可以作为对正常生长模式的刺激,同时也是口咽结构正常生理功能的一部分。这样的例子包括说话时正常的嘴唇位置和动作,以及吞咽时正常的舌头位置和功能。在生理模式下的任何异常习惯都可能干扰颌面部的正常生长模式,而且这些习惯必须与我们希望有的正常习惯相区别开来。

非营养性吸吮

　　发展心理学家们已经研究出了一些理论来解释异常的口腔习惯。这些习惯被称为非营养性的口腔习惯。

吸吮习惯是婴儿第一个协调肌肉的行为,基本上有两种形式的吸吮:一种是给婴儿提供必要营养的吸吮,称为营养性吸吮;另外一种是通过吸吮来获得一种温暖和安全感觉,称为非营养性吸吮。非营养性的吸吮指的只是单纯对一个物体(手指或奶嘴)的吸吮,而与摄取营养无关。

定义

针对不正常的口腔习惯提出了不同的定义:

- 一个异常的习惯被定义为没有经过思考的行为[1]。
- Bryant[2]将这种习惯描述为一种因为经常去做,所以很容易就会变成自动完成的习惯。
- 根据 Peterson 和 Schneider[3] 的说法,习惯是一种抗拒改变的行为。它是有害的还是有用的,取决于它对孩子的身体、情感或社会功能的影响程度。

病因

关于形成不正常的口腔习惯的原因有两种说法:①心理分析学家把这个习惯看作是某种情绪障碍的症状;②行为主义者把这个习惯看作是一种简单的学习行为,没有潜在的神经影响。

心理学的观点

早期的心理学观点认为不正常的口腔习惯是建立在经典的 Freudian 人格发展理论基础上的,它强调了性快感对个人心理的影响[4]。他认为特定的身体部位对性和性刺激特别敏感,这些区域包括嘴、肛门和生殖器区域。

儿童在发育的每个阶段都有特定的需要和需求,比如婴儿需要哺乳。口腔阶段因此从刚出生就开始,并且根据 Freud 的说法,主要焦点是口腔活动的婴儿无法将这种性活动从获得营养的行为中分离开来。因此,吮吸拇指能给婴儿提供同样的愉悦感,就像哺乳一样。对这种基本行为的突然干预可能会导致养成替代的习惯。

行为学的观点

在 Freud 将吮吸习惯描述为婴儿性行为的一种表现后,在"精神分析"学派和"学习理论"学派之间产生了许多争议。尽管在文献中进行了广泛的讨论,但很少有研究支持心理学的理论,而"学习理论"似乎更有意义。

在婴儿时期,吮吸拇指是最早的神经肌肉学习过程的例子之一。有证据显示胎儿有时会在子宫里吮吸手指。

Haryett[5] 等人强烈支持这样一种理论,即人类的"吸吮手指习惯"是一种简单的学习反应,并且通过研究发现有吸吮手指习惯的人与对照试验者相比并没有明显的心理差异。当他们研究了心理学对正畸治疗治疗的患者产生的影响后,这些研究人员为他们的这一想法提供了更进一步的证据。

不充分的吸吮活动 吸吮手指也与不充分的吸吮活动有关,根据研究发现,不吸吮手指的孩子哺乳期更长[6,7]。根据这个理论,断奶产生的沮丧感促进了吸吮拇指的行为。

口腔驱使理论 Sears 和 Wise[8] 提出了他们的口腔驱使理论,该理论认为,口腔驱使的力量在一定程度上是由孩子吮吸持续的时间来决定的。延长哺乳时间能加强口腔驱使的力量,同时吸吮活动也增加了口腔的欲望。

Benjamin[9] 通过在猴子身上做的一个实验发现,在那些营养丰富的吮吸体验大幅减少的实验体中,吸吮拇指的行为要少得多。Benjamin 同时也指出,通过在婴儿出生后最初的几周内,用连指手套盖住婴儿的双手,以防止拇指由于意外被放进嘴里的实验证实,吸吮拇指是一种定位反射。

习惯出现的时间

习惯出现的时间也同样有病因学的意义:

- 那些通常与喂养有关的习惯出现在生命的最初几周。
- 在乳牙萌出困难时期,一些孩子通过吮吸手指作为一种帮助牙齿生长的动力。
- 当遇到自己无法应付的情况的时候,有些孩子通过吸吮来舒缓紧张的情绪。
- 有时,一种新的习惯可能由于渴望引起别人注意而形成。

临床意义

不同的关于非营养性的口腔习惯的理论并不是相互矛盾的。临床上应该把这些习惯看作是多元化因素的行为模式。在一般的观点中,异常的习惯可以被定义为学习能力对外界推动力的反应。人们相信在刺激和反应之间存在神经通路。因此,所有的吮吸手指习惯都应该被研究作为影响他们的心理和行为的因素。它们可能与饥饿、吮吸本能、不安全感、甚至是吸引注意力的愿望有关。

吮拇指或吮手指

吮拇指或吮手指是儿童中最常见的一种非营养性的口腔习惯。报告表明，最早的吮吸习惯出现在胎儿在子宫内活动时[10]。胎儿的超声图像显示出胎儿在吮吸拇指。吸吮拇指似乎是全世界儿童共有的一种自然习惯，似乎把物体放在嘴里，吮吸它们是孩子们探索自己世界的一种方式。

报道吮吸拇指的发生率在第一年为 50% 到 70% 不等，此后有所下降。Helle 和 Haavikko[11]的研究认为，大约 2/3 有吸吮手指习惯的孩子在 5 岁时就停止这一习惯了。超过这个年龄的孩子还拥有这一习惯被认为是一种长期的非营养性的习惯，需要进行某种方式的干预。

长时间的吸吮手指习惯会对牙齿的咬合、说话和儿童的身体和情绪发育产生不利的影响。Friman[12]等人发现，在一年级的学生中，吸吮拇指往往被认为是明显的智力低下的表现，这样的孩子不招人喜爱，也很难交到朋友。

很多家长错以为这种习惯会自动停止并且对恒牙没有坏的影响，而且被告知很多孩子会继续这样的习惯来缓解压力。压力对于吸吮活动和延长吮吸习惯是一种强有力的刺激。Kelly[13]等人的调查表明，数百万的儿童在恒牙列时期也继续保持他们的习惯。而且，根据 Van Norman[14]的说法，当今社会的压力水平与 Kelly 在 1973 年的研究相比要高得多。

咬合的影响

如吸吮手指或其他物体对牙齿的伤害程度，都取决于力的持续时间、频率和强度。强度指的是在吸吮过程中对牙齿和骨骼的作用力的大小。持续时间是指孩子们吸吮的总时间。"频率"指的是孩子在一天中完成这个习惯的次数。

不同类型的力对牙齿运动的产生的生物反应是不同的；持续的轻力对齿的影响比间歇的重力更大。换句话说，力的持续时间比大小更重要。根据这一机制，如果一个习惯（如拇指吸吮），在足够的时间内对牙齿产生压力，那么它就可以移动牙齿。

按照 Profitt[15]的说法，充足的时间是指必须超过阈值的时间，大约每天 6 小时以上。因此，如果习惯只持续较短的时间，无论压力有多大，都不会产生任何影响。换句话说，那些间歇性地高强度地吸吮手指的孩子可能根本不会产生太多的牙齿移动，而一个连续吸吮（超过 6 小时）的孩子可能会造成严重的牙齿移位。

在恒牙期的吮吸习惯通常很少会造成影响，就算有，也不是长期的影响。如果在这个阶段停止吮吸习惯，正常的嘴唇和面颊压力很快就会使牙齿恢复到正常的位置。然而，如果这些习惯一直持续超过阈值时间，恒牙就会往外突出，发生错𬌗畸形。

临床症状

由吸收手指或拇指造成错𬌗畸形发展的特征是由吸吮时手指的位置、相关的面部肌肉收缩、吮吸时下颌骨的位置、在吸吮习惯的面部骨骼形态决定的。据报道，最常见的不良口腔习惯在的牙齿上表现出的情况有：

- 上颌中切牙前突　当一个孩子在没有吮吸的情况下，将拇指或手指放置在牙齿之间时，这时力量就会直接传递到中切牙上。在这个方向的力的作用下，这个习惯会造成上颌中切牙向唇侧倾斜，或者当这个力量直接传导到下切牙时，则会使下切牙发生舌倾和拥挤。有时会同时发生这两种情况（上颌切牙前突和下颌切牙舌倾）。

- 前牙开𬌗　当拇指放在上下前牙之间的时候力量作用于上切牙，就可能因前牙萌出不足或后牙伸长（有时两种情况同时发生）导致前牙出现开𬌗。为了区分这两种情况的病因，笔者建议去了解与下颌平面和腭平面相关的咬合平面的内容（详情见第十三章）。如果下颌骨的向下生长，上下后牙间出现间隙，就会导致后牙的过度萌出，下颌骨发生顺时针方向的旋转，这样将会扩大开𬌗趋势。

- 后牙反𬌗　舌头位于上颌骨后牙的垂直下方，当孩子用力吮吸并收缩脸颊时，这种力量可以通过改变口周肌肉和舌头之间力量的平衡，从而导致上腭狭窄。当口轮匝肌和颊肌在颊侧持续施加压力，而舌头不再舌侧产生相当的平衡力时，上颌后段牙弓就会向舌侧塌陷形成后牙反𬌗。

吸吮手指的习惯会导致不同类型的牙齿和颌骨畸形（图 6-1 和图 6-2），表 6-1 总结了吸吮手指对牙齿和颌骨造成的各种影响。

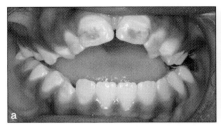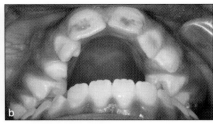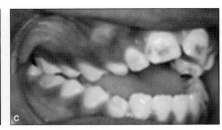

图 6-1　a~c. 严重的开𬌗；A 点-B 点不符；双侧后牙反𬌗；窄而深的上腭和由吸吮拇指导致的安氏 II 类错𬌗畸形

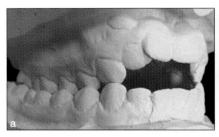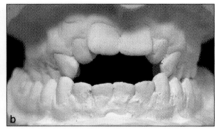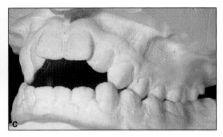

图 6-2　a~c. 吸吮拇指对颌骨的影响：严重的开𬌗，深覆盖，向内收缩的上颌，双侧后牙反𬌗和安氏 II 类错𬌗畸形

表 6-1　　长期吸吮手指或拇指造成的影响
牙齿的影响：
• 由于切牙前倾而增大了覆盖。
• 前牙开𬌗。
• 牙齿间散在间隙。
• 后牙反𬌗。
• 下颌切牙拥挤。
• 下颌切牙舌侧倾斜。
• 上颌切牙萌出不足。
• 后牙过度萌出。
• 安氏 II 类咬合关系。
• 狭窄的 V 形上颌前段牙弓。
颌骨的影响：
• 上颌骨逆时针方向旋转。
• 下颌骨顺时针方向旋转。
• 下颌角弯曲。
• 下颌平面斜度增加。
• 加重安氏 II 类咬合关系（A 点前移）。
• 增大前面部高度。

临床检查

当对孩子以前是否有不良习惯进行评估时，父母通常是最好的信息来源。也可以通过对孩子提一些间接相关的问题来获得需要的信息，例如：你什么时候吸吮手指？你在吮吸的时候用哪根手指？

口外检查

不正常的手指可能是红色的，有皱纹的，长满老茧的（图 6-3），或者异常清洁的。因为牙槽突的原因，手指的外形往往凹凸不平，而上下嘴唇通常是分开的。

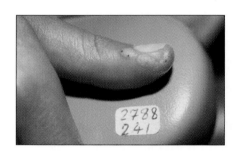

图 6-3　由不良吸吮习惯导致形成老茧

口内检查

根据外口检查中发现的迹象，应注意一下单独每一个牙齿的位置的咬合关系。头影测量分析对于评估骨骼变化情况时非常有用。

治疗计划

由于不良口腔习惯有很高的发病率，被认为是对儿童口腔健康的主要危害。有不良口腔习惯的患者都应该进行早期的干预。一个成功的治疗需要通过多学科的方法来解决问题的根本原因。对于不正常的口腔习惯的病因，虽然精神分析学家和行为学家的观点有所不同，但是在治疗计划中还是应该同时考虑两种观点的可能性。孩子必须参与到整个治疗过程中，能否成功控制不良习惯取决于孩子和父

母的合作,以及孩子决定纠正这个习惯的决心。在制定治疗计划之前,应该考虑一些重要的问题来评估病情的类型、严重性和性质:

- 是否是由不良习惯引起或加重了错殆畸形?
- 孩子有这种不良习惯多久了?
- 孩子什么时候形成的这种不良习惯? 发生的频繁程度如何?
- 孩子是否在学校也有这个习惯?
- 停止干预习惯后,是否错殆畸形加重了?
- 孩子是否达到够配合治疗的年龄?
- 有人嘲笑这个孩子的习惯吗? 这样的嘲笑,尤其是在别人面前,往往会对孩子产生负面的影响。

干预的年龄

早期破除吸吮手指的习惯是医生能够提供的最重要的治疗手段之一。在乳牙期,吸吮习惯通常不会有什么长期的影响,而且通常会在4~5岁的时候停止这一习惯。因此,建议在4~5岁以后再对这一习惯进行干预,但是如果孩子有较长时间高强度的吸吮习惯,则应该尽早进行干预,否则容易对颌骨和咬合关系造成不良影响。例如下颌骨发生顺时针方向的旋转。

还有其他一些情况,可能需要在4岁之前进行早期干预。这些情况包括除了不良口腔习惯之外,还有其他行为问题的孩子,例如扯头发,或者父母和孩子因为影响学习语言或其他尴尬的问题而寻求帮助来停止的这些习惯。

治疗方法

根据孩子的年龄、不良习惯的类型、不良习惯的病因以及孩子是否愿意停止这个不良习惯,有四种不同的治疗方法可供选择。

- 心理分析方法。
- 行为矫正方法。
- 采用正畸矫治装置。
- 各种方法相配合。

心理分析方法

对于通过心理暗示的心理治疗原理我们了解的并不是非常清楚,其作用也经常被夸大。通过这种方法,临床医师尝试去分析和理解形成这种口腔习惯的心理原因。这种方法通过了解儿童需求这种口腔习惯的主要原因,从而从根本上解决这个问题。但是,这种方法单独在口腔临床上实践几乎是不可能完成的,往往需与心理专科医生共同会诊治疗。

行为矫正方法

心理学家和精神病学家已经将口腔习惯称为精神动力现象。根据 Skinnerian 的刺激-反应奖励原理[16],行为矫正技术是一种旨在强化儿童的积极行为的方法。它能快速地产生结果,但是是一种有条件限制的治疗方法。

口腔医生们关注的口腔习惯是因为它们会对口颌系统造成的不良影响,此外他们也需要了解患者的心理背景,以及患者因为情绪问题而产生这种习惯的环境因素。口腔医师也应该对孩子的家庭进况进行了解,以发现孩子形成口腔习惯的原因,并确保孩子和家长能够配合治疗,否则单独的行为矫正方法就不能成功。

由于治疗的效果主要取决于孩子的配合程度以及他或她是否愿意停止这种习惯,所以提倡了许多不同的治疗方法[17],包括:提醒疗法、奖励疗法和使用矫治器械治疗。

提醒疗法

提醒疗法适用于那些想要停止这种习惯,但是需要某种提醒,直到终止这个习惯的孩子。例如,为了达到这个目的,可以将绷带绑在所涉及的手指上。任何类型的提醒方法必须建立在孩子有意识并且自愿的基础上,而不是作为一种惩罚手段。另一种被用作提醒的装置是一种拇指装置,它覆盖了整个拇指,同时被绑在手腕上。

奖励疗法

在这种方法中,孩子和父母之间或者孩子和口腔医师之间形成了一种约定。约定简单地规定,如果孩子同意在规定的时间内停止该习惯,达到约定的条件,他或她就将得到奖励。

使用矫正装置

对非营养性不良习惯的管理应从最简单的治疗方式开始。如果提示治疗和奖励治疗失败,在儿童同意并且配合的情况下,可以采用矫治装置治疗。必须告诉孩子和家长,矫治装置不是一个惩罚装置,而是一个永久的提醒装置。

这种方法简单实用,只要孩子和家长接受并且配合,同时需要告诉他们矫治装置是可以被别人看见的,并且可能在刚佩戴的短时间内导致说话和进食困难。否则这些负面影响可能会更进一步增加孩子对不良习惯的心理需求,或者被孩子认为是一种惩罚。

在佩戴 2~3 个月后,不良习惯矫治器通常能够产生很显著的效果,但它们至少需要佩戴 6 个月以上的时间,才能确保这种习惯完全被控制住。

可以根据患者的配合情况、不良习惯的种类以及错𬌗畸形的类型,来选择活动的、固定的和半固定的矫治器。

活动矫治器

活动的不良习惯矫治器是一种简单的 Hawley 矫治器,在前牙后的树脂基托里面镶嵌几根钢丝;它是一种很有用的提醒装置,其最大的优点在于可以在孩子吃饭的时候取下来,能够保持良好的口腔卫生。缺点在于这种矫治器对十分依赖患者的依从性,而且矫治器很容易被戴错地方或者弄丢(图 6-4)。

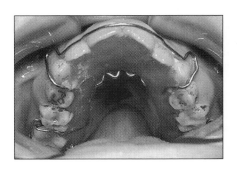

图 6-4　活动的不良习惯矫治器

固定矫治器

固定的不良习惯矫治器通常拥有很好的治疗效果,因为不用依赖患者的依从性。固定矫治器是指连接上颌牙齿的一种内口矫治器,通过安装在第二乳磨牙或者第一恒磨牙上面的带环连接在一起。将腭弓焊接在带环上,同时在上颌前牙的舌侧焊接一些链接杆或者小圈(图 6-5)。

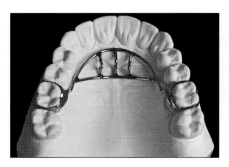

图 6-5　固定的不良习惯矫治器(有作为提醒用的腭栅)

固定矫治器可作为提醒装置,也可防止患者将手指与腭侧牙龈接触,从而阻止其获得吸吮的满足感。

此外,还有很多固定的不良习惯矫治器,包括

Bluegrass 矫治器、腭栅、四角簧等。

Bluegrass 矫治器　这种矫治器是 Haskell 和 Mink[18] 于 1991 年发明的,主要用在乳牙期和替牙期。它非常容易被家长和孩子接受。Bluegrass 矫治器的由一个被一根 0.045 英寸的不锈钢丝穿过六面的滚筒组成,钢丝焊接在磨牙带环上。孩子被要求用舌头去转动滚轮,而不是吸吮手指。通过舌头的移动来代替吸吮手指的动作似乎是非常有效的,并且能够鼓励孩子停止吸吮手指的习惯(图 6-6)。

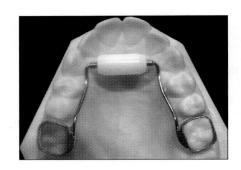

图 6-6　Bluegrass 不良习惯矫治器

腭栅　腭栅是由 2 个磨牙带环和一根作为基座连接两侧带环的 0.036 英寸的不锈钢丝组成的。由 0.030 英寸的钢丝弯制成的连接杆或盾状钢丝被设置在前腭部,将手指和腭侧软组织隔开。在前方有一个短的垂直方向延伸的装置可以作为提醒装置(图 6-7)。

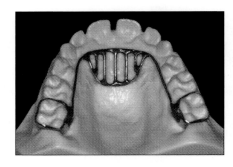

图 6-7　腭栅不良习惯矫治器

四角簧　四角簧是一个应用于乳牙期或者替牙期的横向扩大上颌牙弓的固定矫治装置。一个由四角簧和习惯控制器组合成的装置焊接在矫治器的前端。对于那些有吸吮习惯同时又需要进行扩大上颌腭弓的患者来说是很有用的。没有习惯控制器的单独的四角簧结构,也可以防止吸吮拇指的习惯(图 6-8)。

舌网-横腭弓矫治器

舌网-横腭弓矫治器(TC-TPA)是由舌挡和横腭弓组合而成的装置,由作者多年前设计的装置改良

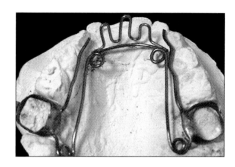

图 6-8　带有四角簧的不良习惯矫治器

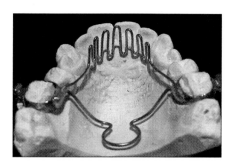

图 6-9　横腭弓与舌挡相结合（TC-TPA）

而成。作者利用这个装置治疗了许多开𬌗或者有开𬌗趋势的病例,无论是骨性还是牙性的。

这个装置由两个磨牙带环和两根 0.036 英寸不锈钢丝组成（图 6-9）。一根钢丝被用作横腭弓,在中间弯制了一个直径为 10~12mm 朝向远中的欧米伽曲,在吞咽的时候,舌头在这个位置会产生最大的压力。这根钢丝被焊接在磨牙带环上,这样它就可以离开上颚 1mm 以上,这样有利于压低磨牙时不会对上腭造成影响。第二根钢丝用来弯制一个有足够宽度可以挡住前牙舌侧的栅栏结构,这个装置应该有足够的长度延伸至下颌切缘的下方。

作者利用 TC-TPA 矫治器治疗了一些因为吸吮手指或虽然停止吸吮手指了,但是仍然有吐舌习惯所造成的与颌面部畸形有关的开𬌗病例(包括下颌高角、下颌骨顺时针方向的旋转和垂直向的问题)。低位保持弓丝应该与 TC-TPA 相结合使用以防止下颌后牙伸长。在矫治器上增加低位保持弓丝的作用有以下几点:

- 控制手指和舌头的习惯。
- 促进上颌切牙萌出和前牙槽骨发育。
- 压低上颌磨牙和防止下颌磨牙伸长。
- 下颌骨顺时针方向旋转。详情见第十三章。

病例 6-1

1 个 7 岁 6 个月的女孩,处于替牙期中期,安氏 Ⅱ 类 1 分类错𬌗畸形,严重的深覆盖(11mm),开𬌗(4mm);她有严重的吸吮拇指习惯,而后发展成了吐舌习惯。图 6-10a~c 显示了治疗前的口内相和头颅侧位片。

治疗方案:
使用 TC-TPA 矫治器来控制吐舌习惯,并压低上颌磨牙。利用低位保持弓丝来防止下颌磨牙的过度萌出。通过高位牵引头帽矫治 Ⅱ 类磨牙关系同时压低上颌磨牙。

治疗结果(图 6-10d~f)显示为安氏 Ⅰ 类磨牙关系,1mm 的覆盖和 10%~15%的覆𬌗。

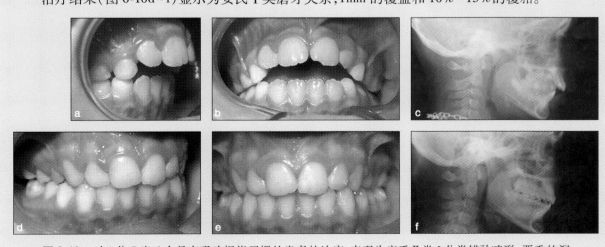

图 6-10　对 1 位 7 岁 6 个月有吸吮拇指习惯的患者的治疗,表现为安氏 Ⅱ 类 Ⅰ 分类错𬌗畸形,严重的深覆盖和开𬌗,下颌平面角过高,以及下面部高度增加。a~b.治疗前的咬合情况。c.治疗前的头颅侧位片。d~e.治疗后的咬合情况。f.治疗后的头颅侧位片

病例 6-2

　　1个9岁10个月的女孩,有长期吸吮拇指习惯导致形成了异常吐舌习惯(图6-11a~e)。她有安氏Ⅰ类骨性错殆畸形,5mm的覆盖,3mm的开殆以及上下颌牙齿前突。

治疗方案:
　　治疗的第一阶段包括使用固定的舌挡和低位舌侧保持弓丝来保留剩余间隙和磨牙萌出间隙。治疗2个月后,吸吮手指的习惯被纠正了。舌挡继续保留了6个月。开殆和深覆盖被矫正了大约60%。第二个阶段治疗是在去除舌挡后,利用2×4矫治技术来内收前牙和关闭开殆(图6-11f~j)。

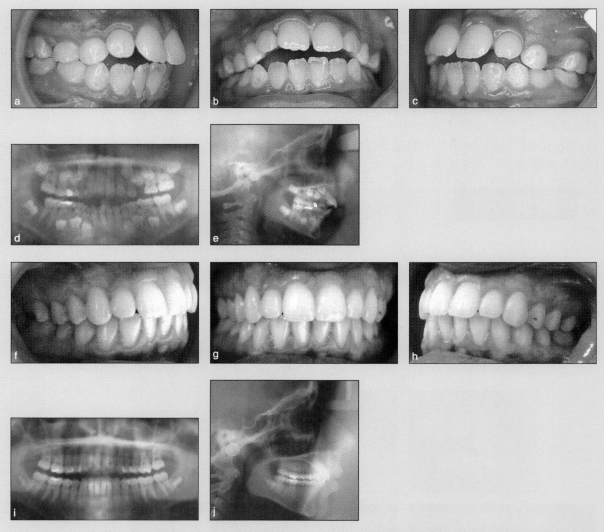

图6-11　对1位9岁10个月的女孩的治疗,有长期吸吮拇指习惯并发展为吐舌习惯。她有骨性安氏Ⅰ类错殆畸形,5mm的覆盖,3mm的前牙开殆以及下颌前牙前突。a~c. 治疗前的咬合情况。d. 治疗前的全景片。e. 治疗前的头颅侧位片。f~h. 治疗后的咬合情况。i. 治疗后的全景片。j. 治疗后的头颅侧位片

使用安抚奶嘴的习惯

在婴儿刚出生时,吮吸是一种强有力的反射。母乳喂养的婴儿通过吮吸本能同时获得营养和满足感。因此,如果婴儿没有足够的母乳喂养,他们可以通过使用安抚奶嘴或其他物体来满足他们的吮吸本能。不幸的是,一些父母认为使用奶嘴或在幼儿时期吸吮手指是一种无害的习惯,这使得使用奶嘴来满足孩子的现象很普遍。

有研究报道显示,不适当的使用安抚奶嘴会对孩子的咬合造成严重的影响。Larsson[19]报告说,相对于吸吮手指习惯,吸吮奶嘴的习惯造成的前牙开𬌗通常更明显而且更早被发现。和吸吮手指一样,前牙的开𬌗与吞咽过程中的吐舌有关。他报告说,在瑞典法尔克平有吸吮奶嘴习惯的女孩中,后牙反𬌗的发病率为26%。Larsson建议,在2~3岁时,应该对有吸吮奶嘴习惯的孩子进行横向咬合关系的评估。他得到的结论是,如果乳尖牙已经开始形成咬合干扰了,父母就应该减少孩子使用奶嘴的时间了。

通过对文献的回顾,Adair[20]得到的结论是口腔医师通常都很清楚通过手指或奶嘴来进行非营养性吸吮对口腔造成的影响。他报告说,一些证据表明,使用奶嘴可能比吸吮手指对牙齿的危害更小,特别是因为儿童通常在2到4岁时就会自发地放弃使用奶嘴的习惯。相比之下,孩子们更有可能学龄期也保持吸吮手指习惯,他们可能需要矫治装置来帮忙中止不良习惯。他和其他研究人员还建议,口腔医师应该意识到使用奶嘴的其他有害影响,比如影响母乳喂养、形成错𬌗畸形、复发性急性中耳炎以及其他感染或其他安全问题。Castilho和Roch[21]声称,奶嘴会妨碍母乳喂养并可能导致断奶。

另一方面Li et[22]和Cinar[23]等人得出的结论认为使用奶嘴似乎可以降低婴儿猝死综合征(SIDS)的风险,并可能降低在睡眠环境中已知的各种危险因素的影响。美国儿科学会建议父母们应该考虑为1个月左右大的婴儿提供安抚奶嘴,以降低患SIDS的风险[24]。而美国家庭医师学会(AAFP)建议让6~12月大的儿童远离奶嘴,以防止中耳炎的发生[25]。根据AAFP的报告,在刚出生后的前6个月安抚奶嘴可能非常有益,所以也不应被过度的妨碍使用。

在一项验证母乳喂养、奶瓶喂养和非营养吸吮习惯之间的关系的研究中,de Holanda[26]等人得出的结论是,尽管对母子关系的影响需要进一步的研究,但是持续超过6个月的母乳喂养是防止持续用奶嘴吸吮的一个保护因素。他们还认为,使用安抚奶嘴的习惯似乎能够比吸吮手指的习惯更早结束。根据他们研究结果,超过90%的奶嘴使用者在5岁之前就结束了这个习惯,并且在8岁之前这一习惯就全部都停止了。

一些人认为,使用奶嘴习惯比吸吮手指习惯更容易停止,而且如果这个问题被仔细地解释给孩子,使用奶嘴的习惯就会逐渐或完全停止。吸吮奶嘴对咬合造成影响,取决于奶嘴的类型、使用的持续时间和吸吮的强度,与吸吮手指的结果基本相同。如果持续高强度、长时间的吸吮奶嘴,就会造成一些有害的影响。Bishara[27]等人提出,应该对2~3岁之间的孩子进行横向的咬合关系的评估,尤其是对那些有使用奶嘴习惯的孩子。

吐舌习惯

在临床上,吐舌被定义为吞咽时舌尖向前伸,放在上下前牙之间的位置。根据Graber[28]的说法,人类每天会吞咽1 200~2 000次,每次吞咽大约会造成4磅的压力。舌头的持续压力可能会导致前牙不整齐。Graber[28]指出,在休息的状态下,紧张的情绪也会促使舌头伸到上下牙齿之间。这是一种无意识的或者潜意识的习惯,很难被纠正。

这种舌肌功能紊乱在口腔中被称为偏离吞咽、婴儿式吞咽、异常吞咽、逆向吞咽和不成熟的吞咽。最常用的术语是吐舌和吐舌习惯。

要想了解什么是吐舌,就需要先知道什么是正常和不正常的舌功能。

正常和不正常的吞咽

Moyers[29]是这样描述正常的吞咽的:牙齿在咬合时,嘴唇轻轻闭合,舌尖轻轻接触上颌前牙后方的前腭部,而舌头的前中部则被抬高并与硬腭接触,没有明显的口周肌肉收缩。

吐舌可以由吸吮手指的习惯而发展,或者是其他因素导致的在吞咽过程中前伸舌头。这种习惯可以在看不见任何肌肉收缩的情况下发生而且可以慢慢自我纠正或随着年龄增大而减弱。

Proffit[15]评估了舌头在过渡阶段和正常的吞咽过程中的压力后指出,当吞咽时,舌头向前伸的人通常不会比那些舌头向后伸的人更用力。事实上,前者舌头的压力可能更低。

Kelly[13]等人制作的流行病学资料显示,有婴儿型和过渡型吞咽模式的人的百分比要大于有开𬌗的人的百分比。他们还报告说,在黑人中发生开𬌗的概率比在白人中更高。因此,我们可以得出结论,吞咽不是一种后天学习的行为,相反,它是在潜意识层面的一种生理控制的功能。正如 Subtelny 和 Subtelny[30]在评估了影像学资料和照片之后所指出的那样,在大多数开𬌗病例中,吐舌应该被考虑是一种伴随而来的行为,而不是一个有原因的行为。

当前牙之间出现开𬌗时,由于先前的不正常的吸吮习惯且舌维持在一个前伸的位置,吐舌习惯就会进一步的发展。异常的吞咽方式在保持开𬌗或使其更加严重上起着重要的作用,而且同早期的后牙反𬌗的发展相关。Ovsenik[31]研究了后牙反𬌗的原因来确定后牙反𬌗和颌面部功能的关系。她发现,非典型的吞咽是导致后牙反𬌗发展的一个重要因素,有反𬌗的儿童比没有反𬌗的儿童更常表现出非典型的吞咽方式。她的结论是,对于每一个在乳牙期有不良吸吮习惯的孩子,临床检查应该都包含对吞咽模式和其他颌面部功能的评估。

分类

Moyers[29]把不正常的吞咽分为三种:简单的吐舌吞咽、复杂的吐舌吞咽和保持婴儿式吞咽。

简单吐舌

简单吐舌通常与导致了开𬌗的吸吮手指习惯有关。虽然吸吮的习惯可能已经不存在了,但在吞咽的时候,舌头还是需要前伸到开𬌗的区域来和嘴唇一起保持口腔前部的封闭。根据 Moyers[29]的说法,简单吐舌的时候,吞咽时牙齿是处于咬合的状态,可以看到一些肌肉的收缩,矫治错𬌗畸形的时候能够纠正这个习惯。

复杂吐舌

复杂吐舌是一种更为复杂的吞咽模式,与慢性呼吸困难,如口腔呼吸、扁桃体炎、咽炎等疾病有关。当扁桃体发炎和肿大时,舌头的根部会对扁桃体产生压力并引起疼痛。为了避免这种压力造成的疼痛,下颌骨会反射性地下降,将上下颌牙齿分开,增大息止颌间隙,为舌头向前移动提供了更多的空间。

这会在吞咽时形成一个更舒适的姿势,并使呼吸更加通畅。

舌头的前伸位置会对前牙和牙槽骨形成持续的轻力,这将导致牙齿或牙槽骨前突,增大前牙间距离,形成开𬌗。开𬌗还可能不局限于前牙。这种吐舌的治疗更加复杂,还可能需要进行肌功能治疗。

保持婴儿式吞咽

婴儿龈垫并没有在功能上被组合在一起,因为在这个阶段,它的嘴被设计用来吮吸食物,而龈垫之间的空隙被舌头占据了。在这个年龄,舌头处于发育的晚期,相对于周围的下颌骨,它更大,以方便哺乳。从婴儿吞咽方式到成熟吞咽方式的转变发生在6个月以后,伴随着牙齿的萌出。

Moyers[29]认为,保持婴儿式吞咽是一种不正常的吞咽模式,在这种情况下,婴儿式的吞咽方式仍然存在,而并没有转换为成年吞咽的方式。在这种类型的吞咽方式下,开𬌗表现的更加严重,而且可能不局限于前牙区域[32]。这种情况的治疗也更复杂,可能包括正颌外科治疗和肌功能治疗。

病因

正如前面所提到的,由吸吮手指或拇指的习惯所产生的简单吐舌通常发展成为前伸至开𬌗区域以保持前牙封闭。由这种类型的吐舌引起的开𬌗仅限于萌出不足的前牙或牙槽骨区域。在对舌功能异常进行控制后,开𬌗会得到矫正,而且不会复发。

形成复杂的吐舌和保持婴儿式吐舌的具体原因尚未明确。以下是容易形成这两种类型的异常吞咽的局部或者全身原因:

- 遗传因素,例如大舌头。
- 垂直向的颌骨问题,例如一个陡峭的下颌平面或下颌高角。
- 舌系带过短。
- 由多种因素引起鼻阻塞导致的口呼吸,例如过敏、鼻塞、鼻甲移位或腺样体肥大等。
- 使用奶瓶喂养时的一些人造乳头。
- 引起吞咽困难的喉咙痛,扁桃体肿大,腺样体肿大。
- 乳牙早丧失和异常的舌适应性改变。
- 肌肉、神经或其他生理异常,如肌肉协调性丧失。

这些情况的病例如图 6-12～图 6-14 所示

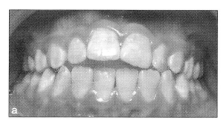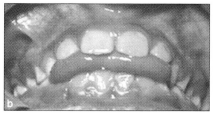

图 6-12　a~b. 不同大小的向前吐舌力量会对牙列产生不同的影响

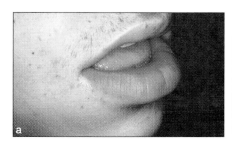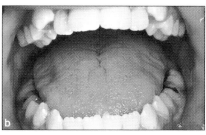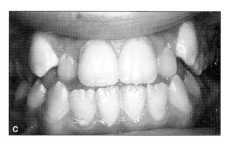

图 6-13　a~c. 巨舌症导致的前牙开𬌗和吐舌（由纽约罗切斯特市的 J. Daniel Subtelny 提供）

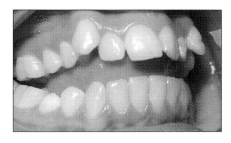

图 6-14　由吐舌导致的骨性开𬌗

不同类型的吐舌

吐舌有许多变化，取决于其病因以及其他环境因素的相互作用的结果；这些不同类型的吐舌对咬合关系的影响也会有所不同。

前伸吐舌

前伸吐舌是最常见和最典型的吐舌类型之一。由此产生的咬合问题是前牙区的开𬌗。开𬌗程度取决于舌头力量的大小和作用位置（图 6-12）。

有时前伸吐舌伴有巨舌症。在这种情况下，上下嘴唇是分开的，在休息的状态下舌头伸出嘴唇之外，而前牙区的开𬌗通常更加严重（图 6-13）。

当切牙之间出现开𬌗时，吐舌发展为一种适应性功能，以维持吞咽时前牙区域的封闭。前牙的间隙或开𬌗可能是之前不正常的吮吸习惯的结果，也

可能是由于垂直生长型和上下颌骨分开而形成的骨性开𬌗（图 6-14）。

有时候开𬌗是广泛发生的，只在磨牙区域有咬合接触，在这种情况下，舌功能障碍是次要的。唯一的治疗方法是手术治疗。

前伸吐舌与很强的颏肌功能障碍相结合时，会加重上颌切牙前突、下前牙舌倾斜、拥挤，最终导致严重的深覆盖。

侧方吐舌

侧方吐舌不像前伸吐舌那样常见，根据其病因，可导致单侧或双侧后牙开𬌗。前牙区咬合通常是正常的，但是从第一乳磨牙开始到最后一颗磨牙的后牙区域可能出现单侧或双侧的开𬌗。这种情况的矫正要困难得多。

侧方吐舌通常会导致的乳磨牙萌出不足。当乳磨牙处于较低的咬合水平时，这个问题可能会更严重。如果忽视这个情况，患者将会继续这种不正常的舌功能，这可能会加强不正常的舌头力量，甚至会妨碍恒牙的萌出。早期发现并伸长乳磨牙可以防止出现这些异常的情况（图 6-15）。

双侧吐舌可以进一步发展为双侧乳磨牙萌出不足，或者是因为巨舌症的原因使得休息时舌头停留在咬合面所致（图 6-13）。Proffit[15] 认为，这种类型的开𬌗会导致后牙不能完全萌出至正常的咬合接触。

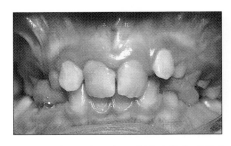

图 6-15　向双侧后牙区域吐舌导致乳磨牙萌出不足

与吐舌相关的问题

舌头上的不正常的压力可以造成或保持开𬌗、牙齿前突、或产生散在间隙。一般认为,所有婴儿在吞咽过程中都会出现吐舌现象。在 6 岁时,50%的人会表现出一定程度的吐舌,而到了 15 岁时,这一比例下降到 25%。根据 Profitt[15] 的说法,早在 3 岁的时候,一些孩子就可能出现成年人成熟的吞咽方式,但到了 6 岁的时候就不常见了,而且在有代表性的人群中的比例从来没超过 10%~15%。年龄大一点的患者表现出的吐舌吞咽在表面上类似于婴儿式的吞咽。当孩子们过了青春期以后,一些开𬌗可能会自动纠正。

临床观察还表明,只要开𬌗还存在,吐舌习惯就会一直持续。在一些因为长时间的吐舌习惯导致上牙弓狭窄的患者中,扩大上颌骨能够为舌头提供足够的容纳空间,产生更好的治疗效果。

不管吐舌是导致错𬌗畸形的主要病因还是只是起作用的某一因素,这样的病例中如果舌头的力量没有得到控制,正畸治疗后也会复发。

语言问题也是舌功能异常和咬合关系受影响的结果。"S"的发音是受影响最大的,会导致发音不清。由吞咽时侧方吐舌导致的侧方开𬌗的患者会出现边音发音不清。

临床检查与鉴别诊断

对舌功能、舌头大小和舌头位置的检查是口腔诊断的重要组成部分(详情见第三章)。许多研究表明,舌功能异常是导致开𬌗和开𬌗患者治疗后复发的重要病因[25]。因此,要确定舌功能异常的病因,最重要的是要鉴别出患者的异常吞咽方式。

Graber 描述了三种类型的吞咽模式:①凭直觉的;②生理性的;③变化无常的。这种凭直觉的吞咽方式,也称为婴儿式吞咽,是在出生时出现的。它的特点是吞咽时舌尖会向前移动。凭直觉的吞咽方式促进了吮吸,在这个年龄阶段被认为是正常的,因为

这个时候舌头相对于下颌骨来说是比较大的。正常情况下,这种吞咽方式会逐渐转变成所谓的成熟的或者生理性的吞咽方式。如果凭直觉的吞咽方式在乳牙期以后仍存在,则会被认为是不正常的或者是舌功能的异常,可能会导致错𬌗畸形。

生理性的吞咽方式是一种正常的、成熟的吞咽方式。这种方式在吞咽时舌尖与前牙后面的腭部轻轻接触。舌背的前中部与硬腭接触,对切牙乳头施加压力,而不是对牙齿施加压力。

Graber 等人[33] 将变化无常的吞咽作为一种暂时的吞咽方式,通常在婴儿式吞咽和生理性吞咽之间的过渡时期发生。

为了诊断和区分婴儿的吞咽方式和成熟的吞咽方式,Peng[32] 等人在两组儿童中进行了一项超声检查研究。一组由凭直觉的吞咽方式的人组成,第二组由生理性的吞咽方式的人组成。研究人员发现,被认为是观察舌头功能的最理想位置的舌背,不适合用来区分这两种吞咽方式。相反,他们发现,两组人的颏舌肌的运动都是基本相同的,无显著性差异(P<0.01)。他们得出的结论是,颏舌肌在凭直觉的吞咽方式中起着重要的作用,它可以作为区分凭直觉的吞咽方式和生理性的吞咽方式的可靠手段。

Peng 等人[32] 还发现在生理性的吞咽方式的个体中,颏舌肌运动更加活跃、力量更强。他们还补充说,在凭直觉的吞咽方式中,因为舌尖的移动被证明不是固定的,因此,即使当舌尖移动出现了异常,颏舌肌的运动也是区分凭直觉的吞咽方式和生理性的吞咽方式的重要因素。

在对儿童进行检查,以确定是否存在舌功能障碍时,需要对咬合情况和所有能对舌功能异常起到警示作用的症状进行全面的评估。例如,前牙开𬌗是前伸吐舌最常见的症状之一。但是开𬌗是一种多因素作用的结果,不能用单一因素来解释开𬌗形成的原因。以下是可能导致舌头功能异常的表现:

- 形成开𬌗的最初始原因,例如吮吸拇指和手指,长时间使用奶嘴和使用奶瓶喂养。
- 由于过敏史、扁桃体或腺样体肥大引起的口呼吸。
- 嘴唇张开的状态(唇闭合不全)。
- 在吞咽过程中,面部和嘴唇肌肉的收紧(做鬼脸或者噘着嘴)。
- 在发"S"和"Z"的音时发音困难。
- 遗传因素导致的颌骨畸形。

临床医生也应该评估休息时的舌头大小(相对

于下颌骨的位置)和舌位(休息时舌头在口腔的位置)。临床医师通过让孩子保持直立姿势,看着镜子,指导患者吞咽唾液,来评估舌头的功能。患者吞咽时,评估者应观察口周肌肉组织的功能,然后轻轻压低并拉开嘴角,来观察舌头的活动情况。

治疗的注意事项

有一些研究者,如 Subtelny 和 Subtelny[30]认为,在大多的开𬌗病例中,吐舌应该被考虑成是一种伴随而来的行为,而不是致病因素。一些报告显示,随着年龄增长,吐舌的自我矫正行为会减少[34]。

经过多年对许多患者的观察后,作者的临床经验是,不管是什么原因导致的开𬌗,一旦上颌和下颌牙齿间出现了空隙,舌头就会持续进入这个间隙,从而进一步扩大这个间隙并且阻碍自我矫正。如果舌头功能适应这一状态后一直持续到切牙的萌出,那么自我矫正将是不可能的了,而牙槽骨畸形则会在颌骨生长过程中逐渐加重。

如果儿童的吐舌与其他遗传或环境因素相结合,例如垂直向的生长方式和下颌骨的顺时针旋转、口呼吸、大舌头或大扁桃体等,这些畸形对咬合关系就会更有破坏性。

如果这个问题在恒切牙萌出前或萌出过程中被发现,并且消除了造成这个问题的原因,例如使用安抚奶嘴或吸吮手指,那么自我矫正的机会就会很高。如果口呼吸是某种气道阻塞的结果,就需要专科医师进行会诊。如果忽视了早期发现和干预,那么吐舌习惯就会持续,从而导致咬合畸形和其他软硬组织的损害。

治疗方法

这里提出了 2 种治疗吐舌习惯的方法:①采用正畸矫治器的机械疗法;②口腔习惯训练。口腔习惯训练是由一位合格的言语治疗师试图通过改变吞咽方式来重新训练与吞咽有关的肌肉的一种练习技巧。

吐舌患者的机械疗法可以使用活动的或固定的矫治装置来完成。矫治器上控制舌头上异常压力的那部分矫治装置(舌网或者舌挡)必须设计成这样:它能覆盖整个前牙区的间隙,但不干扰咀嚼期间的咬合(图 6-16)。

和许多其他的矫治方法一样,儿童与家长真诚的承诺与配合会使治疗后的效果更加成功。如果患者的依从性好,机械疗法能够 100% 成功地纠正简单的吐舌习惯,除非有其他并发症如气道问题、神经肌肉问题或垂直向的颌骨生长方式与异常的舌功能相互作用。这需要在使用机械疗法治疗吐舌的同时配合其他更全面的治疗方法。

单独用舌挡来矫正开𬌗可能不足以治疗好每一个患者,需要将其他的治疗方法同舌挡相结合。例如,对上腭狭窄的扩弓治疗和纠正口呼吸以促进舌功能异常的矫正。

如果有严重的吐舌习惯,除了机械治疗外,还应考虑适当的肌功能治疗。当患者在使用固定的舌挡矫治的同时配合完成日常的肌功能训练,就可以取得良好的治疗效果。在通过模型、照片、X 线片清楚地向孩子和父母说明问题之后,矫治器的功能和使用方法也必须解释清楚。

以下是对舌头适应性改变的一项有用的练习:戴入矫治器后,要求孩子闭紧牙齿,将舌尖伸到舌网后面,在尽量保持舌尖不触碰到舌网的情况下进行吞咽。这个练习应该在一天中重复多次。日常的练习与舌挡治疗相配合有助于舌头适应性的改变,是一种非常有效的治疗舌功能异常的方法。

为防止复发和影响矫治效果,必须在矫治结束前消除舌功能异常。一些医生建议在上颌中切牙的腭侧粘接舌钮,以帮助患者改正吐舌习惯。

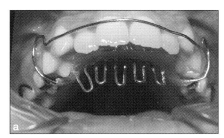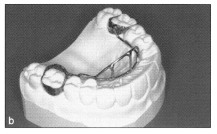

图 6-16　a. 活动的舌挡。b. 固定的舌挡

病例 6-3

1 个 14 岁的男孩,前牙有间隙(图 6-17a～d)这名患者曾有过吸吮手指的病史,在 9 岁时已经停止了这个习惯,但仍然保持了一个严重的吐舌习惯。

治疗:

治疗计划包括使用固定舌挡和舌训练。9 个月后,积极的治疗方法非常有效。利用 Hawley 保持器继续进行后续的治疗(图 6-17e～h)。

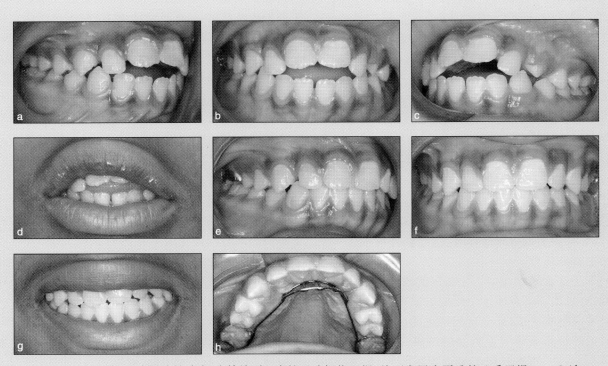

图 6-17　对 1 个 14 岁男孩的治疗,有持续到 9 岁的吸吮拇指习惯,从而发展为严重的吐舌习惯。a～d. 治疗前的咬合情况。e～h. 治疗后的咬合情况。只使用了舌挡矫治器

病例 6-4

　　1 名 12 岁 4 个月大的女孩,颌骨发育是正常的,从上颌左侧第二乳磨牙到右侧第二乳磨牙区域表现出严重的开𬌗(3~5mm),有简单的吐舌习惯(图 6-18a~c)。

治疗:

　　由于患者的依从性非常好,治疗计划包括使用活动的前牙区有舌网的 Hawley 矫治器和舌训练(图 6-18d~e)。图 6-18f~i 显示的是最后的咬合关系,图 6-18j 显示了治疗后的颌骨的变化。

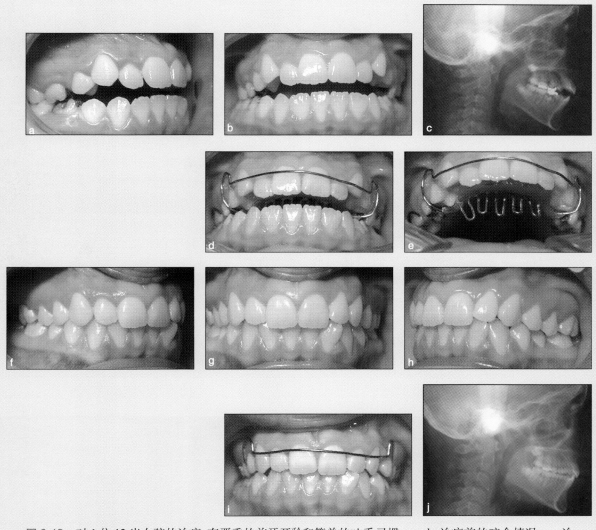

图 6-18　对 1 位 12 岁女孩的治疗,有严重的前牙开𬌗和简单的吐舌习惯。a~b. 治疗前的咬合情况。c. 治疗前的头颅侧位片。d~e. 唯一使用的矫治器是带有舌网的 Hawley 活动矫治器。f~i. 治疗后的咬合情况,停戴保持器之前。j. 治疗后的头颅侧位片

135

口呼吸

鼻通气及其被膜基质,即鼻上颌复合体,对颌面部的正常形态、生长发育及咬合关系有着重要的作用和影响。正常呼吸需要足够的通气空间使气流通过鼻腔和鼻咽部。如果在这个通道中的结构,如腺样体、扁桃体、鼻甲骨等由于病理性或解剖性原因增大,就会妨碍鼻通气。这就会导致患者适应口呼吸。口腔呼吸和鼻塞是正畸患者的常见症状。

100 多年以来,关于呼吸功能紊乱会影响颅面生长和形态,并导致错𬌗畸形的说法一直存在争议。腺样体面型特征表现为长而窄的脸,伴有前牙的开𬌗,牙齿前突,嘴唇闭合不全,上腭弓狭窄,腭盖高拱。这种面部形态被认为是由口腔呼吸引起的。

关于是口呼吸导致了错𬌗畸形,还是有颅颌面结构有会导致呼吸道问题的遗传因素存在着很多争议。

Subtelny[35]假设口呼吸可能会引起姿势的适应性改变,并影响颌骨的位置关系和咬合关系的建立。他还说,有腺样体肥大的儿童表现出较长的脸,更多的切牙后移,并且嘴唇分开的程度比没有腺样体肥大的孩子大得多。

1960 年,Linder-Aronson[36]将接受腺样体切除术的儿童与对照组进行了头影测量分析比较,发现这些需要手术的儿童上下切牙向舌侧倾斜,并且有开𬌗的趋势。

Subtelny[37]还通过多次的头影测量分析评估了 33 名患有腺样体肥大的年轻患者腺样体的变化情况,并将其与最小腺样体的儿童样本进行了比较。

他报道说,腺样组织确实表现出了一种叠加在硬组织上的发育周期,这可能是与应激、鼻内感染和过敏有关的增生性反应。

Subtelny[37]说,腺样体组织在 6 个月到 1 岁的时候开始变得明显,在 2~3 岁的时候占据了一半的鼻咽腔。在他一系列的纵向头部测量分析中,他发现腺样体的体积在 9~10 岁的时候达到峰值。到 14~15 岁以后,腺样体开始逐渐缩小。他还补充说,腺样体和扁桃体组织的生长并不遵循 Scammon[38]为淋巴组织所描述的经典生长曲线。

Subtelny[37]还声称,当鼻上颌复合体生长迅速时,大的腺样组织经常可以在青春期前的这个发育阶段被观察到。在生长速度突增时,大腺样体的存在和突出的鼻腔气道会对鼻上颌复合体造成不利的影响,进而影响咬合关系。

对咬合和颌骨组织的影响

最近有许多报告表明,口呼吸会对上颌骨的结构产生不良影响[35,39-41]。此外,鼻上颌复合体的生长引起了一定程度的上颌后缩、上颌骨发育不足和上腭的逆时针方向旋转;腭盖高拱;下颌切牙舌倾;增加颜面部总高度和下面部高度;更大的下颌角;更大的 SN 平面、腭平面和咬合平面与下颌平面的交角角度。

长期的口呼吸对颌面部复合体以及咬合关系都有不良影响,可以对任何年龄的患者,尤其是儿童的一般健康造成严重影响。许多对人类和动物的研究都集中在这个复杂的问题上,这是许多专家的研究兴趣所在,包括语言科学家、耳鼻喉科医师、过敏症专科医师、儿科医师和正畸医师(图 6-19)。

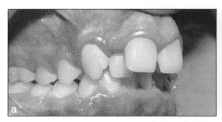
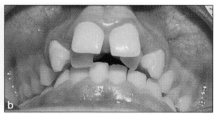
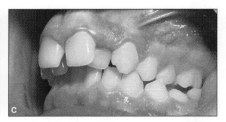
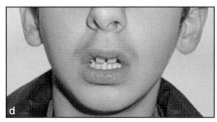
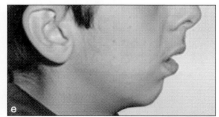

图 6-19　a~e.由鼻阻塞导致张口呼吸的患者的典型特征:牙弓狭窄、长面型、侧貌前凸、尖而窄的上颌牙列以及前牙拥挤

在一项灵长类动物的实验研究中,哈佛等人[42]通过用硅制作的鼻塞堵住动物的鼻腔的方法来诱导口呼吸。他们发现猴子会以不同的方式适应鼻塞,并且这些实验动物都会保持着嘴张开的状态。有些动物会有节奏地增加口呼吸,而另一些则保持下颌在较低的位置,伸或不伸出他们的舌头。所有的实验组动物都逐渐获得了与对照组动物不同的面部外观和牙齿的咬合。哈佛等人[42]得出结论认为,经肌肉活动的变化反过来会影响肌肉的发育和颌骨的重建。

在一项 5 年的跟踪研究中,Kerr[43]等人采用腺样体切除手术治疗了 26 名鼻阻塞儿童,并将患者与正常呼吸的对照组儿童的头颅侧位片进行比较。他们使用了 36 个数字化标记点来检查下颌骨的形态,并得出结论认为,这种方法为单独测定生长变化的方法提供了一个很有价值的补充。Kerr[43]等人发现,接受腺样体切除术的这组儿童在手术后有更大的向前联合生长的趋势,并经历了下颌骨向后旋转的初始趋势的逆转。

Woodside 等人[39]对进行过腺样体切除术超过 5 年的 38 个患有严重鼻咽阻塞的儿童进行研究,以了解上颌骨和下颌骨的生长量以及上颌骨的生长方向。他们发现,经过腺样体切除术的儿童的上颌骨和下颌骨的生长明显高于没有经过腺样体切除术的对照组儿童;男孩的这种增长要比女孩的高。Woodside 等人[39]还发现,上颌骨的生长方向在实验组和对照组之间没有差异。

人体实验表明,姿势的改变会伴随鼻塞的出现。例如,Tourne 和 Schweiger[44]人为地消除了 25 个成年人的呼吸模式 1 小时。获得实验前和实验后的头颅侧位片资料,以确定头盖骨、下颌骨、舌骨、舌、唇的姿势反射行为的程度。他们发现有统计学意义的是上下唇的分离,下颌骨位置的下降和舌骨的向下运动。颅内的扩张变化并没有统计学上的意义。Tourne 和 Schweiger[44]补充说,如果长时间保持同样的姿势反应,它们可能会影响颅面垂直向的生长模式。

正如 Dus 和 Gugino[45]所说的那样,每一种错𬌗畸形都与一定程度的颌面功能障碍有关。为了使获得稳定治疗结果的机会最大化,这些功能障碍应该被去除。长时间占主导地位的口呼吸,可以与美学和功能上不可接受的面部特征相关联,特别是在儿童的成长过程中。

病因

任何阻断鼻腔气道的东西都可以减少或阻止鼻呼吸。为了克服这种阻塞,嘴唇被迫打开,使人能够通过口腔呼吸。

口腔呼吸最常见的原因之一是过敏。过敏会引起鼻黏膜的肿胀。即使是轻微的肿胀也能够通过关闭鼻窦开口来影响肺的氧合功能;黏膜肿胀的程度越大,鼻腔气道堵塞的程度就越重,因此口腔呼吸也就越严重。扁桃体和腺样体发炎肿大是阻碍气道和促进口腔呼吸的另外原因。

导致组织结构畸形的先天性畸形也可以阻塞鼻腔气道。包括偏离或扩大鼻甲以及鼻中隔偏曲等。有时,像鼻部骨折这样的创伤也会使鼻子的解剖结构发生改变,造成鼻塞。

口呼吸患者中的低舌位会妨碍舌头在上颌骨上发挥正常的侧方力量,从而阻碍上颌骨向侧方和前方发育。

在一些儿童中,口呼吸被认为是一种习惯。这种习惯被认为是一种持续的异常呼吸,是由孩子吮拇指和长时间使用安抚奶嘴的习惯所导致。孩子在婴儿期和儿童期没有通过鼻子呼吸,而在这个时期脸部和上呼吸道正在发育和快速生长。Góis 等人[40]认为,早期的呼吸功能紊乱会影响鼻道的生长和引发口呼吸,并会在以后的时间里持续下去。

临床症状

早期发现儿童的口呼吸习惯是阻断性正畸治疗中重要的一步。长时间的口呼吸,特别是在快速生长的时期,会影响牙齿的咬合、骨骼形态、生长模式以及孩子的姿势。为了回顾这一过程并了解这些变化的机制,首先看看孩子的这些问题的特征是很有用的。

可以在两个区域检查儿童口呼吸的体征:①儿童的全身生长发育和体位;②颌面特征,如颌面形态、软组织的特征和牙齿的咬合关系。

全身生长发育与体位

有长期口呼吸的儿童在睡眠时通常很难有足够的氧气进入他们的血液。因此,他们的睡眠周期容易被打乱,生长激素的分泌受到干扰,全身生长发育(大小和体重),甚至在学校的表现都会受到影响。

Warren[46]研究了气道阻塞对面部生长的影响。他建议使用呼吸测量技术对呼吸行为进行定量评估,并对呼吸道损伤和口呼吸进行更客观的定义。Warren[46]得出的结论是,在鼻咽或口咽气道面积较小的情况下,通过过度的姿势反应来强制用鼻呼吸会对生长造成不利影响。

Tourne和Schweiger[44]在人体实验中发现,姿势的改变会伴随发生鼻塞。当鼻子完全被堵塞时,颅颈角的角度通常会有5°左右的变化。当鼻塞状态被移除时,就可以立即恢复最初的姿势。然而,对于那些已经有鼻塞的人来说,这种生理反应是一样的,这表明这种变化可能不是完全由呼吸系统引起的。

儿童早期的睡眠障碍通常是由于上呼吸道的呼吸道功能不全而引起呼吸障碍的后果,它有三种临床症状:张口呼吸、打鼾和睡眠呼吸暂停。

阻塞性睡眠呼吸暂停综合征(OSAS)是儿童早期严重的睡眠障碍,任何延误诊断和治疗都可能导致长期发病;早期的治疗更简单、更有效。

许多研究人员将SIDS与OSAS联系起来。患有OSAS的儿童通常有打鼾的症状(打鼾是阻塞气道的表现,这在本质上是一种较温和的睡眠呼吸暂停)。尿床、低质量的睡眠和肥胖也是对这些孩子造成的其他影响。这些孩子在白天通常很累,并且在学校的表现也很差;他们经常表现出愤怒和沮丧。有时他们会被误诊为注意力缺陷多动障碍。

许多动物和人类的实验都显示了长期口呼吸和姿势改变所造成的影响。长期口呼吸的儿童会比正常呼吸者更快地吸气和呼气(大约每3秒1次而不是6秒1次)。有时口呼吸患者在呼吸时肩膀会有明显的起伏,而在正常人的呼吸中,没有明显可见的体外的呼吸迹象。

鼻咽功能的改善可能是上呼吸道正常生长的一种自然现象,特别是由呼吸道内淋巴组织的退化所引起的。对于仍然需要经历大部分的身体生长和发育高峰期的年轻的患者来说,对颌面功能障碍的治疗是最成功的治疗。

颌面特征

近年来的研究支持了这样一个假设:在关键的生长期,长时间的口呼吸对孩子的面部和颌骨的生长发育有不利的影响。不良影响会随着问题的严重性和持续时间的增加而增加。特别是当长期口呼吸和舌功能异常同时存在时,其造成的不良后果将更为广泛。

Souki[47]等人报告了401名2~12岁的患者的流行病学数据。这个研究的所有受试者都是由耳鼻喉科专家确认是否存在口呼吸。研究发现后牙反𬌗、前牙开𬌗和安氏Ⅱ类错𬌗畸形有很高的发病率。

Trask等人[48]研究了长期的过敏性鼻炎对颌骨结构的影响,并证实了过敏儿童有增加前面高度的趋势以及会增大深覆盖,减少深覆𬌗的研究报道。在另一项研究中,Linder-Aronson[36]发现,平均而言,有大的腺样体、面部骨骼和牙齿的瑞典儿童的前面高度明显高于对照组儿童。这些儿童也有上颌牙弓狭窄和更直立的切牙的倾向。

Solow等人[50,51]以及Solow和Tallgren[52,53]展示了面部比例和头部位置之间的关系。经常将头部和下巴向上抬起的儿童通常有垂直向的问题,例如有发散生长的面部、更大的前面部高度以及开𬌗或开𬌗的趋势。那些经常表现出向下低头和下巴的姿势的人,更容易表现出短的前面部高度和更深的咬合。

Zettergren-Wijk等人[54]利用头颅侧位片将患有OSAS的儿童(平均年龄为5.6岁)与对照组进行比较。他们发现有OSAS的孩子有更后缩的下颌骨,更向前倾斜的上颌骨,更大的下前面高度,上颌和下颌切牙舌倾,气道的空间缩小,和一个不太明显的鼻子。在用腺样体切除术、扁桃体切除术或两个手术同时进行来治疗OSAS 5年以后,两组之间的差异没有统计学上的意义。Zettergren-Wijk等人[49]认为早期治疗OSAS是成功的,并且在进行腺样体切除术或扁桃体切除术后,颌面形态恢复了正常。他们主张,必须尽早对患有OSAS的儿童做出诊断,并从临床医学和口腔医学方面对其进行评估。这就需要儿科医生、耳鼻喉科医生、正畸医生和儿童口腔医生之间的密切合作。

在另一项头影测量研究中,Solow等人[51]评估了50名男性OSAS患者样本和作为参照样本的103名男性学生的咽腔气道前后径大小,以研究这些直径与头部位置和颈椎之间的关系。他们发现最大的差异是在软腭的后面,在OSAS样本中的直径要比参照样本的直径窄50%。他们还得出结论,在OSAS患者中,清醒的直立位置的差异体现了一种代偿性生理位置机制,以保持气道的通畅。

好的头颅侧位片可以显示腺样体组织的情况,以及在矢状面上显示出腺样体与软腭之间的气道。头颅前后位片也有助于显示鼻腔的宽度以及鼻中隔的大小和形状。这些影像学资料也可以显示鼻甲侧壁的鼻甲骨肥大的程度和大小,以及鼻腔内明显的开放气道空间大小。

与口呼吸相关的问题

有大量关于长期口呼吸对全身健康的影响,尤其是对儿童和成人的颌骨复合体的影响的研究和报道[35,39-41]。鼻塞的第一个后果是造成患者对口呼吸的适应。为了促进这种不正常的呼吸,这些儿童通常会将头挺得更直,以增加气道容积;他们的下颌骨位置降低,嘴巴张开;舌头伸在口腔底部,不与上颌牙弓接触;而下颌舌骨肌被拉长。

保持头朝上和朝后会产生一种反射性的头前倾的姿势,使颈部和上背部的肌肉承受很大的负荷,如果持续的话,将会导致永久性的姿势改变,例如颈椎和胸椎的异常弯曲,以及肩部姿势的改变等。保持口腔的开放会导致后牙的过度萌出,前牙的开𬌗,下颌骨的顺时针旋转,以及下面部高度的降低。在严重头部直立的病例中,通过下颌前缘向下拉伸下颌舌骨肌会导致下颌角出现凹迹。

由于舌向下位置以及缺少舌头作用于上颌牙弓的力扰乱了舌头与口周肌肉之间的平衡。从而导致了上颌牙弓狭窄,后牙反𬌗,前牙拥挤和前突,嘴唇闭合不全。

这些结构和功能问题导致的结果在表 6-2 中总结。

表 6-2	各类长期口呼吸的影响
牙齿和软组织的改变	颌骨改变
• 前牙拥挤。	• 生长中的下颌骨发生顺时针旋转。
• 上颌切牙前倾。	• 前面部高度增加。
• 前牙开𬌗。	• 下前面部垂直高度增加。
• 上颌前牙狭窄。	• 长而窄的脸。
• 上牙弓狭窄以及双侧后牙反𬌗。	• 下颌骨后缩。
• 后牙过度萌出。	• 下颌角凹迹。
• 嘴唇干燥。	• 下颌角增大。
• 口腔内菌群失调引起的口臭和牙周病。	• 上牙弓狭窄、腭盖高拱和后牙反𬌗。
• 眼睛下方的黑眼圈。	• 后腭向下旋转。
	• 上颌发育不足。
	• 鼻腔气道狭窄和鼻腔容量减少。

临床检查

早期发现和诊断口呼吸是儿童口腔检查的重要组成部分。口腔医生,特别是儿童口腔医生和正畸医生,在这方面必须要多加注意。

评价要素

口呼吸评估由四个步骤组成:

1. 应该向孩子和家长询问孩子的一般健康状况、任何过敏的可能性、白天和睡觉时的呼吸方式、白天是否很疲倦、是否存在打鼾,以及孩子的活跃程度和在学校表现等问题。

2. 孩子的全身生长和姿势情况应该加以评估,例如与正常生长图比较孩子的身高和体重。孩子的姿势应该在他走路时观察,并称体重,测量身高。应该观察孩子的肩膀是否存在任何不对称,并注意在口呼吸时可以改变的自然头部姿势。

3. 口呼吸的颌骨特征可以通过口外和口内检查来获得。闭合不全的嘴唇、舌的前伸位置、增大的覆盖、上颌前牙区的拥挤和牙弓狭窄、后牙反𬌗或反𬌗趋势、狭窄高拱的上腭是口呼吸的常见标志。

4. 对孩子口呼吸的直接检查可以在诊所进行,而患者应该在牙椅上坐直并且处于放松状态。

• 首先,在没有通知孩子的情况下间接观察孩子的呼吸情况。

• 然后要求孩子在不闭合嘴唇的情况下深吸一口气,检查者应该在这个时候仔细观察患者的嘴唇位置和肌肉反应。

• 最后,要求孩子在闭合嘴唇的时候深吸气。用鼻子呼吸的人通过控制鼻翼肌在吸气时会扩大外鼻孔。

• 也可以进行其他类型的直接检查,例如在鼻子前面放一个冷的口镜,用鼻子呼吸的人在呼吸时会使口镜起雾。一些医生建议简单地用手盖住嘴,来观察孩子的反应。

唇闭合不全的鉴别诊断

唇闭合不全是口呼吸的常见标志。其他的因素也可能在嘴唇处于休息位时导致上下唇分离;这些因素必须在对患者进行检查的过程中区别开来(详见第三章):

• 嘴唇过短。

• 唇张力减退。

• 下面高度增加。

• 牙齿的严重前突。

在检查患者时,医生也应该考虑到上述因素可能与口呼吸结合在一起的可能性。

腺样体组织的位置

气道和腺样体组织可以通过一个好的头颅侧位片来观察。扁桃体的情况可以在口内进行检查。腺样体位于鼻腔内，在软腭的上方，可以向下延伸至后鼻甲，接近软腭的鼻腔这一面，影响鼻腔呼吸。研究表明，腺样体和扁桃体组织遵循一个特定的生长周期。Scammon[38]为淋巴组织所描述的经典生长曲线并不适用于腺样体和扁桃体组织。在一项纵向的头颅侧位研究中，Subtelny[37]发现，腺样体组织的生长峰值早在9~10岁时就可以被观察到，并且会持续到14~15岁。

必须与耳鼻喉医生进行会诊，以对鼻咽或口咽气道空间大小和鼻阻塞情况进行准确的评估、诊断和设计治疗方案。

正畸治疗

耳鼻喉医生能够评估上呼吸道的状况，并决定是否需要采取任何内科或外科的治疗方法来治疗呼吸功能障碍。然而，在上腭狭窄的患者中，使用快速腭扩张的正畸矫治技术对儿童呼吸方式有显著的改变[55,56]。这种治疗纠正了横向咬合关系不调和功能问题，同时为牙齿的正常萌出提供了更多的空间。作为快速骨骼扩张的直接结果，它还增加了鼻腔气道的容量。扩张也为舌头提供了休息的空间和正常的味觉。

在年幼的儿童中，早期发现呼吸道疾病和进行适当的正畸治疗可以矫正咬合异常，并防止对颌骨的生长造成不良影响。此外，增加鼻腔的容量将有助于孩子的正常呼吸。

即使是在进行药物治疗、手术治疗和正畸治疗之后，孩子也可能会继续保持口呼吸的习惯。打破这种习惯的方法包括：用一段外科胶带把嘴封上；用一块薄薄的橡胶片在嘴唇后面和嘴唇之间，以阻挡气流；或者在睡觉时使用一种控制下颌下降的矫治器。

在嘴唇过短或嘴唇张力减退的患者中，正常的唇封闭被改变了，进行功能训练能够加强嘴唇封闭，阻塞口腔，迫使通过鼻子进行的呼吸。例如，患者可以被要求在上下唇之间夹一张纸，同时试着用鼻子进行呼吸，每天练习几次，以改善嘴唇封闭情况。另一个练习是将一个纽扣绑在根绳子上面，患者在往前拉绳子的同时利用嘴唇的力量进行对抗，保持纽扣在嘴唇后面。并且这个练习可以改善唇封闭和唇肌弹性。

语言和错𬌗畸形

尽管人们普遍认为牙齿在发音中起着重要的作用，并且也已经被报道过在言语清晰度有问题的人中错𬌗畸形发病率[57,58]，但是牙齿位置和语音之间的关系仍然存在争议[30,59]。

大部分的发音是由舌和前牙完成的，并且语言缺陷和错𬌗畸形之间的因果关系早就被认为是存在的。其中一个例子是口齿不清的发音和前牙错𬌗畸形有关。其他的被怀疑可能导致语音问题的牙列不齐情况包括：狭窄、高拱的上腭，切牙不整齐，牙齿间隙过大或牙缺失。前后向的牙弓不良关系（安氏Ⅱ类和安氏Ⅲ类错𬌗畸形）通常也被认为是与语音缺陷相关的主要错𬌗畸形类型。

这并不是说，错𬌗畸形是导致语音缺陷的原因，或者错𬌗畸形是语音缺陷的结果。两个问题有许多相同病因。在有或没有正常咬合的人中都可以发现语音缺陷。换句话说，如果出现了一个语音缺陷，不能假定它与错𬌗畸形有严格的因果关系。语音缺陷可能是潜在的情感问题的结果，它可能会导致错𬌗畸形，或者说先前有害的吸吮手指习惯本身可能是情绪紊乱的表现。

有时嘴唇和舌头等软组织，可能会适应牙列不齐，以弥补发音和语音的困难。

Ubtelny[30]以上前牙过度前突，至少6mm的深覆盖为标准，研究了安氏Ⅱ类1分类的患者。这种情况被认为与吞咽时不正常的前伸舌习惯有关。以对语音的适应性为基础，受试者被分为适应型和适应不良型两种类型（大舌头和非大舌头）。收集在发"s"音时的语音样本录音和头颅侧位片资料。

Subtelny[30]认为"s"音是美式英语中最常见的容易出现问题的音节。牙齿和支撑结构直接参与它的发音。他们还发现，大多数年龄在10~16岁之间的孩子在没有进行语音训练的情况下，学会了适应这种类型的错畸𬌗形。适应可通过减弱唇功能或以吐舌的形式出现，但一般来说，这些都不是巧合。

大多数有语音缺陷的儿童在说话和吞咽的时候会将舌尖前伸至上下切牙之间。当吐舌的方式在说话和吞咽时都是一致的时候，这种模式的舌功能可能与错𬌗畸形的病因有关。

Subtelny[30]还认为，在正畸患者的样本中，有语音缺陷的儿童不比正常说话的儿童有更高的错𬌗畸形发病率。只有在存在开殆的错殆畸形儿童中,言语缺陷会不断出现。在这些病例中,语音不清被发现与开殆缺陷有显著的相关性。

语言和发音在 5 岁时成熟。在混合牙列期的第一阶段,一些恒牙萌出时会出现一些自发的语言发音的纠正。

Johnson 和 Sandy[60] 回顾了相关研究,探讨了该领域的科学研究存在的困难。他们指出,虽然患者在说话时对牙齿位置异常的适应能力是可以识别的,但这种适应机制仍未被完全理解。他们的结论是,某些牙列不齐会导致一些语音障碍,但与错殆畸形的严重程度没有相关性,也没有任何迹象表明牙齿位置的改变可以改善发音障碍。

夜磨牙

夜磨牙被定义为是一种由于咬肌、颞肌、翼内肌发生非功能性的节律性收缩所导致的牙齿磨损。夜磨牙通常在孩子睡觉时发生。磨牙是一种潜意识的行为,其特征是可以听到磨牙的声音;通常在白天是没有声音的。有时,夜磨牙与咬唇或咬指甲有关。这些孩子的本能反应是通过咬牙使自己平静下来,这种做法后来通常会发展成一种习惯。

孩子和成人似乎都会在兴奋、害怕,或者是对面部疼痛作出反应时咬牙。这在患有耳痛或耳部疾病的儿童中很常见;有多动症的儿童似乎更容易出现夜磨牙[61-65]。

夜磨牙作为一种习惯,可能导致结构损伤、牙齿磨损、颞下颌功能紊乱(TMD)、面部疼痛、肌肉疼痛和压痛、肌肉痉挛、头痛、颈部僵硬和牙周问题。

发病率

根据 Peterson 和 Schneider[3] 的说法,夜磨牙在儿童的发病率是非常高的,从 5.1% 到 96% 不等。这一广泛的范围是由于诊断标准、定义、抽样技术和人口的不同造成的。在一项对 15~18 岁瑞典青少年的研究中,Nilner[66] 报道的发病率为 7%~15.1%。据 Reding 等人[67] 的报道,男孩的发病率更高。

病因

夜磨牙的确切原因尚不清楚,存在许多争议,并提出了许多不同的因素。大多数的解释都集中在局部因素、全身因素和心理因素上。

局部因素理论认为,夜磨牙是一种对咬合过高、对颌牙的咬合干扰或者在功能或休息时,一些刺激性的牙齿问题产生的不良反应[68]。此外,还提出了一些与夜磨牙有关的全身因素,包括肠道寄生虫、营养不良、过敏或内分泌失调等。神经障碍、心理机能障碍、情感问题、焦虑、沮丧、压力、过敏和哮喘是提出的其他全身因素[61-65]。患有脑瘫和重度智力障碍的儿童更容易发生夜磨牙[61-65]。

Funch 和 Gale[69] 认为,夜磨牙与心理因素有关。他们认为患者的生活方式对这一习惯的严重性、频率和持续时间有很大的影响。然而,心理因素的确切作用仍然存在争议。

Attanasio[70] 把夜磨牙描述为一种多因素病因的问题,是心理、局部和全是因素共同作用的结果。

Antonio 等人[71] 对两例严重的夜磨牙病例进行了评估。两个患者的年龄相仿,但有不同的生活史和社会经济背景。一个患者住在一个经常发生暴力的地方,常常忧虑惶恐;另一个住在一个很好的地方,但遭受着夜惊症的困扰。Antonio 等人[71] 得出结论认为,这两名患者的情况都是由心理障碍引起的,尽管有不同的经历,但都是由苦恼导致的。他们还得出结论,夜磨牙与社会经济地位无关,但与每个患者的生活事件密切相关。

Reding 等人[67] 研究了夜晚的脑电波、眼球运动和咀嚼肌电位的同步记录,发现了夜磨牙和快速眼动的时期之间的关系,这是做梦的表现。

也有人研究了口呼吸与夜磨牙之间的关系。Grechi 等人[72] 对 60 名鼻塞儿童的夜磨牙情况进行了调查。孩子们被分成两组,一组有夜磨牙,一组没有。研究人员得出的结论是,在患有鼻塞的儿童中,明显存在夜磨牙和有害的口腔习惯,如啃咬行为(物体、嘴唇和指甲)、吸吮习惯等。

对牙列的影响

牙齿磨损是一种常见的夜磨牙影响,影响可以很轻微,也可能很严重;磨损可能局限于某一区域,也可能广泛存在于整个牙列。Attanasio[70] 声称,夜磨牙还会导致其他的牙齿和牙周围组织损伤。包括热敏感、牙齿动度过大、牙周膜和牙周组织损伤、牙骨质增生、牙尖折断、牙髓炎、牙髓坏死等。

在回顾 1970~2007 年的文献时,Barbosa 等人[73] 的结论是,儿童和青少年的 TMD 的患病率有很大的差异。他们还提出,儿童夜磨牙可能是咀嚼神经肌肉系统不成熟的结果。

有研究报道了在乳牙期和替牙期,磨牙症与

TMD 之间的关系。Pereira 等人[74]对 106 名 4~12 岁儿童 TMD 的症状和体征的风险性指标进行了研究,发现 12.26% 的儿童至少有一种 TMD 的症状或体征。有夜磨牙或牙关紧咬习惯并存在后牙反𬌗的孩子有更大的可能发生 TMD 的症状和体征。

治疗

研究表明,夜磨牙的病因还没有完全清楚,被认为可能是一个多因素的问题。在制定任何治疗计划或管理措施之前,医生必须查看所有的内科和口腔检查资料。

对儿童夜磨牙的治疗方法取决于患者的健康状况和夜磨牙的病因。治疗可以包括牙列咬合调整、使用口内矫治器、行为矫正或药物治疗。因此,与其他专业的协同治疗可能是最好的选择。

软或硬的咬合导板是一种很有用的矫治器,具有良好的治疗效果,同时也可预防夜磨牙的有害影响。Hachmann 等人[75]对有 3~5 年夜磨牙史的两组儿童进行了研究,其中一组没有接受治疗,另一组则使用夜间咬合导板。在 8 个月的评估期间,通过研究模型来比较两组孩子牙齿的磨耗进展情况。研究人员发现,对照组的磨损逐渐增加,而治疗组即使在停戴矫治器以后磨损也没有增加。

有磨牙和牙关紧咬习惯的孩子通常存在咬合磨损、深覆𬌗,某些严重的病例甚至还存在下面部高度缩短。乙烯基𬌗垫被制作用来覆盖所有牙齿的咬合面,可以在夜间佩戴,以防止牙齿持续磨损。

作者推荐使用一个简单的 Hawley 矫治器,带有前牙咬合导板,对孩子们来说不仅佩戴很容易,而且也防止了咬合磨损。这个矫治器通过打开后牙咬合,促进后牙萌出和牙槽骨生长,从而减少了深覆𬌗,并在替牙期早期和中期增大了下面部高度。

除了选择性调磨和使用软或硬的口内咬合导板之外,也提出了一些其他的治疗方法,例如心理治疗、催眠、物理治疗和习惯修改计划。其他需要考虑的因素是孩子的个性、家庭和社会环境;其他的管理方法包括增加情感支持,消除惩罚的威胁,保持权威。

小结

- 非营养性吸吮是指对物体(手指或奶嘴)进行与营养摄取无关的吸吮。
- 异常的习惯必须与正常的习惯区分开来,正常习惯是正常的口咽功能的一部分,在颅面生长和咬合生理中发挥着重要的作用。
- 异常的口咽功能,如吮吸手指,口呼吸,吞咽时吐舌,休息时的低舌位,单侧咀嚼,以及口周肌肉组织的异常,都可能导致错𬌗畸形。
- 关于导致异常习惯的原因有两种观点。心理分析学派把一种习惯看作是某种情绪障碍的症状。支持心理假设的研究很少。行为主义者认为习惯是一种简单的学习行为,没有潜在的神经影响。学习理论似乎相关性更高。
- 吸吮拇指是神经肌肉学习过程的最早的例子之一,已经证明胎儿有时会在子宫内吸吮手指。吸吮手指也与吸吮不足(早期断奶)有关。与此相反,一些研究人员认为,延长哺乳时间会加强口腔动力和吸吮习惯。执业医生必须考虑患者的心理背景,以及孩子们养成这种习惯的条件。
- 任何施加在牙列上的异常力(如手指或其他物体上的吮吸力)所造成的损伤的程度取决于习惯的持续时间、频率和强度。持续时间似乎造成的影响最大,研究表明每天 5~6 小时的持续力是导致牙齿移动的必要条件。
- 根据吸吮手指的严重程度和类型,可能会对颌骨结构造成损害,包括前牙开𬌗、深覆盖、牙齿前突和有间隙、后牙反𬌗、安氏Ⅱ类错𬌗畸形以及下颌骨顺时针方向旋转。
- 研究表明,2/3 有吸吮手指习惯的孩子在 5 岁时就停止了这一习惯。吸吮习惯在乳牙列时期通常不会造成影响,就算有也不会持续很长时间。
- 建议在 4 岁或 5 岁时进行干预吸吮手指习惯,如果这个习惯强度高和持续时间长,就应该更早的干预,否则会导致下颌骨发生顺时针方向的旋转。

- 吞咽不是一种通过学习获得的行为，而是一种潜意识的生理控制功能。在大多数情况下，吐舌应该被认为是伴随而来的行为，而不是一个有原因的行为。即使在吸吮拇指习惯停止后，一种代偿性的吐舌习惯也可能持续下去，这可能给不良习惯的控制带来相当大的困难。
- 吐舌可以分为三种类型：简单的吐舌吞咽，复杂的吐舌吞咽，还有被保留的婴儿式吞咽。一些可能防止人们发展成熟的或成人式的吞咽方式并继续吐舌习惯的遗传因素包括大舌头和垂直向的颌骨问题，例如一个陡峭的下颌平面角或者下颌高角。
- 口呼吸是由鼻塞引起的一种不良的习惯。许多因素可以导致鼻塞，包括过敏、鼻阻塞、鼻甲偏离或腺样体肥大。
- 长期的口呼吸，尤其是在成长中的孩子，会对牙颌功能造成损害，例如后牙反𬌗，前牙开𬌗，安氏Ⅱ类错𬌗畸形等。
- 对所有有害的口腔习惯进行早期干预和适当的管理，可以预防或减少以后对颌骨的损害。适当的干预需要仔细的诊断和全面的治疗计划。
- 在用任何正畸治疗方法和机械治疗方法对口腔习惯进行治疗之前，医生应该先确保孩子和家人是否想要配合治疗，并且所有人都必须知道每种治疗方法的优点和缺点。

参考文献

[1] Bruun RA, Hertzberg JL, Tayer BH. Oral habits: Non-nutritive sucking and tongue thrusting. Am Assoc Orthod Orthod Dialogue 1991;4:2–3.

[2] Bryant P, Gale E, Rugh J. Oral Motor Behavior Workshop, 16–17 May 1979 [Report NIH 79-1845]. Bethesda, MD: National Institutes of Health, 1979.

[3] Peterson JE, Schneider PE. Oral habits: A behavioral approach. Pediatr Clin North Am 1991;38:1289–1307.

[4] Freud S. Three Contributions to the Theory of Sex, ed 3. New York: Nervous and Mental Disease Publishing, 1919.

[5] Haryett RD, Hansen FC, Davidson PO, Sandilands ML. Chronic thumb sucking: The psychologic effects and the relative effectiveness of various methods of treatment. Am J Orthod 1967;53:569–585.

[6] Levy SM, Slager SL, Warren JJ, Levy BT, Nowak AJ. Associations of pacifier use, digit sucking, and child care attendance with cessation of breast feeding. J Fam Pract 2002;51:465.

[7] Moimaz SA, Zina LG, Saliba NA, Saliba O. Association between breast-feeding practices and sucking habits: A cross-sectional study of children in their first year of life. J Indian Soc Pedod Prev Dent 2008;26:102–106.

[8] Sears R, Wise G. Relation of cup-feeding in infancy to thumb sucking and oral drive. Am J Orthopsychiatry 1950;20:123–138.

[9] Benjamin L. Nonnutritive sucking and dental malocclusion in the deciduous and permanent teeth of the rhesus monkey. Child Dev 1962;33:29–35.

[10] Hepper PG, Wells DL, Lynch C. Prenatal thumb sucking is related to postnatal handedness. Neuropsychologia 2005;43:313–315.

[11] Helle A, Haavikko K. Prevalence of earlier sucking habits revealed by anamnestic data and their consequences for occlusion at the age of eleven. Proc Finn Dent Soc 1974;70:191–196.

[12] Friman PC, McPherson KM, Warzak WJ, Evans J. Influence of thumb sucking on peer social acceptance in first-grade children. Pediatrics 1993;91:784–786.

[13] Kelly JE, Sanchez M, Van Kirk LE. An Assessment of the Occlusion of Teeth of Children 6–11 Years, United States. National Center for Health Statistics, US Department of Health, Education, and Welfare, Public Health Service, DHEW Publication No. HRA 74-1612. Rockville, MD: National Center for Health Statistics, 1973.

[14] Van Norman RA. Digit-sucking: A review of the literature, clinical observations and treatment. Int J Orofacial Myology 1997;23:14–34.

[15] Proffit WR. Lingual pressure patterns in the transition from tongue thrust to adult swallowing. Arch Oral Biol 1972;17:555–563.

[16] Romanou-Kouvelas K, Kouvelas N. Oral habits. Etiology and treatment. Hell Stomatol Chron 1988;32:285–291.

[17] Slade PD, Owens RG. A dual process model of perfectionism based on reinforcement theory. Behav Modif 1998;22:372–390.

[18] Haskell BS, Mink JR. An aid to stop thumb-sucking: The "Bluegrass" appliance. Pediatr Dent 1991;13:83–85.

[19] Larsson E. Artificial sucking habits: Etiology, prevalence and effect on occlusion. Int J Orofacial Myology 1994;20:10–21.

[20] Adair SM. Pacifier use in children: A review of recent literature. Pediatr Dent 2003;25:449–458.

[21] Castilho SD, Rocha MA. Pacifier habit: History and multidisciplinary view. J Pediatr (Rio J) 2009;85:480–489.

[22] Li DK, Willinger M, Petitti DB, Odouli R, Liu J, Hoffman HJ. Use of a dummy (pacifier) during sleep and risk of sudden infant death syndrome (SIDS): Population based case-control study. BMJ 2006;332(7532):18–22.

[23] Cinar DN. The advantages and disadvantages of pacifier use. Contemp Nurse 2004;17:109–112.

[24] Hitchcock S. Endorsing safe infant sleep: A call to action. Nurs Womens Health 2012;16:386–396.

[25] Sexton S, Natale R. Risks and benefits of pacifiers. Am Fam Physician 2009;79:681–685.

[26] de Holanda AL, dos Santos SA, Fernandes de Sena M, Ferreira MA. Relationship between breast- and bottle-feeding and non-nutritive sucking habits. Oral Health Prev Dent 2009;7:331–337.

[27] Bishara SE, Nowak AJ, Kohout FJ, Heckert DA, Hogan MM. Influence of feeding and non-nutritive sucking methods on the development of the dental arches: Longitudinal study of the first 18 months of life. Pediatr Dent 1987;9:13–21.

[28] Graber TM. The 'three Ms': Muscles, malformation, and malocclusion. Am J Orthod 1963;49:418–450.

[29] Moyers RE. The infantile swallow. Rep Congr Eur Orthod Soc 1964;40:180–187.

[30] Subtelny JD, Subtelny JD. Malocclusion, and speech, and deglutition. Am J Orthod 1962;48:685–697.

[31] Ovsenik M. Incorrect orofacial functions until 5 years of age and their association with posterior crossbite. Am J Orthod Dentofacial Orthop 2009;136:375–381.

[32] Peng CL, Jost-Brinkmann PG, Yoshida N, Miethke RR, Lin CT. Differential diagnosis between infantile and mature swallowing with ultrasonography. Eur J Orthod 2003;25:451–456.

[33] Graber TM, Rakosi T, Petrovic AG. Dentofacial Orthopedics with Functional Appliances, ed 2. St Louis: Mosby, 1997.

[34] Subtelny JD, Subtelny JD. Oral habits—Studies in form, function, and therapy. Angle Orthod 1973;43:349–383.

[35] Subtelny JD. Oral respiration: Facial maldevelopment

and corrective dentofacial orthopedics. Angle Orthod 1980;50:147–164.

[36] Linder-Aronson S. Adenoids: Their effect on mode of breathing and nasal airflow and their relationship to characteristics of the facial skeleton and dentition. A biometric, rhino-manometric and cephalometro-radiographic study on children with and without adenoids. Acta Otolaryngol Scand Suppl 1970;265:1–132.

[37] Subtelny JD. The significance of adenoid tissue in orthodontia. Angle Orthod 1954;24:59–69.

[38] Scammon RE. The first seriatim study of human growth. Am J Phys Anthropol 1927;10:329–336.

[39] Woodside DG, Linder-Aronson S, Lundstrom A, McWilliam J. Mandibular and maxillary growth after changed mode of breathing. Am J Orthod Dentofacial Orthop 1991;100:1–18.

[40] Góis EG, Ribeiro-Júnior HC, Vale MP, et al. Influence of nonnutritive sucking habits, breathing pattern and adenoid size on the development of malocclusion. Angle Orthod 2008;78:647–654.

[41] Gupta N, Gupta SD, Varshney S, Singh R, Bist SS, Barthwala J. Orthodontic treatment after adenoidectomy patients: Effect on jaw relations in saggital plane. Indian J Otolaryngol Head Neck Surg 2009;61:153–156.

[42] Harvold EP, Tomer BS, Vargervik K, Chierici G. Primate experiments on oral respiration. Am J Orthod 1981;79: 359–372.

[43] Kerr WJ, McWilliam JS, Linder-Aronson S. Mandibular form and position related to changed mode of breathing—A five-year longitudinal study. Angle Orthod 1989;59: 91–96.

[44] Tourne LP, Schweiger J. Immediate postural responses to total nasal obstruction. Am J Orthod Dentofacial Orthop 1996;110:606–611.

[45] Gugino CE, Dus I. Unlocking orthodontic malocclusions: An interplay between form and function. Semin Orthod 1998;4:246–255.

[46] Warren DW. Effect of airway obstruction upon facial growth. Otolaryngol Clin North Am 1990;23:699–712.

[47] Souki BQ, Pimenta GB, Souki MQ, Franco LP, Becker HM, Pinto JA. Prevalence of malocclusion among mouth breathing children: Do expectations meet reality? Int J Pediatr Otorhinolaryngol 2009;73:767–773.

[48] Trask GM, Shapiro GG, Shapiro PS. The effects of perennial allergic rhinitis and dental and skeletal development: A comparison of sibling pairs. Am J Orthod Dentofacial Orthop 1987;92:286–293.

[49] Linder-Aronson S, Bäckström A. A comparison between mouth and nose breathers with respect to occlusion and facial dimension. Odontol Revy 1960;11:343–376.

[50] Solow B, Ovesen J, Nielsen PW, Wildschiødtz G, Tallgren A. Head posture in obstructive sleep apnoea. Eur J Orthod 1993;15:107–114.

[51] Solow B, Skov S, Ovesen J, Norup PW, Wildschiødtz G. Airway dimensions and head posture in obstructive sleep apnoea. Eur J Orthod 1996;18:571–579.

[52] Solow B, Tallgren A. Head posture and craniofacial morphology. Am J Phys Anthropol 1976;44:417–435.

[53] Solow B, Tallgren A. Natural head position in standing subjects. Acta Odontol Scand 1971;29:591–607.

[54] Zettergren-Wijk L, Forsberg CM, Linder-Aronson S. Changes in dentofacial morphology after adeno-/tonsillectomy in young children with obstructive sleep apnoea—A 5-year follow-up study. Eur J Orthod 2006;28:319–326.

[55] Haas AJ. Palatal expansion: Just the beginning of dentofacial orthopedics. Am J Orthod 1970;57:219–255.

[56] Matsumoto MA, Itikawa CE, Valera FC, Faria G, Anselmo-Lima WT. Long-term effects of rapid maxillary expansion on nasal area and nasal airway. Am J Rhinol Allergy 2010;24:161–165.

[57] Weinberg B. A cephalometric study of normal and defective -s- articulation and variations in incisor dentition. J Speech Hear Res 1968;11:288–300.

[58] Khinda V, Grewal N. Relationship of tongue-thrust swallowing and anterior open bite with articulation disorders: A clinical study. J Indian Soc Pedod Prev Dent 1999;17:33–39.

[59] Doshi UH, Bhad-Patil WA. Speech defect and orthodontics: A contemporary review. Orthodontics (Chic) 2011;12:340–353.

[60] Johnson NC, Sandy JR. Tooth position and speech—Is there a relationship? Angle Orthod 1999;69:306–310.

[61] Vieira-Andrade RG, Martins-Júnior PA, Corrêa-Faria P, et al. Oral mucosal conditions in preschool children of low socioeconomic status: Prevalence and determinant factors [epub ahead of print 26 January 2013]. Eur J Pediatr.

[62] Serra-Negra JM, Paiva SM, Auad SM, Ramos-Jorge ML, Pordeus IA. Signs, symptoms, parafunctions and associated factors of parent-reported sleep bruxism in children: A case-control study. Braz Dent J 2012;23:746–752.

[63] Ghafournia M, Hajenourozali Tehrani M. Relationship between bruxism and malocclusion among preschool children in Isfahan. J Dent Res Dent Clin Dent Prospects 2012;6:138–142.

[64] Renner AC, da Silva AA, Rodriguez JD, et al. Are mental health problems and depression associated with bruxism in children? Dent Oral Epidemiol 2012;40:277–287.

[65] Ferreira-Bacci Ado V, Cardoso CL, Díaz-Serrano KV. Behavioral problems and emotional stress in children with bruxism. Braz Dent J 2012;23:246–251.

[66] Nilner M. Prevalence of functional disturbances and diseases of the stomatognathic system in 15- to 18-year-olds. Swed Dent J 1981;5:189–197.

[67] Reding GR, Rubright WC, Rechtschaffen A, Daniels RS. Sleep pattern of tooth-grinding: Its relationship to dreaming. Science 1964;145:725–726.

[68] Lindqvist B. Occlusal interferences in children with bruxism. Odontol Revy 1973;24:141–148.

[69] Funch DP, Gale EN. Factors associated with nocturnal bruxism and its treatment. J Behav Med 1980;3:385–387.

[70] Attanasio R. Nocturnal bruxism and its clinical management. Dent Clin North Am 1991;35:245–252.

[71] Antonio AG, Pierro VS, Maia LC. Bruxism in children: A warning sign for psychological problems. J Can Dent Assoc 2006;72:155–160.

[72] Grechi TH, Trawitzki LV, de Felício CM, Valera FC. Bruxism in children with nasal obstruction. Int J Pediatr Otorhinolaryngol 2008;72:391–396.

[73] Barbosa Tde S, Miyakoda LS, Pocztaruk Rde L, Rocha CP, Gavião MB. Temporomandibular disorders and bruxism in childhood and adolescence: Review of the literature. Int J Pediatr Otorhinolaryngol 2008;72:299–314.

[74] Pereira LJ, Costa RC, França JP, Pereira SM, Castelo PM. Risk indicators for signs and symptoms of temporomandibular dysfunction in children. J Clin Pediatr Dent 2009;34:81–86.

[75] Hachmann A, Martins EA, Araujo FB, Nunes R. Efficacy of the nocturnal bite plate in the control of bruxism for 3- to 5-year-old children. J Clin Pediatr Dent 1999;24:9–15.

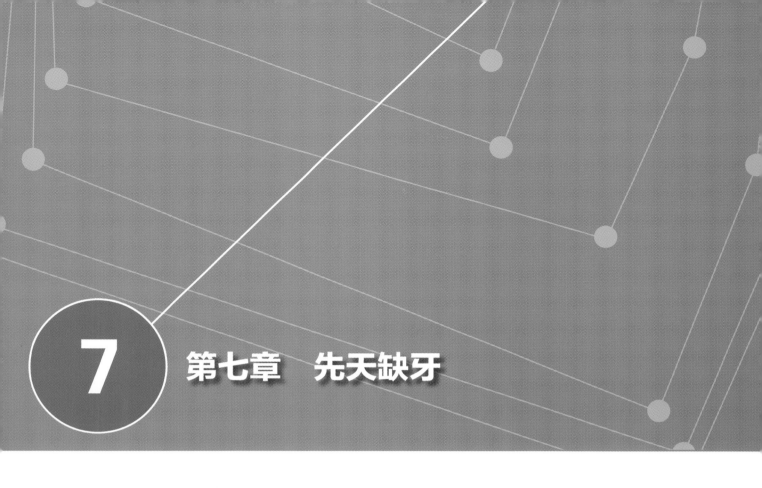

第七章 先天缺牙

先天缺牙是最常见的颅颌面发育畸形；它可以以单一症状发生（非综合征），也可以伴随其他发育异常发生（综合征）。一颗或多颗牙齿的缺失是发生在牙齿形成的起始阶段的一种先天性缺陷。由大量基因参与的牙发生过程意味着其中有很大的基因突变概率来影响这一过程。基因技术的最新进展已经开始确定牙齿发育过程下的遗传机制间相互作用的复杂过程。

先天缺牙对正常牙秞发育有巨大的破坏潜能，它能导致异常间隙、邻牙倾斜、异常的牙间关系和干扰牙尖交错。倾斜的牙齿可导致患牙的秞创伤、易患龋、牙周问题、骨质丧失和下颌移位。前牙缺失会干扰言语和咀嚼等生理功能，严重损害患者的美观。这些问题可以极大地影响病人的自尊和自信，导致心理问题。

Muller 等人报道在 20 世纪先天性缺牙的患病率增加。因此，对其遗传基础的预判和分析对于早期发现和干预，以获得可接受的牙齿排列和咬合关系至关重要。先天性缺牙的及时处理对口腔健康和存在这种异常秞的孩子是大大有利的。早期干预可以降低问题的复杂性，在某些情况下，还可以避免第二阶段治疗的需要。

术语

先天性缺牙

先天性缺牙是一个通用的术语，用于牙齿的先天性缺失。这种异常可以表现为单个牙齿的缺失、多个牙的缺失、甚至是外胚层发育不良综合征的全牙列缺失。

少牙畸形

少牙畸形或部分先天性缺牙是用来描述多数牙缺失的术语。一些研究人员用这一术语表示三个或三个以上牙胚的缺失，然而，其他人把这一术语定义为至少四个牙齿的缺失。少牙畸形可以伴随综合征出现抑或是脱离综合征或无任何普遍异常单独存在。

无牙征

无牙征（完全性先天性缺牙），或是全部牙齿的缺失，是一种非常罕见发生在一些伴有外胚层发育不全的患者中的异常。

患病率

许多关于先天性缺牙的研究已被发表，这些研究报道了先天性缺牙大范围的患病率（表7-1）。据报道，除了第三磨牙，其他牙齿缺失的发生率在1.6%至9.6%之间。几乎所有的报道都显示女孩的患病率高于男孩。最常见的缺失牙齿是上颌侧切牙和下颌第二前磨牙。

在这些研究中，多数是针对特定人群进行的，其结果存在差异（表7-1）。例如，Brekhus[2]等人在美国青少年中进行了先天性缺牙的调查，然后发现患病率在1.6%，然而Hunstadbraten[21]对挪威青少年进行的调查发现其患病率为10.1%。

在伊士曼口腔健康研究所一篇未发表的研究中，从活跃和非活跃图表池中，忽略性别和种族，随机选取800名年龄从6岁至17岁青少年的全景片（Bahreman AA，Jensen MO，Lothyan JD，未发表的数据，2007）。该研究将第三磨牙存在、患有综合征和唇腭裂的青少年排除在外。该调查的目的在于确定在大罗切斯特、纽约地区的三个种族（白种人、黑种人、西班牙裔）牙齿数目异常（缺失牙和多生牙）的患病率。

表7-1	各个国家先天性缺牙的患病率*			
调查者	年份	国家		患病率
Brekhus et al[2]	1944	USA		1.60%
Rothenberg and Werther[3]	1939	USA		2.30%
Byrd[4]	1943	USA		2.80%
Dolder[5]	1937	Switzerland		3.40%
Shah and Boyd[6]	1978	Canada		3.60%
Buenviaje and Rapp[7]	1984	USA		3.70%
Brown[8]	1957	USA		4.30%
Rose[9]	1966	England		4.30%
Gimmes[10]	1964	Norway		4.50%
Eidelman et al[11]	1973	Lsrael		4.60%
Glenn[12]	1964	USA		5.10%
Hermel et al[13]	1971	Lsrael		5.30%
Grahnén[14]	1956	Sweden		6.10%
Lynham[15]	1990	Australia		6.30%
Thompson and Popovich[16]	1974	Canada		7.40%
Maklin et al[17]	1979	USA		7.50%
Locht[18]	1980	Denmark		7.70%
Magnússon[19]	1977	lceland		7.90%
Haavikko[20]	1971	Finland		8.00%
Hunstadbraten[21]	1973	Norway		10.10%
Bahreman et al*	2007	USA		6.38%

* Bahreman AA，Jensen MO，Lothyan JD，未发表的数据，2007.

根据调查结果计算患病率。进行 Fisher 精确检验，以评估研究结果的统计学意义。对 800 张全景片进行评估，其中 51 名青少年存在先天性缺牙（6.38%）。女孩的患病率为 6.57%，男孩 6.15%（表 7-2）。在种族中的分布为：383 名黑种人里有22 个先天性缺牙（5.74%）；292 名白种人中有 23 个先天缺失牙（7.88%）；103 名西班牙裔中有 5 个先天缺失牙（4.85%）（表 7-3）。当考虑性别时，在种族中的分布如下：白种女性具有最高的先天性缺牙患病率，155 人中有 14 人患病（9.03%）；西班牙裔男性的患病率最低，47 人中 2 人患病（4.26%）（表 7-4）。

表 7-2	先天性缺牙在性别中的分布[*]			
性别	先天性缺牙		总人数	患病率[†]
	No	Yes		
男性	351	23	374	6.15%
女性	398	28	426	6.57%
合计	749	51	800	6.38%

[*] Bahreman AA，Jensen MO，Lothyan JD，未发表的数据，2007.
[†] Fisher 精确检验（$P=0.89$）表明没有统计学意义

表 7-3	先天性缺牙在种族中的分布[*]			
种族群	先天性缺牙		总人数	患病率[†]
	No	Yes		
黑种人	361	22	383	5.47%
白种人	269	23	292	7.88%
西班牙裔	98	5	103	4.85%
其他	21	1	22	4.54%
合计	749	51	800	6.38%

[*] Bahreman AA，Jensen MO，Lothyan JD，未发表的数据，2007.
[†] Fisher 精确检验（$P=0.64$）表明没有统计学意义

表 7-4	先天性缺牙在种族和性别中的分布[*]			
组别	先天性缺牙		总人数	百分比
	No	Yes		
黑种男性	167	12	179	6.70%
黑种女性	194	10	204	4.90%
西班牙男性	45	2	47	4.26%
西班牙女性	53	3	56	5.36%
白种男性	128	9	137	6.57%
白种女性	141	14	155	9.03%
其他男性	11	0	11	0.00%
其他女性	10	1	11	9.09%
合计	749	51	800	6.38%

[*] Bahreman AA，Jensen MO，Lothyan JD，未发表的数据，2007.

最常见的先天缺失牙是下颌恒前磨牙,其次是上颌第二前磨牙,再次是上颌侧切牙(表7-5)。

表7-5　　先天缺牙的位置分布*			
下颌		上颌	
位置	患者数	位置	患者数
中切牙	2	中切牙	0
侧切牙	7	侧切牙	12
尖牙	0	尖牙	4
第一前磨牙	3	第一前磨牙	2
第二前磨牙	32	第二前磨牙	13
第一磨牙	2	第一磨牙	0

*Bahreman AA, Jensen MO, Lothyan JD,未发表的数据,2007

51张全景片中显示有77颗缺失牙。其中,有36张全景片仅显示一个牙齿的缺失,1张全景片显示了7个牙齿的缺失。全景片中缺失牙数目的分布见表7-6。

表7-6　　全景片中缺失牙的分布*	
缺失牙数	全景片数
1	36
2	12
3	0
4	1
5	0
6	1
7	1

*Bahreman AA, Jensen MO, Lothyan JD,未发表的数据,2007

Bahreman 和 Shokoofan[22]的研究调查了610个年龄从9至14岁伊朗青少年的全景片。研究人员发现,排除第三磨牙,男生先天性缺牙的发病率为4.0%和女生的为6.5%。最常见的缺失牙是下颌第二前磨牙。

根据Muller等人[1]的研究,20世纪白种人先天性缺牙的发病率有增加。

Grahnén 和 Granath[23]认为,乳牙列较少出现先天性缺牙,但是乳牙的先天缺失与恒牙的缺失具有较高的相关性。

病因

关于先天性缺牙提出的不同病因:

- 遗传因素。
- 环境因素。
  - 过敏。
  - 面部外伤。
  - 妊娠期母体用药。
  - 内分泌紊乱。
  - 怀孕期间母体的健康。
  - 妊娠期母体患风疹。
  - 牙齿的进化。
  - 牙齿形成初期的局部炎症和感染。
  - 系统性因素(佝偻病、梅毒)。
  - 发育不良综合征(外胚层发育不良)和异常外胚层结构(将在后面章节讨论)。
  - 化疗和辐射。

遗传因素

牙齿发育是一个由生长因子和其他形态发生有关因子参与的,复杂的一系列上皮-间充质相互作用的过程。大量的基因参与了这一过程,对于破坏牙齿发育过程的基因突变,概率是非常高的。

非综合征型恒牙缺失是最常见的牙齿发育异常。据报道除了第三磨牙,其他缺失牙的患病率在1.6%至9.6%之间;第三磨牙缺失的患病率超过20%。乳牙列期先天性缺牙的患病率小于1%。先天性缺牙常发生于切牙区与继承恒牙的缺失有关[14]。下颌第二前磨牙和上颌侧切牙是恒牙列中频率最高的缺失牙。

遗传性非综合征型牙齿缺失是一种异质性条件,多数人认为不同的表型是由不同的基因突变引起的。在一个家族的研究中,Burzynski 和 Escobar[24]确定了侧切牙和前磨牙的先天性缺失是通过表示不完全显性的常染色体显性基因的遗传。这种先天性缺牙的形式,影响一颗或数颗牙齿(上颌侧切牙和下颌第二前磨牙最常见)。

Arte 等人[25],通过一个对三代人有214个芬兰家族成员中11个先证者的研究,评估了切牙-前磨牙先天性缺失的遗传连锁特点。他们证实了切牙-前磨牙先天性缺失特点的存在。他们认为在其他亲属中常染色体显性遗传外显率的降低是遗传条件。他们认为先天性缺牙和/或钉状形牙齿的患病率在第一级和第二级亲属中超过40%,先证者的第一代堂兄妹中有18%。

他们还发现,缺失基因9个载体中的4个会出现一些牙齿的异常,包括小的上颌侧切牙、异位尖牙、长冠牙和旋转的前磨牙。在缺失牙亲属中发现这些异常的频率比正常还要高[25]。

先进的分子生物学和遗传学技术,及人类基因组计划的完成,使得所有 24 个人类染色体的 DNA 序列都可用。现在,人类基因的定位和最终确定他们的功能是可能的。

Homeoboxes 或 Hox 基因,存在在许多生物体的基因组中,从果蝇到人类。这种 DNA 序列是在胚胎发育阶段(形态发育)参与调控的基因中发现的。Hox 基因中一个很小的突变就能对器官产生严重的影响。

一个家族的同源基因,称为 MSX 基因,似乎对发育起着至关重要的作用。目前,牙齿的发育在缺乏功能性 Msx1 基因的转基因小鼠中表现为抑制。[25]最初的发现表明,同源域蛋白 MSX1 和配对域转录因子 PAX9 在小鼠中是牙齿形态发生的成因基因[25]。

Lidral 和 Reising[26]对 MSX1 基因突变是先天性牙齿缺失的常见病因这一假设进行了实验。他们用单链构象分析法在 92 个代表 82 个核心家庭的受影响个体中筛选突变基因。一个大家族里患有常染色体显性遗传牙齿缺失的两兄弟(姐妹)表现出 Met61Lys 的替换。在大家族中发现了牙齿缺失与突变的完全一致性。这两兄弟(姐妹)有与其他报道描述类似的严重牙齿缺失,表明 MSX1 的突变是遗传性牙齿缺失这一特定表现的成因。在常见的切牙和前磨牙缺失病例中没有发现突变,支持了不同病因学说[26]。

在目前关于分子机制是选择性牙齿缺失成因的文献中,Mostowska 等人[27]认为 MSX1 和 PAX9 是与非综合征型牙齿缺失相关的唯一基因,它们编码转录因子,在牙齿发育中起着关键的作用。

Seifi 等人[28]对 40 名伊朗儿童进行了一项研究;受试者包括 20 名未被影响儿童和 20 名至少有一颗牙齿缺失的受影响儿童。从 40 名儿童中提取了 DNA,并对 MSX1 进行了聚合酶链反应的检测。结果证实在所有 20 名受影响儿童中存在基因突变,但在 20 名未受影响儿童中不存在,表明 MSX1 基因的突变导致了伊朗人的牙齿缺失。

不同的遗传研究结果对这种异常的表型变异很感兴趣。这些研究例如 Nieminen 等人[29]和 Vastardis[30]之前已经表明牙齿缺失的不同表型是由不同的基因突变导致的。

遗传学研究开始阐明特定基因与牙列异常及在身体其他部位的表达的关系。Lammi 等人[31]研究了一个芬兰家族,家族里有严重的恒牙缺失(缺牙畸形)和排除了显性遗传的结直肠癌。结果表明,Wnt 信号通路调节胚胎的形态形成和大多数器官的形态发生。(Wnt 信号通路是信号蛋白的网络,畸变可能导致癌症。)家族里有 11 名成员缺失至少 8 颗恒牙;有两个成员仅仅只长了两颗恒牙。大肠癌和各种类型的癌前病变在其中 8 名患者中被发现都伴随有缺牙。

为了确定突变的原因,Lammi 等人[31]运用位置克隆同时发现 AXIN2 基因的突变能够导致数颗恒牙的缺失且可能是家族性结肠癌的诱发因素。然而,性状的多变表达表明上位基因和环境因素间存在着一种多基因遗传模式。

环境因素

相较于普通人群,先天性缺牙在亲属之间有更高的发生率。然而,同卵双生双胞胎中的差异性表明牙形成也受到环境的影响。

为了确定先天性缺牙在家庭成员中存在、严重程度和位置上的差异,Parkin 等人[32]从临床和放射检查中研究了 41 名患者的 117 名一级亲属。该研究得出结论,先天性缺牙的发生并不仅仅是由遗传因素所决定的。外在环境因素也同样重要。这种情况产生的可能性必须考虑多因素的病因。

环境因素可以在牙发育不全或影响牙齿发育中扮演各种角色。这些因素可以独立或作为执行方影响牙囊的位置和形态发育。为了评估环境因素对牙齿发育的影响。许多研究者对不同的环境因素进行了评估。

过敏反应

Yamaguchi 等人[33]将过敏反应作为先天性缺牙的预处理因子调查了 3 683 例患者档案,研究发现 215 位患者有先天性缺牙(患病率 5.8%)。同时,系统性并发症包括过敏、哮喘、异变、腺样体肥大也与先天性缺牙的发生有关。然而,只有过敏反应显示出与先天性缺牙的严重关系($P < 0.01$)。

颌面创伤

Grahnén 和 Granath[23]表明牙颌区域的创伤,如骨折、颌骨的外科手术和乳牙的拔除,都是引起先天性缺牙的主要因素。

药物

据报道,母亲在妊娠期间服用沙利度胺是导致儿童先天性缺牙的原因[34,35]。

内分泌紊乱

Cohen[36]同样发现内分泌紊乱是引起先天性缺牙的一种环境因素。

妊娠期母体健康

在他们之前提到的关于家族性先天性缺牙严重性和分布的研究中,Parkin 等人[32]试图确定妊娠期母体健康或患者出生体重是否对其有影响。他们报道说,妊娠期母体健康对家庭内先天性缺牙没有任何影响。

母体风疹

在妊娠的头三个月,一位感染了德国麻疹的孕妇,胎儿可能会出现发育异常。母体风疹或先天性风疹通过胎盘传给婴儿。这可能会导致流产、死胎或出生畸形,如耳聋、脑损伤、心脏缺陷和白内障。

虽然风疹现在是一种罕见的疾病,但它对牙发生的影响已被调查。在一项针对 1~3 岁儿童的前瞻性研究中,Lundstrom 等人[37]发现,妊娠前 4 个月患有风疹的妇女生下的 550 名儿童比 5 个月以后患风疹妇女生下的 429 儿童平均少 0.6 颗牙齿,包括 639 个对照对象。

牙的进化

最近的研究发现,在人类和灵长类中,先天性缺牙患病率的增加对进化效应的假设有一定的影响。在灵长类的进化中,下颌骨的长度,下颌尖牙的大小、第一磨牙牙尖数量都有减小的趋势,同时第三磨牙消失比例增加。Anderson 等人[38]选取了 118 名男性和 102 名女性,并在其中将这些口腔结构与颅骨的大小、身高、体重以及手指长度进行了比较。他们发现,体重、尖牙宽度、下颌的长度和凸度之间存在显著关系。而男性较女性更为显著。他们得出结论,牙齿外形随进化减小可能是由基因决定身形减小所造成的。

在两性中,第三磨牙的缺失和上颌骨的长度具有相关性。女性中,尖牙的宽度与第一磨牙牙尖数量、第三磨牙的发育、手指长度相关。女性更常发生牙齿结构的减少。

系统性疾病

先天性梅毒[39]、家族性低射性佝偻病[40]和其他传染疾病[41]的临床报告已经证明了它们对牙齿的影响:牙齿大小减小、釉质稀薄、牙体形态异常(如哈钦森切牙、半月形磨牙和先天性缺牙)。

乳牙的炎症和感染

另一个被报道的局部因素是在牙形成初期,由于长期忽视乳牙局部炎症与感染,这可能会在牙形成阶段时阻碍牙齿的形成[42]。

化疗和辐射

一些研究者研究发现化疗和辐射对生长期儿童的牙列具有不可逆的影响,在牙齿形成时的儿童若接受高剂量的辐射和化疗将有牙齿异常的风险。Kaste 等人[43]回顾了 423 名急性淋巴细胞白血病幸存者的临床和影像学记录。研究者发现,24.4%的患者牙根萎缩,18.9%的患者有过小牙,8.5%有先天性缺牙,牛牙症的占 5.9%(牛牙症的特点是相对于牙根而言巨大的牙冠和延伸到牙根部的细长髓室),4%的乳牙滞留。

他们还发现,年龄小于 8 岁的患者或接受过头颅辐射(额外的化疗患者)较年龄大于 8 岁并未接受辐射更易出现牙齿发育异常[43]。

其他来自不同研究人员的报道显示,在儿童时期由于恶性疾病长期接受过不同类型放化疗的幸存者,造成的牙齿缺陷是不同的。这些缺陷包括对牙釉质形成的干扰和对牙根发育的抑制[44-46]。

多系统的放化疗将对所有发育中的牙齿造成不可逆的损伤。尤其是在年轻患者中,辐射比化疗造成更严重的影响[44-46]。

先天性缺牙与其他综合征

先天性缺牙与其他的发育异常有一定的关系。Cobourne[47]指出,包括先天性缺牙在内的超过 60 种不同症状,这些都是它们表现异常的一部分。与先天性缺牙最常见的相关症状是外胚层发育不良、唇腭裂、Down 综合征、半侧颜面发育不全。

外胚层发育不良

外胚层发育不良是一种先天性缺牙的综合征类型。在这种类型下,一些牙列部分常常缺失(先天缺牙）。乳牙的先天缺少相对少见。一部分乳牙缺失的患者常常会伴有外胚层缺陷，例如外胚层发育不良。外胚层发育不良并不是一种单一的紊乱，而是包括皮肤、毛发、指甲、牙齿、汗腺在内的一系列发育异常。

许多基因缺陷可引起外胚层发育不良，并会引起不同的症状。尽管有些综合征由不同的遗传因素所引起，但症状有时非常相似。最常见的外胚层发育异常通常会影响男性，而其他形式的疾病对男女的影响是一样的。这些通常是 X 染色体或常染色体显性遗传引起的。

症状包括干性皮肤、毛发稀疏、额部隆起和先天性多数牙缺失。由于牙槽骨高度降低，导致以垂直向为主的上下颌骨三维方向上的发育不足。先天性缺牙的范围从少牙到完全无牙，乳牙列和恒牙列都会受到影响[48-50]。

对于乳牙列期部分或完全缺失牙的儿童，早期可以用局部义齿进行重建，每隔一段时间进行调整重建，以便恒牙的萌出。这在增加了咀嚼效率的同时也减少了儿童感觉与他人不同的心理疾病。

多种类型的裂隙

在唇腭裂的患者中，牙板的破坏以及口腔间充质的异常诱导或增殖可能会影响牙齿的形成，造成先天性缺牙、多生牙或二者同时出现。在对唇腭裂儿童牙齿形成的回顾中，Ranta[51]的报道中提到，上颌侧切牙是乳牙恒牙列中最容易受损失的一种牙。即使是在隐形唇裂中，这颗牙齿在大多数情况下都会受到影响。

先天性缺牙的严重程度会随着裂隙严重程度的增加而增加。在伴或不伴有明显家族史的单纯腭裂中，先天性缺牙也同样普遍。

Shapira 等人[52]研究了 278 个唇裂、腭裂或两者均有患者的影像学资料，并报道了完全性唇（腭）裂样本先天性缺牙（不含第三磨牙）的发生率为 77%其中裂隙侧的上颌侧切牙最常缺失（259 颗）。排第二的是上（47 颗）下颌（23 颗）第二前磨牙，男孩女孩中都有出现。

Down 综合征

先天性缺牙是 Down 综合征患者常见的缺陷。Mestrovic 等人[53]研究了 112 名 Down 综合征患者，年龄在 12～16 岁之间。在临床检查和全景分析之后，研究者发现先天性缺牙的患者占其中的 38.6%。上颌中切牙和下颌第二前磨牙是最常缺失的牙齿。

Suri 等人[54]研究了 25 例 Down 综合征（12 名男性和 13 名女性）的特殊颅面特征，并在 92%的样本中发现一颗或多颗恒牙的先天性缺失。

Kumasaka 等人[55]研究了 98 例恒牙缺失的 Down 综合征患者，年龄在 6～28 岁之间。先天性缺牙的患病率为 63%，53%的患者缺失 1～2 颗牙齿。最常缺失的牙齿为下颌侧切牙（23.3%）、上颌第二前磨牙（18.2%）、上颌侧切牙（16.5%）、下颌第二前磨牙（15.3%）。

半侧颜面发育不全

半侧颜面发育不全会影响面下部的发育，是继唇腭裂之后第二大最常见的颜面部先天性发育异常。它也被称为第一和第二腕足弓综合征，或是下颌-下耳-耳室综合征、侧面发育不良和下颌关节病。最常见的是耳朵、嘴、下颌骨和面部组织的发育缺陷。这种异常可以发生在头骨和面部之间，有时面部的两侧也会受到影响。

病因尚不清楚。大多数人都认为，这是在怀孕的前 6～8 周期间，血液供给的紊乱导致了第一和第二个鳃弓的紊乱。半侧颜面发育不全是最常见的一种独立的面部不对称形式，大约每 5 000 个新生儿中就有一个受到影响。这种异常包括颞下颌关节、下颌升支、咀嚼肌、耳朵的发育障碍。

根据 Silverman 和 Ackerman[56]，半侧颜面发育不全患者发生先天性缺牙是正常人的 5 倍。

Maruko 等人[57]根据波士顿儿童医院颅面中心的记录发现 125 个患者中有 26.9%的患者有先天性缺牙。他们还指出，正常的牙齿发育需要神经嵴外胚层和间叶细胞的存在和相互作用。而牙发育过程中的干扰会产生异常或不完全的牙齿发育。

先天性缺牙与牙齿异常

文献中广泛报道了不同牙齿发育异常与综合征和非综合征型先天性缺牙的相关性。这些异常中最常见的是过小牙，还有永久性恒齿移位，永久性恒尖牙异位、乳磨牙滞留、牛牙症。这些与先天性缺牙相关的牙齿异常的患病率可以在早期发现中起到一定的作用。他们的出现是在检查期间必须考虑的一个征兆。

过小牙

先天性缺牙与过小牙之间的联系是很确定的，例如，在单边缺失的上颌侧切牙的对侧常会看到锥状的上颌侧切牙。

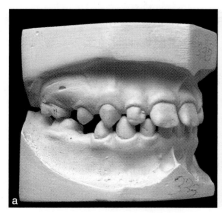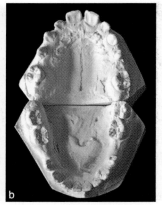

图 7-1　a 和 b. 先天性缺牙与过小牙（四颗前磨牙缺失）

Lai 和 Seow[58]通过 1 032 名患者的记录，评估了其他牙齿异常与先天性缺牙之间的相关性，并报道了牙釉质发育不全（11.9%）和圆锥状侧切牙与其的相关性。

McKeown 等人[59]测量先天性缺牙患者牙齿的尺寸，并将测量结果与未受影响的亲属和对照组进行比较。他报道称严重的先天性缺牙（大于 6 颗牙齿缺失）患者恒牙的尺寸严重偏小。在某些情况下，当多颗牙齿缺失时，可以看到过小牙或其他偏小的恒牙（图 7-1）。

恒牙异位

恒牙异位是一种异常萌出，可能是一种单一的异常或与先天性缺牙相关（见第十章）。若伴有异位，先天性缺牙的病例似乎要严重得多。

在 43 个伴有上颌尖牙-第一磨牙异位的样本中，Peck 等人[60]在寻找其他异常现象证据时发现，牙齿缺失（不包括第三磨牙）和/或上颌侧切牙锥形牙伴有尖牙-第一前磨牙易位在受试者中有 49%（21），是正常发生率的 4~10 倍。

恒尖牙异位萌出

先天性缺牙的患病率不仅在有移位的病人中增加，而且在移位的尖牙中也增加。Peck 等人[61]评估了两组非综合征的样本组。其中一组包括一个或两个上颌尖牙-第一前磨牙移位，第二组则包括腭侧移位的上颌尖牙。他们在两个样本中发现了显著的先天性缺牙。

乳磨牙根骨粘连

混合牙列期常常会发现前磨牙缺失与乳磨牙根骨粘连相结合。有时如果融合发生在早期，则有可能是渐进性的低咬合，不可预知其脱落。这能导致其他结果，例如：邻牙倾斜和牙弓间隙丧失、牙槽骨垂直高度降低、侧方开𬌗和对侧牙萌出过度（图 7-2）。在这种情况下，建议及早发现和拔除滞留牙齿，进行预防性和恢复治疗。

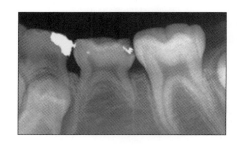

图 7-2　第二乳磨牙滞留，第二前磨牙缺失

Via[62]提出了一种遗传易感性，并报告说滞留乳磨牙的发生率有一定的家族性倾向，在美国的儿童中，与对照组相比，兄妹之间的患病率是 46%。

Zengin 等人[63]、Bianchi 和 Roccuzzo[64]报道称后继恒牙缺失的乳磨牙滞留的发生率是非常罕见（1∶10 000）。

图 7-2 和图 7-3 是一名 14 岁小女孩，她的第二前磨牙全部缺失，4 个第二乳磨牙全部存在。

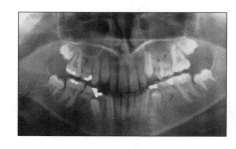

图 7-3　所有的第二前磨牙缺失，第二乳磨牙滞留

牛牙症

牛牙症 Taurodontism 一词来源于希腊语"牛"，"tauros"意为"牛"、dontia 意为"牙"。这种异常现象主要发生在磨牙，牙外形和髓腔垂直向增大。髓室底与根分叉区较正常时位置更靠根方。

据报道，在先天性缺牙患者中，牛牙症的现象普遍存在。Lai 和 Seow[58]在先天性缺牙的样本中发现牛牙症在下颌第一恒磨牙中的发生率为 34.3%，而对照组仅有 7.1%。

先天性缺牙与多生牙

在同一个人中同时出现先天性缺牙和多生牙是一种罕见的异常现象。但偶尔也可以在患有综合征或非综合征的患者身上发现。这种反常现象也被称为伴随性先天性缺牙和多生牙。

这种同时发生多生牙行为的发病机理是不清楚的，但是引起这种干扰的原因包括发育过程中神经嵴细胞的迁移、增殖和分化，上皮细胞和间叶细胞之间的相互作用[65,66]。

文献中很少有这种情况的病例报告，但多数报告的病例发生在上牙弓。

Sharma[67]和 Matsumoto 等人[68]各自报道了一例关于上颌侧切牙缺失，中线处出现多生牙的病例。Ranta[57]报道了一名 12 岁的女孩，有一种罕见的非综合征，即双牙弓出现许多多生牙和左侧上尖牙的缺失。

Varela 等人[69]研究了大量非综合征正畸患者先天性缺牙和多生牙的发生率。他回顾性分析了 2 108 例 7~16 岁的非综合征正畸患者的记录后发现，137 位患者有单一或多数牙缺失，其中有 62 位男性 75 位女性。在 42 位患者（2%）中发现了一颗或多颗多生牙，其中 22 名男性和 20 名女性。同时，只有 7 名受试者（0.33%），4 名男性和 3 名女性被诊断患有伴随性先天性缺牙和多生牙。

在前面提到的伊斯曼研究所对 800 名患者进行的研究中，只有 3 例（0.375%）出现伴随性先天性缺牙和多生牙（Bahreman AA，Jensen MO，Lothyan JD，未发表的数据，2007）。

缺牙症对咬合关系，软组织及牙槽骨的影响

根据缺失牙数目的多少及缺失牙面积的大小，

缺牙症会导致以下后果：
- 牙列间隙。
- 中线偏斜。
- 邻牙倾斜。
- 牙齿移位。
- 对颌牙伸长。
- 埋伏阻生齿。
- 牙齿早接触，咬合创伤及反𬌗。
- 下颌骨发生旋转。
- 异常的生长发育。
- 软组织不协调。

先天性的牙齿缺失会导致一系列问题，使得青少年身体和心理受到严重的影响。即使是单个牙齿的缺失也存在很大的问题，例如：一颗上颌侧切牙的缺失会产生不想要的缺牙间隙以致影响前牙的美观，同时也会导致中线偏移，牙齿萌出异常甚至牙齿阻生；一颗前磨牙的缺失会引起邻牙的倾斜，咬合的干扰，以至于发生对颌牙伸长及后牙段咬合错乱。

多个牙缺失对儿童会导致更严重的问题，包括身体发育迟缓、心理障碍、咬合创伤、早接触、下颌发生旋转、颞下颌关节紊乱、颌骨发育异常、咀嚼，吞咽和发音上的困难。

研究表明伴有牙槽骨破坏的多个牙缺失的患者是非常少有的，会导致各种各样的问题。Ogaard 和 Krogstad[70]将平均年龄在 12 岁左右的小孩分为牙齿缺失轻度、中度、重度三组与无牙齿缺失且咬合关系良好的小孩进行对比，观察颅面部结构和软组织侧面的变化。研究者发现当超过 5 颗牙齿的缺失时实验没有一致性，同时表明严重的牙齿缺失与轻度牙齿缺失相比存在着不同遗传因素的影响。牙齿缺失严重程度的增加会导致切牙内倾以及上下前牙交角角度和唇突度的增加。

缺失牙数目的增加也会导致下颌平面角角度减小，前面下高度的降低。实验研究并没有发现骨骼参数的差异，因此得出结论：伴有严重缺失牙的牙颌面异常的患者可能是由于牙性和功能性的代偿引起，而不是因为生长发育的差异。

Ben-Bassat 和 Brin[71]也对多数牙先天缺失的患者的牙槽骨进行了评价，作者比较了 115 个至少有 3 颗先天性缺失牙（包括第三磨牙）的以色列人的头颅侧位片，前牙段和后牙段缺失的不同差异也进行了评估。结果表明：在缺失牙患者中，其上下颌关系正常但上下颌颌骨的基骨会更后缩，侧貌比正常的要更加平直。同时，在牙齿方面以直立的切牙为特征

表现,在垂直方向表现为下颌平面角的减小[71]。

先天性缺牙的早期发现与临床症状

早期发现缺失牙的患者在制定长期治疗计划的过程中是有利的,儿童口腔科医生和一般的口腔执业医生在早期发现缺失牙中扮演着重要的角色。当牙列处于发育时期,对于牙齿发育过程中存在的问题的早期检查,例如异常的牙齿数目等,口腔曲面体层片的拍摄至关重要。

在混合牙列及建立咬合关系检查时,下列的临床表现在缺失牙早期的诊断中有一定的帮助,通过拍摄 X 线片能够确诊。

- 乳牙滞留。
- 乳牙萌出不全及根骨粘连。
- 牙列间隙及邻牙倾斜。
- 中线偏斜。
- 过小牙。
- 非对称性牙齿替换。
- 遗传因素。

缺失牙的管理

恒牙列完全萌出之前缺失牙的发现并不困难,但萌出之后缺失牙的管理变得复杂。缺失牙的早期诊断与适当的干预能够减轻牙齿异常发育的严重程度和防止咬合关系的错乱。缺失牙最好的管理方法是在合适的时机进行合适的诊断与干预,为了牙齿的正常萌出。

可是,缺牙症患者的发现都为时过晚,大多数少牙患者都是其在因为牙齿错殆畸形寻求正畸矫正的过程中被发现。作为一个长期从事正畸的临床医生,作者治疗了很多在恒牙列期的缺失牙的患者,但是需要进行早期干预与诱导的混合牙列期的患者就很少。因此,儿童口腔科医生和一般口腔执业医生在患者牙齿异常发育的检查过程中应该更加的注意(图 7-4)。

牙列早期阶段的检查与干预能够使治疗方案更优化,提供最佳的临床治疗。另外,通过干预治疗与诱导,可以达到更好的咬合功能与美观。

由于缺失牙数目和部位的不同,全面的管理需要通过多学科治疗的方法。各学科间的治疗,尤其是当几颗牙齿缺失时,各个学科的专家通过提供相关学科的意见来达到一个最优的治疗结果,牙科团队在帮助青少年的生长发育有着重要作用。

目标

以下为先天性缺失牙患者综合治疗的主要目标:

- 通过对现有牙齿矫正的方式来获得最佳的平衡位置和咬合关系。
- 维持正常的咬合关系,保持美观性,改善侧貌。
- 维持正常的咬合功能(咀嚼、吞咽、发音)。
- 保持青少年患者良好的身心健康。

治疗计划

对于缺失牙患者选择合适的方法和制定最佳的治疗计划,尤其当多颗牙缺失时,更需要认真地分析及多因素的评估:

- 未来的修复设计(团队协商)。
- 病人的主诉及首选治疗。
- 缺失牙的数目与部位。
- 病人的年龄及牙龄。
- 错殆畸形的类别。
- 特定的修复空间。
- 对颌牙牙弓的条件。
- 牙齿大小是否协调(Bolton 指数)。
- 口腔和牙槽骨的健康状况。

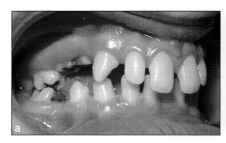 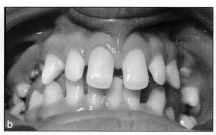 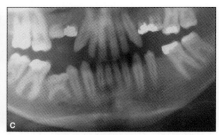

图 7-4　a~c. 一名 16 岁的男孩由于先天性缺牙(10 颗牙齿缺失)和疏忽造成了严重的咬合紊乱。其余的乳牙滞留,这种情况在美观、功能和心理上都是有害的

- 牙齿结构、形状、颜色及邻牙的条件。
- 患者侧貌。
- 切牙的位置。
- 乳牙的存留情况。

治疗方法

对于缺失牙,一般有四种基础的治疗方法:

1. 移动相邻牙齿关闭缺失牙的间隙,例如用尖牙代替侧切牙。

2. 开展缺失牙间隙用于义齿的修复。

3. 保留原有的乳牙(在特殊情况下)。

4. 自体牙移植。

为了制定合适的治疗方案,临床医生必须根据不同的病人考虑不同的因素:(1)错殆畸形的类别;(2)前牙的咬合关系;(3)患者侧貌;(4)特定的修复空间;(5)邻牙的条件;(6)患者的意愿。

根据牙齿缺失的数目及部位,咬合关系的类别,患者年龄,患者意愿以及患者口腔卫生健康状况,对于每个患者有不同的最佳治疗方案,理想的治疗方案是保持现有牙列的完整性,满足患者美观与咬合功能的需求。

侧切牙缺失

当上颌尤其是单侧一颗侧切牙缺失,未能及时的早期干预会导致严重的咬合问题,包括中线偏斜、牙列间隙、中切牙腭侧移位、反殆、尖牙萌出空间不足甚至阻生。早期正畸干预、空间分布及牙列变化取决于缺失牙的类型。

当需要做出最为优化的治疗方案选择时,临床医生往往需要考虑到错殆畸形的类型、缺失牙相对于邻牙的大小、具体需要的间隙、尖牙的大小和外形以及多学科治疗。

空间再分配和牙齿排列完成后,可利用间隙用不同的方式修复取决于患者的年龄和咬合关系类别。修复体可以是单颗种植体,单端固定桥,完全覆盖固定义齿和马里兰桥或树脂粘接修复固定义齿。在义齿修复早期,暂时冠可以保留修复空间用于后期固定义齿或种植体修复。

通过正畸手段竖直倾斜的牙齿为义齿及种植体提供修复邻关系非常重要的。

种植体通常需要在骨骼发育完成后才进行种植。当患者外胚层发育不良,存在大范围的牙齿缺失间隙同时牙槽骨生长发育潜力不大时,种植体可以在早期的时候植入。

因此,缺失切牙的早期监控取决于病人咬合类别和牙齿年龄,通常有两个或者三个阶段的治疗。在过渡阶段,可利用间隙必须通过临时冠或固定装置保留,同时此装置在青少年牙齿美观和功能方面发挥重要作用。

上颌侧切牙的缺失在先天牙缺失类型中最为常见,它可以单侧缺失也可以双侧缺失,锥形的上颌侧切牙偶尔也伴有对侧切牙的缺失。如前所述,Lai 和 Seow[58] 对 1 032 名有缺失牙牙齿畸形的患者进行记录,发现这些患者中有 8.9% 患者存在锥形侧切牙。锥形侧切牙的存在伴有或不伴有牙齿缺失由于其牙齿大小的不调,不仅外观欠佳而且影响咬合关系。重塑锥形侧切牙,复合树脂修补或贴面可以很好地解决这个问题。

尖牙替代关闭缺牙间隙

侧切牙的缺失通常会使治疗方法设计有难度,最佳的美观、功能和稳定性的获得与精确的初始治疗计划有重要联系。

通过移动尖牙到达缺失侧切牙的位置来代替侧切牙是一种正畸治疗关闭缺失牙间隙的手段。

适应证

尖牙替代关闭缺牙间隙可能是一个很好的治疗方法用来替代缺失的侧切牙,它可以得到持久、自然、健康的牙齿。但是,如果适应证选择不正确,最后达到的效果将不会很理想。当上颌侧切牙缺失通过尖牙替代关闭缺失牙间隙的适应证如下:

- 安氏 I 类错殆畸形伴下颌牙列拥挤需要下颌拔牙的病人。
- 下牙列正常,安氏 II 类 1 分类伴有严重深覆盖的患者。
- 尖牙形状、大小、颜色正常。
- 正常或者 II 度深覆殆以内。
- 上颌侧切牙缺失伴随下颌切牙的缺失。

评估

为了建立正常的覆殆覆盖关系,临床医生必须首先评价患者的侧貌,唇线,上下前牙牙冠大小比例,以及尖牙的形状、颜色、大小。

患者侧貌。尖牙替代要求有一个平衡且相对直立的侧貌;但是如果患者微凸(尤其是上前牙唇倾导致的微凸)、覆盖加大和下牙列正常也适合于尖牙替代缺失侧切牙间隙。

凸面型、下颌骨后缩、颏部后缩的患者不适合采用尖牙替代来关闭缺失牙间隙。这类病人可以早期结合矫形治疗促进下颌骨的生长来达到一个比较好的结果。

唇线。由于垂直牙槽骨高度过大或上唇过短，出现露龈笑的患者也不适合用尖牙替代法。

如果尖牙的龈缘比中切牙的龈缘相对要高，在尖牙移动过程中，尖牙的龈缘要适当的靠近中切牙龈缘的切端。Kokich 和 Kinzer[72]建议通过牙龈成形术来改善龈边缘不齐的情况如果病人很在意龈缘不齐。

托槽在尖牙牙冠上的位置根据尖牙牙龈缘的高度而不是与切缘的距离来定。

尖牙的形状和颜色。在尖牙代替之前，尖牙的大小、形态、颜色也是一个需要考虑的重要因素。尖牙有着宽而突出的唇面，通常比侧切牙更大，但是通过复合树脂或瓷贴面来对尖牙牙冠的外形进行一定的改变可以获得正常的咬合关系和可接受的美观和功能状态。Zachrisson[73]发现尖牙牙冠外形的修整和重塑会使牙本质暴露。由于要恢复成侧切牙的外形，可能需要用复合树脂对尖牙近远中边缘嵴进行修整来重建一个侧切牙的外形。为了恢复良好的咬合关系，一些尖牙舌侧隆突的高度也需要进行一定的修整(图 7-5)。

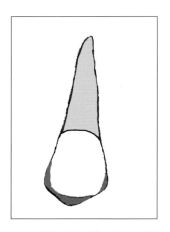

图 7-5　尖牙外形的重塑(蓝色区域去除)

尖牙与中切牙相比颜色会更深、更暗一些，最简单的方法可以对尖牙进行漂白，若还是无法达到效果，可以通过贴面的形式对尖牙进行修复。

Zachrisson 和 Mjor[74]发现使用金刚钻加上冷水冲洗对牙齿进行广泛的磨除不会产生年轻恒牙的长期敏感，有部分患者可能出现 2～3 天的短时间的牙齿敏感的症状。

前牙牙冠大小的比例。在尖牙替代治疗中，前牙 Bolton 比率的考虑对于上下颌前牙咬合关系的建立有着重要的作用。

义齿空间的大小与排列

另外一种修复缺失牙的方法是将缺失牙区域的相邻牙排齐后为建立咬合关系而义齿或种植体植入修复缺牙间隙。上颌侧切牙和下颌第二前磨牙是普遍容易缺失的牙齿，这种方法的应用对于满足个人美观和功能的要求是最理想的修复。这种方法还可以对缺失的侧切牙和前磨牙之间的牙齿进行一定程度的修改。

在缺失牙病例中，适当的早期干预已经达到，第二阶段仅仅需要通过正畸空间再分配来使义齿或种植体更好地修复。

单颗侧切牙或第二前磨牙的缺失的一个后果是邻牙向缺失牙间隙的倾斜移动，需要开展间隙并且直立和排齐错位的牙齿。

适应证

种植体或义齿修复单颗侧切牙的缺失有着明确的适应证，不能应用于所有情况。例如，上颌侧切牙缺失伴有下颌前牙严重拥挤需要拔牙的患者，排列上颌其他切牙并义齿修复缺失牙明显是一个错误的选择。

以下情况可用于种植体或义齿修复上颌侧切牙缺失：

- 安氏 I 类错𬌗畸形，浅覆盖，下牙列正常。
- 上颌发育不足同时下牙列正常。
- 严重深覆𬌗。

治疗方法

修复治疗方法分为两类：单颗牙种植体和牙支持式修复。不同类型的牙支持式修复被用于缺失的侧切牙。单端固定桥，复合树脂部分义齿修复，完全覆盖义齿修复。种植体修复和牙支持式义齿修复的选择取决于医生的技术，义齿修复的质量以及患者口内卫生健康状况，多学科的修复方式也必须考虑。

如前所诉，长期缺失上颌侧切牙不给予处理会导致严重的咬合问题，包括中线不齐，牙列间隙，中切牙腭侧移位，反𬌗，尖牙空间不足而阻生。因此，根据缺失程度，对患者进行综合的评估，第一步是正畸治疗后对于缺失牙的修复多学科的咨询与评价，其次是正畸干预治疗，包含空间再分配和牙齿排列。

正畸干预

根据问题的严重程度，进行早期的干预和正畸移动存在的中切牙。正畸治疗通常关闭缺失牙间隙，纠正中线不齐，解除牙列拥挤和部分牙齿扭转，反殆的解除和其他存在的问题。

正畸医生在对缺失牙间隙分布起着决定性作用。为了确定侧切牙缺失所需的合适的间隙，Kokich[75] 提出了三点建议：

1."黄金比例"的应用，中切牙的牙冠宽度与侧切牙牙冠宽度的比值为 1：0.618，比如，中切牙牙冠宽度为 8mm，那么合适的侧切牙修复间隙为 5mm。

2. 对侧中切牙宽度的利用，通常认为提供正常中切牙的宽度来对缺失牙的间隙分布进行计算。他认为这种方法不适合成年人或者具有锥形侧切牙的患者。

3. Bolton 指数的分析[76]，通过正常 Bolton 指数计算出缺牙区域所需空间的大小。

诊断性排牙试验对理想牙间距的确定与分布非常有帮助。

义齿修复

根据患者咬合关系，前牙覆殆关系，缺失牙邻牙的大小、形状、条件，缺失的侧切牙可以采用不同的修复方法进行修复。

纤维复合树脂局部固定义齿。先天缺失侧切牙的青少年患者在正畸治疗后缺失区域需要暂时的间隙维持器来维持功能和美观。同时，在患者颅颌面发育完成后，可以在缺失区域植入骨内种植体。直接或间接的纤维复合树脂局部固定义齿是一种快速、微创、具有一定美观性、成本较低的不含金属成分的新的修复方式。

对于年轻患者，牙髓腔较大且未完全发育，复合树脂义齿比传统的局部固定义齿更好。这种方法也可在种植体修复前作为临时冠使用。此外，此方法允许椅旁操作，对于经济条件较差的患者是一个最佳的选择。

这种技术对于在身体上无法支持使用传统固定义齿修复的患者也是一种很好的选择。

根据 Botelho 等[77] 报道，双臂树脂修复义齿的平均使用寿命为 52 个月（标准差 20 个月）。

可摘局部义齿。对于青少年，牙齿排列整齐及缺失牙间隙空间可用于义齿修复时，覆盖义齿和可摘局部义齿只是暂时性修复方式。

这种局部义齿可以是具有塑料牙的哈利式保持器用来维持缺失牙的间隙。它可以在修复治疗方案确定前作为间隙维持器，也可以作为咬合板来增加垂直向高度。

这种装置适合于经济承受力较差的患者，同时也能恢复牙齿的美观与功能特别是严重缺牙的患者。然而，患者要具有良好的依从性。

龋率和牙周疾病风险的增加。口内良好卫生环境的维护是很有必要的。

单颗牙种植体修复。骨结合种植体在牙科领域的成功应用已超过 43 年之久，直接的骨内种植体修复缺失牙比烤瓷冠、局部固定义齿、覆盖义齿和其他颌面赝复体具有更好优势和可预见性。单颗牙的种植修复已经成为缺失牙修复的流行趋势（图 7-6）。传统的种植体修复的纵向研究表明下颌骨种植体的成功率在 91%～99%，下颌种植成功率为 84%～92%[78-82]。

单颗种植体修复的最优修复方式需要多学科的考虑，因为会有几个不用的治疗方案都可以达到最优的治疗结果。正畸治疗应以最后的修复治疗方案为基础来调整缺失牙邻牙的位置以便获得最好的修复治疗以及最佳的美观性和功能。

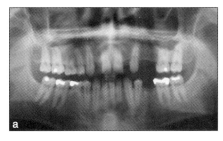
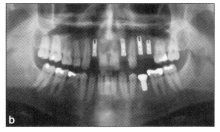

图 7-6　a. 一个 23 岁男子治疗前的全景片，显示缺失牙的位置和牙齿的移位。b. 排列后的全景片，间隙的分布和几颗种植牙

单颗种植体修复主要优势之一是防止邻牙的移位,然而大多数修复治疗需要磨除一部分牙体组织。用于年轻患者的缺失牙修复也是其种植体应用的主要优势,但颅颌面发育未完全时不能采用种植修复。

在做种植修复之前,采用正畸方式使牙根平行,保留种植修复的间隙是正畸医生重要的职责(图7-6)。在拆除正畸矫治器之前需要对缺失牙区域定期检查拍摄X线片以确定正畸治疗达到良好的根平行度和足够的种植体修复空间。

缺失牙区域的牙槽骨颊舌侧需要有合适的宽度来植入种植体,由于侧切牙的缺失,在此区域的牙槽嵴宽度通常很薄且发育不完全,如果出现此种情况,需要在植入种植体之前在此区域植骨来恢复最佳的牙槽嵴厚度。

另外,也可通过正畸牙齿移动在缺失牙区域提供足够的骨支持组织。Kinzer 和 Kokich[83]认为乳侧切牙的早期拔除有利于恒尖牙的萌出并且向中切牙靠近,而且较宽的颊舌侧厚度也会影响缺失牙区牙槽嵴的厚度。恒尖牙完全萌出后会向远中移动留下足够的颊舌侧宽度提供种植体修复的空间。研究表明,通过正畸牙齿移动后所获得种植体修复间隙,种植体植入后稳定性较好[75,84]。

在生长发育未停止时严禁植入种植体,因为颌面部的发育会使种植体出现低位咬合。随着邻牙的逐渐萌出及颌骨的继续发育,种植体会与牙槽骨发生一定的粘连[85]。

自体牙移植

自体牙移植是指通过手术将自体的牙齿从供区移植到新的位置上,受区可以是新的拔牙窝,也可以人为在缺牙区牙槽嵴制备拔牙窝。

采取自体牙移植原因在于阻生牙的管理,有龋齿或无法保留的牙齿,或牙齿发育不全。尽管,自体牙移植已经开展很多年了,但移植成功率却时有波动。第一例被报道的移植成功的案例是在1950年,将未完全发育成熟的第三磨牙移植到发生龋齿的第一磨牙位置上[86,87]。对于将前磨牙或磨牙移植到切牙区的成功案例也曾有报道[88,89]。

移植牙成功的关键在于牙周膜韧带的保存与再生。Jonsson 和 Sigurdsson[90]开展了一项长期研究,370颗自体前磨牙的移植均在标准化的手术流程下进行,最大限度地保证牙髓和牙周膜的愈合。他们总结认为移植手术中避免外伤能够最大化的保存完整的牙周膜韧带,并补充说如果赫氏上皮根鞘受到损伤,未来牙根的发育会受到抑制,且跟受到的创伤严重程度有关。

自体牙移植被认为是一种行之有效的治疗手段,一方面能够促进颌面部发育,另一方面维持牙槽嵴骨量,尤其是牙齿未完全发育的青少年患者。这种方式相比传统的义齿修复(如种植体或局部义齿)更加划算。种植体对于在生长发育年龄段的患者是禁忌,而自体牙移植相对来说,它的一大优点就是在患者青春前期也可以采取。另外,移植的牙是本身自体的,它会与邻牙及牙列的发育相协调。

自体牙移植的劣势在于需要找到大小和形态合适的供体牙,此外移植的成功率也远不如种植。移植牙手术的成功往往依赖于患者的口腔卫生和移植禁用的药物用药史(如心脏缺陷患者用药)。

下颌第二前磨牙缺失的管理

下颌第二前磨牙是先天缺失最常见的牙齿之一。它的缺失常常导致出现一系列的咬合问题,且治疗复杂。因此,对于第二磨牙的缺失要求早诊断、早干预。

对于下颌第二前磨牙先天缺失的管理,通常有两种方式:①开展间隙以便后期修复;②关闭间隙,余牙紧密接触。然而,一个综合性的治疗计划取决于正畸诊断和特定标准的评价:

- 目前的错殆畸形(牙性和骨性)
- 患者年龄
- 患者牙龄
- 牙弓长度不足
- 面部侧貌
- 乳磨牙的状态
- 患者对后期一系列治疗的合作意愿
- 费用的考虑

这种发育异常常伴随乳磨牙滞留或低位这就要求我们应当早期进行干预。延迟治疗或不治疗会留下后遗症:

- 牙槽嵴高度降低
- 对颌牙伸长
- 邻牙向缺牙区倾斜关闭间隙
- Spee曲线加深
- 第一前磨牙阻生

这对于儿童牙医、修复医生和正畸医生来说都是一个挑战,所以要求早期检查、早期干预(见第十章)。

替代先天缺失的第二前磨牙一般有四种基本的治疗方案：

1. 保留乳磨牙
2. 关闭失牙间隙
3. 牙支持式的修复体单颗牙种植
4. 自体牙移植

乳牙滞留

有文献报道，发育异常的乳牙通常会经历一段长期的牙根吸收和脱落[91]。它们可能会在牙槽骨中完整地长期存留，这取决于咬合关系及与邻牙和对颌牙的关系。

有文献报道对于恒牙缺失，保留乳牙于缺失的恒牙未萌出的牙位也是一种正畸治疗的选择[91]。

若继承恒牙缺失，如果这些滞留乳牙的牙根状态和咬合良好，可以考虑保留滞留乳牙。

对于先天缺失继承恒牙的患者，在决定是否保留乳磨牙之前，正畸医生应当首先评估患者年龄，牙齿咬合状态，低咬合牙齿的情况，包括低咬合的程度、牙根吸收程度、毗邻牙槽骨水平。若继承恒牙缺失，乳牙牙齿情况良好，与邻牙及对颌牙关系正常（不包括前面提及的异常状况），这颗牙可以保留至其自然脱落。乳牙的保留优势在于可以维持间隙，同时兼顾美观和功能。此外，牙槽骨也可以完整保存以期后续的种植或义齿修复。

假如乳磨牙是低咬合状态，在牙齿咬合面添加材料恢复咬合高度是值得推荐的。Kurol 和 Olson[92]选取了 68 名患者，评估其 143 颗恒磨牙与邻近的低咬合的 119 颗乳磨牙和对侧 24 颗正常的乳磨牙，在低咬合的第二乳磨牙自然脱落或被拔除的 8 年间反复对其进行临床检查和影像学检查。他们发现只有两颗第一恒磨牙的近中牙槽骨水平正常。

当乳磨牙没有松动，具有咬合功能，且符合患者的美学标准，选择保留充当缺失的前磨牙可以作为乳牙保留的管理方式之一。保留乳牙的其他优势包括患者能够保留自己的牙齿在心理上获得的满足，以及保留牙齿能够维持其周围骨组织和软组织的完整性。

Sletten 等[93]对 20 位至少有一颗下颌滞留第二乳磨牙且没有继承恒牙的患者长期保留的滞留乳牙进行评估。初次检查，平均年龄在 36.1 岁，终末检查平均年龄在 48.5 岁。在最初诊断的 28 颗滞留乳牙里，有 24 颗（86%）继续发挥功能，另外 4 颗因为龋坏或牙周问题拔除。

此外，还发现所有乳牙牙根平均缩短的长度几乎可以忽略不计（0.16mm）。基于这项对成年人的研究及早期对青少年的研究，得出结论认为保留滞留的第二乳磨牙也是一种可供选择的治疗方式。

将低咬合的牙齿修复至咬合平面暂时是一个比较好的解决方式，但远期来说并不是一个行之有效的方法，低咬合发生在面部生长时期，或是牙根吸收以及后期牙齿脱落。

利用滞留的乳磨牙代替缺失的前磨牙对于所有的病例并不是最佳的方式，（比如前磨牙缺失伴随牙列其他区域拥挤需要拔牙的病例）。根据患者的年龄和拾关系，治疗选择拔除乳磨牙并关闭间隙，下文将进行详细解释。

关闭间隙

对于青少年患者先天恒牙缺失的管理，关闭间隙相比保留滞留乳牙来说，是一种更为行之有效的方法。由第二前磨牙缺失产生的间隙有两种关闭方式：①在替牙列期进行干预；②在恒牙列期进行取舍。有如下两种不同的正畸处理方式来关闭前磨牙间隙。

1. 逐渐片切第二乳磨牙远中面使得第一磨牙缓慢整体移动，简化远期正畸治疗。

2. 拔除第二乳磨牙使第一恒磨牙近中移动随后再远中直立磨牙关闭剩余间隙。

早期逐步片切

如果在合适的时机进行早期逐步片切来完成间隙关闭，对于下颌前磨牙缺失间隙的关闭来说是最理想且容易实现的方法。可以在第一恒磨牙完全萌出之前就开始逐步片切第二乳磨牙，可以一直持续到混合牙列早期、中期。

Valencia 等[94]进行了一项研究，纳入 34 名 8～11 岁的患者，共有 52 颗先天缺失的前磨牙。研究结果显示共有 42 颗前磨牙缺失发生在下颌（81%），10 颗缺失发生在上颌（19%）。并对这些患者进行分组来比较片切和拔牙之间的差异，两组之间又将年龄细化，分为 8～9 岁和 10 岁以上两个年龄段。

序列片切后进行牙半切术比拔牙取得更高的成功率，80% 恒磨牙 1 年内自动关闭间隙，并且不会表现出近中扭转、中线偏斜或炎症反应，能够获得良好的矫治结果。在早期（8～9 岁）就开始进行干预能够获得 90% 的成功率，随着开始时机的延后成功率也随之下降。拔除第二乳磨牙，而不是采用片切技术,70%的患者最终得到不好的结果,在任何年龄阶段没有临床表现差异。

拔牙和间隙关闭

Lindqvist[95]纳入5~12岁的101名患者研究这种方式的有效性。受试者完成档案注册后有计划地拔除第二乳磨牙。每年根据受试者注册和横向射线照射法拔除第二乳磨牙。当第二磨牙进入咬合关系中时,任何下颌功能紊乱的出现或消失都记录在案。Lindqvist研究发现拔牙4年后下颌平均剩余2mm间隙,上颌平均剩余1mm。

此外,她认为邻牙牙根发育会诱导这些牙齿通过倾斜来关闭间隙。在正确的时机拔除第二乳磨牙,能够促进第一恒磨牙发生整体移动。Lindqvist[96]总结认为早期拔除相应的乳磨牙是管理第二前磨牙先天缺失的手段之一。

Mamopoulou等[96]研究了11名受试者(平均年龄11.8岁)间隙关闭和咬合变化。治疗开始于第一前磨牙建𬌗,一直追踪研究4年,在治疗开始和治疗后1年、2年和4年分别取模型,治疗开始和治疗2年、4年拍摄X线头颅侧位片。

研究者发现大部分间隙关闭发生在拔牙后的第一年(上颌55%,下颌46%),在后期追踪观察中上颌89%的间隙关闭,下颌则有80%间隙关闭,上下颌平均剩余间隙0.9mm和2mm。此外,他们认为尽管下颌牙列往拔牙间隙移动在统计学上有差异,但单侧拔牙并不影响上颌中线。拔牙治疗也不会对覆𬌗,覆盖及切牙倾斜度造成影响。

牙支持式或种植体支持式修复

排齐前磨牙缺失区邻牙及开展咬合间隙,利用义齿或种植体修复前磨牙缺失也是一种临床治疗手段。这种方式适用于恒牙列,邻牙向缺牙区发生倾斜,牙列不齐及应用修复时咬合干扰存在。然而,甚至是在混合牙列期干预或阻断治疗之后,滞留乳磨牙的保留,逐步片切关闭间隙,微小的正畸牙移动如直立磨牙,剩余间隙关闭也是必要的。

为前磨牙区的义齿或种植体修复调咬合可以简单也可以复杂,这取决于乳牙缺失后咬合关系的变化。目标包括直立牙齿,使牙根平行,排齐牙列,防止过度萌出压低对颌牙齿。前磨牙先天缺失正畸治疗的必要在于适当的时机通过简单的干预手段在早期能够更容易管理。

根据患者年龄、咬合类型以及诉求,选择不同的修复方式。包括单颗牙支持的种植体,悬臂式固定义齿,完全覆盖式的固定义齿,或不同类型的树脂粘接固定义齿。

自体牙移植

在文献中被广泛提及的一种自体移植是将患者自身的拔除的前磨牙移植到缺失的前磨牙位点。Slagsvold和Bjercke[97]观察了34例牙根未发育完全的前磨牙的移植,追踪观察期3至13年不等。被追踪的34颗牙齿均在位,牙根继续发育,支持组织发育,牙齿萌出。在大多数病例中,牙齿正常行使功能,没有产生任何问题。作者总结认为大多数牙齿能够正常使用,且能够维持许多年,也许是能够终生使用。他们也补充说明只有移植供体是可用的,比如正畸治疗拔除的前磨牙,自体移植才能够应用[97]。

Kvint等[98]开展了一项随访研究,纳入了9.1岁到56.4岁的215位患者,共有269颗自体牙移植。

研究者评估了移植成功率并分析对治疗结果的影响因素。如果移植牙被拔除或牙根吸收尚存或牙固连,则被记录为移植失败。移植和最终随访的时间间隔平均4.8年。Kvint等[98]记录了175例(81%)牙移植成功,40例(19%)牙移植失败。

Jonsson和Sigurdsson[90]研究32位前磨牙缺失的正畸患者,共有40颗前磨牙移植到对侧或对颌牙列。评估了前磨牙移植的牙髓成活率、牙周状态,牙根发育远期结果。牙齿均通过临床和影像学系统评估,评估时间有2年,5个月到22年,3个月不等(平均10年4个月)。

在最后一次评估中,40颗移植牙中共37颗牙周支持组织健康,即92.5%的成功率。移植牙在根治治疗后根尖孔会关闭;然而,在这些根尖孔未关闭或半关闭的牙齿中,观察到66%有牙髓活性。没有牙齿表现出替代性吸收或牙周附着丧失[90]。

对于前磨牙先天缺失或正畸治疗需要拔除前磨牙的儿童或青少年,自体牙移植是理想的选择。这个治疗策略尤其适用于前磨牙移植到前磨牙的位置。正如前面提及的,牙周韧带的保存与再生是这项治疗成功的关键。

病例报告

正如前文所述,先天缺牙的管理取决于缺牙数目,缺牙在牙弓中的位置,患者的咬合类型,邻牙状态,患者治疗欲望。下列病例报告展示了早期治疗的不同治疗方式。

病例 7-1

15 岁 3 个月的女孩,安氏 I 类错殆,骨型正常,侧貌直面型,上颌右侧切牙和下颌左侧第二前磨牙先天缺失(图 7-7a~d)。牙齿缺失造成牙列间隙和中线偏移。下颌左侧磨牙和第一前磨牙向缺牙间隙倾斜。

治疗:

由于患者侧貌良好,无拥挤,尖窝交错良好,治疗计划仅限于直立牙齿,关闭间隙,排齐前牙区,上颌侧切牙利用树脂固定义齿替代,下颌左侧第二前磨牙间隙通过正畸方式关闭(图 7-7e~g)。

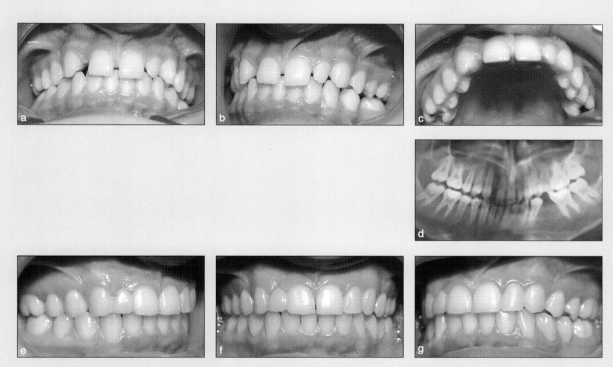

图 7-7 15 岁 3 个月女孩,先天缺失上颌右侧切牙和下颌左侧第二前磨牙的治疗。a~c.治疗前咬合。d.治疗前全景片。e~g.治疗后咬合。经过正畸治疗和树脂修复

病例 7-2

12 岁 5 个月的女孩,安氏 I 类错𬌗,严重深覆盖(12mm),前牙 2mm 开𬌗,牙弓前凸(图 7-8a~f)。吞咽时舌头活跃,侧貌前凸,下颌后缩,下颌平面较陡。双侧上颌侧切牙缺失,乳尖牙存在。下颌切牙唇倾,后牙区轻度拥挤。

治疗:

治疗计划包括拔除下颌两颗前磨牙和上颌两颗乳尖牙,正畸双期矫治:

在第一期,下颌舌弓,上颌戴附带舌刺的横腭杆(TC-TPA)(见第六章)来控制舌头的活动度。上下磨牙压低以促使下颌发生逆时针旋转。当舌头得到控制后,拔除滞留的上颌乳尖牙,上颌牙弓的凸度和覆盖明显减小。

第二期,去除 TC-TPA,置 Nance 托增强支抗,全口粘接矫治器,内收前牙,保持。图 7-8g~m 展示了治疗后的变化。

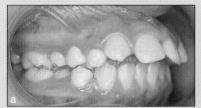
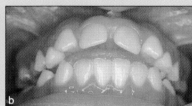
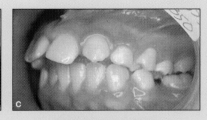
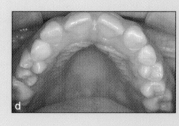
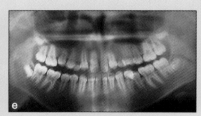
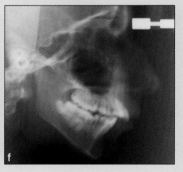

图 7-8　12 岁 5 个月女孩,上颌侧切牙先天缺失。a~d. 治疗前咬合。上颌双侧乳尖牙均在位。e. 治疗前全景片。f. 治疗前头颅侧位片

病例 7-2（续）

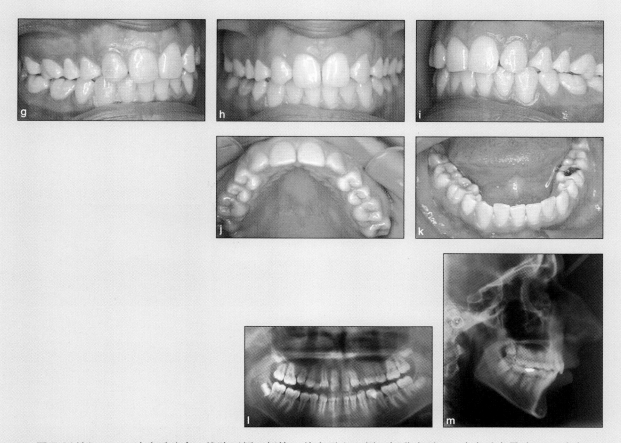

图 7-8（续）　g~k. 治疗后咬合。拔除下颌双侧第一前磨牙和上颌双侧乳尖牙。l. 治疗后全景片。m. 治疗后头颅侧位片

病例 7-3

　　11 岁 8 个月的女孩,安氏Ⅰ类错𬌗,覆盖 6mm,中度深覆𬌗,上嘴唇前凸,上颌左侧侧切牙缺失(图 7-9a~d)。下颌右侧第二前磨牙阻生,上颌右侧乳尖牙尚存,上颌中线向缺牙侧偏斜,下颌牙弓良好。

治疗:
　　由于下颌切牙的位置和倾斜度是正常的,拔除上颌右侧侧切牙和乳尖牙纠正中线,内收上颌前牙,让尖牙移动到侧切牙的位置。拔除下颌阻生的第二前磨牙,直立邻牙,关闭间隙(图 7-9e~h展示治疗后咬合)。

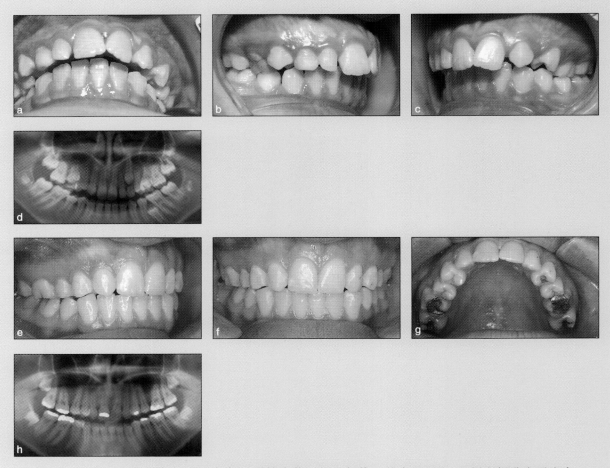

图 7-9　11 岁 8 个月女孩,上颌左侧侧切牙缺失伴下颌右侧第二前磨牙阻生,上颌右侧乳尖牙尚存。a~c. 治疗前咬合。上颌中线向侧切牙缺失侧偏斜。d. 治疗前全景片。e~g. 治疗后咬合。拔除上颌右侧侧切牙和下颌右侧阻生的第二前磨牙,纠正中线,直立牙齿。h. 治疗后全景片

病例 7-4

　　一个替牙列中期的 9 岁女孩,有牙列间隙,下切牙反𬌗有𬌗创伤(图 7-10a~c)。X 线检查:上颌双侧侧切牙缺失(图 7-10d)。

治疗:

　　治疗计划设计为双期矫治。第一期,纠正反𬌗,排齐切牙,关闭间隙预防𬌗创伤。拔除上颌乳侧切牙和乳尖牙引导恒尖牙的萌出防止其阻生。序列拔除下颌乳尖牙和第一乳磨牙引导下颌尖牙萌出。

　　在所有尖牙萌出后开始第二阶段的治疗,计划拔除下颌第一前磨牙(图 7-10e~h)。

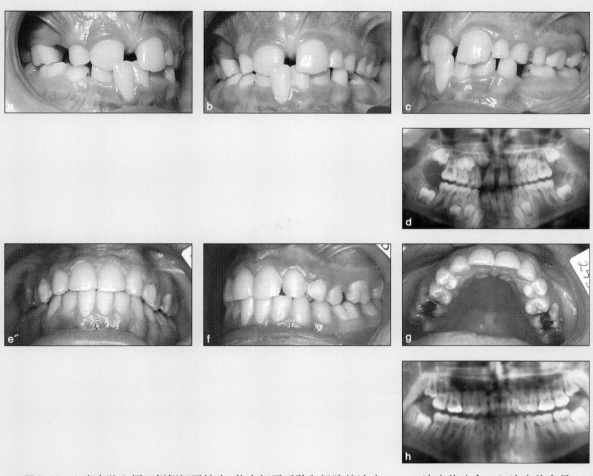

图 7-10　9 岁女孩上颌双侧侧切牙缺失,伴中切牙反𬌗和间隙的治疗。a~c. 治疗前咬合。d. 治疗前全景片。e~g. 治疗后咬合。h. 治疗后全景片

病例 7-5

　　一个 10 岁的男孩要求正畸治疗,主诉是嘴唇无法闭合,影响美观。患者父母诉无特殊用药史,有口呼吸习惯,这可能与开唇露齿有关。安氏 I 类错𬌗,严重深覆盖约 16mm(图 7-11a~i)。下颌双侧中切牙先天缺失,严重的唇肌功能失调使覆盖进一步加深。

　　先天因素是造成的覆盖使下颌看起来似乎是后缩的,顺时针旋转的,先天下颌中切牙缺失及下前牙舌倾。

治疗:

　　正畸治疗目标是获得正常覆盖,嘴唇自然闭合,关闭下颌中切牙缺失产生的间隙并且防止下颌前牙舌倾。拔除上颌双侧第一前磨牙及下颌乳中切牙。

　　下颌置舌弓防止下颌前牙舌倾,侧切牙向近中移动关闭间隙。下颌恒尖牙向近中移动防止下颌牙弓长度减小。

　　上颌尖牙内收的过程中放置 Nance 托,当尖牙内收到位及下颌前牙(下颌侧切牙和尖牙)位置稳定后,上颌四颗前牙开始进行根转矩的控制并内收。

　　同时,采用橡皮筋进行重力 II 类牵引近中移动下颌前磨牙。当所有前磨牙位置稳定后,取下舌弓,重力 II 类牵引近中移动下颌第一磨牙,同时控制好腭侧根转矩,内收上前牙。

　　图 7-11j~p 治疗后患者咬合,唇齿关系,牙齿-骨性关系。

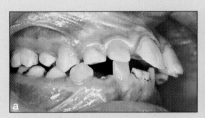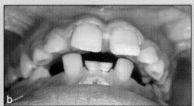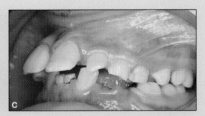

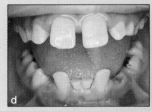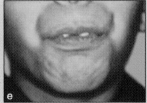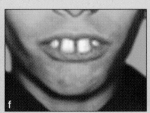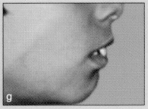

图 7-11　10 岁男孩下颌双侧中切牙先天缺失伴唇肌功能不良的治疗。a~c. 治疗前咬合。e~g. 由于深覆盖,嘴唇闭合时唇肌紧张

病例 7-5（续）

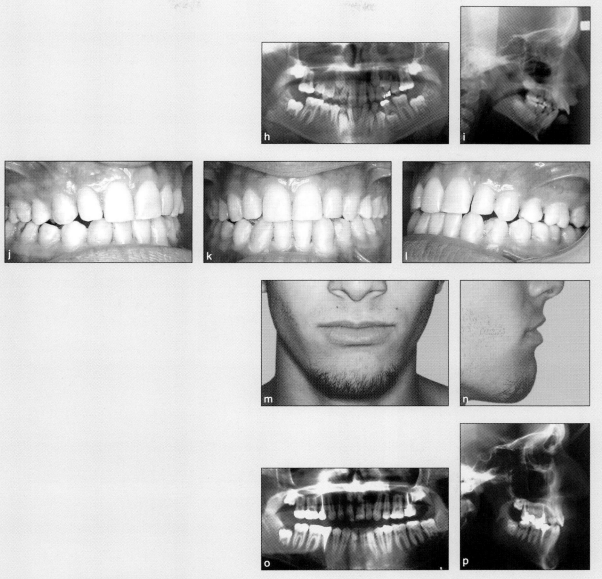

图 7-11（续）　h. 治疗前全景片。i. 治疗前头颅侧位片。j~l. 治疗后咬合,拔除上颌第一前磨牙和下颌乳切牙关闭间隙。m 和 n. 治疗后嘴唇自然闭合。o. 治疗后全景片。p. 治疗后头颅侧位片

病例 7-6

　　14 岁女孩,所有第二前磨牙和第三磨牙先天缺失,患者还有过小牙,舌头放在牙齿之间发音产生的牙列间间隙(图 7-12a～f)。患者及家属要求关闭间隙且无需义齿修复。初诊的全景片(图 7-12a)为开始正畸治疗 3 年前牙医拍摄的,不幸的是当时没有做任何处理。早期检查和干预,如早期拔除乳磨牙能降低问题的严重程度。

治疗:

　　尽管有这些问题存在,对我们有帮助的是使得目前上下颌前牙的倾斜度和嘴唇的凸度通过关闭间隙能够得到该改善。治疗机制类似于病例 7-4,只不过是涉及上下牙弓。也就是说,上下颌牙弓保持牙弓长度来关闭前牙间隙,前牙到位稳定后颊侧区段的牙齿一颗一颗近中移动,然后再移动后牙。唯一的修复体是复合树脂恢复上颌侧切牙形态。图 7-12g～k 展示最终咬合和侧貌改善。

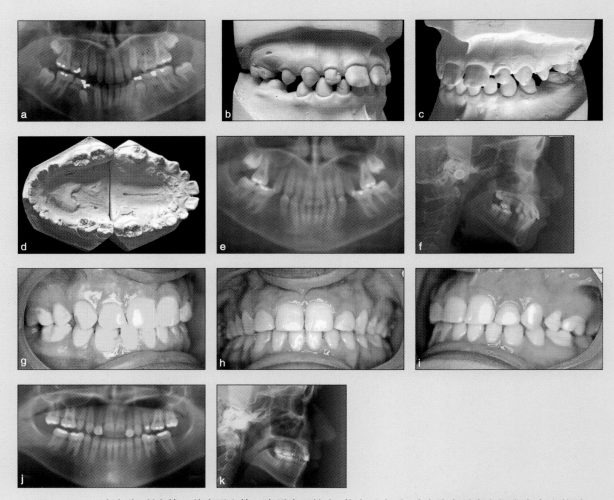

图 7-12　14 岁女孩,所有第二前磨牙和第三磨牙先天缺失,伴有过小牙,舌头放在牙齿之间发音产生的牙列间间隙的治疗。a. 正畸转诊 3 年前拍摄的术前全景片。b～d. 治疗前模型的咬合。e. 治疗全景片,拍摄于正畸转诊时。f. 治疗前头颅侧位片。g～i. 治疗后咬合。所有间隙关闭,软组织侧貌得到改善。j. 治疗后全景片。k. 治疗后头颅侧位片

病例 7-7

病例 7-7~病例 7-9 的患者都存在几个牙先天缺失(少牙畸形),要求正畸-修复联合治疗。

在这个病例中,是一个 22 岁的男性患者,先天缺失 12 颗牙齿(包括第三磨牙),基于倾斜、移动的牙齿和可利用间隙做了一副局部义齿(图 7-13a~f)。患者抱怨牙齿间有缝,侧切牙大小不一致,中线不正等影响美观。

治疗:

基于患者的诉求,上颌牙弓粘接矫治器正畸排齐,纠正中线并关闭间隙,在侧切牙区留出一致的间隙,尖牙和中切牙排齐直立牙齿,为种植留出足够间隙(图 7-13g~j)。图 7-13k 和 l 显示最终治疗结果。

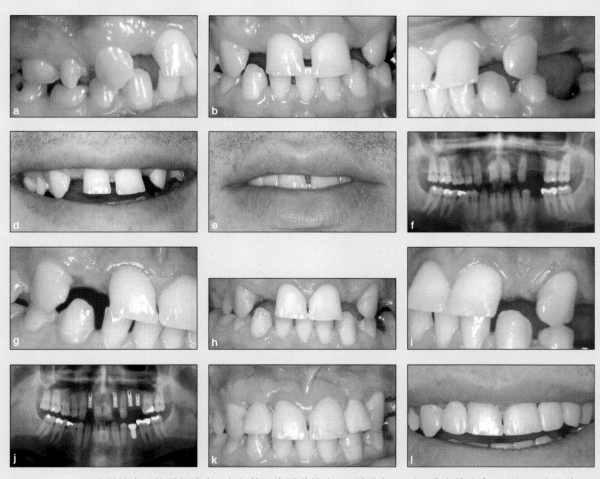

图 7-13 22 岁男性先天缺牙的治疗。包括第三磨牙共缺失 12 颗牙齿。a~c. 治疗前咬合。d 和 e. 治疗前微笑相,中线偏斜,两侧侧切牙间隙不均等。f. 治疗前全景片显示余牙先天缺失。g~i. 正畸治疗后牙齿的排齐,中线偏斜纠正,牙根平行,为侧切牙开展相等的间隙。j. 种植体植入后的全景片。k 和 l. 义齿修复后的咬合和微笑相(正畸治疗是在纽约,罗彻斯特大学,伊斯曼口腔健康牙科协会,修复治疗是 Guglielmi Marcello 医生做的)

病例 7-8

在精选病例中,对先天缺牙的管理是保留乳牙。一名 13 岁女孩,安氏 I 类错𬌗,先天缺失上颌双侧侧切牙,上颌右侧乳侧切牙脱落,左侧尚存。

当右侧乳尖牙脱落后,早期诊断和干预能有预防这些问题的发生。如果不进行治疗,可能会导致间隙变大,中线偏移,牙齿异位,扭转,上下颌尖牙形成尖对尖的咬合关系(图 7-14a~d)。

治疗:

由于下颌牙列咬合可接受,上颌左侧乳尖牙状态良好,正畸治疗仅限于上牙列。正畸治疗包括关闭裂隙,纠正中线,纠正上颌尖牙的扭转和异位,为上颌左侧侧切牙修复开展足够的间隙。正畸治疗完成后,上颌左侧乳侧切牙塑形成恒侧切牙形态。树脂粘接型的义齿修复右侧上颌侧切牙(图 7-14e~h)。

治疗结束保持 8 年的全景片显示,乳侧切牙状态良好(图 7-14i)。

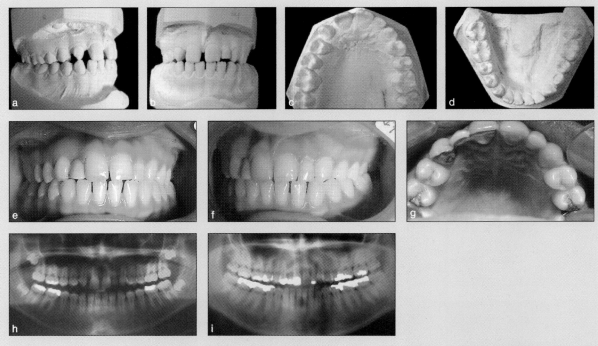

图 7-14　一个 13 岁女孩上颌双侧先天缺失侧切牙的治疗。左侧乳侧切牙尚存。a~d. 治疗前模型咬合。e~g. 治疗后咬合。正畸治疗和树脂粘接式义齿修复完成。h. 治疗后全景片。i. 保持后的全景片,显示被保留的乳侧切牙保持 8 年后状态良好

病例 7-9

　　一名 12 岁 8 个月的女孩,安氏 I 类错𬌗,侧貌良好,上下颌牙列中度拥挤。患者自诉由于牙列拥挤和上颌侧切牙为畸形牙,下颌侧切牙有缺口而影响美观(图 7-15a~d)。图 7-15e 和 f 为患者治疗前全景片和头颅侧位片。

治疗:

　　由于患者后牙区尖窝咬合关系良好,软组织侧貌良好,为直面型。正畸治疗方案仅限于拔除 4 颗侧切牙。图 7-15g~l 为患者治疗后口内相,全景片和头颅侧位片。

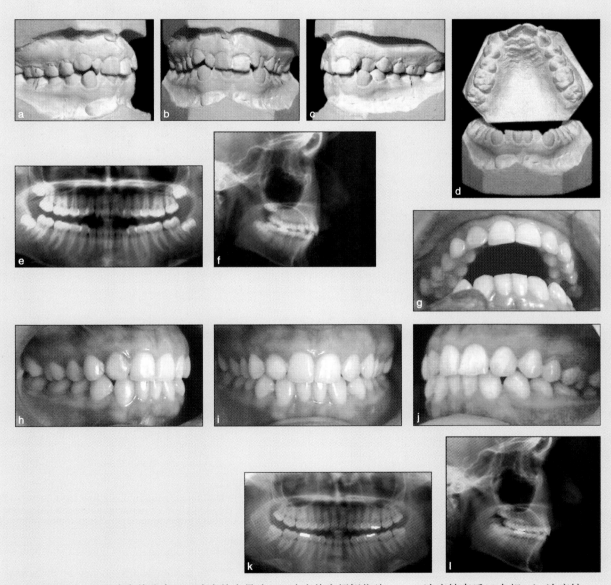

图 7-15　a~d. 治疗前咬合。e. 治疗前全景片。f. 治疗前头颅侧位片。g~j. 治疗结束后口内相。k. 治疗结束后全景片。l. 治疗结束后头颅侧位片

小结

- 先天缺牙是最常见的颅颌面发育畸形。它可以单独发生（非综合征）或伴随其他发育异常（综合征）。
- 缺牙症是先天牙齿缺失的统称，少牙畸形这一术语适用于缺失至少 4 颗以上牙齿。先天性无牙症是指患者缺失所有牙齿，是外胚层发育不全患者中一种罕见表现。
- 曾报道在 20 世纪白种人中缺牙症发病率增加。
- 缺牙症在乳牙列发生率较小，恒牙缺失与乳牙缺失有高度相关性。
- 缺牙症是在牙齿形成的初始阶段发生异常。
- 牙源性的形成过程包含一系列复杂的上皮-间充质细胞生长因子和其他形态形成因子的相互作用，涉及大量基因，基因突变的概率非常高。
- 初步发现 MSXI 和 PAX9 在牙齿形态中起着关键作用，他们的突变能导致牙齿异常。
- 缺牙症的发生不仅仅是由于基因原因引起的，后天和环境因素也至关重要，缺牙症的发生是一种多因素病因引起的。
- 许多环境因素与缺牙症有关，如过敏反应，面部创伤，孕妇用药史，内分泌紊乱，牙齿发育期间物理辐射或化学药物刺激，发育不良综合征（外胚层发育不全），牙齿形成期间局部炎症和感染以及系统性疾病（佝偻病、梅毒）。
- 曾报道不同的牙齿发育异常的联合常伴随缺牙症，这些异常包括过小牙，牙齿移位，恒尖牙异位，牛牙症，乳磨牙低咬合。
- 在 Rochester 的研究中，缺牙症和伴随缺牙症的患病率为 0.375%。
- 根据牙缺失的数目和在牙弓中的位置，缺牙症明显影响了咬合。缺牙症会导致间隙，中线偏斜，邻牙倾斜，有异常间隙，牙齿移位，对颌牙萌出伸长，尖牙阻生，早接触，咬合创伤，反𬌗，下颌移位，生长型异常，面高度降低，软组织侧貌后缩。
- 在替牙列期有些临床表现对我们早期诊断缺牙症是有帮助的。这些临床表现可通过 X 线影像检查获得，如乳牙滞留，乳牙不完全萌出或根骨粘连，邻牙间隙异常或发生倾斜，中线偏斜，畸形牙，乳牙不对称脱落，在家庭成员中有缺牙史。
- 缺牙症的管理要求多学科综合治疗团队为后期修复给出合理的方案设计。
- 医生必须仔细评估所有情况，包括患者的主诉和对不同治疗方式的期望，缺牙的数量及位置，患者的年龄和牙龄，错颌畸形的类型，对特殊间隙的要求；对颌牙弓的情况，牙齿大小关系（Bolton 比是否协调），口腔和牙槽骨的健康状况，邻牙的大小，形态和颜色，患者侧貌，切牙位置和乳牙的状态。
- 治疗决定取决于正畸诊断，上述标准的评估，患者诉求和最终考量。
- 治疗方式包括将邻牙移动至缺牙区关闭间隙，如尖牙代替侧切牙，为传统义齿修复或种植修复开展间隙，保留乳牙和自体牙移植。

参考文献

[1] Muller TP, Hill IN, Peterson AC, Blayney JR. A survey of congenitally missing permanent teeth. J Am Dent Assoc 1970;81:101–107.

[2] Brekhus P, Oliver C, Montelius G. A study of the pattern and combinations of congenitally missing teeth in man. J Dent Res 1944;23:117–131.

[3] Rothenberg F, Werther A. Anodontia. Am J Orthod 1939;25:61–81.

[4] Byrd ED. Incidence of supernumerary and congenitally missing teeth. J Dent Child 1943;10:84–86.

[5] Dolder E. Deficient dentition. Dent Rec 1937;57:142–143.

[6] Shah R, Boyd M. Studies of permanent tooth anomalies in 1,886 Canadian individuals. J Can Dent Assoc 1978;6:265–268.

[7] Buenviaje TM, Rapp R. Dental anomalies in children: A clinical and radiographic survey. J Dent Child 1984;51:42–46.

[8] Brown RV. The pattern and frequency of congenital absence of teeth. Iowa State Dent J 1957;43:60–61.

[9] Rose JS. A survey of congenitally missing teeth, excluding third molars in 6000 orthodontic patients. Dent Pract Dent Rec 1966;17:107–114.

[10] Gimmes H. Congenital absence of teeth in Oslo school children. Dent Abstr 1964;9:236–237.

[11] Eidelman E, Chosack I, Rosenzweig KA. Hypodontia: Prevalence amongst Jewish populations of different origin.

Am J Phys Anthropol 1973;39:129–133.

[12] Glenn FB. A consecutive 6 year study of the prevalence of congenitally missing teeth in private paedodontic practice of 2 geographically separate areas. J Dent Child 1964;31:264–270.

[13] Hermel J, Hermel G, Ulmansky M. Dental abnormalities. A study based on 2123 roentgenograms. Refuat Hapeh Vehashinayim 1971;20:1–4.

[14] Grahnén H. Hypodontia in the permanent dentition. A clinical and genetical investigation. Odontol Revy 1956;7(suppl 3):1–100.

[15] Lynham A. Panoramic radiographic survey of hypodontia in Australian Defence Force recruits. Aust Dent J 1990;35:19–22.

[16] Thompson GW, Popovich F. Probability of congenitally missing teeth: Results in 1,191 children in the Burlington Growth centre in Toronto. Community Dent Oral Epidemiol 1974;2:26–32.

[17] Maklin M, Dummett CO, Weinberg R. A study of oligodontia in a sample of New Orleans children. J Dent Child 1979;46:478–482.

[18] Locht S. Panoramic radiographic examination of 704 Danish children aged 9–10 years. Community Dent Oral Epidemiol 1980;8:375–380.

[19] Magnússon TE. Prevalence of hypodontia and malformation of permanent teeth in Iceland. Community Dent Oral Epidemiol 1977;5:173–178.

[20] Haavikko K. Hypodontia of permanent teeth. An orthopantomographic study. Suom Hammaslaak Toim 1971;67:219–225.

[21] Hunstadbraten K. Hypodontia in the permanent dentition. J Dent Child 1973;40:115–117.

[22] Bahreman AA, Shokoofan K. Prevalence of hypodontia in Iranian children. Iranian Dent Assoc J 1991;15:2–11.

[23] Grahnén H, Granath L. Numerical variations in primary dentition and their correlations with the permanent dentition. Odontol Revy 1961;12:348–357.

[24] Burzynski N, Escobar V. Classification genetics of numeric anomalies of the dentition. Birth Defects 1983;13:95–106.

[25] Arte S, Nieminen P, Apajalahti S, Haavikko K, Thesleff I, Pirinen S. Characteristics of incisor-premolar hypodontia in families. J Dent Res 2001;80:1445–1450.

[26] Lidral AC, Reising BC. The role of MSX1 in human tooth agenesis. J Dent Res 2002;81:274–278.

[27] Mostowska A, Kobielak A, Trzeciak WH. Molecular basis of non-syndromic tooth agenesis: Mutations of MSX1 and PAX9 reflect their role in patterning human dentition. Eur J Oral Sci 2003;111:365–370.

[28] Seifi M, Kazemi B, Golkar P. The role of MSX1 in tooth agenesis in Iranians. Int J Paediatr Dent 2007;17:254–258.

[29] Nieminen P, Arte S, Pirinen S, Peltonen L, Thesleff I. Gene defect in hypodontia: Exclusion of MSX1 and MSX2 as candidate genes. Hum Genet 1995;96:305–308.

[30] Vastardis H. The genetics of human tooth agenesis: New discoveries for understanding dental anomalies. Am J Orthod Dentofacial Orthop 2000;117:650–656.

[31] Lammi L, Arte S, Somer M, et al. Mutations in AXIN2 cause familial tooth agenesis and predispose to colorectal cancer. Am J Hum Genet 2004;74:1043–1050.

[32] Parkin N, Elcock C, Smith RN, Griffin RC, Brook AH. The aetiology of hypodontia: The prevalence, severity and location of hypodontia within families. Arch Oral Biol 2009;54(suppl 1):S52–S56.

[33] Yamaguchi T, Tomoyasu Y, Nakadate T, Oguchi K, Maki K. Allergy as a possible predisposing factor for hypodontia. Eur J Orthod 2008;30:641–644.

[34] Axrup K, D'Avignon M, Hellgren K, et al. Children with thalidomide embryopathy: Odontological observations and aspects. Acta Odontol Scand 1966;24:3–21.

[35] Schübel F, Partsch CJ. Thalidomide-embryopathies and their effect on dentition [in German]. Dtsch Zahnarztl Z 1965;20:1278–1283.

[36] Cohen MM. Congenital, genetic, and endocrinologic influences on dental occlusion. Dent Clin North Am 1975;19:499–514.

[37] Lundstrom R, Lysell L, Berghagen N. Dental development in children following maternal rubella. Acta Paediatr 1962;51:155–160.

[38] Anderson BL, Thompson GW, Popovich F. Evolutionary dental changes. Am J Phys Anthropol 1975;43:95–102.

[39] Jacobi KP, Cook DC, Corruccini RS, Handler JS. Congenital syphilis in the past: Slaves at Newton Plantation, Barbados, West Indies. Am J Phys Anthropol 1992;89:145–158.

[40] Sattur A, Naikmasur VG, Shrivastava R, Babshet M. Familial hypophosphatemic rickets. J Indian Soc Pedod Prev Dent 2010;28:302–306.

[41] Lambert PM. Infectious disease among enslaved African Americans at Eaton's Estate, Warren County, North Carolina, ca. 1830–1850. Mem Inst Oswaldo Cruz 2006;101(suppl 2):107–117.

[42] Mcdonnell ST, Liversidge H, Kinirons M. Temporary arrest of root development in a premolar of a child with hypodontia and extensive caries. Int J Pediatr Dent 2004;14:455–460.

[43] Kaste SC, Hopkins KP, Jones D, Crom D, Greenwald CA, Santana VM. Dental abnormalities in children treated for acute lymphoblastic leukemia. Leukemia 1997;11:792–796.

[44] Näsman M, Björk O, Söderhäll S, Ringdén, Dahllöf G. Disturbances in the oral cavity in pediatric long-term survivors after different forms of antineoplastic therapy. Pediatr Dent 1994;16:217–223.

[45] Pajari D, Lahtela P, Lanning M, Larmas M. Effect of antineoplastic therapy on dental maturity and tooth development. J Pedod 1988;12:266–274.

[46] Sonis AL, Tarbell N, Valachovic RW, Gelber R, Schwenn M, Sallan S. Dentofacial development in long-term survivors of acute lymphoblastic leukemia. Cancer 1990;66:2645–2652.

[47] Cobourne MT. Familial human hypodontia—Is it all in the genes? Br Dent J 2007;203:203–208.

[48] Bansal M, Manchanda K, Pandey SS. Hypohidrotic ectodermal dysplasia. Int J Trichology 2012;4:167–168.

[49] Agarwal S, Gupta S. Hypohidrotic ectodermal dysplasia. Indian Dermatol Online J 2012;3:125–127.

[50] Koyuncuoglu CZ, Metin S, Minoglu-Saylan I, Calisir K, Tuncer O, Alpdogan K. Full-mouth rehabilitation of a patient with ectodermal dysplasia patient with dental implants [epub ahead of print 19 November 2012]. J Oral Implantol.

[51] Ranta R. A review of tooth formation in children with cleft lip/palate. Am J Orthod Dentofacial Orthop 1986;90:11–18.

[52] Shapira Y, Lubit E, Kuftinec MM. Hypodontia in children with various types of clefts. Angle Orthod 2000;70:16–21.

[53] Mestrović SR, Rajić Z, Papić JS. Hypodontia in patients with Down's syndrome. Coll Antropol 1998;22(suppl):69–72.

[54] Suri S, Tompson BD, Cornfoot L. Cranial base, maxillary and mandibular morphology in Down syndrome. Angle Orthod 2010;80:861–869.

[55] Kumasaka S, Miyagi A, Sakai N, Shindo J, Kashima I. Oligodontia: A radiographic comparison of subjects with Down syndrome and normal subjects. Spec Care Dentist 1997;17:137–141.

[56] Silverman NE, Ackerman JL. Oligodontia: A study of its prevalence and variation in 4032 children. ASDC J Dent Child 1979;46:470–477.

[57] Maruko E, Hayes C, Evans CA, Padwa B, Mulliken JB. Hypodontia in hemifacial microsomia. Cleft Palate Craniofac J 2001;38:15–19.

[58] Lai PY, Seow WK. A controlled study of the association of various dental anomalies with hypodontia of permanent teeth. Pediatr Dent 1989;11:291–296.

[59] McKeown HF, Robinson DL, Elcock C, al-Sharood M, Brook AH. Tooth dimensions in hypodontia patients, their unaffected relatives and a control group measured by a new image analysis system. Eur J Orthod 2002;24:131–141.

[60] Peck L, Peck S, Attia Y. Maxillary canine-first premolar transposition, associated dental anomalies and genetic basis. Angle Orthod 1993;63:99–109.

[61] Peck S, Peck L, Kataja M. Site-specificity of tooth agenesis in subjects with maxillary canine malpositions. Angle Orthod 1996;66:473–476.

[62] Via WF Jr. Submerged deciduous molars: Familial tendencies. J Am Dent Assoc 1964;69:127–129.

[63] Zengin AZ, Sumer AP, Karaarslan E. Impacted primary tooth and tooth agenesis: A case report of monozygotic twins. Eur J Dent 2008;2:299–302.

[64] Bianchi SD, Roccuzzo M. Primary impaction of primary teeth: A review and report of three cases. J Clin Pediatr Dent 1991;15:165–168.

[65] Low T. Hypodontia and supernumerary tooth: Report of a case and its management. Br J Orthod 1977;4:187–190.

[66] Sharma A. A rare non-syndrome case of concomitant multiple supernumerary teeth and partial anodontia. J Clin Pediatr Dent 2001;25:167–169.

[67] Sharma A. A rare case of concomitant hypo-hyperdontia in identical twins. J Indian Soc Pedod Prev Dent 2008;26(suppl 2):S79–S81.

[68] Matsumoto M, Nakagawa Y, Sobue S, Ooshima T. Simultaneous presence of a congenitally missing premolar and supernumerary incisor in the same jaw: Report of case. ASDC J Dent Child 2001;68:63–66.

[69] Varela M, Arrieta P, Ventureira C. Non-syndromic concomitant hypodontia and supernumerary teeth in an orthodontic population. Eur J Orthod 2009;31:632–637.

[70] Ogaard B, Krogstad O. Craniofacial structure and soft tissue profile in patients with severe hypodontia. Am J Orthod Dentofacial Orthop 1995;108:472–477.

[71] Ben-Bassat Y, Brin I. Skeletodental patterns in patients with multiple congenitally missing teeth. Am J Orthod Dentofacial Orthop 2003;124:521–525.

[72] Kokich VO Jr, Kinzer GA. Managing congenitally missing lateral incisors. 1. Canine substitution. J Esthet Restor Dent 2005;17:5–10.

[73] Zachrisson BU. Improving orthodontic results in cases with maxillary incisors missing. Am J Orthod 1978;73:274–289.

[74] Zachrisson BU, Mjör IA. Remodeling of teeth by grinding. Am J Orthod 1975;68:545–553.

[75] Kokich VG. Maxillary lateral incisor implants: Planning with the aid of orthodontics. Int J Oral Maxillofac Surg 2004;62:48–56.

[76] Bolton WA. The clinical application of a tooth-size analysis. Am J Orthod 1962;48:504–529.

[77] Botelho MG, Leung KC, Ng H, Chan K. A retrospective clinical evaluation of two-unit cantilevered resin-bonded fixed partial dentures. J Am Dent Assoc 2006;137:783–788.

[78] Adell R, Eriksson B, Lekholm U, Brånemark PI, Jemt T. Long-term follow-up study of osseointegrated implants in the treatment of totally edentulous jaws. Int J Oral Maxillofac Implants 1990;5:347–359.

[79] Mayer TM, Hawley CE, Gunsolley JC, Feldman S. The single-tooth implant: A viable alternative for single-tooth replacement. J Periodontol 2002;73:687–693.

[80] Naert I, Koutsikakis G, Duyck J, Quirynen M, Jacobs R, van Steenberghe D. Biologic outcome of single-implant restorations as tooth replacements: A long-term follow-up study. Clin Implant Dent Relat Res 2000;2:209–218.

[81] Noack N, Willer J, Hoffmann J. Long-term results after placement of dental implants: Longitudinal study of 1,964 over 16 years. Int J Oral Maxillofac Implants 1999;14:748–755.

[82] Zarb GA, Schmitt A. The longitudinal clinical effectiveness of osseointegrated dental implants: The Toronto study. 1. Surgical results. J Prosthet Dent 1990;63:451–457.

[83] Kinzer GA, Kokich VO Jr. Managing congenitally missing lateral incisors. 3. Single-tooth implants. J Esthet Restor Dent 2005;17:202–210.

[84] Ostler MS, Kokich VG. Alveolar ridge changes in patients congenitally missing mandibular second premolars. J Prosthet Dent 1994;71:144–149.

[85] Thilander B, Odman J, Grondhi K, Friberg B. Osseointegrated implants in adolescents. An alternative in replacing missing teeth. Eur J Orthod 1994;16:84–95.

[86] Apfel H. Preliminary work in transplanting the third molar to the first molar position. J Am Dent Assoc 1954;48:143–150.

[87] Miller H. Transplantation and reimplantation of teeth. Oral Surg Oral Med Oral Pathol 1956;9:84–95.

[88] Natiella JR, Armitage JE, Greene GW. The replantation and transplantation of teeth. A review. Oral Surg Oral Med Oral Pathol 1970;29:397–419.

[89] Kristerson L, Lagerström I. Autotransplantation of teeth in cases with agenesis or traumatic loss of maxillary incisors. Eur J Orthod 1991;13:486–492.

[90] Jonsson T, Sigurdsson TJ. Autotransplantation of premolars to premolar sites. A long-term follow-up study of 40 consecutive patients. Am J Orthod Dentofacial Orthop 2004;125:668–675.

[91] Sabri R. Management of over-retained mandibular deciduous second molars with and without permanent successors. World J Orthod 2008;9:209–220.

[92] Kurol J, Olson L. Ankylosis of primary molars—A future periodontal threat to the first permanent molars? Eur J Orthod 1991;13:404–409.

[93] Sletten DW, Smith BM, Southard KA, Casko JS, Southard TE. Retained deciduous mandibular molars in adults: A radiographic study of long-term changes. Am J Orthod Dentofacial Orthop 2003;124:625–630.

[94] Valencia R, Saadia M, Grinberg G. Controlled slicing in the management of congenitally missing second premolars. Am J Orthod Dentofacial Orthop 2004;125:537–543.

[95] Lindqvist B. Extraction of the deciduous second molar in hypodontia. Eur J Orthod 1980;2:173–81.

[96] Mamopoulou A, Hägg U, Schröder U, Hansen K. Agenesis of mandibular second premolars. Spontaneous space closure after extraction therapy: A 4-year follow-up. Eur J Orthod 1996;18:589–600.

[97] Slagsvold O, Bjercke B. Indications for autotransplantation in cases of missing premolars. Am J Orthod 1978;74:241–257.

[98] Kvint S, Lindsten R, Magnusson A, Nilsson P, Bjerklin K. Autotransplantation of teeth in 215 patients: A follow-up study. Angle Orthod 2010;80:446–451.

8

第八章　多生牙的正畸治疗

多生牙是指形成于正常的恒牙列或乳牙列之外的牙。多生牙又称为额外牙,是牙齿形成的初始阶段发生牙形成失调所致。成釉器异常导致的牙胚持续形成,或细胞过度增殖都是多生牙的产生因素;这也是部分恒牙列和替牙列错𬌗畸形的发生原因。

多生牙有可能影响正常的咬合关系。早期发现、及时拔除多生牙,或把握最佳的多生牙拔除时机,是早期有效的阻断性治疗方式。

患病率

多生牙在普通人群中相对常见。其对恒牙列或乳牙列都可造成影响。据文献报道[1-4],多生牙的发生与很多综合征相关,如加德纳综合征、颅锁发育不全综合征、面裂。但在没有综合征的情况下,多生牙也可能发生。

多生牙可单独或多颗发生,可在单侧或双侧出现,亦可单独或同时存在于上下牙弓内。较少颗数的多生牙(一颗或两颗)最常出现在上颌前牙区,其次是下颌前磨牙区。多颗多生牙(超过三颗)的多生牙同时发生时,最常见为下颌前磨牙区。

上颌前牙区一到两颗多生牙的发生率高达 46.9%,前磨牙区的发生率达到 24.1%,磨牙区的发生率18%,第三磨牙区则为 5.6% 左右。Yusof[5]证实,多生牙在不同民族发生的差异很大,从 0.1% 到 3.8% 不等。这一结果差异可能是由于检测的方法不同或研究的人群不同。

表 8-1 是不同人群中多生牙发生率的比较研究。在纽约罗切斯特市进行的一项研究中,研究者随机选择了 800 名 6~17 岁的三个种族(白人、黑人和拉美裔)的孩子(Bahreman AA,Jensen MO,Lothyan JD,unpub-lished data,2007),通过全景片评价多生牙、先天缺牙的发生率。其中,多生牙的发生率达到2.25%。

一颗或几颗多生牙在同一患者口腔中发生的病例已有广泛报道,但多颗多生牙在同一患者口内出现的情况并不常见。多生牙的发生率低于先天缺牙,在男性的发生率是女性的两倍。在上颌的发生率高于下颌,最常见发生于上颌前牙区。乳牙列的多生牙发生率很低。

表 8-1 不同人群中多生牙发生率研究

研究者	年份	国家	发生率
Shah[6]	1978	加拿大	0.25%
Boyne[7]	1954	美国	0.3%
Buenviaje and Rapp[8]	1984	瑞典	0.5%
Wallfeldt[9]	1961	瑞典	0.5%
Frome et al[10]	1977	美国	1.0%
Schulze[11]	1960	德国	1.0%
Morris et al[12]	1969	美国	1.4%
Billberg and Lind[13]	1965	瑞典	1.4%
McKibben and Brearley[14]	1971	美国	1.5%
Jarvinen[15]	1976	芬兰	1.7%
Locht[16]	1980	丹麦	1.7%
Clayton[17]	1956	美国	1.9%
Luten[18]	1967	美国	2.0%
Parry and Iyer[19]	1961	印度	2.5%
Lacoste et al[20]	1962	法国	2.8%
Salcido-García et al[21]	2004	墨西哥	3.2%
Bäckman and Wahlin[22]	2001	瑞典	1.9%
Bahreman et al[*]	2007	美国	2.25%

[*] Bahreman AA, Jensen MO, Lothyan JD, unpublished data, 2007

多生牙最常发生在上颌切牙区。多生牙可在同一家族的多位成员中发现，这表明其具有一定的家族遗传性。

所有研究表明，多生牙在男性中的发生率比女性更高。表 8-2 显示了多生牙在不同性别组中发生的研究。三个不同种族中，白人的多生牙发生率最高，其次是黑人组，拉美裔组最低（表 8-3）。表 8-4 显示不同的种族和性别组中多生牙的发生率分析。患病率最高的是白人男性和黑人男性。

几乎所有的相关研究都显示，多生牙在上颌骨的发病率高于下颌骨，最高发区为上前牙区。作者在罗切斯特的相关研究再次证实了以上观点。在发现的 24 颗多生牙中，有 6 颗发生在下颌骨，18 颗发生在上颌骨。最高发的区域是上颌前牙区，其次是下颌前磨牙区（表 8-5）。

表 8-2 不同性别多生牙发生率[*]

性别	多生牙		人数	发生率[†]
	无	有		
男性	362	12	374	3.21%
女性	420	6	426	1.41%
总数	782	18	800	2.25%

[*] Bahreman AA, Jensen MO, Lothyan JD, 未发表数据, 2007

[†] Fisher 精确检验（$P=0.5$）显示无显著统计学差异

表8-3	不同种族人多生牙发生率*				
种族	多生牙		人数	发生率†
	无	有		
黑色人种	376	7	383	1.83%
白色人种	286	6	292	2.05%
拉丁族裔	101	2	103	1.94%
其他	19	3	22	13.6%
总数	782	18	800	2.25%

* Bahreman AA，Jensen MO，Lothyan JD，未发表数据，2007
† Fisher 精确检验（$P = 0.5$）显示无显著统计学差异

表8-4	不同种族、性别多生牙发生率分布*				
种族	多生牙		总人数	百分比
	无	有		
黑人男性	174	5	179	2.79%
黑人女性	202	2	204	0.98%
拉美裔男性	46	1	47	2.13%
拉美裔女性	55	1	56	1.79%
白人男性	132	5	137	3.65%
白人女性	154	1	155	0.65%
其他男性	10	1	11	9.09%
其他女性	9	2	11	18.2%
总人数	782	18	800	2.25%

* Bahreman AA，Jensen MO，Lothyan JD，未发表数据，2007

表8-5	多生牙发生位置*		
下　颌		上　颌	
部位	多生牙数目	部位	多生牙数目
切牙区	1	切牙区	15
尖牙区	0	尖牙区	0
前磨牙	3	前磨牙	1
磨牙	2	磨牙	2
总数	6	总数	18

* Bahreman AA，Jensen MO，Lothyan JD，未发表数据，2007

病因

多生牙形成的病因尚未完全证实。有学者假设其产生与遗传因素相关，亦有学者提出了灵长类动物的相似性。由于这种异常在患者亲属中比普通人群更常见，所以遗传学病因的可能性更大。然而，Yusof[5]认为，该遗传模式不符合孟德尔遗传定律。因此，在多生牙的病因学中也必须考虑到环境因素。

Neville 等[23]报道了多生牙出现于一些遗传综合征，例如颅锁发育不全综合征，加德纳综合征，唇裂和腭裂，Apert 综合征，Crouzon 综合征和外胚层发育异常。

目前，已经提出了三种病因学理论——牙蕾二分理论、过度活跃和返祖现象，用于解释多生牙的产生。

牙蕾二分理论

该理论认为多生牙是由于牙胚分裂成两个而产生的。该理论的倡导者认为，牙蕾分裂成两个相等或不同大小的部分，分别形成相同大小的两颗牙齿，或一颗正常牙和一颗异常多生牙。这一假设得到了动物实验的证实[24,25]。

过度活跃理论

另一个在文献中得到较多支持的理论是过度活跃理论，该理论认为多生牙是由于牙板局部环境过度活跃造成[26,27]。这种非正常的发育，主要是由于成釉器牙胚持续形成或细胞在初始过度增殖。Sharma[28]提出，他们怀疑在牙齿发育的起始阶段，神经嵴细胞的迁移、增殖和分化紊乱，以及上皮和间充质细之间的相互作用是可能是导致多生牙的原因。

根据分化阶段不同，这种异常可能最终形成囊肿、牙瘤或者多生牙。

返祖现象理论

Shapira 和 Kuftinec[29]认同过度活跃和牙蕾二分理论，也认为返祖现象是导致多生牙的一个因素。

返祖现象为其祖先已经消失的早期特征的再现。返祖现象的发生是因为先前存在的表型特征的基因被保留在 DNA 中，即使这些基因在一些或大多数拥有它们的生物体中是不表达的。多生牙发育迟缓或"恒牙列后出牙"也是这种情况的一个例子。

Becker 等[30]报道了一名 8 岁时拔除上颌中线区多生牙的儿童。当该儿童 12 岁时，再次检测到多个上下颌前后牙区的多生牙。这可能是"恒牙列后出牙"的一个例子。

磨牙区多生牙和前磨牙区多生牙也大致符合和牙板活跃度一致的"恒牙列后出牙"持续形成模式。

缺牙与多生牙伴随发生

缺牙与多生牙伴随发生，是人类牙齿数量异常中罕见的异常现象；已有报道的病例很少[28,31,32]。缺牙与多生牙伴随发生的病因发病机制未明，但根据 Low[26]和 Sharma[28]的研究显示，可能是在牙齿发育的起始阶段，神经嵴细胞的迁移、增殖和分化，以及上皮和间充质细胞之间的相互作用导致（参见第七章）。

牙瘤

在初始阶段，牙板的过度活跃可以导致多生牙或牙瘤的畸形牙齿组织形成。牙瘤是上皮和间质来源的最常见的良性牙源性肿瘤。世界卫生组织[33]将牙瘤定义为混合性牙瘤或组合性牙瘤。

混合性牙瘤是一种畸形病变，其中所有牙齿组织都存在，但是以不同程度的紊乱模式排列。在组合性牙瘤中，所有牙组织都存在，其排列方式以比混合性牙瘤以更有序。其中，牙釉质、牙本质、牙骨质和牙髓按正常牙齿中的排列方式存在。

在另一种分类方式中，牙瘤分为简单性、混合性和组合性。简单性牙瘤归类于多生，具有牙齿的所有结构，具有独立的牙本质、牙釉质和牙髓结构。

牙瘤自然萌出于口腔内极其罕见，有一些文献对这种肿瘤（混合性和组合性牙瘤）自然萌出进行了相关研究[34-36]。Litonjua 等[37]回顾了 1980～2003 年的英国文献中仅记录了 14 例。

2007 年，Vengal 等[38]报道了一例加拿大的病例，这个病例特别有趣，这名幼儿发生牙列畸形和接受常规拔牙有关。

发现牙瘤的平均年龄为 14 岁，常常由于邻牙未萌出被发现。牙瘤主要发生于恒牙列，在乳牙列中极其罕见。

牙瘤的位置和大小不同，会对牙弓和牙列造成严重的破坏。如果不及时干预或完全忽视，牙瘤的治疗可能需要手术，并且导致邻近牙齿缺失。因此定期进行 X 线片检查和监测牙齿替换情况有助于早期发现和干预这个问题。

图 8-1 显示了被忽视的牙瘤的情况。放射影像学的回顾性评价清楚地显示了牙瘤的损害程度和最终不希望看到的结果。这一病例强调了纵向监测曲面断层片的重要性以及通过早期干预，预防不良结果发生。

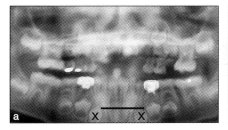
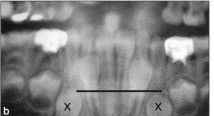
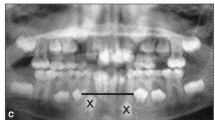
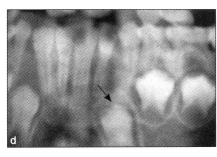
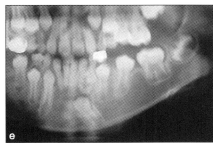
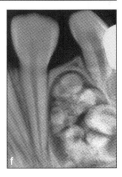

图8-1 被忽视的牙瘤，造成大面积损害。a 和 b. 一名 9 岁男孩的全景片。牙齿萌出情况未见明显异常，但尖牙高度（水平线）略有不同。c 和 d. 15 个月后下颌尖牙高度差异显著。左侧尖牙冠处高密度影像（d 图箭头）。e. 2 年后拍摄的全牙片，由于牙瘤发生增加，左侧尖牙的位置显示出显著的变化。f. 在同一天拍摄的根尖周放射线照片，显示巨大的牙瘤

含牙囊肿

含牙囊肿或滤泡囊肿是一种牙源性囊肿，其形成于未萌或部分萌出的牙齿冠部附近，在 X 线片上显示为冠周的射线可透性。

囊腔内衬上皮细胞由形成牙齿器官的缩余釉上皮细胞衍生而来。

其发病机制可能是由于滤泡中正萌出的牙齿阻碍了静脉血流，同时诱导缩余釉上皮和牙冠间的渗出物累积，这种压力导致了含牙囊肿最终形成[39]。

患含牙囊肿者多为年轻人或中年人。最常见受影响得是第三磨牙和上颌牙齿，但任何其他未萌牙（图 8-2 和图 8-3）皆可涉及。含牙囊肿在乳牙阶段非常罕见。

Shen 等[40]评估并监测了 100 例多生牙患者，活检发现其中 35% 显示囊性变化。

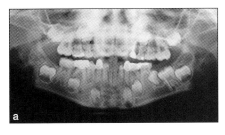
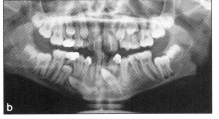

图8-2 a 和 b. 此病例未对乳牙尖牙进行牙髓活力的适时评估，导致囊肿的形成未被及时发现，最终引起两颗尖牙偏斜错位

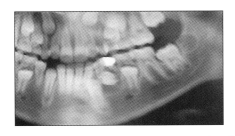

图8-3 囊肿导致第一前磨牙异位萌出并阻萌

多生牙的分类

根据其形状和位置,将多生牙分为两类(表8-6)。

表8-6	多生牙分类 pernumerary teeth
根据在牙弓中位置分类	根据形态分类
• 正中多生牙	• 圆锥型多生牙
• 前磨区多生牙	• 结节型多生牙
• 磨牙区多生牙	• 补充型多生牙
• 磨牙远中区多生牙	• 牙瘤

补充型多生牙是与相邻牙齿形态非常相似的多生牙(图8-4)。

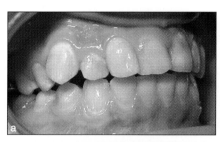
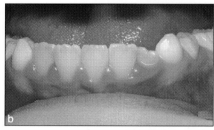
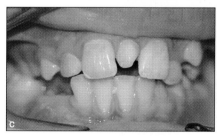

图8-4　a.补充上颌右侧切牙。b.补充下颌左侧切牙。c.补充上颌多生牙

正中多生牙是位于在中切牙之间的多生牙。Kaler[41]发现,在不同种族的大量人群中,正中多生牙的发生率变化范围为0.15%~3.0%。

Low[26]发现,位于中线附近的圆锥型多生牙常常在儿童时期发生,其牙根形成时期与该区域邻牙相似。

多生牙的异位萌出

牙齿在牙列中不同位置异位萌出已有广泛报道,但牙齿(尤其是多生牙)在口颌系统其他位置的异位萌出较为罕见。异位牙齿可能是乳牙、恒牙或多生牙。Erkmen等[42]发表了多生牙在左上颌窦异位的病例。

目前,已经学者提出了很多这种异位萌出的相关病因理论,如腭裂、创伤性牙齿异位、囊肿、遗传因素、牙列拥挤和骨密质发育障碍等[43-45]。

大多数异位多生牙无症状,常在常规临床或放射学检查中发现。在替牙列期采用全景片片检查是早期检测的有用技术。目前明确的治疗方法是手术切除多生牙。

多生牙的后期发育

多生牙后期发育的情况是指即使在正畸治疗完成后,也需要仔细观察监测。

Gibson[46]研究了11~20岁患者的下颌前磨牙区的多生牙后期发育。Ruben-stein[27]Chadwick和Kilpatrick[47]和Poyton等[48]学者也报道了其他前磨牙区多生牙,"复发性上颌前磨牙区多生牙"的病例。

Rubenstein等[27]发现,在前磨牙区发现有8%~10%的复发性多生牙,占总数的0.29%~0.64%,且男性患者发生率是女性的两倍。在下颌前磨牙区发现较多发育后期的多生牙。即使在治疗后,连续的曲面断层片也显示了牙齿晚期发育的证据(病例8-4)。

多生牙对咬合的影响

在牙弓中存在的多的牙齿几乎对邻牙和咬合都是有害的。根据多生牙的数量、位置、大小和类型,可能会导致不同类型的损害:
* 延迟萌牙。
* 食物嵌塞。
* 牙齿异位萌出。
* 相邻牙齿的移位。
* 牙齿结构受损,包括牙根吸收、形态畸形、弯曲牙根和邻牙活性丧失。
* 牙列拥挤。
* 牙列间隙。

- 早接触和咬合干扰。
- 囊性病变。

一般来说,多生牙的数量、类型和位置不同,对邻牙造成的损伤也不同。其数目越多,对咬合损伤越大,治疗也更加复杂。上颌前牙区的多生牙将阻碍其他牙齿萌出,导致牙齿拥挤、牙齿旋转、牙列间隙、牙齿错位或食物嵌塞。图 8-5 显示了在不同患者中不同类型的多生牙引起的咬合问题。下颌补充型多生牙可引起牙列拥挤、中线偏移和牙弓不对称(图 8-6)。

在牙弓颊部区域的多生牙也可能对相邻牙齿和咬合造成不良问题。其或形成邻牙阻萌、牙齿拥挤、

食物嵌塞或后开𬌗。图 8-7a 显示四颗前磨牙区多生牙阻碍了下颌前磨牙正常萌出。图 8-7b 显示两颗前磨牙区多生牙损伤了第一恒磨牙根部。

这些情况大多是由于咬合建立过程中(尤其是替牙列期)出现紊乱所致。细致的检查和检测可以早期轻松发现以上问题。通过适当干预,可以防止咬合紊乱的发生或减轻其严重程度。不幸的是,大多数临床病例是在咬合出现问题后才得以发现。全景片的纵向监测是适用于全科医生和儿科牙医的简单有效之道。射线检查应在儿童 6 岁、8 岁和 10 岁时进行比较(参见第三章)。

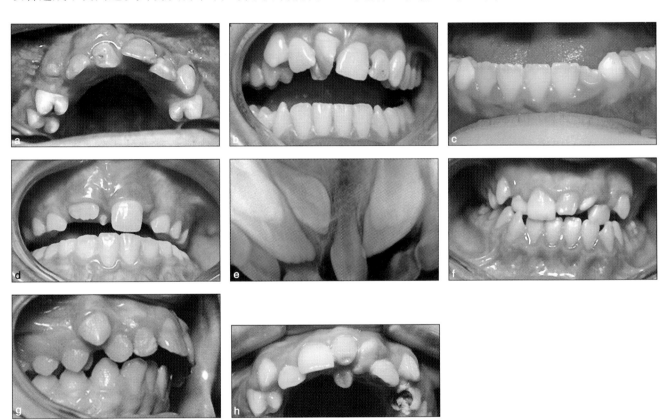

图 8-5　a~h.不同类型的多生牙以不同方式影响咬合

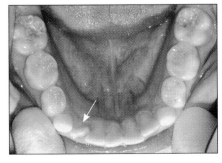

图 8-6　下颌的补充型多生牙(箭头)引起拥挤,中线偏移和牙弓不对称

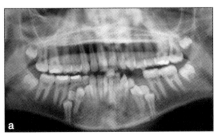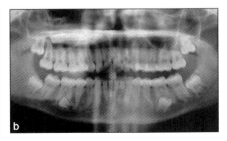

图 8-7　a.前磨牙区多生牙导致下颌前磨牙萌出障碍。b.前磨牙区多生牙损伤第一前磨牙牙根

多牙的早期发现与临床症状

多生牙可以在乳牙列、混合牙列及恒牙列的任何时期发生。其常对邻牙、咬合造成损伤。大多数患者并无症状,常在常规临床检查或放射学检查中发现。因此,进行仔细地临床检查,早期发现、及时制定治疗计划是初步评估儿童咬合状态和口腔健康的重要组成部分。

临床检查

对儿童乳牙列和混合牙列的临床检查在第三章中有详细讨论。在评价替牙列期儿童咬合发育中的多生牙问题时,临床医生必须同时权衡牙齿的数量、大小和形态,萌牙时间,出牙顺序,每颗牙齿的位置及可能影响咬合的局部和整体因素。以下是多生牙常见的临床症状:

- 异常形式和异常出牙序列。
- 延迟出牙。
- 牙缺失。
- 异位萌出。
- 持续超过 6 个月的左右两侧萌牙不对称。
- 局部出现缝隙或拥挤。
- 异常的牙样隆起。

放射学检查

如果已发现多生牙,后前位片、全景片、咬合片、CT 等特殊放射学检查将有利于确诊及定位多生牙。计算机断层扫描(CAT/CT)是由平面、二维影像逐层扫描,运用计算机技术形成三维图像的放射线检查技术。CT 扫描内部器官、骨、牙齿和软组织,显影清晰,比一般的放射学检查显示更加细致精确。图 8-8 即运用 CT 技术从三维方向显示出多生牙。

Saini 等[49]学者报道了在平均年龄 5~39 岁的患者例行接受放射性检查时偶然发现多生牙的病例,证实了前磨牙区多生牙常在形成后多年才被发现。因此,定期的相关检查是非常必要的(病例 8-4)。

当发现有较多数目的多生牙时,临床医生需警惕其与其他系统性疾病(如加德纳综合征、颅锁发育不全综合征)可能存在的相关性。

治疗

尽管不是所有的多生牙都是这样,但大多数多生牙是不利于咬合的,需要适时拔除。多生牙的处理方法取决于其类型、数目和位置,其对邻牙的影响或潜在影响,邻牙的牙根发育情况,患者的牙龄,咬合情况。

治疗方案

早期发现,在产生危害之前早期拔除

最佳的处理方式是早期发现多生牙并在发生任何损害之前适时拔除,其中包括多生牙位于未萌牙列中可能干扰正常咬合形成的情况。Cozza 等[50]报道了一例 6 岁男孩下颌尖牙区发生一颗形似侧切牙的多生牙病例,治疗方法为拔除下颌乳尖牙以促进多生牙的自然萌出,拔除多生牙后再等待恒尖牙自然萌出。

另一种可能是多生牙萌出先于邻牙或与邻牙同时萌出的情况,通过仔细的临床检查和影像学评估后很容易发现,正畸处理通常为拔除多生牙后进行正畸治疗。

早期发现择期拔除

某些情况下,临床医生也许能在早期发现多生牙的存在,但需慎重观察,延期拔除。如多生牙位置较高且与发育中牙根的根尖紧邻,暂时对牙列没有损害,或手术拔除可能会妨碍邻牙牙根的正常发育。

晚期发现处理损害

当多生牙一直未萌,也没有在早期被发现,或者一直被忽视时,则需要第三种临床处理方法。这些多生牙会阻碍邻牙萌出、使邻牙错位,并且损害牙齿

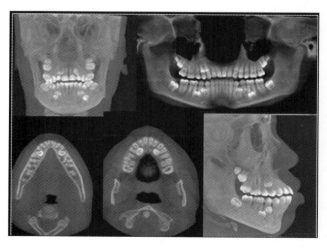

图 8-8 一患者多颗多生牙的三维观

结构和咬合。在这种情况下,仔细地临床及影像学评估,定位多生牙是治疗方案的第一步。

根据多生牙的位置及数目、患者的咬合情况和邻牙所处发育阶段,可以做出外科干预的临床策略,然后进行适当且全面的正畸治疗。在决定是立即拔除多生牙还是择期拔除时,有几个因素可以有助于考虑。

即刻拔除多生牙并进行正畸治疗的适应证包括以下几点:

- 多生牙已萌出且会导致邻牙萌出间隙问题
- 多生牙的存在会妨碍或延迟邻牙的萌出,或者损害邻牙
- 多生牙导致邻牙错位
- 有囊肿等明显的病理变化
- 多生牙阻碍了正畸牙齿移动

密切观察,择期拔除多生牙的适应证包括以下几点:

- 多生牙位置很高,位于恒牙的根尖区域,外科拔除多生牙可能影响恒牙牙根发育。
- 多生牙位置较高,不会干扰临床牙齿移动过程(外科拔除可以延迟到初期治疗之后)。

多生牙拔除后的正畸考量

考虑术前、术中和术后拔除多生牙的要点如下:

- 如果多生牙尚未萌出,且预测恒牙可能迟萌,需要为未萌出的牙维持间隙。
- 萌出延迟时间过长,咀嚼力量可能导致纤维组织或骨障碍形成,多生牙需要被去除以促进萌出。
- 许多被忽略的多生牙和恒牙迟萌病例中,邻牙常常会移位,造成未萌牙的间隙不足。这种情况下,除了拔除多生牙外,同时推荐恢复其间隙。
- 如果恒牙位于牙弓的高位,或发生错位,则需要在拔除多生牙的同时粘接附件以行正畸牵引。

病例 8-1

一名 15 岁的女孩的上颌右侧有一枚多生侧切牙,导致右侧牙列拥挤,形成咬合干扰、深覆盖、中线偏移(图 8-9a 和 b)。这类问题可被认为是多生牙处理中的一类简单问题,但是,早期诊断出未萌的多生牙及早期治疗可以避免其损害,甚至可以避免正畸治疗的需要。

治疗:

治疗计划包括拔除多生侧切牙,上下牙弓粘接 2×6 以纠正前牙拥挤和上颌中线(图 8-9c 和 d)。

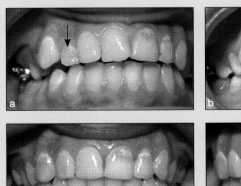
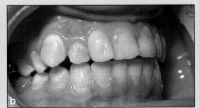
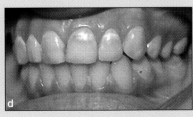

图 8-9　一名 15 岁女孩具有一枚多生侧切牙,造成错𬌗畸形、牙列拥挤和中线偏移。a 和 b. 右侧上颌多生侧切牙(箭头)。c 和 d. 拔除多生牙,并且上下牙弓粘接 2×6 以消除拥挤并纠正上颌中线之后的治疗后结果

病例 8-2

一名 14 岁零 6 个月的女孩主诉上颌恒中切牙一直未萌。她的正畸问题包括了高位阻生的恒中切牙。该例阻生是由于忽视了乳切牙及两枚额外牙滞留时间过长导致的,这个疏忽的另一个结果就是由于尖牙萌出后侧切牙的近中倾斜造成恒中切牙萌出间隙不足。

在该患者被转诊正畸治疗之前,她的牙医给她拍摄了两张全景片。第一张全景片(图 8-10a)显示两颗额外牙及两颗乳中切牙尚在。第二张全景片(图 8-10b)拍摄于两枚额外牙和两枚乳中切牙拔除 1 年后被转诊时。

当检查到多生牙时,大多数情况下推荐拔除多生牙和邻牙间隙维持,除了极少数病例中多生牙位置与发育中牙根关系密切的情况可以选择观察。

该患者同时有严重的上下牙前突和中度的下颌牙列拥挤(图 8-10c 和 e)。患者的头颅侧位片显示严重的上下颌牙性前突且下颌平面角陡峭(图 8-10f)。

治疗:

由于间隙丧失,上下前牙严重前突以及拥挤,治疗计划需要拔除 4 颗前磨牙,远移尖牙后为中切牙的萌出开辟间隙,上下切牙均采用链状附件来进行正畸牵引(图 8-10g)。

该病例总的治疗时间超过 3 年(图 8-10h~1)。早期拔除乳切牙及间隙维持可能防止了其损害并大大缩短治疗时间。

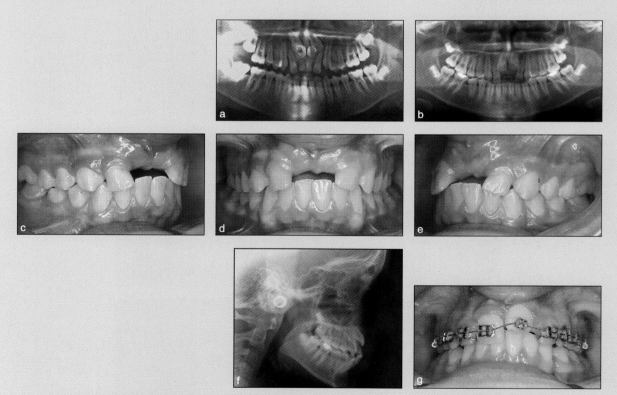

图 8-10 一名 14 岁零 6 个月的女孩未萌上颌中切牙的治疗。a. 转诊正畸 2 年前牙医为其拍摄的全景片。b. 正畸治疗之前,拔除两颗额外牙后拍摄的全景片。c~e. 治疗前咬合相。f. 治疗前头颅侧位片显示前牙拥挤和严重的牙性前突。g. 正畸牵引中切牙

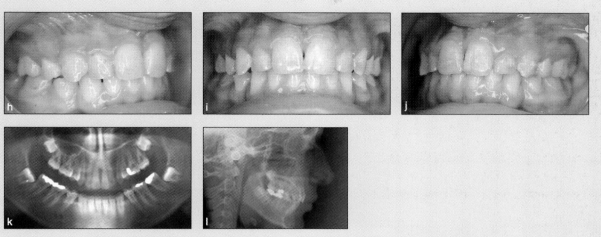

图 8-10(续) h~j. 治疗后咬合相。k. 治疗后全景片。l. 治疗后头颅侧位片

病例 8-3

一名 13 岁零 7 个月的女孩,轻微前牙拥挤一度,右上侧切牙牙冠颊倾,两侧明显不对称萌出,左侧恒尖牙及两颗前磨牙已完全萌出,而右侧乳尖牙和第一乳磨牙尚存。没有明显的尖牙隆起。右上恒尖牙和第一前磨牙因混合性牙瘤而高位阻生(图 8-11a~d)。X 线片显示了该牙瘤及其对咬合的危害(图 8-11e~h)。

该阻生尖牙位于右上中切牙和侧切牙的根尖之上,导致了中切牙和侧切牙牙根发生吸收。

治疗:

治疗计划包括摘除牙瘤,在阻生尖牙及前磨牙上粘接附件进行牵引(详见第十章)。考虑到该牙瘤的大小和复杂性,该患者需要进行两次手术。图 8-11i 显示了牵引前粘接的链状附件。图 8-11j~m 显示治疗后的咬合相。

对该患者在混合牙列期进行密切观察和定期的影像学监控可以降低其问题的严重程度并减少上颌切牙牙根受到的损伤。

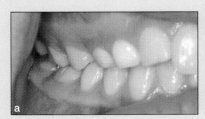
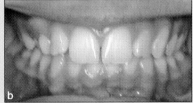
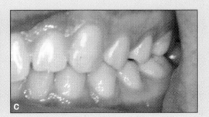
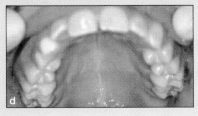

图 8-11 a~d. 一名 13 岁零 7 个月的女孩牙齿不对称萌出的治疗

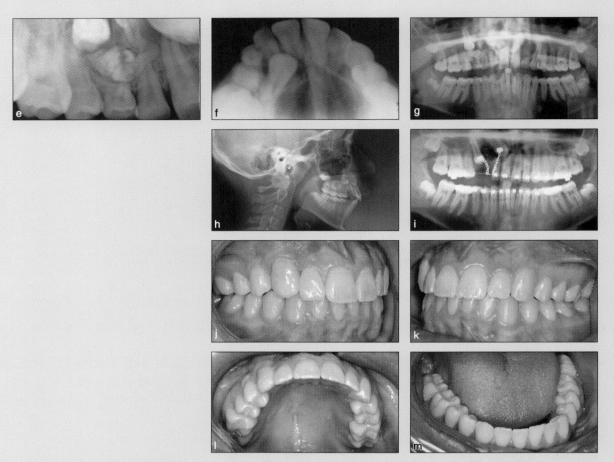

图 8-11（续） e. 治疗前的根尖片显示了该牙瘤及阻生的右上尖牙和第一前磨牙。f. 治疗前的咬合片显示了其对咬合的危害。g. 治疗前的全景片。h. 治疗前的头颅侧位片。i. 全景片显示牵引前粘接的链状附件。注意牙瘤和尖牙错位对右上中切牙和侧切牙的损害。j~m. 治疗后的咬合相

后期发育的新生多生牙

对于多生牙的治疗有另外一个重要的考虑点，尤其是有多颗多生牙的患者，重新发现多生牙的现象，或者初期多生牙拔除后后期发育的新生多生牙甚至发生于正畸后的多生牙。对于这些现象，在完成治疗后还应该仔细检测。下面这个病例就是这种现象。

病例 8-4

一名 10 岁零 6 个月的男孩,安氏Ⅱ类 1 分类错殆畸形,超深覆殆,两枚额外牙阻碍了双侧上颌中切牙的萌出(图 8-12a~d)。

治疗:

由于上颌前牙存在拥挤,上颌前突,上中切牙间隙严重不足,所以双侧第一前磨牙及两枚多生牙均被拔除(图 8-12e~g)。

图 8-12h 显示的是治疗 3 年后拍摄的全景片,又发现了 5 枚新发育的多生牙,该全景片清楚地显示了新发多生牙可能对恒牙列造成的危害。

拔除初始的多生牙后,甚至进行正畸治疗之后是有可能出现新发育的多生牙的,尤其是在具有多颗多生牙的患者身上。这种可能性意味着,多生牙患者即使是在治疗完成之后也要进行密切的影像学监控。

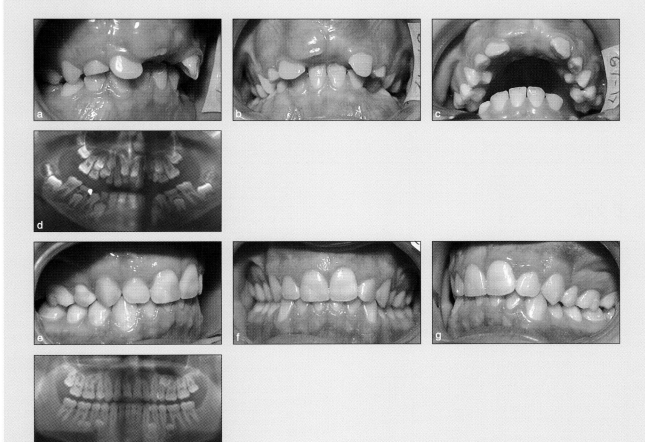

图 8-12 一名安氏Ⅱ类 1 分类、超深覆殆的 10 岁零 6 个月的男孩复发性多生牙的治疗。a~c. 治疗前咬合相。两枚多生牙阻碍了中切牙的萌出。d. 治疗前全景片。e~g. 治疗后咬合相。h. 治疗后全景片显示了 5 颗新发育的类似前磨牙的多生牙

小结

- 多生牙(牙过多)是指多于正常牙齿数目之外的牙齿。
- 不同种族人群报道的多生牙患病率差异很大,从0.1%到3.8%之间都有。
- 多生牙的存在不如先天缺牙(缺牙症)常见,男性存在多生牙的概率是女性的两倍,乳牙列中也可能存在多生牙,但更少见。
- 根据多生牙的形态和在牙弓中的位置可将其分为不同的类型。最常见发生于上颌切牙区(楔形牙)。
- 多生牙可以同时出现多颗,同时出现多个多生牙的现象最常发生于下颌前磨牙区。
- 对于该异常现象的形态发生目前已经提出了三种理论:二分理论、过度活跃理论和返祖现象理论。
- 多生牙发生的可能原因是由于神经嵴细胞的迁移、增殖、分化及牙齿发育的初始阶段上皮细胞和间充质干细胞的相互作用。
- 根据该异常现象在形成初期的特性,结果可能发展成为缺牙症、牙过多、牙瘤或者囊肿。
- 多生牙的存在总是会使咬合的形成出现问题,根据其数目、位置和与邻牙的邻近关系,多生牙会导致牙列拥挤、牙列间隙、邻牙迟萌或不萌、阻生牙,以及对牙根、牙髓和支持骨结构的损害。
- 多生牙的处理方式取决于其位置、数目及发育阶段。几乎所有的多生牙都是有害的,需要被拔除。最佳的处理方式是早期发现和干预,防止其对牙列和咬合的进一步损害。
- 多生牙拔除的时机取决于其位置及其可能带来的危害。如果多生牙已萌出,阻碍了其他牙的萌出,或者损害了邻牙,则需被拔除。如果多生牙位置较高,与邻牙根尖关系密切,则可延迟到牙根发育完成之后再行拔除。
- 即使在完成正畸治疗之后,也可能重新出现新生的多生牙,因此,推荐影像学随访评估。

参考文献

[1] Vadiati Saberi B, Shakoorpour A. Apert syndrome: Report of a case with emphasis on oral manifestations. J Dent (Tehran) 2011;8:90–95.

[2] Bhat MA, Laway BA, Mantoo S, Choudry K, Kotwal S, Mir SA. Cleidocranial dysplasia: A rare cause of disproportionate severe short stature. Oman Med J 2012;27:408–410.

[3] D'Alessandro G, Tagariello T, Piana G. Cleidocranial dysplasia: Etiology and stomatognathic and craniofacial abnormalities. Minerva Stomatol 2010;59:117–127.

[4] Panjwani S, Bagewadi A, Keluskar V, Arora S. Gardner's syndrome. J Clin Imaging Sci 2011;1:65.

[5] Yusof WZ. Non-syndromal multiple supernumerary teeth: Literature review. J Can Dent Assoc 1990;56:147–149.

[6] Shah R, Boyd M. Studies of permanent tooth anomalies in 1,886 Canadian individuals. J Can Dent Assoc 1978;6:265–268.

[7] Boyne PJ. Supernumerary maxillary incisors. Oral Surg 1954;7:901–905.

[8] Buenviaje TM, Rapp R. Dental anomalies in children: A clinical and radiographic survey. J Dent Child 1984;51:42–46.

[9] Wallfeldt A. Overtaliga tander: Overkakens incisivregeion. Odont Revy 1961;12:67–74.

[10] Frome K, Dickert P, Silko K, Miller AS. Panoramic survey. Dent Hyg (Chic) 1977;51:208–210.

[11] Schulze C. Incidence of supernumerary teeth. Stoma 1960;13:128–140.

[12] Morris CR, Marano PD, Swimley DC, Runco JG. Abnormalities noted on panoramic radiographs. Oral Surg 1969;28:772–782.

[13] Billberg B, Lind V. Medfodda antalsvariationer I permanenta dentitionen. Odont Revy 1965;16:259–272.

[14] McKibben DR, Brearley IJ. Radiographic determination of the prevalence of selected dental anomalies in children. J Dent Child 1971;28:390–398.

[15] Jarvinen S. Supernumerary and congenitally missing permanent upper anterior teeth in 7-year-old Finnish children. A radiographic study. Proc Finn Dent Soc 1976;72:99–102.

[16] Locht S. Panoramic radiographic examination of 704 Danish children aged 9–10 years. Community Dent Oral Epidemiol 1980;8:375–380.

[17] Clayton JM. Congenital dental anomalies occurring in 3,557 children. J Dent Child 1956;23:206–208.

[18] Luten JR. The prevalence of supernumerary teeth in primary and mixed dentitions. J Dent Child 1967;34:246–353.

[19] Parry RR, Iyer VS. Supernumerary teeth amongst orthodontic patients in India. Br Dent J 1961;111:257–258.

[20] Lacoste L, Hirsch C, Frank R. Les inclusions dentaires surnumeraires chez l'enfant. Revue Fr Odonto-Stomat 1962;9:967–983.

[21] Salcido-García JF, Ledesma-Montes C, Hernández-Flores F, Pérez D, Garcés-Ortíz M. Frequency of supernumerary teeth in Mexican population. Med Oral Patol Oral Cir Bucal 2004;9:403–409.

[22] Bäckman B, Wahlin YB. Variations in number and morphology of permanent teeth in 7-year-old Swedish children. Int J Paediatr Dent 2001;11:11–17.

[23] Neville BW, Damm D, Allen C, Bouquot J. Oral & Maxillofacial Pathology, ed 3. St Louis: Saunders, 2008.

[24] Liu JF. Characteristics of premaxillary supernumerary teeth: A survey of 112 cases. ASDC J Dent Child 1995;62:262–265.

[25] Taylor GS. Characteristics of supernumerary teeth in the primary and permanent dentition. Dent Pract Dent Rec 1972;22:203–208.

[26] Low T. Hypodontia and supernumerary tooth: Report of a case and its management. Br J Orthod 1977;4:187–190.

[27] Rubenstein LK, Lindauer SJ, Isaacson RJ, Germane N. Development of supernumerary premolars in an orthodontic population. Oral Surg Oral Med Oral Pathol 1991;71:392–395.

[28] Sharma A. A rare non-syndrome case of concomitant multiple supernumerary teeth and partial anodontia. J Clin

Pediatr Dent 2001;25:167–169.

[29] Shapira Y, Kuftinec MM. Multiple supernumerary teeth: Report of two cases. Am J Dent 1989;2:28–30.

[30] Becker A, Bimstein E, Shteyer A. Interdisciplinary treatment of multiple unerupted supernumerary teeth. Report of a case. Am J Orthod 1982;81:417–422.

[31] Matsumoto M, Nakagawa Y, Sobue S, Ooshima T. Simultaneous presence of a congenitally missing premolar and supernumerary incisor in the same jaw: Report of case. ASDC J Dent Child 2001;68:63–66.

[32] Ratna R. Numeric anomalies of teeth in concomitant hypodontia and hyperdontia. J Craniofac Genet Develop Biol 1988;8:245–251.

[33] Satish V, Parabhadevi MC, Sharma R. Odontome: A brief overview. Int J Clin Dent 2011;4:177–185.

[34] Serra-Serra G, Berini-Aytés L, Gay-Escoda C. Erupted odontomas: A report of three cases and review of the literature. Med Oral Patol Oral Cir Bucal 2009;14:E299–E303.

[35] Tejasvi MLA, Babu BB. Erupted compound odontomas: A case report. J Dent Res Dent Clin Dent Prospects 2011;5:33–36.

[36] Amado Cuesta S, Gargallo Albiol J, Berini Aytés L, Gay-Escoda C. Review of 61 cases of odontoma. Presentation of an erupted complex odontoma. Med Oral 2003;8:366–373.

[37] Litonjua LA, Suresh L, Valderrama LS, Neiders ME. Erupted complex odontoma: A case report and literature review. Gen Dent 2004;52:248–251.

[38] Vengal M, Arora H, Ghosh S, Pai KM. Large erupting complex odontoma: A case report. J Can Dent Assoc 2007;73:169–173.

[39] Main DM. Epithelial jaw cysts: A clinico-pathological reappraisal. Br J Oral Surg 1970;8:114–125.

[40] Shen WJ, Shen YM, Zha Z, et al. The clinical and pathologic study of embedded supernumerary teeth [in Chinese]. Shanghai Kou Qiang Yi Xue 2001;10:108–109,118.

[41] Kaler LC. Prevalence of mesiodens in a pediatric Hispanic population. ASDC J Dent Child 1988;55:137–138.

[42] Erkmen N, Ölmez S, Önerci M. Supernumerary tooth in the maxillary sinus: Case report. Aust Dent J 1998;43:385–386.

[43] Carver DD, Peterson S, Owens T. Intranasal teeth. Oral Surg Oral Med Oral Pathol 1990;70:804–805.

[44] Spencer MG, Couldery MG. Nasal tooth. J Laryngol Otol 1985;99:1147–1150.

[45] Gadalla GH. Mandibular incisor and canine ectopia. A case of two teeth erupted in the chin. Br Dent J 1987;163:236.

[46] Gibson N. A late developing mandibular premolar supernumerary tooth. Aust Dent J 2001;46:51–52.

[47] Chadwick SM, Kilpatrick NM. Late development of supernumerary teeth: A report of two cases. Int J Pediatr Dent 1993;3:205–210.

[48] Poyton GH, Morgan GA, Crouch SA. Recurring supernumerary mandibular premolars. Report of a case of post-mature development. Oral Surg Oral Med Oral Pathol 1960;13:964–966.

[49] Saini T, Keene JJ Jr, Whetten J. Radiographic diagnosis of supernumerary premolars: Case reviews. ASDC J Dent Child 2002;69:184–190.

[50] Cozza P, Laganà G, Mucedero M. Early diagnosis and treatment of supplemental mandibular tooth: Report of a case. ASDC J Dent Child 2002;69:180–183.

第九章 系带附着异常的诊断和治疗

异常唇系带附着会导致牙列产生许多问题，如异常正中间隙。正中牙间隙是指上颌中切牙之间有缝隙；在（混合牙列早期、中期）暂时出现属于正常现象。然而，正中牙间隙也可视为切牙间异常间隙的错殆畸形。

临床医生必须能辨别这两种间隙并知道何时及如何处理异常的间隙。图 9-1 示，造成正中牙间隙的两种不同病因：深覆殆以及系带附着异常。除了系带附着异常还有很多可导致异常间隙的因素将在本章中提出。

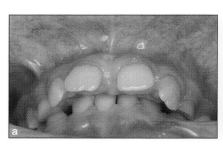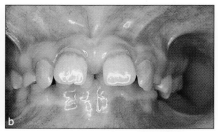

图 9-1　a. 深覆殆引起的牙间隙。b. 异常系带附着引起的牙间隙

Baum[1]认为，正中牙间隙通常在上颌侧切牙萌出的过渡阶段中是牙列正常生长发育的一部分。正中牙间隙在尖牙萌出时逐渐消失，上切牙之间相互紧密接触。

在 1907 年，Angle[2]认为正中牙间隙是一种常见的错殆畸形，它以上颌中切牙之间的不同距离（1~5mm）分度。他认为正中牙间隙影响美观，但此现象在下颌中切牙之间却很罕见。他还提出系带是引起正中牙间隙的一个原因并列出其治疗方法。

Broadbent[3]所描述的"丑小鸭"阶段是大多数孩子牙列正常生长发育时的现象。由于侧切牙牙胚萌出时挤压中切牙牙根，上颌恒中切牙在萌出初期唇向外展。在这个过程中，上颌侧切牙以及尖牙的萌出使正中牙间隙正常关闭。然而，个别患儿正中牙间隙不能自然关闭，此剩余间隙常导致邻牙及其他咬合问题。

我们常常认为成人上中切牙之间的间隙是不可接受的外观和错𬌗畸形。然而,其他人包括个别演员、歌手及其他名人都不介意切牙间的间隙。

上颌正中牙间隙是正常咬合发育过程中的正常过渡阶段的一部分,与上颌正中牙间隙比较,下颌正中牙间隙不是正常生长发育的特征。由于下颌恒切牙的大小和位置与乳牙相比较大,所以下恒前牙常常存在一定程度的拥挤。

患病率

文献表明,正中牙间隙是患者所关心的难以接受的错𬌗畸形,临床医生对其病因和治疗也很感兴趣。1882 年,Farrer[4] 提出了一种矫正此间隙的方法。

根据流行病学调查,正中牙间隙在混合牙列初期的发生率较高,但在 9 岁~12 岁年龄段发生率较低。在正常情况下,该间隙在尖牙完全萌出后关闭[5-7]。

一般而言,正中牙间隙在女性中的发生率高于男性。Richardson 等[8] 在 5 037 名 6~14 岁孩子中研究了正中牙间隙在不同性别中的发生率。他们发现,在 6 岁时,女性比男性发生率高,但在 14 岁时,男性比于女性发生率高。

不同种族之间也存在差异。Lavelle[9] 调查了切牙牙间隙在不同人群中的分布情况,发现非洲裔(西非)发生率高于英国白人、中国香港人及马来西亚人。

Horowitz[10] 调查了 700 多名 10~12 岁的孩子,包括 397 名黑人儿童和 321 名白人儿童,评估正中牙间隙的种族差异性。他发现相比于 8% 的白人儿童而言,19% 黑人儿童有 2mm 以上的正中牙间隙。

Taylor[5] 调查了 516 名 5.5~11 岁的儿童,发现在 5.5~6 岁组中,68 名儿童中 66 名(97%)有正中牙间隙。在 6~7 岁组中,正中牙间隙的发生率为 87.7%,在 10~11 岁组,正中牙间隙的发生率为 48.7%。在另一项研究中,Weyman[11] 报道 12~18 岁儿童正中牙间隙发生率为 7%。

Brunelle 等人[12] 在美国进行国家健康和营养调查,发现 2mm 以上的正中牙间隙在 8~11 岁的人群中发生率为 19%,在 12~17 岁的人群中发生率为 6%,在 18~50 岁的人群中发生率为 5%。

正中牙间隙的病因

正中牙间隙的任何治疗应基于其程度、病因及病理的正确评价。很多年以来临床医生已经对上唇系带对正中牙间隙产生的影响产生了极大的兴趣。该间隙的持续存在往往归咎于较大的唇系带。有时,如果没有该间隙病因的适当评估,则不必行系带切除术,因为有很多其他因素参与其形成。因此,评估间隙形成的原因必须包括系带的解剖结构以及形成异常间隙的其他原因。

系带的形态发生与结构

系带是很小一部分导致牙正中间隙的因素。Huang 和 Creath[13] 研究表明,妊娠第十周开始形成上唇系带,胚胎第三个月胎儿系带的形态与产后异常的系带相似。它延伸为上唇内侧结节的连续带状组织,穿过牙槽嵴,插入腭乳突。出生前,唇侧系带与牙槽嵴结合在一起,而连续带状组织被骨完全封闭,因此,该系带分成腭侧部分(腭乳头)和唇侧部分(上唇系带)。

新生儿系带在无牙颌阶段(牙齿萌出之前)是附着宽的粗大组织。该组织逐渐变窄,附着于上颌缝和牙槽突的结缔组织中线上。随着牙齿的萌出和牙槽嵴的生长,系带的位置随之改变。随着生长发育的进行,系带组织可能退缩至一个较高的位置并且维持该附着于牙龈乳头的位置。

研究表明,轻微的牙槽嵴裂开将导致牙齿分开产生异常间隙[14]。

在狗的研究,Picton 和 Moss[15] 半切下颌第一磨牙模拟其他牙齿的近远中接触方式,在半切的第一磨牙之间得到了人工的牙内间隙。几周后,他们发现两部分牙齿之间的缝隙变得更大了。当其他人为的间隙自然关闭的时候,因为分开的磨牙的根之间没有中隔纤维,所以牙齿的一半近中移动,而另一半远端移动。他们认为中隔纤维是产生牙间隙和维持牙齿近远中间隙至关重要的因素。

Stubley[16] 对越隔纤维和用于关闭牙间隙正畸链进行了对比。他认为,越隔纤维不含弹性组织;它们是由胶原蛋白构成的,并且产生的动力来源于它们成熟时合成的小线圈;产生力的大小因人而异。

Stubley[16] 认为恒久的正中牙间隙是由龈纤维在上颌中线处的力量以及宽度特征决定。在任何病理情况下,潜在的原因是先天性的,是由于越隔纤维的改变导致中间牙槽骨缝的持续存在。该纤维是从中切牙近中呈直角向上插入骨缝,而不是直接穿过牙和牙之间的间隙。这种改变像是越隔纤维链的断裂,因而中切牙远端的越隔纤维可以移动牙齿并使他们分开。这种纤维可以解释间隙难以自动关闭。

Martin 和 Jones[17] 连续对 17 个伴各种形式前脑无裂畸形的人进行了尸检或临床评估,无论前脑无裂畸形的严重程度或是否伴有其他相关的颅面畸形,发现 88% 的患者有上唇系带的缺失。前脑无裂畸形是一种前脑(胚胎前脑)发育不到两个半球的疾病。引导胚胎结构安置的 Hox 基因,无法沿头正中线激活,导致成对的结构左边和右边无法合并。Martin 和 Jones[17] 认为前脑无裂畸形的患者没有系带,说明系带在胚胎起源于内侧鼻突。

Dean 等人[18] 认为,上唇系带是由两层上皮细胞包绕的疏松血管结缔组织。在某些情况下,系带包括肌肉纤维起源于上唇口轮匝肌。唇的起源广泛,但系带本身组织退缩插入中间的外层骨膜与颌骨内缝及牙槽突的结缔组织之间。系带附着在不同的地方,如附着龈组织的牙槽嵴顶以上几毫米,或在牙槽嵴顶,或其纤维通过切牙之间附着于腭乳头。图 9-2 显示粗大系带的低附着而引起的异常间隙。

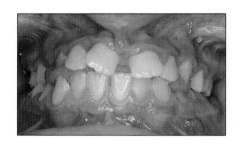

图 9-2　系带粗大且附着位置低引起的异常牙间隙

正中牙间隙可能完全不存在,或它的存在可能是牙列正常替换阶段的一部分。随着切牙及尖牙的萌出,牙间隙自动关闭。

导致正中牙间隙的其他原因

除了系带的解剖结构(大小、位置、连接嵌入类型),在制订治疗计划和系带切除术之前,必须将导致正中牙间隙的其他原因考虑在内。治疗该间隙的方法包括正畸、修复、外科手术或联合治疗。理想的治疗方法应该是关闭该间隙同时解决导致该间隙的原因。

在中切牙的替换过程中,由于恒切牙大于乳切牙,一些生长发育机制相互作用协调这些大小差异,最终形成正常咬合关系。下颌切牙在萌出过程中存在一定程度的拥挤,然而由于萌出位置和倾斜方向上颌切牙有一些散在间隙。根据间隙的大小,一些可被视为是正常的过渡,而另一些则被视为异常情况的征兆,在牙列完全替换之前应及早发现和干预。

在上颌切牙正常的替换阶段,低于 3mm 的中线间隙是正常的。上颌侧切牙的近中倾斜及其近中萌出力可减小或完全闭合此间隙;上颌恒尖牙萌出将以相同机制关闭中切牙间的剩余间隙。然而,正中牙间隙在一些有较大牙弓的种族中作为种族标志,如非洲和地中海居民。

为区分牙齿替换过程中正常的正中牙间隙和其他因素导致的异常间隙,临床医生必须仔细对患者口内、口外情况进行临床检查及影像学检查。切牙间隙可能是由以下一个或几个因素导致的结果。

- 侧切牙缺失。
- 上颌侧切牙过小牙(锥形侧切牙)。
- 存在正中多生牙或牙瘤。
- 不良口腔习惯。
- 肌肉不平衡(唇肌功能障碍)。
- 深覆𬌗。
- 前牙 Bolton 比不调。
- 牙齿病理性移动。

侧切牙缺失

正中牙间隙常见原因是一个或两个上颌侧切牙先天性缺失(图 9-3)。中切牙完全萌出后,持续性的间隙是早期诊断该问题的线索,并且必须通过 X 线片进行评估。无中线移位的剩余间隙通常伴双侧侧切牙缺失,有中线移位的牙间隙通常是一侧侧切牙缺失。

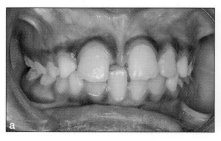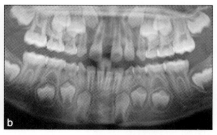

图 9-3　a~b. 由于先天缺失侧切牙引起的严重牙间隙

根据咬合的类型,治疗方案使用尖牙替代关闭牙间隙或直接关闭牙间隙,排齐前牙,使用传统修复或者种植修复缺失牙(第七章)。

上颌侧切牙过小牙

上颌过小侧切牙可导致正中牙间隙,即 PEG 侧切牙,可单侧或双侧(图 9-4)。

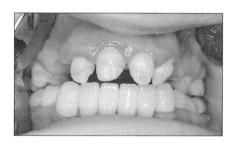

图 9-4　缺牙以及侧切牙过小牙引起的牙间隙

根据患者咬合的类型、年龄及期望值,修复方案有复合树脂、贴面、全冠或者直接拔除后关闭间隙(见第七章)。

有正中多生牙或牙瘤

正中牙间隙的另一个常见原因是有埋伏多生牙。正中多生牙是最常见的多生牙类型(图 9-5)。密切观察切牙的替换,早期检测和诊断多生牙并不难。切牙的一些临床症状有助于早期检测多生牙,包括切牙不对称或延迟萌出,侧切牙完全萌出后仍

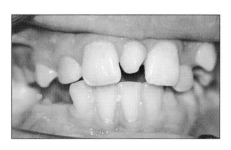

图 9-5　正中额外牙引起的牙间隙

有间隙,中切牙扭转。

治疗方法的选择取决于患者的咬合、牙龄和切牙牙根的形成。一些治疗方法包括早期检测和拔除多生牙,引导切牙萌出,片段弓排齐前牙(见第八章)。

口腔不良习惯

正中牙间隙的另一个常见原因是口腔不良习惯,如吮手指、不良舌习惯、不良唇习惯、咬唇或唇肌功能障碍(图 9-6 和 9-7)。

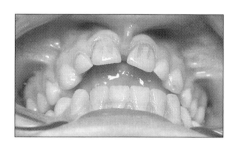

图 9-6　吮吸拇指引起的牙间隙

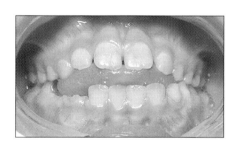

图 9-7　舌功能障碍引起的牙间隙

这种情况的治疗方法是早期发现、纠正不良习惯和关闭间隙(见第六章)。

肌肉不平衡(唇肌功能障碍)

影响切牙关系的一个重要因素是维持正常咬合口内外肌肉力量的平衡。口内肌肉不协调可以造成正中间隙,如巨舌症、舌位不当和唇肌无力(图 9-8)。

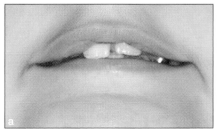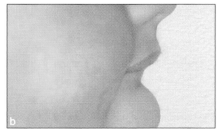

图 9-8　唇功能障碍引起的牙间隙

这些情况的治疗包括消除致病因素、关闭间隙。长期稳定性取决于长期保持。

创伤性深覆𬌗

深覆𬌗，尤其是安氏Ⅱ类1分类错𬌗畸形伴深Spee曲线导致的创伤性深覆𬌗以及下前牙的过度萌出，是一种常见的导致正中牙间隙的错𬌗畸形。

这种类型牙间隙的治疗是早期干预，矫正Spee曲线，改善深覆𬌗，然后关闭间隙和内收前牙（图9-1a）。

前牙Bolton比不调

另一产生正中牙间隙的原因是异常前牙比，它可以通过Bolton分析得出[19]。这种差异的结果源于相对较大下颌切牙与较小的上颌切牙的比值。

间隙的关闭必须伴随减小上下颌切牙尺寸的不协调，通过片切牙釉质、拔除较大的切牙或是修复较小的切牙。（见第五章"切牙拥挤矫正术"）

病理性牙齿移动

正中牙间隙以及前牙唇倾在恒牙列中另一因素是病理性因素，如囊肿的压迫，牙周病引起的骨吸收，以及一些系统性疾病引起的骨吸收和牙齿移位。炎症引起骨吸收附着丧失，最终导致牙齿移位（图9-9）。

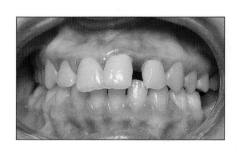

图9-9　病理性牙齿移动引起的牙间隙

这种特别在进行性破坏的情况下的治疗具有很大的挑战性，需要多学科联合治疗。任何的正畸以及其他治疗都必须等到所有刺激因素去除后，通过适当的评估后才能进行。

系带附着异常对咬合的影响

异常唇系带，除了形成上颌正中牙间隙，还可以导致其他临床不良表现：

- 异常系带附着能使所有切牙间产生异常间隙以及牙齿的移位和旋转。
- 异常系带附着和持续正中牙间隙能使侧切牙、尖牙的萌出复杂化，导致其迟萌、完全不萌出、移位、侧切牙反𬌗和/或尖牙阻生。
- 根据系带的大小和位置，异常系带附着可能限制唇或舌的运动，从而影响语音和吞咽。
- 厚的低附着系带影响正常的刷牙。
- 含致密纤维组织的系带，特别是下颌唇系带，可能导致牵拉唇和牙龈，以及导致牙龈退缩。

系带异常的鉴别诊断

正中牙间隙是在所有种族、性别和年龄中的一个普遍现象。

由于它有多种病因，鉴别诊断必须以医学和牙科既往史、临床检查以及特殊检查（影像学检查以及牙齿大小与牙弓不协调时的综合分析）为基础。在评估可疑系带附着异常时应注意以下几点：遗传史、患者年龄、局部因素，以及系带的大小、位置和致密程度。

遗传背景

在作者过去40年的研究中，有系带附着异常的患者某种程度上都有家族聚集性，无论是父母、兄弟姐妹或其他近亲。在正中牙间隙的鉴别诊断中，作者强烈建议临床医生注意其家族史。

Shashua和Artun[20]跟踪观察了96例病例，评估了上颌正中牙间隙（0.50~5.62mm）在完成矫治后4~9年后的复发情况。明显影响复发的因素有治疗前间隙的大小和家庭某一成员也有类似情况。

患者年龄

正中牙间隙的存在是混合牙列早期和中期的一个过渡阶段。在其他环境因素正常的情况下。该间隙会在所有切牙和尖牙萌出后自行关闭。

局部因素

影响正中牙间隙的关闭的局部因素肯定是临床特征性的。这些局部因素包括先天缺牙、多生牙、过小牙、不良习惯、肌功能障碍，创伤性深覆𬌗，病理性因素（牙周破坏或囊肿形成）。

真性系带异常的临床和影像学表现

系带组织的大小、位置及致密程度是临床检查的另一重要方面。某些特征可以帮助检查和确定异常系带,包括系带附着的大小、位置和定位,中缝的形状,龈乳头变白,X 线片上存在骨裂。

附着组织的大小、形状和位置

异常的系带通常很大,位置低,接近牙槽嵴顶,在中切牙之间,甚至延伸至腭乳头。在一些严重的紧密连接的系带,特别是舌系带,甚至会影响患者的言语。

中线间隙形状

中切牙间的间隙常见的是反 V 形间隙,切端较宽,有时伴随中切牙的旋转(图 9-10)。

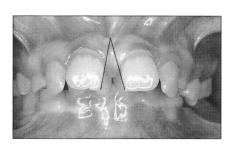

图 9-10 中切牙间倒 V 形间隙,提示系带附着异常

龈乳头转白试验

一个简单的异常系带附着的诊断试验是间歇性牵拉前牙上唇,如果致密的组织带附着在腭乳头上,施加的牵拉力使牙龈乳头变白。这时便称为龈乳头转白试验(图 9-11)。

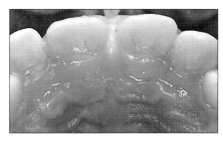

图 9-11 牵拉唇使局部缺血,龈乳头发白,另一提示系带附着异常

根尖片

中线以及牙槽骨缺口也是一种有用的诊断手段。中线骨裂已被作为一种中线异常间隙的致病因素[14],其往往表现为牙槽骨中线 V 形骨缝和敞开缺口(图 9-12)。

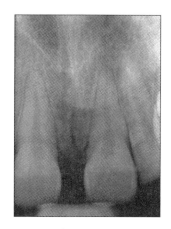

图 9-12 牙槽嵴裂口,提示系带组织插入

系带异常的治疗

根据不同的病因因素,有各种治疗异常中线间隙的方法,已在前面的章节中讨论[如不良习惯(见第六章)、先天缺牙(见第七章)、多生牙(见第八章)]。这一部分主要对系带附着异常引起的异常间隙的治疗。根据牙列的阶段不同治疗的方法不同。

成年人的治疗

成人牙间隙的治疗根据错𬌗畸形的类型、病因、牙周状况和患者的期望值而有所不同。以下有四个治疗成人牙间隙的选择:

1. 如果患者有相对满意的咬合而不想做全面的正畸治疗,则应放弃治疗。一些人可以接受有牙间隙,而一些人则不能接受而要求关闭间隙。

2. 如果患者有良好的咬合和中度的间隙,但不愿意接受正畸治疗,第二选择是通过瓷贴面或者复合树脂充填关闭间隙。

3. 另一个选择是传统的冠修复和固定义齿修复。根据切牙宽度和正中牙间隙的大小,可以仅靠中切牙关闭间隙,或者所有切牙平均分配间隙关闭切牙间隙。

4. 最复杂的治疗计划包括系带切除术和适当的正畸治疗,可以选择全口或者 2×6 技术。保持是系带成形术后至关重要的,尤其是成人患者,常常需要终身保持。

混合牙列的治疗

系带异常的干预在混合牙列的早期更为容易,且效果更加稳定。年轻患者也更能接受正畸治疗,常常患者家属发现患儿的正中牙间隙,而且难以接受这种外观。

早期干预不仅可以解决孩子当前的问题,还能防止对咬合产生的不良影响。在混合牙列的早、中期,病因是系带附着异常还是其他因素,正中牙间隙的治疗区别很大。想要达到满意的结果,干预治疗的时机很重要。时机取决于病因、患者的年龄,以及牙列的时期。

临床医生对系带切除术的时间上存在争议,一些人认为治疗可以延迟到包括尖牙在内的所有恒前牙完全萌出后。在系带不影响咬合,患者不介意正中牙间隙以及最终需要全口正畸治疗的前提下,这种观点可能是正确的。

然而,许多情况下在混合牙列早期异常系带的存在会影响正常咬合的形成。还可能会妨碍邻牙的正常萌出,导致邻牙的拥挤、扭转、移位、甚至会引起错殆畸形,如反殆或尖牙阻生。

恒牙咬合的基础是第一恒磨牙在牙弓后部的萌出和切牙在前部的萌出。任何干扰此结构的因素都会干扰整个结构的正常形成。Angle[2] 根据此观点将上颌第一恒磨牙的位置定为"殆关键"。

临床医生面临的问题是是否应该忽略他们观察到的前牙区导致正中牙间隙的咬合情况,他们认为可以在大一点的年龄段关闭该间隙,答案是否定的;相反,他们应该在适当的时期消除病因保持牙弓前部的完整性,以促进牙弓的其余部分正常发展。

除了造成牙间隙和影响邻牙萌出的系带异常,其余任何病因的去除都能诊断并且在中切牙萌出之后,然而直到侧切牙和尖牙萌出后牙齿的移动通常会减慢。根据正中牙间隙的严重程度及其影响,可以选择不同的治疗方式(影响萌出或者阻碍正常的过渡变化)。

早期治疗程序

治疗方案的设计和干预的时机取决于异常系带的严重程度,包括大小、植入方式,对邻牙的潜在影响和患者咬合。

延迟治疗是直至全部上颌切牙完全萌出。如果存在系带异常,但没有证据证实严重影响咬合和邻牙,则治疗应该推迟到 4 个上颌切牙全部萌出完成。治疗程序以 2×4 开始,用于矫正所有切牙的旋转和排齐。这个阶段后,患者在关闭间隙之前转诊行系带切除术,关闭前牙间隙必须在系带切除术的同一天开始,防止在缝合区域组织及胶原纤维再生。

紧急干预,系带切除术,关闭前牙间隙。当间隙的存在影响正常的萌出以及牙列正常的替换时,间隙的关闭是紧急的。例如,如果系带致密的组织影响侧切牙的萌出,即使侧切牙尚未萌出,也可以早期关闭牙间隙。这种情况可以通过活动矫治器完成,或者在侧切牙上粘接两个托槽运用片段弓促进侧切牙萌出。在这种情况下,如果患者的磨牙关系、覆盖、覆殆和中线关系正常,不需要其他治疗,所有上颌切牙必须保持直到尖牙萌出。

图 9-13 显示上颌中切牙的正常替换模式(见第二章)。在这个过程中,任何影响正常间隙的逐渐关闭的因素都可以影响邻牙正常的萌出和替换,引起横向拥挤、扭转、阻生或反殆等问题。如果正中牙间隙仍存在时也会影响尖牙的萌出。

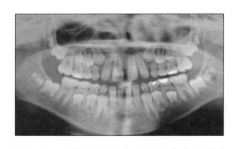

图 9-13　上颌切牙和尖牙的正常萌出影像

图 9-14 说明系带附着异常造成的间隙在侧切牙萌出前后 15 个月维持不变。在这种情况下,最好的治疗方案可能是早期干预:系带切除术和关闭前牙间隙。

图 9-15 显示系带异常造成上颌侧切牙根吸收的潜在影响以及尖牙的阻生。

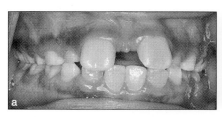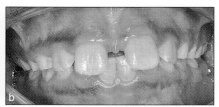

图 9-14　由系带附着异常导致的即使双侧侧切牙萌出后仍然存在的牙间隙。a. 萌出前。b. 萌出后

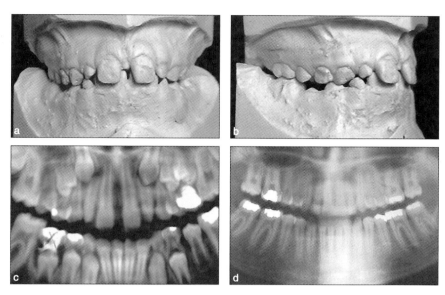

图9-15　a～c.系带阻碍间隙的关闭,伴随潜在因素使侧切牙根吸收及尖牙阻生。
d.系带切除术和间隙关闭后的全景片

该患者的治疗为系带修整术,关闭牙间隙,以及引导尖牙萌出。

两阶段治疗。当其他问题如不良习惯、深覆盖、深覆殆与中线间隙相关,异常系带和恒牙期需要进一步治疗时,治疗程序可分为两个阶段。第一阶段包括关闭间隙排齐前牙。经过中期阶段的监测,开始第二阶段。然而,并不是所有的间隙可以用相同的方式处理,在模式或时间方面;仔细的预处理评估,适当的正畸外科手术,适当的干预是实现一个目标的必要条件。

除系带以外的局部因素,如不良习惯、侧切牙缺失、正中额外牙、能造成异常间隙;但是如果系带附着低,在牙槽嵴顶的区域,外观可能误导诊断,因为看起来像系带异常。在这些情况下不推荐行系带切除术,消除病因和正畸关闭间隙通常使系带组织自发性萎缩(病例9-5)。

乳牙列的治疗

系带异常在乳牙列不如在混合牙列那样常见,但在乳牙列有异常系带附着的患儿常常有严重的正中牙间隙以及切牙移位。这些常常是有严重系带问题的患儿,但是不推荐在乳牙列期行系带切除术,该治疗必须延迟到混合牙列时期。

作者对乳牙列期所有异常系带附着的病例的观察中发现他们都有遗传背景,而且在本实验中患儿在恒牙列期有同样的异常系带附着的问题。因此,在乳牙列期行系带切除术对患儿来说并没有益处。在恒牙列期系带的重现是必然的,而且另一阶段治疗是不可避免的(病例9-3)。

婴儿期的治疗

Kotlow[21]报道母乳喂养的婴儿由于上颌系带附着异常导致上颌前牙唇侧龋齿。他还认为系带附着异常可能会干扰婴儿正常的闭锁母亲的乳房和阻碍唇的吮吸,从而影响护理。他建议这些婴儿使用二极管激光预防这种类型的龋齿。

相比之下,Dean等人[18]指出,婴儿期的系带切除术的效果没有证据支持。

系带切除术

尽管在诊断方法、正畸治疗和外科技术方面取得了进展,但仍有一些关闭间隙治疗后复发病例的报道。治疗前的预评估是很重要的,正畸治疗和外科治疗的相互影响必须在制定治疗计划之前有一定的预判。为了最佳结果以及稳定性,除了系带附着以及间隙之外,其他方面包括牙骨性的错殆畸形、口周神经肌肉的平衡及其功能都要考虑在内,这些包括不良习惯、舌的功能、唇张力及唇肌功能。

对手术方法,Dean等人[18]他们提出的中切牙间系带组织之间的楔形部分切除,延伸腭侧切口至鼻腭乳头达骨下。中切牙近中侧边缘组织不应受到干扰。可以用组织钳提起组织块,切除组织剪在到有足够长的系带提供一个理想的美观效果。在唇内侧接近组织游离边缘进行缝合。通常不需要缝合切牙间的组织。

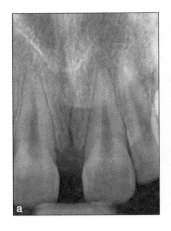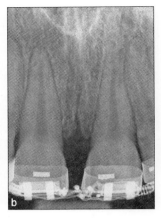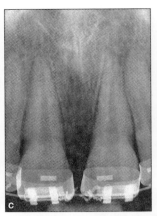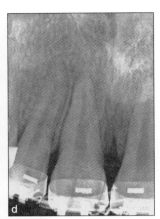

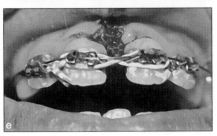

图 9-16　系带切除术后间隙关闭及缝合

近年来,激光在牙科中特别是软组织外科中的应用受到了许多医生的青睐。Haytac 和 Ozcelik[22]对 40 例需要行系带切除术患者的术后疼痛、不适和功能并发症(进食和语音)进行了对比。患者被随机分配到常规外科手术组和二氧化碳激光手术组中。他们的结论是:相比于常规外科手术,二氧化碳激光行唇系带切除术更加安全,术后疼痛较少,术后功能恢复更好。

Olivi[23]等人评估用水激光去除 143 例青春期和青春期前的患者唇系带的效果。重新召回患者,并检查外科区域的不良事件、系带的复发情况、功能性并发症和患者接受度。他们报道称,只有两个青少年患者出现系带的复发。在 3 年后的随访中,没有青春期前的病需要额外的干预。

Kotlow[24]表示,传统的使用手术刀或电刀的手术方法使患儿处于择期手术的全身麻醉的风险中,术后可能会产生明显的不适;这些创口需要缝合和长时间的愈合。激光手术给孩子们提供了简单和安全诊室内可选择性,减少感染、肿胀、不适、瘢痕。

在系带附着组织深的病例中,彻底清除缝合口下系带组织,并立即关闭间隙防止组织再生(图 9-16)。

舌系带过短

舌系带是口腔中位于舌下的正常部分。它是一个薄的附着于舌下和口底的垂直褶皱组织。舌系带过短表现为舌系带短和固有组织减少,能降低舌的活动性,是一种不常见的可以引起舌功能障碍的口腔异常现象。

许多儿童的舌系带过短可能无临床症状;在某些情况下可以自发地代偿,或有影响的患儿能学会对降低的舌活动性进行代偿。也有孩子得益于舌带的外科干预。

舌系带过短的标志

舌系带过短的人通常不能伸出舌头超出下颌切牙边缘或触及上切牙腭乳头。该限制已可能影响言语、正常的吞咽及哺乳,并对牙列产生影响,如下切牙间隙(图 9-17)。

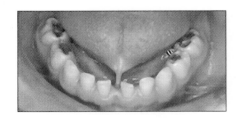

图 9-17　一种少见的舌系带附着,舌系带过短,常常影响牙列以及舌体的运动

舌系带过短的治疗

有些文献报道称,有舌系带过短的患儿会有过

度的功能异常并发症,并对外科手术治疗提出了许多建议[25,26]。舌系带的治疗大多是基于临床检查的结果;因为在正常和过短下颌系带之间没有明确的界限,而且临床医生经常不确定是否给一个疑似舌系带过短的患儿确定治疗方案。

Wright[27]回顾性分析 158 例行系带切除术的患者资料,认为该手术除了较大的患儿之外都需要在全身麻醉下治疗,对于较大的患儿局部麻醉为宜。他补充道,人们常常高估了舌系带导致的言语困难,低估了机械问题。

舌系带切断术的适应证包括有语言学家诊断的以及机械运动障碍,如不能舔嘴唇或者维持口腔卫生。对舌体运动的限制如不能舔舐所有牙齿和散播唾液常常导致龋齿多发和影响牙周健康。少有案例报道系带切除术能帮助有喂食以及吸吮问题的婴儿恢复正常功能。

Fiorotti 等人[28]表明短舌系带可引起不正确的发音、牙颌面的改变和获得性功能适应。他们对 15 名用二氧化碳激光行系带切除术的患者进行了评估。研究表明,该技术是安全、有效的,在儿童中很实用,并可在门诊开展。他们还认为,一旦确认要行系带切除术,则应尽快执行以预防功能的改变。

Suter 和 Bornstein[29]检索文献发现 64 篇关于舌系带分类的文献,并且提出了许多其他的标准。他们总结得出舌系带过短缺乏公认的定义和分类,使得不同研究之间的比较几乎是不可行的。不能制定明确建议选择的方法,因此,舌系带过短应手术还是暂时观察仍然存在争议。许多舌系带过短的孩子能很好地代偿并能正常发音。

每个舌系带过短的孩子都需要个体评估,选择最适合的治疗方案。家长需要了解舌系带过短的长期影响。

病例 9-1

10 岁的男孩,遗传性系带附着异常,Ⅰ类错𬌗,较宽的正中牙间隙在侧切牙萌出后仍存在(图 9-18a~d),深覆𬌗,上颌中切牙唇倾,下颌牙列正常。图 9-18e 和 f 示他母亲和阿姨的牙列间隙。

治疗:

治疗是通过一段时间的观察以及下一个阶段的积极治疗。第一阶段,2×4 排齐前牙,前牙平面导板改善深覆𬌗以及前牙唇倾度(图 9-18g)。第一阶段完成后,第二阶段行系带切除术(图 9-18h)。同时,用弹性结扎关闭间隙(图 9-18i)。最后内收切牙和覆𬌗控制。

最后 Hawley 保持器维持前牙的变化和控制覆𬌗直到恒牙完全萌出。图 9-18j~m 示两年后的咬合关系以及萌出的恒牙列。本病例代表阻断性治疗,只使用上颌 2×4 技术。

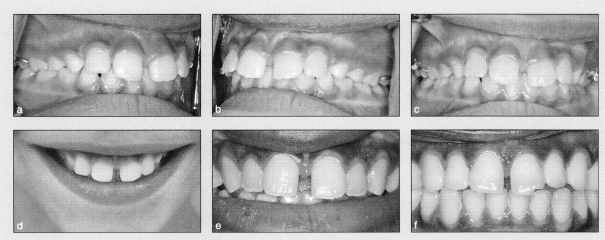

图 9-18 一名 10 岁男孩,遗传性系带附着异常导致宽的持续性牙间隙、深覆𬌗、前牙唇倾的治疗。a~d. 治疗前的咬合。e~f. 患儿的母亲及阿姨的牙间隙。

病例 9-1（续）

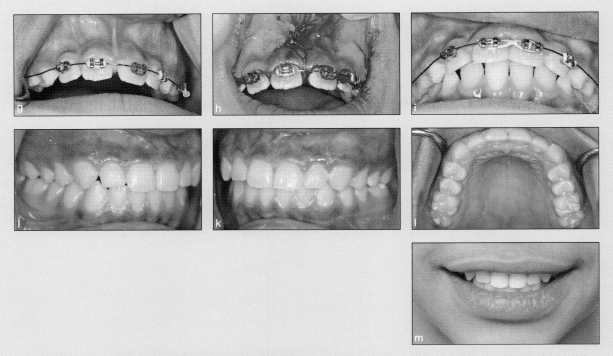

图 9-18（续）　g. 前牙排齐，覆𬌗减小，系带切除术前。h. 系带切除术，开始关闭间隙。i. 关闭间隙后一周。j~m. 治疗后咬合关系

病例 9-2

10 岁 8 个月，女孩，安氏 Ⅱ 类 1 分类错𬌗，上下颌前牙前突。此外，切牙间系带附着引起上颌切牙严重拥挤、位移，并有囊肿形成（图 9-19a~e）。

治疗：

治疗方案采取一系列处理，包括切除系带、清除囊肿、清除所有异常软组织附着和拔除四颗第一前磨牙。

在外科手术和组织愈合之后，使用可摘 Hawley 矫治器慢慢排齐前牙，下颌舌弓使用 1 年，在步骤 1 后的序列拔除：拔除上颌乳尖牙，拔除上颌和下颌第一乳磨牙。图 9-19f 显示在一系列拔牙后上颌中切牙和尖牙凸起。

步骤 2 是拔除四个第一前磨牙。上颌支抗由上颌的 Nance 弓提供，下颌舌弓去除互为支抗。

步骤 3 拔除剩余第二乳磨牙。其次是上下颌粘接固定矫治器，开始上颌尖牙内收。然后下颌以及前牙内收，关闭拔牙间隙。在为了达到 Ⅰ 类磨牙关系，部分下颌磨牙近中移动是允许的（图 9-19g~k）。

病例 9-2(续)

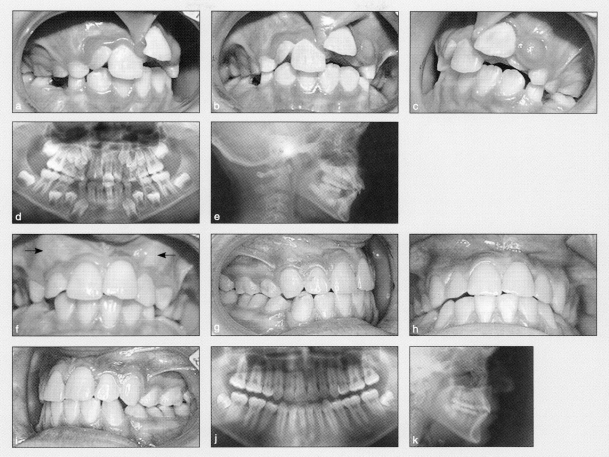

图9-19 一名10岁8个月大的女孩,安氏Ⅱ类1分类错殆畸形,双颌前突的治疗。侵入性系带已经引起牙齿移位,上前牙拥挤,囊肿的形成。a~c. 治疗前咬合关系。d. 治疗前全景片。e. 治疗前头颅侧位片。f. 组织愈合,一些前牙排齐,箭头示尖牙突起。g~i. 治疗后咬合关系。j. 治疗后全景片。k. 治疗后头颅侧位片

病例 9-3

5岁女孩在牙列后段有良好咬合,但是前段有严重的遗传性牙间隙,导致该间隙的原因是粗大的低位系带附着,从而使乳切牙分离(图9-20a~d)。由于患者的年龄和牙间隙的遗传性(她的母亲也有严重的牙间隙和附着异常),医生不建议在这个年龄段的给予其处理。建议父母等孩子所有切牙都萌出后,带孩子复诊。

患儿在混合牙列晚期复诊时,仍然存在同样的问题,以及在恒切牙间更加严重的问题,包括严重的V形间隙,切牙的移位和旋转(图9-20e~h)。

治疗:

正畸问题包括严重的系带附着异常,宽的V形间隙,切牙旋转和移位,前牙开殆,拥挤,上下颌牙列唇倾,陡峭的下颌平面。治疗方案包括深系带切除术和拔除四个第一前磨牙。

治疗顺序:

1. 放置一个上颌 Nance 弓和下颌舌弓,同时拔除四颗第一前磨牙。

2. 2×4,排齐前牙,系带切除术,关闭前牙间隙。

3. 尖牙后移,内收前牙,完成治疗。

4. 保持(图9-20i~l)。

显示治疗后的结果。

病例 9-3（续）

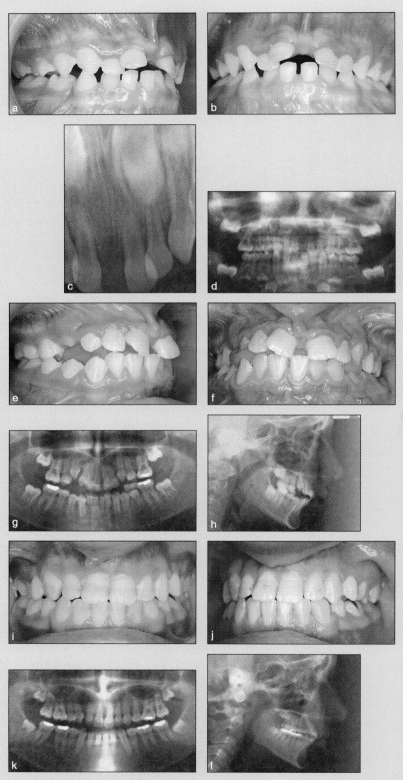

图 9-20　一个女孩，由于乳牙列期粗大的附着系带引起的严重的遗传性牙间隙以及移位切牙的治疗。a~c. 5 岁时的咬合关系，医生建议患儿父母等患儿切牙萌出后复诊。d. 乳牙列的全景片。e~f. 混合牙列晚期的咬合关系，严重的系带附着异常，严重的 V 形间隙，切牙移位。g. 混合牙列晚期治疗前全景片。h. 混合牙列晚期治疗前头颅侧位片。i~j. 治疗后咬合关系。k. 治疗后全景片。l. 治疗后头颅侧位片

病例 9-4

除了异常系带附着还有许多因素导致正中牙间隙,在系带切除术之前,区分和确定病因是非常重要的。病例 9-4 和病例 9-5 则不是异常系带附着导致的正中牙间隙。

8 岁 5 个月大的女孩来矫正正中牙间隙。她的矫正问题有:磨牙和尖牙的 Ⅲ 类错殆趋势,上颌发育不足,零覆盖,下前牙轻度拥挤。X 线头影测量示 ∠ANB 为负值,上前牙唇倾。因此,笔者认为导致该间隙的原因是 A 点 B 点不协调,没有覆盖以及下颌过度生长(图 9-21a~e)。

治疗:

治疗计划包括为上颌前牵引增加覆盖,增加牙根唇向扭矩,然后关闭中线间隙。无系带切除术。图 9-21f~j 显示治疗后的咬合以及牙颌面改变。

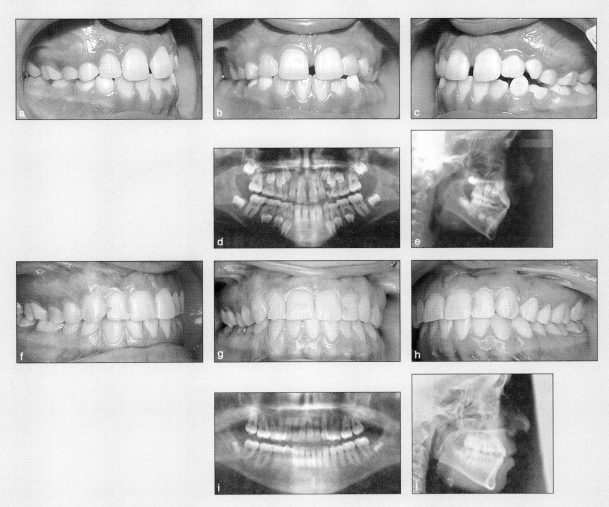

图 9-21　一个 8 岁 5 个月的女孩,安氏 Ⅲ 类趋势,上颌发育不足,零覆盖,导致上颌前牙区间隙以及空间不足。a~c. 治疗前咬合关系。d. 治疗前全景片。e. 治疗前头颅侧位片。f~h. 上颌前牵引治疗后的咬合关系。i. 治疗后全景片。j. 治疗后头颅侧位片

病例 9-5

　　12 岁女孩,正中牙间隙,前牙严重唇倾,安氏Ⅱ类 1 分类错𬌗畸形,覆盖 12mm、散在间隙、深覆𬌗,下颌双重咬合导致唇功能障碍,后者常常导致异常间隙。系带附着较低但不是导致正中牙间隙的原因(图 9-22a~d)。

治疗:

　　首先,低位牵引纠正Ⅱ类磨牙关系和减少覆𬌗。以头帽为支抗完成尖牙后移。图 9-22e 显示以头帽为支抗,片段弓后移尖牙而形成 I 类磨牙关系,前牙未使用固定矫治器。这一步需要下颌全部使用固定矫治器矫正双重咬合。最后,前牙粘接固定矫治器,内收前牙关闭间隙(图 9-22f~h)。

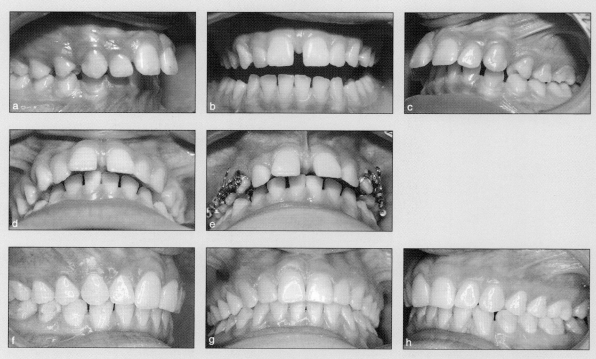

图 9-22　一名 12 岁女孩安氏Ⅱ类 1 分类,创伤性深覆𬌗,下颌双重咬合导致的牙间隙的治疗。系带附着低但不是引起牙间隙的原因。a~d. 治疗前咬合关系。e. 达到安氏 I 类磨牙关系的咬合关系,在尖牙后移期间,但是在前牙内收及间隙关闭之前。f~h. 治疗后咬合关系。系带已经退缩,从而避免了系带切除术

小结

- 唇系带附着异常使牙列产生许多问题,包括异常正中牙间隙,该间隙常常被认为是不符合审美的错殆畸形。
- 正中牙间隙是上颌切牙间的间隙,是部分牙列的正常过渡阶段,通常在侧切牙和尖牙完全萌出后自动闭合。
- 正中牙间隙的发生率在混合牙列早期较高,9~12岁年龄组降低。
- 其他因素可形成异常的间隙或者阻止正常间隙的自动关闭,这些间隙必须与系带附着异常引起的间隙相鉴别。
- 这些其他致病因素包括侧切牙缺失,上颌侧切牙过小牙(锥形侧切牙),存在正中多生牙或牙瘤,不良口腔习惯,肌肉不平衡(唇肌功能障碍),深覆合,前牙Bolton比不调,牙齿病理性移动。
- 异常间隙在女性中更为普遍,种族之间也存在差异。
- 异常系带附着使牙列出现一些问题,包括正中牙间隙与错殆畸形,中切牙的旋转和移位,侧切牙移位,侧切牙反殆,牙齿萌出顺序异常。
- 正中牙间隙的治疗必须对其程度、病因和病理进行适当的评估。
- 系带附着异常时具有帮助识别的特殊特性,如大小、形状和组织附着的位置和正中牙间隙的形状。皮肤转白试验也可以诊断,开放式间断缝合可以通过根尖片诊断。
- 系带的处理取决于患者的年龄和牙列的阶段,以及局部因素如系带的大小、位置和系带组织的松弛程度。
- 所有可能因素的诊断评估都必须在选择系带切除术作为治疗方式之前完成。
- 如果采用系带切除术,去除其参与组织,必须在同一天开始正畸治疗关闭间隙,以防止纤维组织再生。

参考文献

[1] Baum AT. The midline diastema. J Oral Med 1966;21:30–39.
[2] Angle EH. Treatment of Malocclusion of the Teeth, ed 7. Philadelphia: SS White, 1907.
[3] Broadbent BH. Ontogenetic development of occlusion. Angle Orthod 1941;11:223–241.
[4] Farrer JN. Regulation of teeth made easy by the positive system. Dent Cosmos 1882;24:186–193.
[5] Taylor JE. Clinical observation relating to the normal and abnormal frenum labii superioris. Am J Orthod Oral Surg 1939;25:646–660.
[6] Gardiner JH. Midline spaces. Dent Pract 1987;17:287–298.
[7] Weyman J. The incidence of median diastema during the eruption of the permanent teeth. Dent Pract 1987;17:276–298.
[8] Richardson ER, Malhotra SK, Henry M, Coleman HT. Biracial study of the maxillary midline diastema. Angle Orthod 1973;43:438–443.
[9] Lavelle CL. The distribution of diastemas in different human population samples. Scand J Dent Res 1970;78:530–534.
[10] Horowitz HS. A study of occlusal relations in 10- to 12-year old Caucasian and Negro children: Summary report. Int Dent J 1970;20:593–605.
[11] Weyman J. The incidence of median diastema during the eruption of the permanent teeth. Dent Pract Dent Rec 1967;17:276–298.
[12] Brunelle JA, Bhat M, Lipton JA. Prevalence and distribution of selected occlusal characteristics in the US population, 1988–1991. J Dent Res 1996;75:706–713.
[13] Huang WJ, Creath CJ. The midline diastema: A review of its etiology and treatment. Pediatr Dent 1995;17:171–179.
[14] Higley LB. Maxillary labial frenum and midline diastema. ASDC J Dent Child 1969;36:413–414.
[15] Picton DC, Moss JP. The effect on approximal drift of altering the horizontal component of biting force in adult monkeys (Macaca irus). Arch Oral Biol 1980;25:45–48.
[16] Stubley R. The influence of transseptal fibers on incisor position and diastema formation. Am J Orthod 1976;70:645–662.
[17] Martin RA, Jones KL. Absence of the superior labial frenulum in holoprosencephaly: A new diagnostic sign. J Pediatr 1998;133:151–153.
[18] Dean JA, Avery DR, McDonald RE. Dentistry for the Child and Adolescent, ed 9. St Louis: Mosby, 2010.
[19] Bolton WA. The clinical application of a tooth-size analysis. Am J Orthod 1962;48:504–529.
[20] Shashua D, Artun J. Relapse after orthodontic correction of maxillary median diastema: A follow-up evaluation of consecutive cases. Angle Orthod 1999;69:257–363.
[21] Kotlow LA. The influence of the maxillary frenum on the development and pattern of dental caries on anterior teeth in breastfeeding infants: Prevention, diagnosis, and treatment. J Hum Lact 2010;26:304–308.
[22] Haytac MC, Ozcelik O. Evaluation of patient perceptions after frenectomy operations: A comparison of carbon dioxide laser and scalpel techniques. J Periodontol 2006;77:1815–1819.
[23] Olivi G, Chaumanet G, Genovese MD, Beneduce C, Andreana S. Er, Cr: YSGG laser labial frenectomy: A clinical retrospective evaluation of 156 consecutive cases. Gen Dent 2010;58:e126–e133.
[24] Kotlow LA. Lasers and soft tissue treatments for the pediatric dental patient. Alpha Omegan 2008;101:140–151.
[25] Edmunds J, Miles SC, Fulbrook P. Tongue-tie and breast-feeding: A review of the literature. Breastfeed Rev 2011;19:19–26.
[26] Berg KL. Tongue-tie (ankyloglossia) and breast feeding: A review. J Hum Lact 1990;6:109–112.
[27] Wright JE. Tongue-tie. J Paediatr Child Health 1995;31:276–278.
[28] Fiorotti RC, Bertolini MM, Nicola JH, Nicola EM. Early lingual frenectomy assisted by CO_2 laser helps prevention and treatment of functional alterations caused by ankyloglossia. Int J Orofacial Myology 2004;30:64–71.
[29] Suter VG, Bornstein MM. Ankyloglossia: Facts and myths in diagnosis and treatment. J Periodontol 2009;80:1204–1219.

10 第十章 萌出问题的早期监测和治疗

　　牙齿的萌出是指牙齿从颌骨内的发育位置萌出到殆平面功能位置的生理运动过程。主动萌出始于牙冠完全形成,牙根开始形成。牙齿的萌出过程使其朝着它的功能位置移动。Massler 等[1]将牙齿萌出定义为:"牙齿从它在牙槽突内的发育位点移动到它在口腔内的功能位置的过程。"

　　理解牙齿萌出的机制是牙科学各学科必需的基本知识。总之,牙齿萌出是一个复杂的过程,涉及牙根和牙骨质发生的相互调控关系。Bosshardt 和 Schroeder[2]指出,人类恒牙牙根的功能发育是一个持久的现象,可能在牙齿萌出于口腔前持续 5~7 年。牙齿的萌出是维持每个人面部的垂直向高度的一个持续过程,并且伴随终身。在殆面磨耗或对颌牙缺失导致牙齿过度萌出时可以观察到牙齿的移动。

　　早期矫治使临床医生有机会在年轻患者中利用这种现象。通过适当的力学控制,可以利用萌出过程规律对于深覆殆或反殆的患者在牙齿萌出过程中增加或控制垂直向高度。同样在间隙管理中也适用,如间隙及单个牙的近远中位置需要控制、防止对颌牙的过度萌出(牙齿先天缺失或某一牙弓内牙齿被拔除)。

　　牙蕾和牙槽突同时发育,牙冠在牙槽窝内发育完成后便被封闭在牙囊内。牙齿的萌出和移动开始后,局部牙槽骨开始吸收为牙齿提供萌出道。同时,牙槽骨开始形成以填补牙冠萌出和牙根发育所留下的间隙。在牙齿移动和颌骨生长的复杂的相互作用过程中,牙齿在三维方向上移动以维持其在发育的颌骨中的位置并补偿咀嚼功能。

牙齿萌出期

　　为了方便分类和描述,将生理性牙齿移动分为三个时期:
1. 萌出前期。
2. 萌出期。
3. 萌出后期。

萌出前期

　　萌出前期始于牙囊的生长、牙冠开始在隐窝中形成时。生长的牙齿在各个方向移动,以维持其在长大的颌骨中的位置。恒牙的这些移动主要是乳牙萌出和牙槽骨生长的结果。

萌出前期牙齿在牙槽骨壁内的移动是在骨改建过程中发生的。当一侧骨吸收、对侧骨形成时,牙胚作为填充过程而整体移动。然而,当发生异常生长时,仅出现一侧的骨吸收,牙囊的形状会发生改变,牙胚也根据这个形状移动。

乳牙胚在发育时非常小,在发育中的颌骨有足够的间隙,且生长非常快。但是,他们变得拥挤,颌骨在各个方向进一步生长以适应所有牙胚。

继承的恒牙胚在乳牙胚舌侧发育,且在同一骨隐窝内,随着颌骨的发育,他们从原来的位置发生移位。例如,恒切牙和尖牙最终位于各自乳牙牙根舌侧,前磨牙牙胚位于乳磨牙根分叉之间。

恒磨牙牙胚没有对应的乳牙胚,其发育来自牙板的向后延伸。上颌磨牙牙胚最先开始发育,它们的𬌗面朝向远中,颌骨有足够的生长后,它们旋转为正常的倾斜度。下颌磨牙发育是牙轴近中倾斜,颌骨生长足够后变得垂直。

在牙根形成前,牙冠的生长发育以及所有移动都发生在隐窝内。

萌出期

萌出期或功能前期始于牙根开始形成,牙齿到达咬合接触时结束。乳牙和恒牙的萌出机制相似,牙齿周围组织发生许多组织学改变,以适应牙齿萌出。这些改变包括:

- 牙根形成。
- 牙周韧带的发育,其发育只能在牙根开始形成时才开始(牙周韧带必须不断改建以适应不断萌出的牙齿)。
- 乳牙牙根的吸收。
- 其上方覆盖牙槽骨的吸收。

这些组织改变过程中,任何干扰都会扰乱牙齿的萌出。

牙齿萌出期是一个相对快速的过程,持续到牙齿到达咬合水平。在一项影像学研究中,Shumaker[3]观察到,大约在牙冠完全形成时,每颗牙开始朝咬合方向移动。对恒牙而言,从牙冠完全形成、牙齿开始萌出到完全建𬌗大约需要 5 年时间。

萌出后期

萌出后期或功能期从牙齿建𬌗开始。在这一时期,牙齿继续向𬌗面萌出,牙槽突高度增加,牙根继续生长以适应颌骨的生长,牙槽骨密度增加,牙周韧带各自形成主要纤维。萌出后期改分为以下三类:

1. 青少年咬合平衡:这是一个缓慢的萌出阶段,与颌骨的垂直生长速率相似。

2. 青春咬合萌出高峰期:这是主动萌出第二个时期,与骨骼生长高峰期和代偿性牙槽骨生长一致,以维持息止颌间隙和增加面下部高度。这一时期的萌出速率更高,随着面部发育成熟,到 11 ~ 16 岁时会逐渐减慢。

3. 成人咬合平衡:这是一个萌出极度缓慢的时期,且终身存在,从而在以下情形中维持面部高度,如牙齿咬合磨耗、单颌牙齿缺失时对颌牙伸长。

牙齿萌出机制

牙齿萌出的机制尚未完全清楚,但关于这一问题的回顾中可以得出结论:牙齿萌出是一个多因素共同作用的过程。已经提出几种关于牙齿萌出的理论。

牙根形成

由于牙齿的萌出与牙根形成同步进行,Massler[1]等一些研究者认为,牙根的伸长是促使牙齿萌出的力量。Shumaker[3]的一项影像学研究表明:牙齿萌出大约在牙冠形成完成时开始。在一项对狗的研究中,将牙冠移除并用死去的冠壳和人造物替代,Marks 和 Cahill[4]发现牙囊改变和萌出道与正常萌出的牙齿没有区别。他们得出结论,牙齿本身在萌出过程中不起作用。Marks 和 Cahill[4]将萌出过程中牙齿的移动描述为三维方向的移动,并得出结论,牙根形成不能将牙齿在三维方向上移动,但是,这有可能加速萌出速度。

Berkovitz 和 Thomas[5]通过动物组织学实验和牙根解剖,同样表明无根牙与牙根正常的牙齿以同样的方式萌出。另一个例子是经过照射使其牙根形成变短的牙齿正常萌出[6]。

考虑到上颌尖牙萌出前位置较高,以及萌出过程中需要移动大量的距离,如果牙根负责萌出过程,那么该牙将有较长的牙根形成,而事实并非如此。

流体静力学压力

一些研究已经证实覆盖牙冠和根尖延伸的组织存在不同的流体静力学压力(即:根尖发育过程中,根尖部组织压力增高或组织液体积聚将牙胚推向咬

Van Hassel 和 McMinn[7] 在一项狗的研究中发现，正在萌出的牙齿根尖部组织压力比建殆的牙齿更高，由此得出移除组织压力产生萌出力的理论。但是，他们并没有证实力量大小和萌出率之间的关系。手术切除正在发育的牙根及相关组织、根尖周脉管系统并不能阻止牙齿萌出。

Chiba 和 Oshima[8] 在切牙牙根切除的大鼠实验中，证实了单次注射秋水仙碱和每日注射氢化可的松对牙齿萌出率的影响。研究发现，这些药物对牙齿萌出具有相反的效果，秋水仙碱使牙齿萌出率显著降低，而氢化可的松使其显著增加。牙根切除和正常未切除牙根的切牙对这两种药物的反应相同，支持牙根切除后牙齿萌出是生理过程的观点。没有发现直接证据证实或反驳牙齿萌出的流体静力学压力或牙周成纤维细胞假说。

牙囊

位于骨隐窝和未萌牙牙冠之间的牙囊软组织，具有破骨活性和咬合方向的骨吸收，创造出萌出通道以加速萌出。同时，形成新骨以填补牙冠和发育中的牙根后方的间隙。

Marks[9] 研究了萌出过程中的隐窝表面，证实了牙齿周围牙槽骨关于骨细胞和矿化表面形态学的新陈代谢的极化现象。他认为，在牙齿萌出的实验研究中，牙囊和牙齿的致密结缔组织附着是牙齿萌出所必需的，没有牙囊的周围组织，既不会发生骨吸收，也不会有新骨形成。

Wise 等[10] 使用扫描电子显微镜研究作为牙齿萌出潜在动力的大鼠第一磨牙牙槽隐窝底部的骨形成。结果表明，牙齿萌出动力可能来自牙槽隐窝底部的骨形成，而且这种成骨可能与牙囊中的骨形态发生蛋白2有关。

牙引带

在早期阶段，乳牙和继承恒牙共用一个骨隐窝，但乳牙萌出和牙槽骨生长使恒牙牙蕾位于隐窝下层。牙引带附着起着维持牙囊在牙槽突内相对位置、防止牙齿下沉的作用，此外，它还是牙齿萌出道的引导。

Cahill 和 Marks[11] 通过对狗进行放射学和组织学评估，研究了下颌前磨牙的牙引带、牙根形成、牙冠和牙囊在功能前萌出阶段的作用。他们得出结论：牙囊是这些结构在萌出道的扩大和骨隐窝底部

骨形成所需要的唯一组织。

牙周韧带

已提出两种机制支持牙周韧带影响牙齿萌出的理论。其一涉及纤维的成熟，另一种机制认为牙周韧带起肌成纤维细胞产生张力、使牙齿殆向移动的作用：

- 随着中间丛的胶原纤维成熟，他们开始收缩，在垂直向倾斜，同时将牙齿在垂直向上牵拉。
- 最近的研究报道了牙周韧带的一些成纤维细胞中存在一种收缩蛋白，发挥着肌肉细胞一样的作用。

Ten Cate[12] 支持牙周韧带在决定牙齿萌出过程在起主要作用的理论。他指出，起源于牙囊的牙周韧带提供了牙齿萌出所需的力量，主要的细胞则是牙周韧带内具有收缩潜力的成纤维细胞。

在讨论成纤维细胞在牙周韧带改建中的作用时，Ten Cate[13] 等解释了成纤维细胞在改建过程中的吞噬作用。根据这些研究者，萌出过程中，成纤维细胞活性增加对生理性牙齿移动起关键作用。然而，Marks[9] 发现，有限的生长期和牙周韧带的存在不能确保牙齿的萌出。

Berkovita[14] 虽然认识到体外组织研究的局限性，但他依然赞同 Ten Cate[13] 等人的成纤维细胞收缩理论。他指出，在啮齿动物中，牙周韧带的形成和更新与恒切牙的持续萌出有关。

骨改建

萌出前期的骨改建被认为是通过牙齿周围组织有选择性地沉积和吸收来移动牙齿。Brash[15-18] 提出，发育中的牙齿根尖部骨形成是牙齿萌出的一种机制。

Marks 和 Cahill[4] 在狗的实验中表明，牙齿萌出中牙囊是必需存在的，骨改建发生在萌出的牙囊周围，而不管是否有牙冠的存在。研究者认为，牙周韧带、牙骨质和牙槽骨可能是牙囊的部分衍生物，所以骨改建过程可能在牙囊的控制之下，因此，后续事件可能由这些和其他相关组织控制。

牙槽骨生长、牙齿的发育和萌出是相互依赖的，骨形成本身不足以使牙齿萌出。颅骨锁骨发育障碍（也称颅骨锁骨发育不全）是一个很好的例子，尽管骨形成正常，但存在萌出延迟、缺失或异位等萌出紊乱。

牙齿萌出的细胞和分子基础

回顾牙齿萌出机制和探讨与牙齿萌出相关的提议和假说发现牙齿萌出需要三个重要的因素：牙囊、牙槽骨吸收以创造萌出道和骨隐窝基底的骨形成。为了牙齿萌出，必须有牙槽骨吸收以移除覆盖在牙蕾上的骨，打开萌出道，然后，牙蕾通过一个生物学过程沿着形成的通道萌出，同时骨隐窝基底必须形成牙槽骨。

Marks 和 Cahill[4] 指出，牙齿萌出是以牙囊一侧骨吸收、对侧骨形成为特征的一系列牙槽骨内代谢活动，牙齿本身没有促进这一过程。问题在于什么样的生物学过程调节了牙齿萌出所需的破骨活性和骨形成？

在对人类前磨牙和啮齿动物磨牙的比较中，Bosshardt 和 Schroeder[2] 使用光学和电子显微镜和各种测量来评估牙根形成和牙齿萌出过程中和之后的牙骨质发育和修复。他们指出，牙骨质是一种高反应性矿化组织，其生物学活性对于牙根完整性以及将牙齿引导并保持在它的适当位置是必要的。他们补充说，牙骨质的形成和前磨牙的牙周纤维附着在形成功能前长期持续发育，人类前磨牙牙骨质的初始形成和牙根发育平均持续 5~7 年。

Lrson 等[19] 在牙齿萌出前将狗的 13 颗下颌第一前磨牙的成釉器外层（牙囊）移除，然后通过临床、放射学、组织学观察牙齿萌出，以确定成釉器在萌出中的作用。他们发现没有牙囊的牙齿都没有萌出，但有三颗牙囊被分离然后又替换回去的牙齿萌出了。他们总结出，成釉器不能支持没有牙囊的牙齿萌出。

如前所述，Wise 等[10] 将骨隐窝基底的骨形成作为牙齿萌出的潜在动力。他们使用扫描电子显微镜研究出生后第 3 天到第 18 天的大鼠下颌磨牙，并得出结论：牙齿萌出的动力是牙槽隐窝基底的骨形成。他们指出这一成骨过程可能与牙囊中骨形态发生蛋白 2 的产生有关。

在另一项旨在寻找调控破骨和成骨机制，需要那些分子启动这一调控以及这一过程涉及那些细胞和组织的研究中，Wise[20] 报道了大鼠下颌第一磨牙在出生后第 3 天破骨细胞生成显著增加，在第 10 天有轻微增加。因此，萌出所需的破骨细胞生成和骨生成是由牙囊中不同的基因在时间和空间上表达来调控的。

恒牙萌出期

牙齿萌出是有组织顺序的过程，从牙冠完全形成、牙根开始形成时开始。在此过程中，牙齿从其隐窝通过骨骼和软组织移动到它的功能位置。牙齿的出现是萌出过程的一部分，从牙尖或牙冠的任何部位突破牙龈开始。

Philbrick 等[21] 证实了恒牙从牙冠完全形成、牙齿开始萌出到完全建𬌀大约需要 5 年的时间。

在回顾文献之后，Suri 等[22] 将牙齿萌出描述为一个动态过程，包括牙根完全形成、牙周组织的建立和功能𬌀的维持。

在这个复杂的过程中，颌骨的也发生很多变化，比如尺寸增加、形状位置的改变。在遗传和环境因素控制下的正常骨改建是牙齿萌出所需的发生在颌骨内的另一过程。

乳牙脱落和继承恒牙萌出是由于牙根和周围结构的一系列复杂的相互作用的结果。这些相互作用是由几种遗传信号影响下发生的一系列生化和生物学反应所控制的。所有这些时间都是连续的，每一步都是促使下一步发生的先决条件，并促使乳牙脱落后正常恒牙萌出。

以下是继承恒牙替换乳牙的连续步骤，其可以在正常牙齿替换的某一位点看到。这些步骤可以监测牙齿萌出以检测问题并制定相应地设计治疗方案。

1. 乳牙牙根吸收。
2. 恒牙牙根长长。
3. 乳牙牙冠脱落。
4. 吸收覆盖的骨质以形成萌出道。
5. 形成移动的牙胚下方骨质以填补留下的间隙。
6. 随着牙齿的垂直向萌出，牙槽骨在垂直向生长，增加牙槽骨高度。
7. 恒牙通过骨骼移动。
8. 牙根形成 2/3 时突破牙槽嵴顶。
9. 牙根形成 3/4 时突破龈缘。
10. 建𬌀后几个月牙根完全形成。

在发育的初始阶段早期检测发育问题是正畸早期干预最重要的一步。许多牙齿异常现象出现在牙齿形成和发育过程中，认识这些问题需要彻底了解这些发育变化。纵向全景片检测可能对这些异常的早期监测和干预很有帮助（见第三章）。

阻碍牙齿萌出的因素

过往进行了大量的动物实验和人类影像学研究,以便更好地了解牙齿萌出过程。如前所述,Cahill 和 Marks[11] 指出牙齿萌出是牙槽骨内的一系列代谢事件,以牙囊一侧骨吸收和对侧骨形成为特征,而牙齿本身在这一过程中不起作用。在一项分子研究中,Wise 和 King[23] 更精确地揭示了萌出是牙囊和牙槽骨内成骨和破骨间的一系列信号调控的紧密协调的过程。

这一过程的任何破坏都会影响正常的牙齿萌出;从延迟萌出到完全不能萌出。这些异常可以作为综合征或非综合征性疾病(独立的或家族性)的一部分发生。

牙齿形成和萌出缺陷归因于三大因素,分为系统因素、遗传因素和局部因素。这些因素可能会干扰基质形成或牙齿形成的钙化过程,导致结构缺陷,如牙齿结构的脱钙和脱矿或牙齿形状异常。这些因素也可以阻止牙齿发育(牙发育不全)或引起额外的牙蕾形成(多生牙)。同样的,如果出于任何原因使牙槽骨内的并列吸收机制有缺陷,萌出过程可能受到影响。根据萌出阶段,综合征或非综合征问题可以引起延迟萌出甚至完全不能萌出,包括牙齿粘连、乳牙不能萌出,继承恒牙不能萌出、易位、异位萌出和阻生。

因为种族、民族、性别和个体化差异会影响牙齿萌出,乳牙和恒牙的正常萌出时间存在差异。然而,注意到萌出时间、顺序的严重偏离和萌出过程中的其他干扰对于不同正畸治疗方式的时间和选择至关重要。这个讨论的目的是回顾关于影响正常萌出过程的病因学因素和受损牙齿萌出的发病机理和不同的影像学解释。

系统因素

内分泌腺紊乱对全身有深刻的影响,包括牙齿萌出。Baume 和 Becks[24] 评估了大鼠切牙对生长激素和甲状腺素的反应以及两者的结合。生长激素导致尺寸增加而没有加快萌出速度。甲状腺素食疗增加了牙齿尺寸,同时将提高年轻组萌出速度提高36%,老年组提高46%。

为了阐明甲状旁腺激素相关蛋白(PTHrP)对破骨细胞调控作用,Philbrick 等[21] 建立了围绕牙齿的上皮星网层细胞和间充质牙囊细胞的原代培养。添加破骨细胞形成抑制因子导致两种细胞共培养时形成的破骨细胞数量减少,表明破骨细胞形成是由破骨细胞分化因子调节。他们得出结论,甲状旁腺素相关蛋白似乎通过牙囊的介质调解破骨细胞形成,其方式类似于外周骨骼中成骨细胞介导的过程。

Tse Mdo 等[25] 使用偏侧大脑皮层切除术来研究大鼠甲状腺激素的效果。该过程包括去除一侧大脑半球,完全分离丘脑和下丘脑,形成甲状腺功能减退。研究者还发现,上颌切牙每周萌出率显著降低,而在大鼠服用促甲状腺素释放激素后部分恢复。

先天性甲状腺功能减退症

先天性甲状腺功能减退症也称为呆小症,是甲状腺缺失或不发达、出生时甲状腺激素水平不足的结果。现在,甲状腺功能减退常规在出生时就能被诊断出来,并纠正。如果未经发现和未经治疗,甲状腺功能减退会引起智力缺陷和不成比例的侏儒症。此外,各个阶段的牙列发育都将延迟,包括乳牙萌出、脱落和恒牙萌出。牙齿尺寸通常是正常的,但牙列拥挤。

青少年型甲状腺功能减退症(获得性甲状腺功能减退症)

青少年型甲状腺功能减退症是甲状腺功能障碍的结果,通常发生在 10~12 岁。因为这个年龄段大部分生长已经完成,不存在先天性甲状腺功能减退症中的身体比例失调,但可以发现一定程度的过度肥胖。常常会出现牙列发育缓慢、乳牙脱落延迟和恒牙萌出延迟。

垂体功能减退症

垂体性侏儒症是垂体早期功能减退的结果。垂体功能减退症患者以牙列萌出延迟为特征。乳牙可能终身滞留。

因为不能确保恒牙能够萌出,乳牙是没有指针拔除的。据报道,他们的牙弓比正常小,因此,不能容纳所有牙齿,变得拥挤。侏儒症患者牙根比正常短,其支持组织生长延迟。

软骨发育不全症(软骨发育不全性侏儒症)

软骨发育不全症是常染色体显性疾病,导致不成比例的侏儒症。在这种异常情况下,软骨生长或软骨内骨化受到干扰,因此,鼻上颌复合体的继发发育不足,结果使面上份后缩,鼻梁降低。上颌骨缺陷,导致牙齿拥挤、Ⅲ类矢状向关系和开𬌗倾向。牙列发育轻微延迟。

软骨发育缺陷,特别是长骨,以致婴儿和儿童常被诊断为发育迟缓和侏儒症。头部不成比例地变大,尽管躯干的尺寸正常。手指的长度可能几乎相等。

在一项 48 例垂体性侏儒症的颌骨和牙齿的影像学研究中,Kosowicz 和 Rzymsk[26] 发现乳牙没有牙根吸收,脱落延迟。恒牙萌出显著延迟、恒牙保留在上、下颌牙槽深部、颌骨尺寸小和拥挤。

Barberia Lesche[27] 研究了 50 名生长发育缺陷儿童的内分泌和牙列状况。他们计划研究牙齿萌出年龄与生长延迟之间的关系,不管生长延迟是否与低遗传高度有关或是由激素所致。他们得出结论,骨龄的延迟并不意味着牙龄延迟。

遗传因素

牙齿萌出缺陷是许多遗传性疾病和综合征的特征,包括颅骨锁骨发育不良症和唐氏综合征。萌出顺序和时间似乎都在很大程度上由遗传决定。最近发现甲状旁腺激素受体 1(PTH1R)基因可能是原发性牙齿萌出障碍(PFE)[28] 家族性病例的致病因素,这表明牙齿萌出障碍可能与遗传有关。

颅骨锁骨发育不全症

颅骨锁骨发育不全症主要影响骨骼和牙齿的发育。根据问题的严重程度,颅骨锁骨发育不全症的体征和症状可能差异很大,甚至在同一家庭成员之间。全球每百万人中大约有一人患有该病。

患有这种综合征的个体通常锁骨发育不全或缺失。会导致他们的肩部狭窄而倾斜,他们可以把肩部异常地在身体前方靠拢。颅缝和囟门延迟闭合是这种情况的另一特征。囟门通常在儿童早期就已闭合,但患有这种疾病的人群到成年时仍保持开放。

研究者认为,RUNX2 蛋白作为控制开关,调控许多参与构建骨形成的成骨细胞发育的其他基因。这种蛋白对成骨细胞分化和骨骼形态发生至关重要。据说,RUNX2 基因提供了制备涉及骨和软骨发育和维持的蛋白质的指令[29]。

在颅骨锁骨发育不良症的个体中,牙列的发育延迟,这是由于乳牙牙根吸收延迟所致,且常见恒牙萌出延迟。萌出延迟、萌出失败、多颗牙阻生、多生牙的存在以及牙齿缺失是其他牙齿问题,这些问题

导致咬合情况复杂。

唐氏综合征

唐氏综合征或 21 三体综合征是先天性异常。这种综合征的病因是存在 21 号染色体的三个复制,而不是正常的两个(二倍体)。

在唐氏综合征患者中,牙齿萌出延迟很常见。有时第一颗乳牙到 2 岁都可能没有萌出,乳牙列可能到 5 岁才能萌出完成。萌出顺序通常是混乱的,一些乳牙可以保留到 15 岁。

由于特征性的面型,诊断并不困难。其鼻梁较正常塌陷、眼眶小、眼睛向上倾斜。舌头比正常的要大,并且由于下颌骨较小而突出。大多数唐氏综合征儿童的另一特征是轻度到中度精神障碍。

局部因素

许多局部因素可能导致牙齿萌出缺陷。这些缺陷为非综合征型牙齿萌出紊乱。早期干预和治疗这些类型的萌出问题的第一步是鉴别诊断和理解问题的病因。例如,萌出不足可能由明显的病因造成,如牙弓长度不足,或者有许多可能因素的原发性牙齿萌出障碍(PFE)。

干扰正常萌出的局部因素的实例包括多生牙、牙源性肿瘤综合征、囊肿、其他病例状况、乳牙粘连、乳牙牙根滞留、软组织纤维化,骨吸收障碍,乳牙早失导致萌出间隙不足,乳牙滞留,可能加速恒牙萌出的乳牙根尖周病变,或习惯和肌功能障碍。此外,乳牙的拔除对继承恒牙的萌出也有一定的影响。

在一项对 874 名儿童的研究中,Gron[30] 观察到牙齿的出现与牙根形成阶段更相关,而不是儿童的年龄或骨龄。到临床萌出时,牙根约已形成 3/4。牙齿在牙根发育完成前就建立咬合。

Posen[31] 回顾了单侧拔除乳磨牙的儿童记录。他报道说,乳磨牙在 4 岁或 5 岁时被拔除,前磨牙的萌出将会延迟。乳磨牙缺失在 5 岁以后,萌出延迟概率减少。他还发现,乳磨牙在 8、9 和 10 岁时缺失,前磨牙的萌出会显著加速。

萌出紊乱的类型

在任何计划治疗萌出紊乱之前,必须明确问题的类型和干扰正常萌出的病因。萌出紊乱大致可以分为两种一般类型:

1. 与萌出时间相关的紊乱,如迟萌、早萌或萌

出失败。

2. 与萌出位置有关的紊乱,如异位萌出、牙齿易位和阻生。

表10-1列出了不同系统或局部因素引起的萌出紊乱。

表10-1	萌出紊乱的分类
萌出时间相关的紊乱	萌出位置有关的紊乱
• 迟萌 • 乳牙早失和恒牙早萌 • 萌出失败(原发性牙齿萌出障碍和继发性萌出失败) • 牙齿发育延迟 • 萌出顺序异常	• 异位 • 易位 • 阻生 • 牙齿粘连

牙齿萌出延迟

不在正常时间范围内的萌出包括牙齿迟萌或早萌。根据20世纪进行的大量人口研究发现,牙齿萌出时间异常与民族、种族、性别和环境因素有关。因此,萌出提前或延迟几个月是无害的,除非存在阻止正常萌出的局部或系统问题。

牙齿萌出延迟(DTE)是一种常见的临床症状,可以发生在乳牙列和恒牙列中,这是一种局部因素引起的局部表现或系统或遗传因素引起全身性疾病的表现。乳牙萌出通常发生在6~8个月,但由于全身或原发性因素,可能延迟到1岁。1岁仍没有乳牙的小孩不能被忽视,必须评估一些系统性疾病或综合征的可能性。

在这些儿童中,如果没有任何牙齿异位的证据、生理性障碍或牙齿结构缺陷,且萌出状态在正常范围内,那么定期观察就是最佳的治疗选择。然而,临床上发现的任何超出正常时间顺序的早萌或迟萌,必须进行影像学评估和监测,特别是左右不对称的情况。这样的情况不能被忽视,特别是萌出延迟超过正常牙齿萌出时间10个月。

由医师及时筛检和随访可以预防或减少后期影响患者牙列和健康。牙列不同阶段的纵向全景片检测可能对这些异常的早期监测和干预非常有帮助。

病因学

关于牙齿萌出延迟(DTE)的专业术语和发病机制存在相当大的争议。Suri等[22]发表了用于列出牙齿萌出延迟术语的表格。这些术语包括乳牙滞留、埋伏牙、迟萌、萌出障碍、阻生、萌出缺陷等。表10-2列出了导致乳牙列和恒牙列萌出延迟的原因。

诊断程序

牙齿萌出延迟(DTE)的诊断程序包括详细的口内和口外检查,医学、口腔病史和影像学评估。如前所述,纵向全景片检测有助于早期监测和鉴别诊断萌出发育完成前的异常。

患者的病史和家族史及与患者及其近亲的萌出问题有关的信息是检查中非常重要的部分。

表10-2	延迟萌出的病因
乳牙	恒牙
• 原发性延迟 • 佝偻病中的维生素D缺乏症(影响钙的代谢、导致牙齿萌出延迟和骨骼异常) • 甲状腺功能减退症(甲状腺激素合成低导致发育延迟,包括牙齿萌出延迟) • 垂体功能减退症(导致发育延迟和牙齿萌出延迟) • 颅骨锁骨发育不全综合征 • 加德纳综合征 • 艾博特综合征 • 唐氏综合征 • 脑瘫 • 蛋白质-能量营养不良或蛋白质-热量营养不良(婴幼儿最常发生的蛋白质摄入不足引起的营养不良的一种形式,是一些发展中国家儿童死亡的主要原因)	• 所有引起乳牙延迟出现的因素也可能导致恒牙出现延迟 • 颌骨拥挤和间隙不足 • 多生牙和牙源性肿瘤 • 牙源性囊肿或其他病理损害 • 滞留乳牙或牙根 • 牙齿畸形和牙齿发育缺陷 • 硬化的牙龈或覆盖牙齿的骨屏障

临床检查

临床检查必须从患者全身状况的评估入手。例如,综合征的存在通常是显而易见的,但对于轻型患者,只有通过仔细的检查才能看出异常,并警示医生必要时进行深入研究。

特殊口腔检查

特殊口腔检查应该包括视诊、触诊、叩诊,必要时进行影像学检查以评估牙齿萌出问题。视诊包括通过评估牙齿数量、萌出时间和萌出顺序来评估牙齿的数量和形态。

检查还必须包括颊舌侧牙槽嵴的临床视诊。牙槽嵴的大小和形状通常显示牙齿在萌出过程中的特征性突起,有助于发现牙齿延迟萌出。窄的牙槽嵴表示靠近嵴的区域没有牙齿,宽而饱满的牙槽嵴表示牙齿的存在。嵴的触诊能够提示未萌牙的状况,其位于骨内还是接近突破软组织。牙槽嵴和软组织的仔细观察和触诊也可以显示肿胀、瘢痕、纤维或致密组织的存在。

口内检查的另一重要组成部分是评估上下颌骨中大体牙齿萌出情况,特别是每个牙弓左右侧的比较。任何不对称的萌出模式,包括乳牙滞留或牙弓左右侧不对称的恒牙列萌出(超过 6 个月的差异),可能是萌出问题的重要标志(图 10-1 和图 10-2)。

如果没有仔细的影像学评估,将无法诊断萌出问题。为此目的,有几种照射技术可供选择(见第三章)。

临床检查也必须考虑到系统因素。可能需要进一步评估和咨询其他医学专业人员。系统因素引起的牙齿萌出延迟通常是所有牙齿出现萌出时间延迟,并且在萌出顺序上没有改变。相反,如果萌出延迟有局部因素,萌出顺序也会改变,同一牙弓左右两侧不对称萌出。

影像学评估

Gron[30] 报道,鉴别延迟萌出的基础是萌出时的牙根长度。正常情况下,牙根长度形成 3/4 时,牙齿完全萌出。然而,不同牙齿萌出时的牙根长度不全相同。例如,尖牙和第二前磨牙形成牙根 3/4 后才萌出,下颌切牙和第一恒磨牙在牙根形成 3/4 前萌出。

由局部因素或牙齿、牙根发育异常所致的牙齿萌出延迟,如粘连、间隙缺失或任何障碍的存在,如多生牙、牙源性肿瘤或囊肿都可以通过仔细的影像学评估进行诊断。牙齿延迟萌出可能是牙齿形成不良的结果,检查的第一步应该评估缺陷是局部的还是全身的。下颌第二前磨牙的形成和萌出延迟是常见问题,在各种治疗计划中都必须仔细评估,特别是在序列拔牙和间隙管理前(图 10-3)。

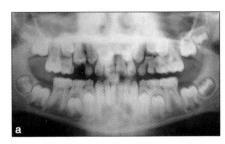
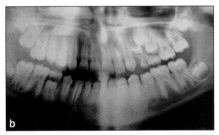

图 10-1　a. 左上颌发育、可监测的萌出问题,没有给予干预。b. 左上颌不对称萌出的结果

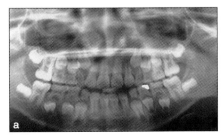
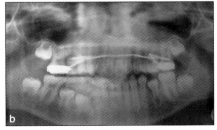
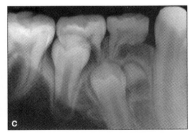

图 10-2　a. 原始、正常萌出模式。b. 发育中的不对称萌出。c. 导致的问题

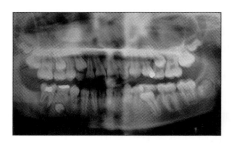

图 10-3 右下前磨牙延迟萌出。左侧前磨牙显示已发育完全

如前所述,一些局部和全身因素都可以延迟恒牙列的萌出,包括粘连、囊肿形成、牙齿移位、多生牙和间隙缺失(图 10-4~图 10-7)。

治疗的考虑

如果在发展初期没有诊断和治疗,牙齿延迟萌出对正畸医生将是一个挑战。当牙齿在预期年龄没有萌出时,牙齿延迟萌出的最佳管理是通过纵向全景片检测和对问题的及时干预来早期监测。

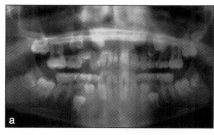

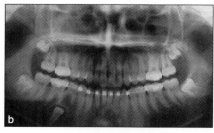

图 10-4 右下前磨牙因为粘连而未萌出。a. 混合牙列晚期拍摄的全景片。b. 3 年后拍摄的全景片,显示右侧前磨牙有变化,因此早该拔除

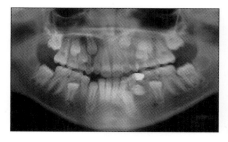

图 10-5 囊肿形成,阻碍左下颌尖牙和前磨牙萌出

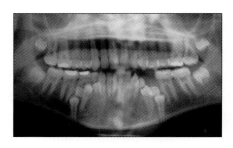

图 10-6 四颗多生牙,阻碍所有下颌前磨牙萌出。多生牙应早期拔除

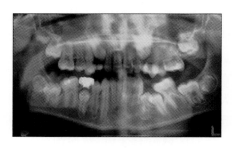

图 10-7 萌出间隙缺失,阻碍左下颌两颗前磨牙萌出

如果问题已经形成,应该仔细评估,明确问题的病因和所处的阶段,然后相应地制定治疗计划。

仔细检查后,确定问题和病因,评估牙齿延迟萌出的类型和阶段,一些选择可用于管理这些异常:

- 如果所有的诊断数据表明受累牙预后不佳或预后无望,那么管理就是拔除受累牙,随后关闭间隙或义齿修复或种植替代。这些类型的牙齿包括未萌牙、深部粘连恒牙和严重牙体组织缺陷的未萌牙(图 10-4)。
- 如果延迟萌出已经影响到乳牙,则必须保持密切观察。有严重缺陷的未萌乳牙应该拔除,根据继承恒牙的状况和萌出阶段,必须将间隙维持到恒牙萌出。
- 如果受累牙畸形严重,通常必须拔除恒牙,但是可以将拔牙推迟,直到密切观察生长期和适当的发育,并保存周围牙槽嵴。有时,缺损的牙齿可以在萌出后保留牙冠,或作为修复选择的基牙。
- 如果障碍物正在阻碍萌出,最佳的选择是手术清除障碍以促进萌出。这种障碍可以是纤维组织、骨屏障、粘连的乳牙、残留牙根、囊肿、多生牙或牙源性肿瘤。如果牙齿延迟萌出是由间隙不足、拥挤所致,最佳选择是重获间隙或开辟间隙、间隙维持和萌出诱导。根据病因学因素和问题的类型,手术清除障碍后可能需要不同的选择:
  - 有些患者可能只需要观察一段时间或维持未

萌牙间隙,然后观察。

- 如果间隙已经丢失,有些患者可能需要清除障碍后重获间隙,然后观察。

- 有些患者即使在手术清除障碍后,也可能需要正畸牵引延迟萌出或未萌牙,这可以通过在受累牙上粘接附件,然后开始牵引来实现。

- 如果牙齿延迟萌出的临床和影像学评估表明没有明显的发育缺陷,如牙根畸形、牙齿异位或物理障碍,建议定期观察。

- 如果观察结果表明牙齿在其萌出阶段滞后,且牙根长度达到2/3,则必须实施主动正畸治疗和牵引。

- 如果牙齿延迟萌出有系统或综合征因素,可能需要专家团队协作进行适当的检查和治疗程序。

乳牙早失和恒牙早萌

同样的,乳牙和恒牙萌出时间可能会有不同,脱落的时间在儿童中也可能存在差异。还有一些情况下,乳牙早失和继承恒牙早萌可能需要注意和管理。

病因学

局部因素

未经治疗和严重龋坏的乳牙以及在运动或事故期间造成的口腔损伤是牙齿早失的常见病因。牙齿早失最常见的原因是外伤,特别是儿童。最常缺失的是上颌中切牙,特别是由于切牙前突所致的深覆盖的儿童。

可能导致乳牙早失的局部因素有长期的根尖周脓肿和侵袭性牙周炎,这些因素引起乳牙早失、继承恒牙的覆盖骨质早期吸收和恒牙早萌。图10-8显示了由于局部感染和脓肿导致右侧乳磨牙缺失的两位患者的全景片,其结果是第一前磨牙早萌,其牙根短、松动,需要维持。与之相比,左侧乳磨牙是存在

的,并且继承恒牙远未萌出。

病理和系统因素

虽然乳牙早失和相应的恒牙早萌可能没有临床意义,但临床医生不应忽视5岁以下没有外伤史的早失。这些情况需要特别注意,因为它们可能与局部或全身来源的病例状况有关。以下是一些引起乳牙早失的系统性疾病的例子。

低磷酸酯酶症。Hartsfield[32]指出,与系统性疾病相关的牙齿早失是由免疫系统或结缔组织改变引起的。这些病症中最常见的似乎是低磷酸酯酶症和牙周炎早期发作。低磷酸酯酶症是一种罕见的由于ALPL基因突变影响骨矿化的自身代谢性疾病。AL-PL基因在标记碱性磷酸酶中发挥重要作用,这种酶在骨骼和牙齿的矿化中起重要作用。ALPL基因突变引起的功能丧失破坏了矿化过程,在发育中的骨骼和牙齿中钙和磷等矿物质沉积受到影响。

低磷酸酯酶症可以出现在出生到成年的任何时候。这种疾病最严重的形式是发生在出生前和婴幼儿早期。由于矿物质缺乏,骨骼软弱,引起与佝偻病相似的骨骼异常。儿童形式的这种疾病不那么严重,与牙骨质缺陷相关的乳牙早失是儿童患病的首发迹象之一。牙齿缺失可能是自发性的,也可能由前牙轻微外伤引起。

粒细胞缺乏症。粒细胞缺乏症也称为神经性粒细胞减少症或粒细胞减少症,是一种粒细胞产生严重减少的急性状况,最常见的是嗜中性粒细胞,以致明显的中性粒细胞减少症影响全身,使其对细菌侵袭毫无防备。粒细胞缺乏症与牙龈疾病如牙龈出血、唾液分泌过多、口臭、骨质疏松和牙周韧带破坏有关,继而发生牙齿早失。

严重口腔感染。早失和牙齿缺失也可见于其他疾病引起的口腔严重感染的患者。如 Wiskott-Aldrich 综合征、糖尿病或带状疱疹。

Wiskott-Aldrich 综合征由 Wiskott 于 1937 年首

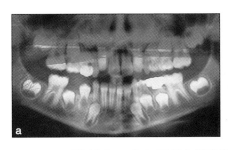
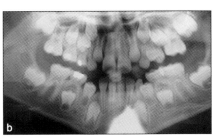

图 10-8　a 和 b. 下颌右侧前磨牙早萌,其牙根非常短且松动

次提出,后来于 1954 年被 Aldrich 提及。这是一种罕见的、X 染色体相关的隐形免疫缺陷病,以湿疹、血小板减少(血小板计数低)、免疫缺陷和血性腹泻(继发于血小板减少症)为特征。

牙周炎。牙齿早失的另一病因是牙周炎。术语牙周炎用于描述可能导致牙周结构进行性破坏的多因素疾病,包括牙周韧带、牙骨质和牙槽骨,最终导致牙齿缺失。

肢端疼痛症。肢端疼痛症也称为汞中毒或粉红病,是一种幼儿接触汞或其化合物而引起的疾病。肢端疼痛症的临床表现包括发热、厌食、脚底和手掌脱皮(使其变为粉红色)、出汗、心动过速、胃肠道紊乱和肌张力减退[33]。口腔表现包括黏膜炎症和溃疡、唾液过渡分泌、牙槽骨丧失和牙齿过早脱落。

放射治疗。口面部恶性肿瘤的放射治疗导致唾液腺破坏而使口腔干燥,唾液过少是颈部龋发生的原因。另一并发症是骨坏死,在许多情况下是由严重的牙周受累引起的。牙齿缺失是继发辐射效应的最终结果。

萌出失败

另一种萌出问题是牙齿萌出完全失败。原发性牙齿萌出障碍是一种罕见且了解甚少的病症,通常以没有机械障碍存在时,恒牙萌出的非综合征性失败为特征。

原发性牙齿萌出障碍影响后方的象限,导致动态的后牙开𬌗,且需要复杂的管理策略。

Proffit 和 Vig[34] 指出,后牙不能完全萌出到咬合接触是这种后牙开𬌗的病因。Proffit 和 Vig[34] 认为,这个问题不能归因于萌出过程的机械干扰(如牙齿粘连或软组织干扰)。原发性牙齿萌出障碍影响由远中到近中的所有牙齿,而机械性萌出失败只影响受累牙,主要是牙齿粘连或软组织干扰所致。早期鉴别原发性牙齿萌出障碍和机械萌出失败在临床上很重要,因为这决定了是所有后牙还是个别牙齿受累,这些牙对正畸力没有反应(图 10-9)。

建议定期进行影像学评估,以监测远中到近中牙齿的萌出模式。原发性牙齿萌出障碍通常涉及上下颌单侧象限,但也可能是双侧。

病因学

Rasmussen 和 Kotsaki[35] 解释说,未萌乳牙是很少见的,大多数未萌病例涉及第二乳磨牙。他们将这种异类归为原发性阻生,表示牙齿从未萌出,或继发性阻生,表示牙齿部分萌出后停止萌出,变为再次阻生。他们得出结论,遗传是原发性牙齿萌出障碍患者的病因,并且是常染色体显性遗传。

牙齿的萌出需要牙囊的存在,如 Wise[20] 指出,牙囊调控了牙齿萌出所需的破骨和成骨,牙槽骨吸收创造萌出道,隐窝基底成骨。Philbrick 等[21] 得出结论,甲状旁腺激素相关蛋白通过牙囊的调节来调控破骨细胞的形成,这种行为与外周骨骼中成骨细胞调控过程相似。

最近的研究表明原发性萌出障碍是遗传的。甲状旁腺 1 受体基因突变解释了原发性萌出障碍的几例家族性病例。因此,遗传分析可以与临床诊断信息相结合,以改进对原发性萌出障碍的正畸治疗策略。Frazier-Bowers 等[36] 通过在大鼠模型上使用通路途径分析来研究萌出紊乱的病因,发现甲状旁腺 1 受体通过甲状旁腺激素相关蛋白基因途径起作用,其已被证实在骨改建和萌出中很重要。

在一项对原发性牙齿萌出障碍受累牙所做的最大、最详细的分析中,Ahmad 等[37] 对文献中的 40 例患者进行了系统回顾。该回顾发现样本中几乎 50% 有萌出失败的家族史。Ahmad 等[37] 报道,60% 的患者是女性,第一磨牙和第二磨牙是最常见的受累牙。切牙、尖牙和前磨牙同样受累,但频率较低。上下颌之间或左右侧之间的发生率无显著差异。

在最近的一项研究中,Proffit 和 Frazier-Bow-

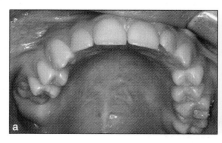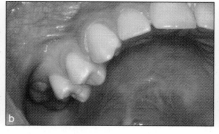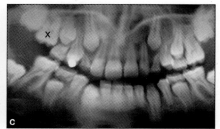

图 10-9　右上颌第一磨牙原发性萌出失败

ers[38]回顾了破龈前和破龈后的萌出,特别强调区分单个粘连的磨牙、原发性萌出障碍和萌出问题中的遗传因素。研究显示,在原发性萌出障碍情况下,所有牙齿从远中到近中都受累,萌出失败且不能正畸移动。然而,如果是单个第一磨牙粘连,第二和第三磨牙很有可能是正常的,将自行萌出,且当粘连的牙齿去除后可以正畸移动到第一磨牙区。

该研究得出结论,原发性萌出障碍是后牙开殆常被忽视的病因,鉴别诊断单个牙粘连和原发性萌出障碍在治疗计划中至关重要。Proffit 和 Frazier-Bowers[38]补充说,遗传学是牙齿萌出机制和控制的重要考虑因素,成为萌出失败的鉴别诊断的一个因素。

Stellzig-Eisenhauer 等[28]在四个家族中进行了临床的分子遗传学研究,每个家族至少有两名非综合征性原发性萌出障碍。该研究表明,非综合征性原发性萌出障碍具有常染色体显性遗传模式。甲状旁腺受体1基因的分子遗传学分析揭示了三种不同的杂合突变,而未受累人群不存在突变。研究者得出结论,非综合征性原发性萌出障碍的遗传病因可用于萌出失败的鉴别诊断。

治疗考虑

原发性牙齿萌出障碍可能导致后牙严重开殆,治疗预后差,且有时需要复杂的管理策略。根据患者年龄、受累牙的数量和位置、牙根发育阶段和低位咬合的严重性,已有相应的治疗方法,有些获得了成功,但有些失败了[38,39]。

简单的程序包括拔除粘连的乳牙,间隙控制,并监测恒牙的萌出。在更复杂的情况下,对于牙根未完全形成的年轻患者,提出使用外科手术脱位,使用正畸牵引升高受累牙,同时还应该注意牙齿脱位后的稳定性。

乳磨牙没有萌出时,如果早期检测到问题并适当管理,那么很少需要正畸引导。管理这个问题的第一预防阶段包括早期监测并在适当的时候移除受累如磨牙、维持间隙、监测尖牙和前磨牙的萌出,这个管理程序通常有利于促进恒牙萌出。有些病例可能需要正畸牵引;然而,在极少数病例中,牵引和牙齿萌出可能导致失败,并拔除恒牙。控制空间可用性、移除骨障碍和上覆软组织也可以促进前磨牙萌出。

Mc Cafferty 等[39]报道了一名8岁男孩,由原发性萌出障碍所致的后牙严重开殆,双侧第一恒磨牙没有萌出。没有明显的病史,兄弟姐妹没有类似的牙齿异常。拔除低位咬合的右侧第一、二乳磨牙,手术暴露右侧第一恒磨牙。在接下来的2年中监测前磨牙和磨牙的萌出,前磨牙表现出萌出和牙根持续发育的迹象,剩余的乳牙常规脱落。右侧第一恒磨牙没有萌出,随后被拔除。当患者13岁时,使用正畸牵引来进一步减小尖牙和前磨牙之间的距离。

Lygidakis 等[40]报道了一名7岁半的男孩,该患者右下颌第一恒磨牙局部继发性萌出失败,伴有低位咬合。任何家庭成员都没有萌出失败或牙齿粘连病史。治疗包括手术脱位患牙,随后升高到咬合平面并固定到相邻乳磨牙上。4周后拆除夹板。3年的随访显示治疗成功,该区域没有明显的临床或影像学病态。受累牙牙根发育停止,没有牙髓坏死的迹象。

牙齿发育延迟

替牙列期间偶尔遇到第二前磨牙萌出延迟,制定治疗计划前需要小心。这种类型的萌出干扰和常见的萌出问题不一样,常常会看到由于乳磨牙早失导致萌出间隙不足,恒磨牙倾斜导致第二前磨牙萌出困难。第二前磨牙萌出延迟非常罕见,它往往与牙胚发育晚相关。在这种病例中,前磨牙萌出时间过晚,很难预测它们的出现时间(见图10-3)。由于发育迟缓,甚至影像学检查都会将迟发性牙齿形成误诊为先天性牙齿缺失(图10-10)。

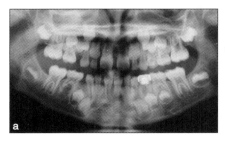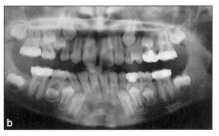

图 10-10　a.初诊全景片被认为显示先天性右下颌前磨牙缺失。b.3年后拍摄的全景片,显示出延迟形成的前磨牙

根据 Massler 等[1]研究,第二前磨牙的钙化通常在 2~3 岁时开始,需 6~7 年牙冠才能完全形成。然而,前磨牙钙化和牙冠形成的时间个体差异很大。在前磨牙钙化延迟的个体中,甚至在 8~12 岁时,可能都不能看到牙囊的出现。

这种萌出干扰通常发生在单侧,也可能是双侧。在单侧发生的情况下,对侧牙齿形成程度可能有助于预测受累侧牙齿出现的近似年龄。

在与牙胚发育晚相关的上颌第二前磨牙萌出异常的 5 例常规病例的评估中,Taguchi 等[41]报道了受累前磨牙在 12 岁 3 个月和 14 岁 6 个月出现。该研究还发现,在有些病例中,这种异常与过小牙有关。Peterka[42]报道在单侧腭裂患者的患侧,牙齿发育迟缓的发生率更高。

在一项评估伴有三种类型口面裂(单侧、双侧、孤立裂缝)的男孩上颌乳牙和恒牙替换时间的研究中,Peterka 和他的同事[43]得出结论,口面裂患者的上颌骨和上颌牙齿的发育紊乱也与替牙时间的改变有关。

如果存在牙齿形成缺陷或延迟,第一步应该评估缺陷是局部的还是全身的。局部的牙齿萌出延迟可能是由于牙齿发育迟缓造成的。上下颌第二前磨牙是最常见的发育迟缓的牙齿,病因不明,且与邻牙发育不协调。因此,在替牙期间,必须更密切地关注这些牙齿的发育。对这些牙齿没有明确了解的情况下制定治疗计划可能会使治疗复杂化。

萌出顺序异常

正常的萌出顺序是咬合发育的重要方面。牙齿萌出顺序的变化直接影响牙列发育,这可能比早或晚几个月时间萌出更有问题。萌出顺序的个体差异在正畸治疗计划中发挥重要作用,可以直接临床应用于咬合诱导和早期正畸治疗。

根据 Moorrees 等人的说法,"剩余间隙(leeway 间隙)的精确应用取决于上下和后牙的脱落和萌出顺序以及磨牙咬合"[44]。乳牙列脱落的正常顺序在恒尖牙和前磨牙的正常萌出顺序和为恒牙列保存剩余间隙中发挥重要作用。替牙期的任何干扰,如乳牙早失或滞留可能会干扰正常牙齿替换和咬合发育。(第二章和第五章更详细地讨论了替牙列的机制。)

在过去的几十年中,广泛地研究了乳牙列和恒牙列萌出顺序。在 1953 年,Lo 和 Moyers[45]通过口内检查和影像学研究了 236 名加拿大学龄儿童的萌出顺序。该研究试图确定最常见的萌出顺序和不同顺序对咬合的最终影响(根据 Angle 分类)。研究者发现上颌牙弓有 18 种不同的顺序。最常见的顺序是 6、1、2、4、5、3、7,占研究儿童的 48.72%,第二常见的顺序是 6、1、2、4、3、5、7,占 16.01%(1 = 中切牙,2 = 侧切牙,3 = 尖牙,4 = 第一前磨牙,5 = 第二前磨牙,6 = 第一磨牙,7 = 第二磨牙)。在下颌牙弓,观察到 17 种萌出顺序。最常见的顺序是 6、1、2、3、4、5、7,发生在 45.77% 的儿童中,第二常见的顺序是 6、1、2、3、4、7、5,见于 18.64% 的儿童中[45]。

在对 6 000 名儿童的横断面研究中,Garn 和 Smith[46]研究了牙齿出现的时间,并报道了上颌最常见的萌出顺序是 6、1、2、4、3、5、7,下颌最常见的顺序是 6、1、2、3、4、5、7。

恒牙萌出顺序的不同变化可能有不同的临床症状和对咬合有不同的有害影响。这些将在下文进行讨论。

第二磨牙先于前磨牙萌出

如果第二恒磨牙先于前磨牙萌出,则第二恒牙萌出的近中向力量将推挤第一磨牙向前,第二前磨牙的可用空间减小,这可能会将第二前磨牙限制在牙弓中。

上颌尖牙先于前磨牙萌出

如果上颌尖牙先于上颌第一前磨牙萌出,可能引起拥挤或第二前磨牙阻生。如果上颌尖牙与第一前磨牙同时萌出,尖牙将会向颊侧错位。如果上颌磨牙也前移,这种情况可能变得更复杂,且在萌出顺序异常中增加了间隙丧失的问题。

下颌第一前磨牙先于尖牙萌出

在正常的咬合中,下颌和上颌切牙的关系是下牙列被限制在上牙弓内。下颌乳尖牙或第一乳磨牙早失后,下切牙舌倾,牙根的前后向长度降低。牙根粗壮、位置轻微偏远中的下颌恒尖牙的正常萌出顺序和位置为下颌切牙的正常位置提供强大的支撑。任何下颌尖牙和前磨牙之间萌出顺序的紊乱都可能导致下切牙舌倾和下尖牙舌侧或颊侧移位。

当下颌牙弓的萌出顺序正常(3、4、5)并观察到下切牙区域有轻微拥挤时,尖牙萌出在乳尖牙脱落的间隙内,并稍向远中移动,为拥挤的切牙创造少量间隙。

Sampsn 和 Richards[47] 指出,根据尖牙的萌出时间和顺序,侧切牙和尖牙之间形成不同的接触点。

他们报道称,尖牙颊侧萌出时,切牙的拥挤量似乎最大。

当存在切牙中度拥挤、牙齿尺寸和牙弓尺寸不调时,尖牙的萌出可能受到第一乳磨牙的阻碍,或第一乳磨牙可能加速脱落,最终第一前磨牙可能会先于尖牙萌出。在这种情况下,第一、二前磨牙将会占据剩余间隙,导致尖牙阻生。如果下颌尖牙和第一前磨牙萌出占据部分剩余间隙,第二前磨牙可能阻生或舌倾。

上颌尖牙先于第一前磨牙萌出

上颌尖牙和前磨牙的萌出顺序通常从牙弓后部到前部区域进行。如果尖牙萌出先于前磨牙而间隙不足时,尖牙可能向前推上颌切牙以创造间隙,或将第一前磨牙推出牙弓外。如果上颌第二乳磨牙脱落,可能导致第二前磨牙阻生。

上颌第二磨牙先于下颌第二磨牙萌出

这种异常顺序可能将上颌第一磨牙推向近中,导致Ⅱ类磨牙关系。这种情况更容易发生于上下颌第一恒磨牙是末端对末端关系。

上颌侧切牙先于中切牙萌出

有些情况下,侧切牙可能先于中切牙萌出,如乳中切牙滞留、乳中切牙过早缺失、硬化组织发育后出现骨屏障或存在多生牙。这些情况的任何一种以及会使侧切牙先于中切牙萌出的潜在因素需要早期监测和干预。重要的是消除病因、维持中切牙间隙,否则中切牙拥挤、未萌和阻生是不可避免的。

牙弓左右侧不对称萌出

在所有类型的萌出顺序中,通常牙弓左右侧是对称的模式,在不同个体中有一些时间变化。大多数研究者接受牙弓左右侧最多6个月差异是正常的。超过6个月的牙弓左右侧不对称萌出表明存在一些问题,且需要仔细的影像学评估(图10-11)。

替牙列期间应用纵向全景片检测可能对不对称萌出或萌出顺序异常的早期监测非常有帮助,且仔细的干预可以预防对咬合的破坏。恒磨牙支抗的使用,如较低的支持弓、Nance 托或横腭弓,以及通过选择性调磨或拔除乳牙引导萌出都能够改变牙齿萌出模式,并干预许多可能发生的咬合问题(见第三章和第五章)。

图 10-11 所示的病例是不对称萌出的例子,由于疏忽,没有在合适的时间进行评估,导致多种咬合问题。两张早期的 X 线片显示了中切牙和侧切牙不对称萌出的证据(图 10-11a 和 b)。接下来的全景片,拍摄于第一张 X 线片 3 年后,显示侧切牙持续不对称萌出,右上尖牙接近侧切牙牙根(图 10-11c)。

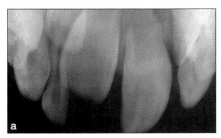
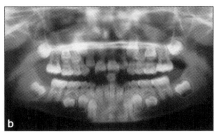
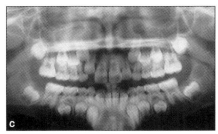
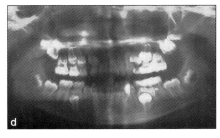
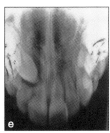

图 10-11　由于疏忽,不对称萌出没有在合适的时间进行评估,导致了各种咬合问题。a. 1999 年拍摄的咬合片,显示中切牙的不对称萌出。b. 2000 年拍摄的全景片,显示侧切牙继续不对称萌出。c. 2003 年拍摄的全景片,显示侧切牙持续不对称萌出,右上尖牙接近侧切牙牙根。d. 2004 年拍摄的全景片,显示侧切牙牙根完全吸收。e. 2004 年拍摄的咬合片

此时没有进行早期干预,要求父母 6 个月内将孩子带回检查。不幸的是,他们 2 年后回来了。2 年后,孩子被带到诊所,右上颌侧切牙松动,最终的 X 线片显示其牙根完全吸收(图 10-11d 和 e)。

异位萌出

异位萌出或异位是指萌出于正常位置以外。异位萌出是牙齿萌出模式的一种发育干扰,导致牙齿萌出道改变,并产生相邻牙齿的问题。

流行病学

根据 Weinberger[48],人群中异位萌出的发病率在 2%~4.3%。在上颌更常见,且更常见于单侧。最常发现异位的牙齿是上颌第一磨牙、上颌尖牙、下颌第二前磨牙和下颌尖牙。

第一恒磨牙异位萌出

第一恒磨牙异位萌出是混合牙列早期的常见问题。在这种情况下,第一恒磨牙朝向第二乳磨牙近中倾斜萌出,结果是萌出停止,并导致相邻乳磨牙非典型吸收(图 10-12a)。异位的恒牙可能被卡在这个位置,或可以不经治疗,自行纠正,并随后萌出到正常位置。这两种类型的异位被分为可逆(跳跃的)和不可逆(持续的)的异位萌出。

磨牙异位萌出的病因

有报道指出异位磨牙的一些家族倾向[49]。几种局部因素可能导致这种异常:

- 巨大的乳磨牙或恒磨牙。
- 上颌第二乳磨牙远中表面的凸度。
- 上颌第一恒磨牙近中表面的凸度。
- 上颌第二前磨牙缺失。

- 上颌结节生长缺陷和上颌骨后方的定位。
- 第一恒磨牙朝向近中的萌出道。
- 第一恒磨牙发育延迟。

后遗症

早期检测和适当预防能够有效预防许多破坏性后遗症。延迟纠正这些异常可能导致如第二乳磨牙的牙髓感染、脓肿形成、第二乳磨牙早失、间隙丧失、第一恒磨牙倾斜和第二前磨牙阻生等后果。

异位磨牙的治疗选择

传统上,有三种不同策略的来管理异位恒磨牙:观察、拔除乳牙磨牙和远移第一恒磨牙。下颌磨牙异位治疗的选择之一是旋转第二乳磨牙远中表面,允许恒磨牙萌出。

观察。第一种选择是观察该区域 5~6 个月,不是所有异位磨牙的萌出都需要治疗。例如,如果第一恒磨牙朝向第二乳磨牙移动少于 2mm,且恒磨牙的牙长轴只有少许的倾斜,则不需要治疗。

拔除乳磨牙。第二种选择是拔除乳磨牙-如果疼痛或松动存在-或等待至第二乳磨牙脱落,随之进行正畸治疗,其中就包括远移恒磨牙以恢复间隙。

远移第一恒磨牙。第三种选择是通过使用正畸矫治器远移恒磨牙,并保留乳磨牙。远移异位的磨牙一般有两种策略:邻间楔入技术和远中竖直异位磨牙。

邻间楔入技术可以用于异位牙非严重倾斜,第一恒磨牙在第二乳磨牙远中面存在小的阻生。黄铜结扎子的应用是一种老的邻间楔入技术,也是异位磨牙的常用治疗方法(图 10-12b);分牙圈(O 形圈)也可用于楔入技术(图 10-13)。

当阻生严重时,异位治疗的最佳选择是使用固定或活动的主动矫治器将其向远中倾斜。患者的

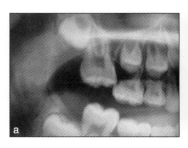
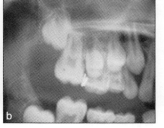

图 10-12　a.右上颌第一磨牙异位萌出,导致第二乳磨牙吸收。
b.远移磨牙的楔入技术。黄铜结扎线放到第一磨牙和邻牙间

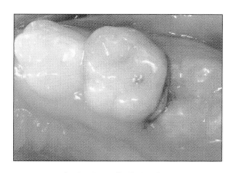

图 10-13　用于邻间楔入技术的分牙圈(O 形圈)远移异位磨牙

治疗时间长短不一,1～3 个月的治疗期被视为正常。治疗目标是竖直并达到第一恒磨牙长轴的正常角度。

　　不同的固定和活动矫治器被用于远移并竖直异位磨牙。包括弹性 Halterman 矫治器、Weinberger 矫治器、可拆卸弹簧和活动矫治器。

　　弹性 Halterman 矫治器包括一个乳磨牙带环和焊接到带环颊侧的 0.036 英寸的不锈钢丝。钢丝的远中延伸到异位恒磨牙后方,且具有用于连接弹力链的钩。弹力链的另一端固定到粘接在异位磨牙咬合面的附件上,用于远移磨牙(图 10-14 和图 10-15)。

　　Weinberger 矫治器由 Weinberger[48] 在 1992 年设计,该矫治器是一种双侧远移器,在两侧都具有远中延伸。两侧的延伸都是使用 0.036 英寸钢丝焊接的,且在它们远中面都有小钩。第一乳磨牙是带环的,且带环被焊接到横腭杆上。该矫治器包含一个腭托作为支抗。舌侧扣被粘接在异位磨牙的远中殆面。为了在双侧恒磨牙上产生远中向力,弹力链连接在舌侧扣和双侧延伸部远中面的钩上(图 10-16)。

　　这种远移力量可以通过 2～3 周缩短橡皮圈来

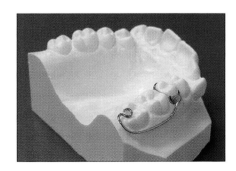

图 10-14　Halterman 远移器(由 Great Lakes 正畸医师提供)

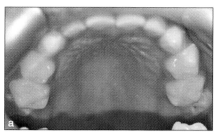

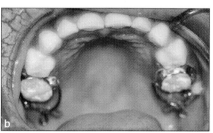

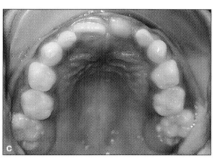

图 10-15　两颗异位上颌磨牙的管理。a. 治疗前咬合。b. 使用两个改良 Halterman 矫治器治疗。c. 远移磨牙治疗后的咬合

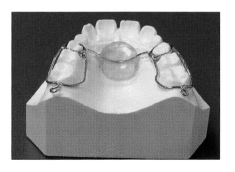

图 10-16　Weinberger 矫治器用于双侧远移(由 Great Lakes 正畸医师提供)

激活。如果第二乳磨牙已经脱落并发生了间隙丧失,可以继续激活直到恢复丢失的间隙。如有必要,可以通过随后的恒磨牙的 Nance 托或横腭杆来维持。

　　可拆卸弹簧是一种分离弹簧,插入磨牙间来分离磨牙和带环调整;它也是一种竖直被锁住磨牙的有效装置,可以用于少量的磨牙远移。可以每 3～4 周检查弹簧的位置,以确保这些圈很好地发挥作用。

如果初次放置较紧,通常不需要每次复诊都调节弹簧(图10-17)。

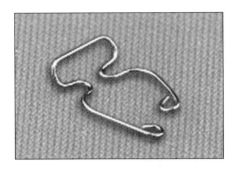

图10-17 可拆卸分离弹簧

活动矫治器。活动矫治器,如带有螺旋或弹簧的Hawley矫治器也被用于异位磨牙的远移。

恒尖牙的异位萌出

除第三磨牙之外,上颌尖牙是具有最高异位倾向的恒牙,因为上颌尖牙是最后萌出的恒牙(除外第三磨牙),且具有最长和最曲折的萌出路线。

异位尖牙引起各自并发症,如阻生、邻牙牙根吸收、易位和含牙囊肿的形成。因此,为了早期干预10岁前进行彻底的临床和影像检查,包括视诊和颊沟、腭黏膜的触诊以评估患者的尖牙位置很重要。纵向全景片监测、替牙列期间仔细观察牙列发育以及适当的干预可能预防并发症(更详细的内容,请参阅本章后面尖牙阻生章节和第三章)。

图10-18显示治疗一名的13岁女孩尖牙异位,导致右上颌牙根吸收,中切牙脱落。

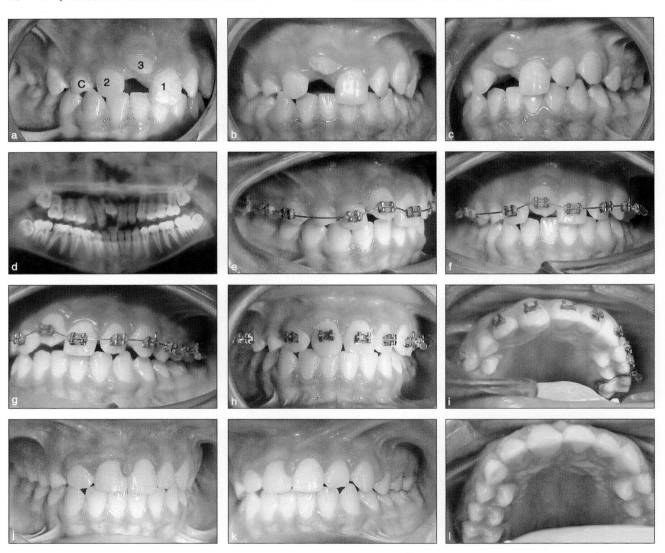

图10-18 对于异位的上颌尖牙引起恒中切牙牙根吸收以及随后脱落情况的处理。a~c.治疗前咬合情况。d.治疗前全景影像。e~h.积极治疗,排齐整平中的咬合情况。尖牙托槽具有较高的K距离以实现伸长。i~l.治疗后的咬合情况,治疗结束后重塑尖牙以模仿中切牙。1恒中切牙;2恒侧切牙;3恒尖牙;C乳尖牙

牙齿异位

另一种牙齿萌出障碍是牙齿异位,或两个相邻牙齿,特别是其根部,位置交换。牙齿异位是一种罕见但临床上治疗困难的发育异常。根据牙齿异位的情况及其位置,邻牙的正常萌出可能受到影响,其根部生理形态可能受损,受到影响的牙齿可能会出现迟萌。这种萌出障碍最早在1849年被Harris[50]定义,他将异位牙描述为"牙齿位置的异常"。

异位牙分为两种牙齿移位类型:完全异位和不完全异位(图10-19)。在完全异位中,相关牙齿的冠和整个根都移位到异常位置。在不完全的移位中,只有所涉及的牙齿的冠异位,而根尖保持在正常位置。

异位有时伴有其他牙齿异常,例如锥形侧切牙、先天性缺牙、牙齿拥挤、乳牙滞留、弯曲牙和邻牙扭转。

牙齿从一个象限跨过中线移位到牙弓另一侧很少有报道,但是Shapira和Kuftinec[51]认为这些异常情况应被认为是异位萌出的牙齿,而不是牙齿异位。

发病率

牙齿异位在上下颌均可发生,但更多发生在上颌;通常发生在单侧,很少双侧同时发生。它可能与其他牙齿异常有关,男女都可发生,但在女性中发病率较高。

上颌最常发生的牙齿是尖牙、前磨牙和侧切牙。

下颌最常异位的牙齿是侧切牙。双侧同时发生或在乳牙列中发生从未被报道过。尖牙几乎涉及各种类型的异位。Shapira和Kuftinec[51]报道大概比例为12:1。Huber等[52]报道,上颌牙齿异位发病率为每300名患者中约1个。

在85例牙齿异位中,Ely等[53]利用全景X线照片和临床记录评估75名受试者(27名男孩和48名女孩,平均年龄12.25岁)。他们报告说,76%的异位发生在上颌,24%发生在下颌。单侧异位占88%。

总体来说,他们发现最常见的牙齿异位是尖牙和第一前磨牙(58%);在上颌,84%的病例涉及尖牙-前磨牙异位。在下颌,尖牙和侧切牙异位最常见(73%)。在单侧异位患者中,左侧和右侧分布无明显差异[53]。

Shapira和Kuftinec[54]评估了65例正畸治疗且患有上颌牙异位的患者记录(年龄在9至25岁的40名女性和25名男性)。目的是确定上颌牙齿异位的分布并评估伴随的牙齿异常。他们报道,55%的异位涉及上颌尖牙和第一前磨牙,42%涉及尖牙和侧切牙,3%涉及切牙。女性的异位率比男性高60%,多发生于单颌(88%),左侧稍多(58%)。

与异位相关的牙齿异常包括侧切牙和第二前磨牙缺失,侧切牙过小牙,乳牙滞留,以及恒尖牙和中切牙阻生。在异位侧还观察到邻牙严重扭转。Shapira和Kuftinec[54]还提出,未知的局部因素可能在这些牙齿异常中起主要作用。

Shapira等[55]评估了患有唐氏综合征的34例患者的牙齿异位症患病率。他们使用标准化记录评估

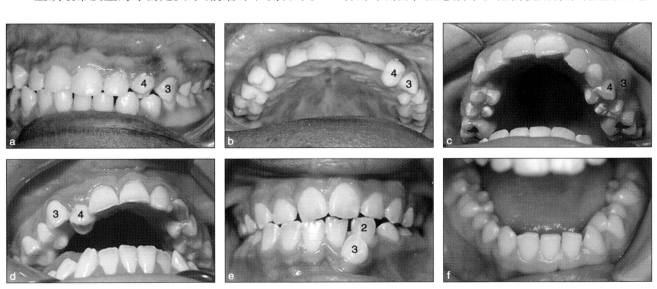

图10-19　a~f. 不同类型的异位牙。2-侧切牙;3-尖牙;4-前磨牙

了年龄从 11 岁到 24 岁的 15 名女性患者和 19 名男性患者,其中包括临床检查、牙颌模型和全景 X 线片。结果显示,第三磨牙发育不全(74% 个体在 14 岁以上)、尖牙阻生(15%)和上颌尖牙-第一前磨牙异位(15%)发病率明显高于随机人群样本。5 例患者[3 例男性患者,2 例女性患者(15%)]发现上颌尖牙-第一前磨牙异位。其中 2 名患者双侧发病,共有 7 名患者牙齿异位。

在系统评估中,Papadopoulos[56] 等人最初检索 590 篇论文,然后应用纳入和排除标准来选择 9 项研究进行回顾。研究的 Meta 分析发现牙异位的平均发病率为 0.33%,男女的流行率在统计学上是相同的。该研究还证实,牙齿异位在上颌中的发病率比下颌高,并且单侧比双侧更高。

病因

牙齿异位的病因尚未完全明确;已经有人提出了遗传因素和局部因素,例如乳牙滞留,萌出途径异常,创伤和牙胚迁移曾被报道。

作为牙齿异位可能的病因, Shapira 和 Kuftinec[51] 认为,异位是由于牙齿发育时的牙胚之间位置交换。他们相信,上颌尖牙异位是由于其位置太高及其萌出路径过长。恒尖牙通常通过上颌唇侧牙槽骨萌发,并且任何骨阻力、拥挤或邻牙阻力,如乳牙滞留或多生牙,都可能使尖牙异位。当尖牙异位方向偏向腭部,尖牙则腭向阻生;当异位方向偏向近中,则它和侧切牙异位;当异位方向偏向远中,则它和第一前磨牙异位。

对于滞留的乳尖牙,Shapira 和 Kuftinec[51] 表示滞留的乳牙与异常萌出的恒牙有一定因果关系。他们报道说,在大多数尖牙异位的案例中都存在乳尖牙和乳侧切牙滞留。但尚不明确的是,不知道是滞留的乳尖牙导致恒牙异位,还是恒牙异常的萌出路径使乳牙滞留。

乳牙受伤和颌骨骨折都可使恒牙胚位置发生改变(图 10-20)。多生牙改变了恒牙的萌出路径也是导致牙齿异位的一个可能因素。根据 Allen[57] 和 Payne[58] 的说法,双侧异位的发病率,特别在兄弟姐妹中较高,表明遗传因素也是一个病因。异常的萌出路径和牙胚移位也可能导致牙齿异位。

通过在混合牙列期间的纵向全景放射片监测,临床医生不仅可以较早地检测到牙齿异位,而且可

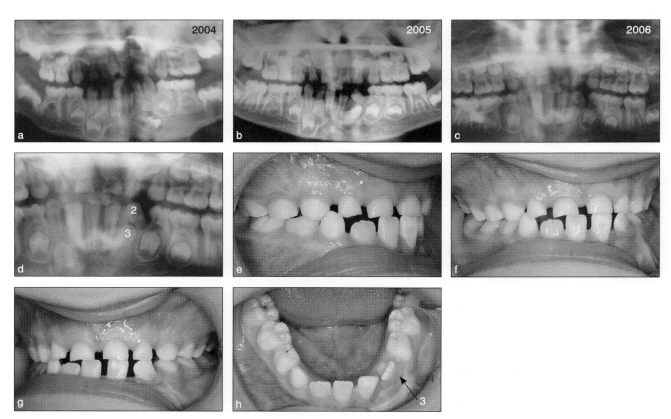

图 10-20　在早期混合牙列期间患有下颌骨骨折的儿童中的牙齿异位。a~c.下颌骨骨折后每年拍摄的全景片。d.放大 2006 年的全景片,显示下颌左侧切牙(2)和尖牙(3)的异位。e~h.尖牙异位时,侧切牙萌出后的咬合情况

以发现不明原因导致的牙齿异常异位表现以及牙胚移位。为了达到这一目标,作者调查了多年来在伊朗和纽约州罗切斯特出现多种牙齿异常症状的不同病人的全景 X 线片。牙齿的萌出、脱落和替换是一个尚未明确的复杂现象,但一些遗传和环境因素应该对此产生了影响。从这项调查可以得出的结论是,在牙齿萌出或替换过程中任何一点点改变,无论是遗传的、物理的、病理的还是创伤性的都可能会影响恒牙芽的正常萌出路径。

作者在他的研究中观察到几种类型异常的牙齿移动和异位。图 10-21a 是拔出第一恒磨牙后拍摄的全景放射片。1 年后的根尖放射片,显示前磨牙的远中移位和第二乳磨牙远中根吸收(图 10-

21b 和 c)。

图 10-22 展示了一个因双侧下颌第一磨牙先天缺失,导致双侧前磨牙的移位的孩子。

图 10-23 显示了 18 个月间牙齿异位发展过程中的三个重要阶段:

- 第一阶段是下颌左侧第二前磨牙位置异常,阻碍了下颌左侧恒磨牙正常萌出;右侧第一磨牙已经完全萌出(图 10-23a)。
- 第二阶段是进行了积极的干预,拔除第二乳磨牙,并引导了异常位置的前磨牙萌出(图 10-23b)。
- 第三阶段是乳尖牙用临时冠保留之后,没有适当被监控,导致感染和脓肿形成(图 10-23b)。

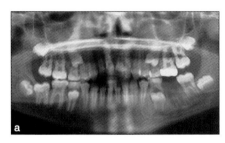
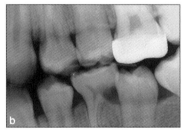
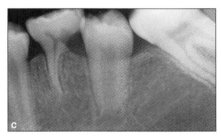

图 10-21　拔牙后第二前磨牙异位。a. 拔除下颌第一恒磨牙后拍摄的全景放射片。b 和 c. 1 年后的根尖放射片,显示前磨牙的远中移位和第二恒磨牙远中根吸收

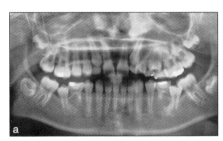
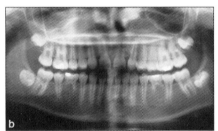

图 10-22　a 和 b. 下颌磨牙先天缺失的病人,下颌前磨牙发生异位。上颌侧切牙同样先天缺失

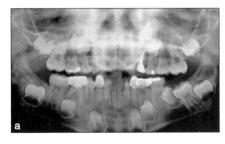
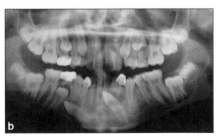

图 10-23　牙齿异位 18 个月期间的生长情况。a. 下颌移位的左侧前磨牙正阻碍同侧磨牙萌出。b. 进行了积极的干预,拔除第二乳磨牙,并引导了异常位置的前磨牙。然而,在乳尖牙用临时冠保留之后,没有适当被监控,导致感染和脓肿形成。因此,双侧下颌恒尖牙都会移位

诊断程序

牙齿异位与许多其他发育异常一样,发生在较长的换牙期间。早期诊断发展中的牙齿异位是基于彻底的口内检查和完整的影像学分析,特别是在牙齿替换的第一和第二阶段(6~10岁)。病人6岁、8岁和10岁的时候进行纵向全景放射线检查可以在早期阶段就发现牙齿异位。适当的干预可以防止其发生或降低其严重性。

在早期发育阶段发现初期牙齿异位时,早期干预,如拔除多生牙、清除囊肿、拔出滞留的乳尖牙、开辟间隙等可引导异常萌发的牙齿正常萌发。干预延迟的可以使不完全异位的牙齿完全异位,并导致更复杂的治疗情况。

当异常情况已经发展后,晚期诊断牙异位的方法包括通过视诊和触诊来对患处及周围区域进行彻底的临床检查,以及不同角度的X线摄片评估。有时计算机断层扫描(CT)可以有助于检测患牙的确切的角度和位置。完善的诊断程序可以诊断出牙齿是否完全或不完全异位。这些因素在制订治疗计划、了解牙齿运动方式和预后方面起重要作用。

治疗注意事项

在发育早期以及病因学识别的早期阶段发现牙齿异位,使得干预和纠正异位牙的萌发路径变得可能。以下干预措施可以有效实现这一目标:

- 去除阻碍正常牙齿萌出的障碍,例如滞留的乳牙、多生牙或囊肿。
- 如果空间不足妨碍了正常的牙齿萌发,则开辟牙弓中的间隙。
- 外科手术暴露异位牙,接着正畸移动患牙。

治疗方法

根据异位的类型(完全或不完全)、发展阶段、牙槽骨支撑量(上颌骨和下颌骨不同)和患者的咬合情况,异位牙可以通过以下三个方法之一来治疗:

1. 可以使用正畸治疗将异位的牙齿移动到正常位置。

2. 可以将异位牙保留在其当前位置,然后使邻牙分别对齐。可以使用修复治疗来改善牙齿的美观。

3. 如果上面两种方法都不能应用,可以将异位牙拔除。通常是异位牙严重移位或不能矫正才使用这种方法。

矫正不完全异位的牙齿,其牙冠异位但根尖正处于正常位置,通常比矫正完全异位的牙齿更容易,并且能获得更好的美学效果和功能。

将异位牙移动到正常的位置在上颌骨比下颌骨容易得多,因为上颌骨提供了更大的牙槽骨支撑面积。异位牙发生在上颌前段时,两个前牙交换位置,预后效果比其他情况好很多,例如侧切牙和尖牙,或尖牙和前磨牙。这种方法在后牙段几乎不可能实现(例如,前磨牙和磨牙之间)。

病例 10-1

一名12岁的女孩,表现为下颌左侧尖牙和侧切牙完全异位,伴随下颌尖牙的近中倾斜。下颌左侧乳尖牙仍然存在,右侧咬合良好,左侧上颌的间隙丢失,直面型。图10-24a和b展示了乳尖牙脱落后和恒尖牙萌出后的术前片。图10-24c展示了术前全景摄影。

治疗:

由于恒尖牙与侧切牙之间牙根分开,并且由于下颌骨基骨体积和牙槽骨的体积,治疗计划是将尖牙和侧切牙保持在新位置,关闭同侧缺失的第二前磨牙的空隙,并达到完全根平行移动。

治疗顺序是整平、直立,然后使下颌左侧尖牙、侧切牙和第一前磨牙根平行移动;恢复上颌第二前磨牙的间隙;使用Ⅲ类牵引到上颌硬质弓丝使下颌左侧磨牙近中移动,关闭下颌前磨牙缺失的间隙(图10-24d~g)。

病例 10-1（续）

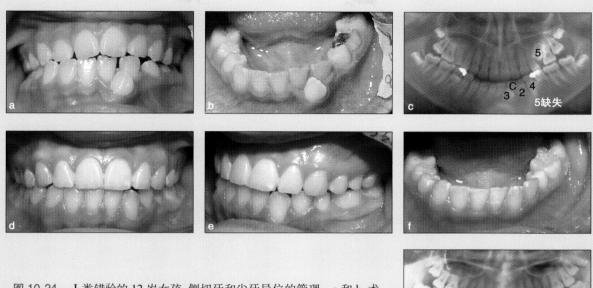

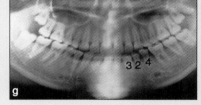

图 10-24　Ⅰ类错𬌗的 12 岁女孩，侧切牙和尖牙异位的管理。a 和 b. 术前咬合情况。c. 术前全景片。下颌左侧恒侧切牙（2）和尖牙（3）异位。左侧乳磨牙（C）仍在位。下颌第二前磨牙（5）缺失。4-第一前磨牙。d~f. 术后咬合情况。g. 术后全景片

病例 10-2

　　一名 12 岁 8 个月的女孩，Ⅰ类错𬌗，上颌左侧侧切牙和尖牙完全异位（图 10-25a~e）。该侧乳尖牙仍在位，尖牙牙冠腭侧错位，靠近中切牙根。中线有约 2.5mm 间隙，左侧切牙反𬌗。

治疗：

　　考虑到上颌骨结构和牙槽骨体积足够，治疗计划设计为将尖牙和侧切牙分别移动到正常位置。治疗步骤为暴露阻生尖牙，粘接托槽，然后牵引尖牙，使其和中切牙牙根分离；解除侧切牙反𬌗并排齐；排齐尖牙，达到牙根平行移动，然后关闭牙间隙，校正中线。图 10-25f~i 展示了在有效治疗的最后阶段，完全的排平整齐，牙根平移和间隙关闭。图 10-25j~m 展示了治疗后的咬合情况。

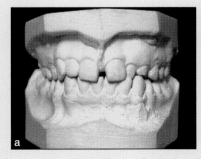

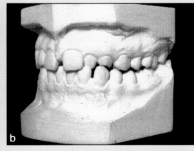

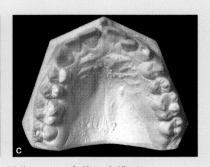

图 10-25　一名 12 岁 8 个月的女孩，上颌左侧侧切牙和尖牙完全异位。a~c. 术前口内模型

病例 10-2(续)

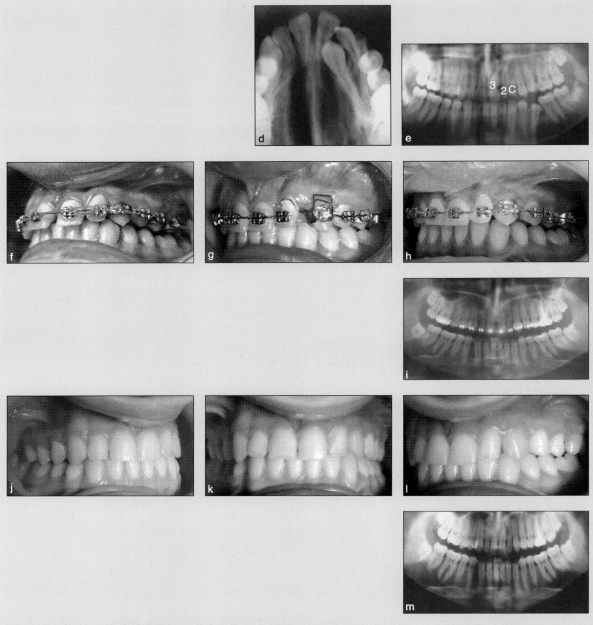

图 10-25(续)　d. 术前咬合片。e. 术前全景片。2-侧切牙；3-尖牙；C-乳尖牙。f~h. 在有效治疗的最后阶段，显著的排平整齐，牙根平移和间隙关闭。i. 在积极治疗期间拍摄的全景放射片。j~l. 术后咬合情况。m. 术后全景片

病例 10-3

　　一名 7 岁女孩，早期混合牙列，Ⅰ类错𬌗，轻微的前部拥挤，上颌中切牙扭转，对刃𬌗。下颌左侧中切牙部分萌出，有反𬌗倾向。她展现出的是下颌右侧恒侧切牙和尖牙的不完全异位（图 10-26a～e）。

治疗：

　　治疗方法是首先拔除下颌乳尖牙，整平和直立移位的下颌侧切牙，然后排齐下颌切牙。下一步引导移位尖牙萌出。接着使用 2×4 矫治技术排齐上颌切牙，并使切牙稍稍唇倾以达到增加牙弓周长的效果，从而达到正常的覆𬌗、覆盖，并为上颌尖牙创造更多的空间。图 10-26f～i 展现了正畸治疗的不同阶段。图 10-26j～o 展现了牙列的术后情况。

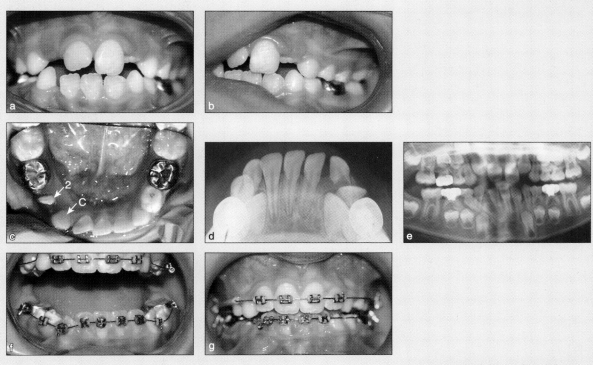

图 10-26　早期混合牙列中 7 岁女孩不完全侧切牙-尖牙异位的管理。下颌左侧中切牙部分萌出，有反𬌗倾向。a～c. 预处理闭塞。C-乳尖牙；2-恒侧切牙。d. 术前咬合片。e. 术前全景片。f 和 g. 正畸治疗的不同阶段，包括整平，切牙排齐和创造空间

病例 10-3(续)

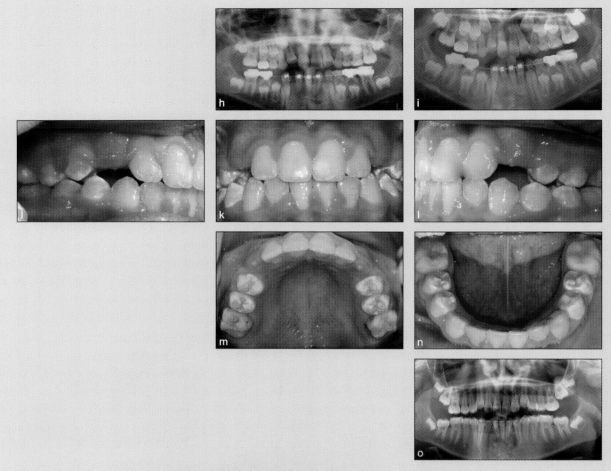

图 10-26(续)　h 和 i. 积极治疗期间拍摄的全景片。j~n. 术后咬合情况。o. 术后全景片

牙齿阻生

阻生齿是牙齿在骨内位置不当,萌出途径异常,导致其迟萌或不萌。阻生齿是口腔临床中常见的异常现象。它们会影响患者口腔健康,并且有时对口腔医生来说也构成风险管理的威胁。任何牙齿都可能阻生,但以下是最常阻生的牙齿:

- 下颌第三磨牙。
- 上颌尖牙。
- 上颌第三磨牙。
- 上颌和下颌第二前磨牙。
- 上颌中切牙。

上颌尖牙阻生

建牸过程中尖牙的作用被 Broadbent[59] 描述为正常牙齿发育中造成"丑小鸭"阶段的主要因素。今天已经知道,尖牙在面部外观和功能上有一些重要的作用,例如它在口腔微笑美学中的作用,作为在牙弓发育中咬合基础的重要组成部分,在功能性咬合中也是重要的单位。由于其在牙槽骨中的高度和深度,会耗费更多萌出时间,并且萌出路径长且曲折,因此尖牙很容易异位萌出或阻生。

因为尖牙萌出时间较晚,相邻的牙齿或其他局部因素也可能使它的萌出途径变窄。早期临床和放射学评估尖牙位置和适当干预可以将尖牙引导到正常的萌出路径,防止许多并发症和风险。

患病率

上颌尖牙是最常阻生的牙齿,仅次于下颌第三磨牙。上颌尖牙阻生率是下颌的3倍以上。Bishara[60]的文献回顾指出,上颌尖牙的发生阻生的概率在1%~3%之间,下颌尖牙约为0.35%。女性发病率是男性的2倍。大多数患者是上颌尖牙单侧阻生,只有8%患有双侧阻生。尖牙阻生有很强的家庭遗传因素,欧洲人患病率是亚洲人的五倍[61]。

尽管事实上上颌尖牙牙胚发育时位置较高,靠近眶部、鼻窦和邻牙牙根颊侧,但是腭侧阻生的发生率远高于颊侧阻生。大约2/3的阻生尖牙是腭侧阻生,1/3是颊侧[62]。Jacoby[63]称,85%阻生尖牙在腭侧和15%在颊侧。Fournier等[64]报道腭、颊侧阻生比为3∶1,Jacoby[63]报道比例为12∶1。

颊侧尖牙阻生通常与空间不足有关,位置更加直立,而腭侧阻生的尖牙位置更加水平。因为腭骨密度较高,腭黏膜较厚,因此在不进行外科手术治疗的情况下,腭侧阻生的尖牙很少能萌出。

Shapira等[55]在对唐氏综合征患者进行的临床和影像学评估中报告说,尖牙阻生(15%)和上颌尖牙-第一前磨牙异位(15%)发生率高于随机人群样本。Warford等[65]报道,一般人群中上颌尖牙阻生率为1/100。

尖牙腭侧阻生的病因

尖牙颊、腭侧阻生,在病因、形态和治疗方面都不同。已经有两个理论被提出来解释上颌颊、腭侧阻生的病因:引导理论和遗传理论。

引导学说

引导学说认为,这种异常的发展是由于存在局部易感因素。例如,尖牙沿着侧切牙的牙根萌发;因此,正常侧切牙牙根在引导尖牙萌发中起重要作用。如果侧切牙牙根畸形,或侧切牙缺失和扭曲(锥形),上颌根尖多余的间隙将会使尖牙萌出路径发生偏移。

Mossey等[66]在回顾性研究182例尖牙腭侧移位的正畸患者的病例记录时,他们在X线片上测量了侧切牙和中切牙的长度,在研究模型上测量了侧切牙的冠宽。为了更加精确,他们还测量了160颗拔除的上颌侧切牙的冠宽度和根长度。该研究得出一个假设,上颌尖牙腭侧移位与侧切牙牙冠宽度小于正常值有些许联系,同时发现微弱的支持尖牙腭

侧移位与邻近的侧切牙缺失有关系。

Becker[67]和其他这种理论的拥护者都表示,即使侧切牙先天缺失是遗传决定的,尖牙腭侧移位也跟遗传没有关系,而是由局部环境紊乱因素导致的(图10-27;也见图10-30)。

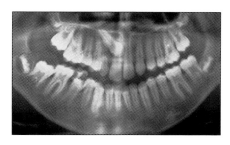

图10-27　尖牙腭侧阻生,与缺失的侧切牙有关

牙弓长度不足是文献中提到的另一个局部因素。根据Jacoby[63]所说,空间不足对大多数阻生情况解释是成立的,但对尖牙腭侧阻生解释不成立。他的研究表明,85%的尖牙腭侧阻生具有足够的萌发空间。

侧切牙和第一前磨牙的牙胚位于尖牙的腭侧后方,并且上颌尖牙牙胚位于鼻腔、眶部和上颌窦前壁之间。当牙弓弓长不足或上颌尖牙区域空间丢失时,尖牙会颊侧阻生;当上颌侧切牙缺失时,尖牙将会腭侧阻生。Jacoby[63]指出,这种空间可以通过上颌骨基底的更多生长,上颌侧切牙发育不全或锥形侧切牙,以及上颌侧切牙和第一前磨牙的萌发来提供。他补充说,上颌-前颌缝的发育不良也可以改变上颌尖牙的萌出方向。

该作者的临床经验表明,在这种情况下空间不足也可能导致尖牙腭向阻生。放射影像上也显示腭侧移位的尖牙。

多生牙或牙瘤的存在也可以使尖牙萌出路径减小引起阻生(见案例10-7)。如果早期发现问题,阻断治疗和保存空间可以引导正常萌出,阻止尖牙阻生。

Al-Nimri和Gharaibeh[62]通过评估34名单侧尖牙阻生患者的术前口内模型,研究了腭侧阻生的病因。将受试者的模型与未受阻生齿影响的正畸患者的口内初始模型进行比较,根据年龄、性别和错𬌗类型进行匹配。他们发现腭侧阻生的尖牙最常发生在Ⅱ类2分类错𬌗畸形的受试者和侧切牙缺失的受试者。他们还发现未阻生组的牙弓明显更宽。

Zilberman等[68]认为过小牙、锥形牙或缺失的侧切牙与上颌尖牙腭侧移位的紧密联系。他们还提

出,由于侧切牙的异常发育受很强的遗传因素控制,尖牙腭侧阻生病人的直系亲属患病率比普通人高。他们报告说,那些亲属侧切牙的异常率是普通人的4倍。

因此,以下是可能导致尖牙阻生的最常见的局部因素:

- 侧切牙缺失。
- 锥形侧切牙。
- 多生牙或牙瘤。
- 空间不足。
- 上颌-前颌缝发育不良。
- 一些Ⅱ类2分类的错𬌗畸形。

遗传学说

根据遗传学说,上颌骨尖牙萌出紊乱是由牙板异常发育引起的。这个理论的倡导者引用了与遗传起源有关的一系列证据,如家族性和双侧的阻生齿发生,以及其他相关异常的发生,如侧切牙和第二前磨牙发育不全、第一磨牙的异常萌发和低位乳磨牙。

Baccetti[69]研究了一个尚未接受治疗的正畸群体,揭示了7种牙齿异常类型之间的关联形式,包括上颌侧切牙过小和上颌尖牙腭侧移位。该研究发现5个异常之间有显著的相互关联,包括上颌侧切牙的大小和上颌尖牙的腭侧移位,并提出了这些病症的常见遗传起因。不同牙齿异常之间的关联是临床相关的,因为早期诊断出一个异常可以表明患其他症状的风险增加。

Peck等[70]宣称33%的尖牙腭侧移位与上颌侧切牙缺失及锥形侧切牙有一些关联。他们研究了与尖牙腭侧移位、下颌侧切牙-尖牙异位和上颌尖牙-第一前磨牙异位相关的牙齿发育不良的患牙的特异性。他们建议将这些新的临床发现与最近的分子研究结果相结合,可表明与磨牙发育不良有关的转录因子如MSX1和PAX9可能参与下颌侧切牙-尖牙异位和尖牙腭侧移位的遗传控制。然而,侧切牙的缺失和变异究竟是局部因素还是相关遗传因素仍不确定。

Pirinen等[71]检查了106名尖牙腭侧阻生并经过正畸治疗的患者,以及其110名直系亲属和93名旁系亲属。在检查人群中,恒牙发育不全的患病率为36%,是普通人群的4.5倍。直系亲属和旁系亲属中,牙发育不全的患病率为19%～20%,是普通人群的2.5倍。根据这些发现,他们得出结论,尖牙腭侧异位是属于与牙齿发育不全相关的牙异常。尖牙腭侧异位是遗传性的,与切牙-前磨牙发育不全和锥形切牙有关。他们还强调了在牙发育不全或锥形牙患者及其家属中,筛查尖牙阻生的重要性。

总而言之,上颌牙阻生的确切病因不清楚;它可能是一种多因素的干扰,遗传、系统因素可以作为诱发因素,局部因素为尖牙偏移和异常通路提供了条件。无论原因如何,上颌尖牙具有所有牙齿中最长和最曲折的萌出路径,所以在向𬌗方萌出的过程中,受干扰的可能性很大。在3岁的时候,尖牙牙胚在上颌骨中的位置很高,接近眼眶。此时,牙冠近中舌侧倾斜。从这一点开始,它逐渐朝向咬合平面移动,同时开始直立,直到它到达侧切牙根部的远端。然后,尖牙偏转到更垂直的位置,大约13岁时到达咬合接触,此时明显近中倾斜。然而,这个漫长的过程大约需要10年才能完成。牙科医生有责任监测(通过纵向全景放射成像监测),以便及早发现问题,并通过适当的干预来预防问题发生。

腭侧阻生相关因素

据报道以下因素与腭侧阻生有关:

- 萌出空间不足。
- 外伤。
- 乳尖牙滞留。
- 乳尖牙早失。
- 乳尖牙牙根未吸收,对尖牙萌出造成机械阻挡。
- 尖牙胚位置异常。
- 萌出干扰。
- 局部病理性病变,如囊肿和牙瘤。
- 萌出顺序异常。
- 侧切牙缺失。
- 侧切牙大小异常或根部异常(根部膨隆)。
- 侧切牙牙根形成时间不同。
- 恒尖牙根尖骨性粘连。
- 多生牙。
- 牙槽骨裂。
- 特发性疾病。

尖牙颊侧阻生的病因学

上颌尖牙颊侧阻生是替牙期间隙不足最常见的结果(图10-28)。这种间隙不足可能是由乳尖牙早失引起,乳牙早失引起中线移位,造成恒尖牙萌出间隙不足以致颊侧萌出;可能是前牙反𬌗,前牙区牙弓长度减小,使尖牙颊侧移位;也可能是恒尖牙与邻牙异位或乳尖牙滞留造成。

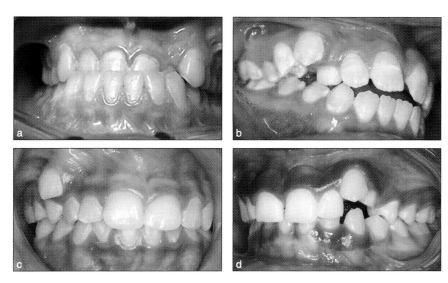

图 10-28　前牙反𬌗导致的颊侧阻生(a)、空间不足(b),以及乳尖牙滞留(c 和 d)

上颌尖牙阻生的后果

大多数牙齿萌发问题,包括尖牙阻生,都没有临床症状,因此患者不能自我察觉。如果口腔从业人员不监测患者的牙齿萌出顺序,通常较晚才发现这些问题,那时问题已经完全形成。甚至在某些情况中,邻牙和周围结构已被损坏。牙槽突中的异常萌发路径可引起邻牙移位、牙弓长度减小、囊性病变和感染的发展以及相邻侧切牙牙根吸收和乳侧切牙滞留。

切牙牙根吸收也没有临床症状,只有临床检查才能发现。Ericson 和 Kurol[72] 研究了由上颌尖牙异位萌发引起的侧切牙牙根吸收。他们对两组进行了评估,其中实验组为侧切牙牙根吸收 40 例,对照组为 118 例异位萌发但侧切牙牙根不吸收。当发育良好的尖牙牙尖朝向侧切牙牙根近中时,引起侧切牙牙根吸收的风险是正常的 3 倍。此外,与对照组相比,当向近中萌发的角度超过 25°时,吸收的风险增加了 50%。侧切牙牙根吸收在女孩中比男孩多3 倍。

Walker 等[73] 连续回顾了来自 19 名患者(15 名女性和 4 名男性受试者)的 27 例单侧和双侧阻生尖牙的三维图像,评估了阻生尖牙的空间关系。研究发现,腭侧阻生为 92.6%,侧切牙牙根吸收为66.7%,毗邻阻生尖牙中切牙牙根吸收为 11.1%。

牙胚大小对阻生尖牙的位置有重大影响。尖牙阻生侧比萌出侧牙槽更狭窄;然而,阻生侧牙槽宽度与主要乳尖牙无关。

这些潜在的并发症要求口腔医生在替牙期需要

密切监测牙齿的发育和萌出。简而言之,尖牙阻生若不及时治疗可能会导致以下并发症:

- 邻牙牙根吸收。
- 外吸收。
- 感染。
- 囊肿形成。
- 牙弓长度减小。
- 异位。
- 牙周组织缺损。

尖牙阻生的早期诊断

因为尖牙阻生形成后通常需要更长的治疗时间,这取决于阻生牙的位置,早期发现阻生牙对于正畸医师和所有口腔医生都是至关重要的。潜在阻生的尖牙可在患者很小时就发现。通过适当的临床诊断以及放射学评估和监测(纵向全景 X 线片监测),临床医生可通过及时的阻断治疗来防止阻生。

由于不同民族之间恒牙萌出的时间有很大差异,很多研究者建议对尖牙阻生的早期检查的年龄范围在 8~10 岁。诊断程序包括仔细的临床检查和全面的 X 线片检查(纵向全景片监测)。

临床检查

临床检查包括在乳尖牙根部龈向的恒尖牙颊侧膨隆区域进行指触诊,即使在 8~10 岁范围内的患者中也可以显示上颌恒尖牙的位置。临床医生可以用示指在双侧乳尖牙上方的颊腭侧进行触诊。

临床检查应每 2~3 个月进行一次。如果 10 岁以上的儿童没有在颊侧触及膨隆,并且乳尖牙滞留,

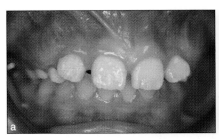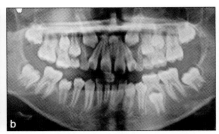

图 10-29　a 和 b. 牙列的丑小鸭阶段图

没有松动迹象,则证明恒尖牙阻生。应进行全面的放射检查以确诊。

在 9~10 岁,恒侧切牙萌出后可观察到的另一个临床现象,即侧切牙远颊向倾斜。Broadbent[59] 称这种恒尖牙萌出前的正常替牙期为"丑小鸭"阶段。除了根部拥挤,侧切牙倾斜可能导致牙冠之间出现缝隙(图 10-29)。侧切牙牙冠的严重远中倾斜可能是由于近中移位和位置异常尖牙产生的压力,表示有可能发生尖牙阻生。这种情况需仔细的放射学评估和监测以及可能的早期干预。

同样地,移位的尖牙位于侧切牙牙根唇侧可导致侧切牙唇倾。在此情况下,应该密切监视恒尖牙。

尖牙牙冠的压迫从侧切牙牙根消除后,才能对侧切牙施加正畸力。拔除滞留的乳尖牙有益于诱导恒尖牙牙冠到正常位置。未经治疗的病例可能引起切牙牙根吸收。

尖牙阻生的临床表现

以下是尖牙阻生的表现:
- 恒尖牙的迟萌。
- 乳尖牙滞留,特别是双侧乳尖牙不对称脱落。
- 没有正常的唇侧尖牙膨隆。
- 存在腭侧膨隆。
- 侧切牙牙冠的远中倾斜。
- 侧切牙的舌向倾斜(如果根部受到腭侧阻生尖牙的颊向力而冠部受到腭向力)。

影像学评估

影像学评估对于检测潜在阻生的尖牙是必不可少的,也是确定尖牙是颊侧阻生还是腭侧阻生的重要工具。常使用不同的影像学技术,包括根尖片、咬合片、全景片和头颅 X 线片(侧位或后前位)。

根尖片。临床医生可以使用不同类型的根尖影像学技术来定位移位的尖牙,包括标准的根尖片或 Clark 的技术。Clark 的技术,也称为图像移位原理,

即在同一个水平面上进行两个不同的角度拍摄,如果物体移动到角度的同一侧,则主体(在这种情况下,尖牙)更多地位于舌侧(腭侧),如果它移动到相反的方向,物体更多位于颊侧。

咬合片。建议使用咬合片来确定受累牙齿在颊舌向和近远中向的位置。各种各样的影像技术可用于拍摄咬合片来定位阻生牙。咬合片或顶点咬合观片的 X 射线束,直接沿中切牙牙长轴投射,可用于判断腭侧移位牙相对于邻牙的位置(图 10-30)。

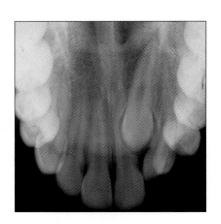

图 10-30　咬合片显示出腭侧阻生尖牙的位置

头颅侧位片和头颅后前位片。头颅侧位片和头颅后前位片也可用于定位阻生牙以及判断阻生牙的倾斜状况。头颅侧位片可显示尖牙相对于切牙的前后位置关系。正位片可以显示尖牙相对于切牙的垂直向和水平向的位置关系。

Williams[74] 指出,恒尖牙在其萌出前应略向近中倾斜,牙冠低于侧切牙根尖水平,并远低于鼻腔外侧缘。尖牙牙根应位于鼻腔外侧缘的远中。如果正位片显示尖牙近中倾斜,其牙冠近中向到鼻腔外侧缘,并且没有原发性乳尖牙牙根吸收的迹象,上颌尖牙阻生则可能即将发生。

计算机断层扫描。CT 扫描费用昂贵,但是在医学中很常规的影像学技术,偶尔用于口腔医学,可在三维结构中精确地定位。

最近的一项研究比较了常规影像学技术（单纯的二维全景片）与锥束 CT 扫描，Alqerban 等[75]表明，锥形束 CT 比常规影像学技术更为灵敏，适用于尖牙的定位和判断邻牙牙根的吸收。

这种技术提供的三维图像显示了阻生尖牙的颊腭向位置，并可以检测到侧切牙牙根吸收的程度和确切位置，其他影像学技术都不能展现这些内容。Walker 等[73]指出，阻生尖牙的三维体积成像可以显示尖牙是否存在，牙囊的大小，牙体长轴的倾斜度，相对于颊腭侧的位置，覆盖牙齿的骨量，邻牙牙根部的三维影像和吸收状况，邻牙的状况，局部解剖学考虑以及牙齿发育的整体阶段。他们得出结论，三维成像显然有利于处理阻生牙。

全景片。全景片被广泛应用于牙科，它是整体显示恒牙列和乳牙列的有用途径，使临床医生能发现在替牙列期间发生的所有异常。全景片还可以显示其他的发育异常，如多生牙，牙缺失，牙瘤，其他病理状况，乳牙及其继承恒牙的状况以及恒牙牙根的发育状况。此外，全景片已广泛用于检测替牙列期的尖牙倾斜状况。

普遍认为，在混合牙列期间采用常规的全景片仅用于仅检测未萌移位尖牙的近远中向位置和倾斜状况；然而，对高质量全景片进行仔细评估也可以帮助检测颊侧和腭侧位置。

通过全景片来判断阻生尖牙的颊腭向位置。阻生尖牙（颊侧或腭侧）的位置的评估取决于两个叠加物体的相对影像。捕获图像的胶片或屏幕位于两个物体（尖牙和切牙）的前面，如果两个图像的高密度影像主要呈现侧切牙的形状，则意味着侧切牙更靠近胶片，表明该尖牙更偏向腭侧。如果该高密度影主要是尖牙的形状，则意味着尖牙更接近胶片，表明尖牙更加偏向颊侧。

图 10-31 是用于比较两个阻生尖牙不同位置表现的影像学现象的好例子。全景片清楚地显示了尖牙相对于左侧和右侧的侧切牙的位置，右侧尖牙与侧切牙的重叠区域主要是侧切牙的轮廓，左侧尖牙与侧切牙的重叠部位主要是尖牙的轮廓。

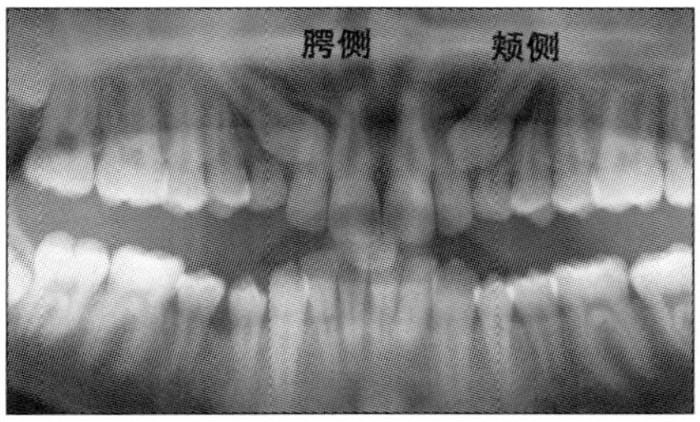

图 10-31 全景片显示两个尖牙阻生。右尖牙腭侧阻生，左尖牙颊侧阻生

纵向观察全景片有助于上颌尖牙阻生的早期发现和预测，其两个重要标志是阻生牙的位置和阻生牙的倾斜度。如前所述，Williams[74]描述了萌出前恒尖牙的正常位置：在侧切牙根尖水平稍低于鼻腔外侧缘的位置稍微向近中倾斜，尖牙牙根应位于鼻腔外侧缘的远中。如果正位片显示尖牙近中倾斜，其牙冠近中向到鼻腔外侧缘，并且没有原发性乳尖牙牙根吸收的迹象，上颌尖牙阻生则可能即将发生。

图 10-32 是在牙列的不同阶段期间拍摄的三个全景片的回顾性评价。患者 9 岁时拍摄的全景片表明，上颌左尖牙的位置比右侧高，倾斜度也较大。没有采取早期干预，1 年和 4 年后拍摄的全景片显示出腭侧阻生尖牙的异常萌出途径。上颌磨牙的支抗准备以及乳尖牙和第一乳磨牙的早期拔除，有可能将尖牙引导到正常的萌出路径，至少可能降低了问题的严重程度。

阻生尖牙与邻牙的关系是治疗计划前评估的另一重点。阻生牙的位置不同，治疗的复杂性也不同。上颌阻生尖牙通常位于侧切牙牙根的远中、颊侧或腭侧，并有不同程度的倾斜，它们比侧切牙牙根位置更低或更高。

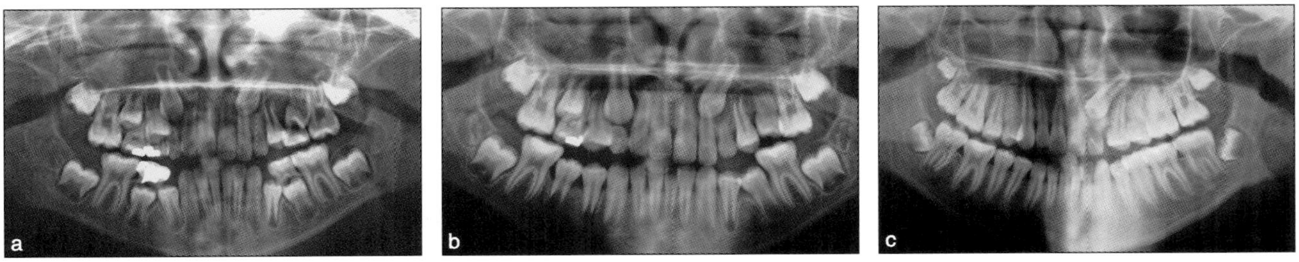

图 10-32 异位的左上颌尖牙的回顾性评价。a. 9 岁时拍摄的全景片。左尖牙位置较高，比右尖牙更倾斜。b. 1 年后拍摄的全景片。c. 4 年后拍摄的全景片。没有使用早期干预来纠正萌出的路径

阻生的尖牙更偏近中,有时它们从其正常位置移位,紧邻邻牙根部,因此也是异位牙。异位阻生的尖牙通常位于侧切牙或中切牙牙根部,可能破坏牙根。既阻生又异位的尖牙更难矫正,需要较长的治疗时间,治疗期间对邻牙的破坏性更大,在治疗计划的制定和治疗过程中也需要更精确的控制。(见病例10-4)

从全景片上观察牙齿的倾斜度是预测阻生的另一个重要因素。上颌尖牙近远中向倾斜度是预测尖牙阻生的另一个因素,也是复杂性的标志,及潜在的治疗成功的指标。一些研究人员提出了不同的技术来进行尖牙阻生的术后评估。Ericson 和 Kurol[76]认为尖牙牙冠越向近中和水平方向倾斜,在拔出乳尖牙后其萌出的可能性越小。Power and Short[77]将角度视为预测因子,他们发现牙齿相对于中线角度超过31°,则拔除乳尖牙后尖牙萌出的可能性降低。Warford[65]等人在全景片上,通过双侧髁顶点绘制了一条水平参考线,并测量了该线与未萌牙长轴所形成的近中夹角。他们发现,非阻生牙的角度平均为75.12°,大于阻生牙的角度(63.20°)。图10-33显示了全景片的 Warford 分析,表明左尖牙比右尖牙阻生更加严重(见病例10-4)。

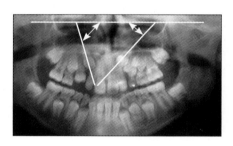

图10-33　用 Warford[65]分析评估两个尖牙的倾斜度。角度表示影响左尖牙问题的严重程度

上颌阻生尖牙的治疗方案

恒尖牙长而有问题的过渡过程的持续时间通常是10年左右,从开始萌出到完全咬合接触的位置(3~13岁)。因此,对于任何类型的预防性治疗或阻断性治疗,临床医生必须在混合牙列期监测这一长时间的过程。根据患者的年龄、牙齿发育年龄、萌出紊乱阶段和阻生类型,以下有一些矫治阻生牙的治疗方案:

- 替牙列时期随访观察。
- 阻断性治疗。
- 外科手术尖牙开窗和正畸治疗。

- 尖牙的自动移植。
- 阻生尖牙的拔除和间隙关闭。
- 阻生尖牙的拔除和义齿或种植替代。
- 定期 X 线片观察(成年人当阻生尖牙位于非常高或水平位置,并且由于高风险或患者无须治疗的欲望时)。

这些选择之间的相互作用可能是必要的,例如选择性乳牙拔除,去除任何偏转尖牙的障碍物以及创造间隙。

阻生上颌尖牙的最理想的方法是早期发现和阻断性治疗,在8~10岁的时候,即在有潜在阻生风险的尖牙的初始阶段,当尖牙开始长时间地向骨内移动至其最终的位置。

随访观察

在过渡性牙列期间,例如在丑小鸭阶段期间,或者当恒尖牙近中倾斜并靠近侧切牙根尖时,侧切牙冠的正畸运动将导致侧切牙的根部再吸收。在这种情况下,临床医生只能观察情况,直到尖牙牙冠改变其位置,远离根尖。如果尖牙在10~12个月后没有出现任何位置变化,并且可以证明侧切牙牙根吸收的可能性,那么就建议尖牙开窗并粘接托槽进行正畸牵引。

Williams[74]指出,8岁是开始观察上颌尖牙的最佳时机,而在未来2年的位置变化需要仔细观察。

从过渡性牙列的初始阶段观察到替牙期结束,可以预测阻生牙和其他许多萌出干扰(见图10-32和图10-33)。

阻断性治疗

阻生的阻断性治疗或尖牙的萌出诱导是一系列过程,开始于尖牙从骨内移动直至其最终的位置。

许多研究者建议,开始评估患者潜在的上颌尖牙阻生的最佳时间是8~10岁。据信,患者在11~12岁之后,唯一的选择是通过正畸外科手术来纠正异常,这具有一定风险性、不可预知性或不成功性。

在此期间,恒尖牙从其舌侧位置相对于其乳尖牙根尖的位置,开始骨内下降,乳尖牙牙根开始吸收。Dewel[78]和 Newcomb[79]得出结论,充分的观察、诊断和治疗计划在这个过渡阶段是至关重要的。

阻断性治疗的选择。经过充分的临床和影像学评估,当确定尖牙阻生的可能性时,根据病因和患者的年龄和阻生类型,可以应用几种阻断性和诱导手段:

- 去除导致尖牙偏移的障碍物,例如多生牙、牙瘤、囊肿或骨性粘连的乳牙。
- 开辟间隙,若间隙不足是这种异常的原因。根据患者的咬合和年龄,可以应用不同的策略来提供必要的间隙:
  - 在一些Ⅱ类混合牙列期推磨牙向后。
  - 纠正上颌前牙反殆,如果上颌切牙内倾导致上颌尖牙的间隙不足,或者纠正反殆增加了前段的牙弓周长。
  - 即使在侧切牙完全萌出后,关闭切牙间剩余的间隙。
- 许多调查人员提倡在正确的时间拔除乳尖牙,他们认为这有助于促进恒尖牙的萌出。

乳尖牙拔除的方法。乳尖牙拔除是一种阻断性治疗方法,用于引导恒尖牙的萌出以防止阻生;该方法的最佳年龄是在 8~10 岁,而不是 11 岁之后。

Shapira 和 Kuftinec[80] 得出结论,早期诊断和检测潜在阻生的上颌尖牙,并及时阻断性拔除乳尖牙,可减少复杂正畸治疗的需要。Ericson 和 Kurol[76] 报道说,他们的样本中有 78% 出现有利的萌出。在调查了腭侧移位尖牙对于拔除乳尖牙的治疗效果后,Power 和 Short[77] 报道了 62% 的成功病例。

该方案的最佳适应证是当 8~10 岁儿童的临床检查和影像学评估表明存在以下情况:

- 恒尖牙是近中移位的,不跟随侧切牙的诱导。
- 恒侧切牙牙冠稍微远中倾斜,表明恒尖牙牙冠存在推力。
- 不能触及尖牙颊侧的膨隆。
- 乳尖牙滞留,没有移动的迹象。

在存在任何上述条件的情况下,及时拔除乳尖牙使恒尖牙变得直立,使其在牙列的适当位置萌出,并取得最佳的长期效果,而且没有许多因干预过晚出现的并发症。

在开始这种阻断治疗之前,必须评估恒尖牙牙冠和侧切牙根尖的接近程度。如果侧切牙冠的远端倾斜在临床和放射图像上明显,则不能将正畸力施加到侧切牙上,因为该力将最终导致严重的根吸收。在这种情况下拔除乳尖牙后,最谨慎的治疗方案是使用某种支抗装置,如横腭杆,然后监测恒尖牙牙冠和侧切牙根尖的情况,直到恒尖牙位置直立,并且其冠部处于侧切牙牙根的远中。

接下来使用 2×4 矫治技术引导尖牙,使上颌中切牙慢慢排齐,关闭切牙间隙,以促进恒尖牙萌发。

Olive[81] 评估了 30 例尖牙阻生的病例,这些病例在不进行外科暴露患牙的前提下,利用正畸扩开间隙使阻生的尖牙萌出,试图确定影响阻生尖牙萌出时间的因素。阻生的形态(尖牙倾斜的严重程度)是萌出前正畸治疗所需时间的最佳指南。

Jacobs[82] 指出,在 10 岁后很快就能发现恒尖牙移位,此时拔除乳尖牙或者采取对恒尖牙移位的阻断治疗越快越好。

Ericson 和 Kurol[76] 指出,拔除乳尖牙后阻生尖牙是否能成功萌出取决于恒尖牙的水平角度和尖牙冠部相对于侧切牙根部的位置。如果放射片显示恒尖牙的冠部位与上颌侧切牙的根部重叠但不超过其近中面,位置异常的尖牙可以自行纠正的概率很高。然而,如果恒尖牙远远超出侧切牙牙根的近中面,则恒尖牙的自我纠正和萌出的概率非常低。

早期诊断和阻断干预可以预防邻近切牙牙根吸收,节省时间,降低费用,避免手术和正畸排齐腭侧阻生尖牙,并消除与外科手术和正畸治疗相关的并发症。这些并发症包括治疗时间过长、患牙骨丧失、根吸收和牙龈退缩。

尖牙的外科手术开窗和正畸治疗

如果阻生尖牙处于恒牙列发育的最后阶段,临床医生必须考虑将正畸治疗与外科开窗手术结合使尖牙建立咬合关系。根据阻生的位置,唇侧还是腭侧阻生,患者的年龄,阻生齿与邻牙的接近程度,病因和阻生齿的形态,正畸外科方法差别很大。这些方法取决于正畸医师和外科医生的临床判断和经验。为了确保适当的手术和矫正技术的应用,第一步是正畸医师和口腔外科医生之间的协调。

接下来,在任何治疗计划完成之前,必须进行彻底的临床和影像学评估,以精确定位受影响的牙齿的位置和倾斜度以及与邻牙的距离,并确定手术方法的类型以及正畸牵引力的方法和方向。之前讨论的临床检查和不同放射技术可以帮助诊断和精确定位。

术前注意事项。阻生的尖牙可以位于腭侧或颊侧,可以是异位或不异位,可以是单侧或双侧;这些情况中的每一种都需要不同的手术和正畸方法。

必须考虑的因素有:

- 阻生齿的倾斜度。
- 阻生齿冠部的位置及其与邻牙接近程度。
- 阻生原因。
- 患者的年龄和其牙根发育程度。

如前所述,尖牙的倾斜程度是阻生的标志,也是治疗复杂性和成功的预见因素。其冠部位越近中移位和水平方向倾斜,拔除乳尖牙使恒尖牙萌出的可能性越小。

阻生齿的位置及其与邻牙的接近程度不仅影响可能对其他牙齿造成的伤害的数量,还影响治疗的复杂性,并决定使用的正畸牵引技术。阻生尖牙通常具有比正常尖牙更多的近中倾斜,并且位于侧切牙的远中,颊侧或腭部。它们也可以处于比侧切牙根更低或更高的位置。有时候,阻生尖牙由于异位也会紧邻邻牙的根部,表示治疗具有挑战性(图10-34)。

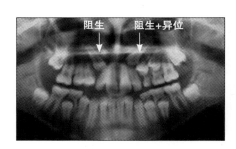

图10-34　阻生和异位阻生之间的差异

治疗计划之前要考虑的另一个问题是患者的牙龄和根发育情况。牙根发育完成前的适当干预治疗有较好的预后。

有很多因素导致尖牙阻生。早期发现和识别出问题有助于制定治疗计划,并可以预见治疗的复杂性和成功可能性。如果病因明确,如空间不足或多生牙,预后的预见性将更加可靠;如果原因未知,怀疑阻生齿骨性粘连,预后未知,治疗风险高,治疗方案必须相应调整。

手术方法。经过仔细的临床和影像学评估并确认受影响的牙齿的确切位置和倾斜度,确定了外科手术开窗的可行性和手术的方法。

在过去,阻生齿的外科手术包括切除较多牙龈和骨组织以暴露阻生齿便以粘接牵引装置或弓丝。这些方法通常伴随手术中的问题,例如出血,装置安装困难,最重要的是过多地去除骨组织和软组织。图10-35显示了粘接技术出现之前使用的装置。许多报告指出了这种方法术后的各种牙周并发症,包括牙槽骨丧失、牙龈退缩、角化龈宽度减小、牙周愈合延迟和牙龈炎症[83]。

现在手术技术得到改进,损伤更小,精细的托槽可直接粘接意味着外科医生可以直接将其粘接到阻生齿冠部,然后将牙龈瓣缝合。这些技术可以带来更少的并发症。

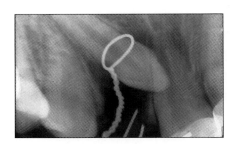

图10-35　粘接技术出现前使用的外科牵引附件

腭侧阻生和颊侧阻生比较。它们在形态学、病因学和解剖位置都不同,因此其治疗方式,是否通过外科手术阻断或矫正,也是不同的。颊侧阻生的最常见原因是拥挤。如前所述,被认为的腭侧阻生病因有很多。

正畸和正畸外科联合治疗方法在颊侧阻生中比腭侧阻生更有预见性,且更容易。颊侧阻生尖牙能够更快地建立咬合并且复杂度较低。腭侧阻生尖牙在复杂性和治疗难度方面良莠不齐,并且在制定治疗计划之前必须考虑一些特殊情况。

尖牙腭侧阻生的手术考虑。当患者年龄在8~9岁,早期拔除上颌乳尖牙,恒尖牙的冠部位与上颌侧切牙的根部重叠但不超过其近中面,位置异常的尖牙可以自行纠正的概率很高。然而,如果在适当的年龄没有进行早期干预,恒尖牙远远超出侧切牙牙根的近中面,则恒尖牙的自我纠正和萌出是不可能的;这些情况必须正畸外科联合治疗。

谨慎的手术方案需要全面的临床和放射学评估;对腭侧阻生齿的唇侧相对位置,垂直位置,倾斜度,阻生深度,以及与邻牙的远近程度的准确定位;并根据阻生类型设计准确的手术方法。

颊侧阻生尖牙的手术考虑。在所有类型的膜龈手术中,必须保留足够的角化龈。如果这不能保证,牙齿将骨开裂,那么可能会发生牙龈退缩,留下受损的边缘龈。所有正畸和外科技术在唇侧尖牙阻生的治疗中必须设计成保证存在足够量的角化龈。

为了确定正确的外科手术方法,用于上颌尖牙唇侧或垂直阻生,已提出四项标准:

1. 尖牙相对膜龈联合部的垂直位置。

2. 尖牙区域的牙龈量。

3. 尖牙牙冠的唇腭侧位置。

4. 尖牙牙冠的近远中位置。

根据阻生牙相对于膜龈联合的位置及覆盖的牙龈数量,Kokich[84]提出了三种技术,用于暴露唇侧阻生的上颌尖牙:开窗、根尖翻瓣、封闭式牵引。如果患牙位于唇侧且在膜龈联合以下,他建议采用最简单的开窗术。如果尖牙牙冠靠近膜龈联合,开窗将是不合适,因为在牙齿萌出后,其唇面将不会有牙龈附着。若尖牙牙冠非常靠近膜龈联合的根尖方向,根尖翻瓣也不合适,因为这将导致正畸术后的不稳定,甚至会将尖牙再次压入。在这种情况下,闭合式牵引可以为牙冠提供足够的牙龈附着,并能有效防止长期复发。

矫正阻生尖牙的基本程序。正畸策略必须基于阻生牙的位置和难易程度。至关重要的是正畸医生应建立准确的支抗预备,适当的力系统,特别是正确的力方向。表 10-3 为正畸医生提供了针对阻生牙矫正的序列管理指南。

表 10-3　　　上颌尖牙阻生的序列管理指南:
1. 准备完整的记录:包括临床和辅助检查,以便清楚认识问题和准确的设计外科和正畸治疗方案。
2. 在外科手术前完成正畸准备;包括整平、纠正旋转、消除拥挤,并可以为因邻牙倾斜而导致的空间不足创造空间。
3. 所有初步正畸运动完成后,请参阅外科手术。外科手术应基于阻生牙的唇颊向倾斜度、垂直位置及其与邻牙之间距离的考虑。
4. 经过一周或更久的术后愈合,将牙冠通过正畸移向缺牙区。
5. 设计用于牵引力量方向和大小,牵引阻生齿到顺畅的萌出路径,并防止破坏阻生齿及其和邻牙的支持组织。考虑每个病例的具体情况,遵循生物力学原理。
6. 适当的支抗准备:改良横腭杆、微种植钉、水平及垂直曲、辅助唇弓、弹簧、弹性皮圈、弹性牵引。例如,当腭侧阻生尖牙的牙冠与切牙牙根的舌面紧密接触时,首先移动方向应该是将阻生牙从邻牙移开以防牙根吸收。

有报道说,在混合牙列期,早期开放的阻生尖牙能自行调整萌出,无需正畸干预。他们认为,当阻生尖牙牙冠能看到,托槽的常规粘接将其排入牙弓也会更有效,将缩短有效的正畸时间。牙周和美观结果也更好。若阻生位置更深,对邻牙牙根有害,则不推荐该方法。在这种情况下,急需将阻生牙移离邻牙根部(见病例 10-7)。

当存在严重的切牙拥挤或前突时,拔除前磨牙纠正拥挤并为阻生牙创造空间,此类治疗计划必须非常谨慎。当引起尖牙阻生的一个因素是患牙骨质粘连时,应该谨慎并延迟拔除前磨牙。

外科手术和附件粘接应提前开始,并进行正畸牵引。如果在应用合理矫正后 2~3 周无法检测到

牙齿移动(有些病例会观察到邻牙的压入),则提示阻生牙骨质粘连。在这种情况下,最好的选择是拔除该尖牙,并用第一前磨牙代替。另一个选择是将阻生尖牙进行自体移植。

阻生牙正畸外科治疗的并发症。如果手术暴露不全、正畸手术设计不当或操作不正确,可能会出现术后并发症。并发症包括:牙龈退缩、牙龈炎、骨质粘连、牙髓坏死和牙根外吸收。

尖牙自体移植

当矫正治疗不能改善咬合错位或尖牙的水平倾斜时,可考虑手术重新定位尖牙或尖牙自体移植。在以下情况,自体移植也可以被认为是适当的选择:
- 阻生牙粘连。
- 如果患者想最小化甚至排除正畸治疗。
- 当患者有身体或精神残疾时,不适于正畸治疗。

与自体移植相关的并发症包括牙根吸收、牙髓坏死、牙髓变性和被移植的牙齿的骨质粘连。

尖牙拔除及间隙关闭或义齿修复

上颌阻生尖牙的另一种治疗方案是拔除阻生牙,利用正畸手段关闭间隙,也可以通过种植体或烤瓷桥来修复间隙。并不是所有治疗都要恢复高位阻生尖牙,并将其定位于牙槽骨内。例如,当阻生牙位置很高或者极度倾斜,当牙齿的位置和邻牙根部不利用任何牙移动,当阻生牙骨质粘连,或患者的顺应性不适合移植时,可选择拔除阻生牙。

下颌尖牙阻生

下颌尖牙阻生与上颌尖牙阻生相比更为罕见。Grover 和 Lorton[85] 在 5 000 名患者中仅发现 11 例阻生的下颌尖牙(0.22%),Röhrer[86] 检查了 3 000 名患者,其中 62 例上颌尖牙阻生(2.06%),仅有 3 例下颌尖牙阻生(0.1%),其比例为 20:1。

下颌尖牙阻生有许多原因,包括间隙不足、存在多生牙或牙瘤、乳尖牙早失、遗传因素、内分泌腺功能紊乱、肿瘤、囊肿和创伤。阻生、萌出失败以及下颌尖牙的水平位移还常常发生在颅锁发育不全的患者中。

乳尖牙早失或下颌前段牙弓长度不足是下颌恒尖牙的颊侧或舌侧萌出的常见原因。然而,这种尖牙的位置不能被认为是阻生,可以通过提供间隙或拔除来治疗。

在某些情况下，由于某些障碍或特发性原因，下颌尖牙的牙胚可能在牙槽骨中移位或旋转，并且尖牙牙根可能在水平向形成（参见图 10-23）。在这种情况下，如果阻生的下颌尖牙水平向位于切牙的根尖下方，唯一的方法便是拔除阻生尖牙，来防止对切牙牙根的损伤。

根据患者的年龄、阻生尖牙的位置和咬合状况，下颌阻生有几种治疗方案：随访观察、开窗治疗、正畸牵引、移植和拔除。

如果阻生位置较深，没有症状，并且没有明显的相关病变，则可以随访观察下颌阻生尖牙。定期影像学检查随访是必要的。在这种情况下，如果主要条件良好，牙根很长，可以保留在牙弓内。

病例报告

以下为不同类型的尖牙阻生的例子，阐释了治疗阻生牙齿的正畸方法和正畸外科手术联合方法。

病例 10-4

图 10-36a 和 b 显示了一个具有安氏 II 类错𬌗的 11 岁女孩的全景影像。上颌双侧尖牙显示阻生。这两次全景片的间隔时间为 18 个月，并且在间隔期间她的口腔医生没有尝试治疗。右侧上颌尖牙显示阻生，左侧上颌尖牙异位并阻生。全景片显示尖牙牙冠接近左侧侧切牙根部并且对根部造成了一些损伤。这种异常的原因被诊断为双侧间隙不足。

治疗：

干预的第一步是拔除上颌左侧乳磨牙并通过头帽远中移动双侧磨牙和前磨牙为双侧尖牙提供间隙（图 10-36c）。间隙开辟后，阻生的上颌右侧尖牙可以自行萌出，但异位并阻生的上颌左侧尖牙位置仍然位于侧切牙牙根上。下一步需要通过外科手术显露上颌左侧尖牙然后进行正畸牵引。图 10-36d 显示治疗后患者的咬合。图 10-36e 显示侧切牙牙根的吸收。

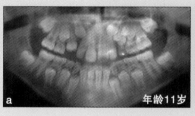 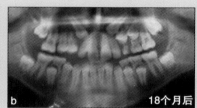 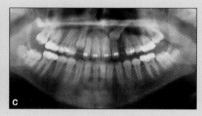
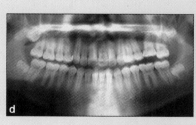 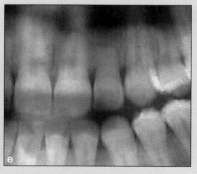

图 10-36　a 和 b. 右上颌尖牙由于空间不足阻生。左侧上颌尖牙伴异位。c. 远移上颌后牙为尖牙开辟间隙后的全景片影像。d. 治疗后的全景片。e. 侧切牙牙根吸收

病例 10-5

　　11 岁女孩,表现为安氏 Ⅱ 类 1 分类、上颌双侧尖牙异位和上颌牙弓空间不足(图 10-37a~c)。下颌牙列正常。左侧上颌尖牙颊向移位并轻微重叠侧切牙,而右侧上颌尖牙严重异位阻生。

治疗:

　　颈带头帽用于矫正 Ⅱ 类磨牙关系,为上颌尖牙开辟间隙。图 10-37d 表示病人后退磨牙开辟间隙后和手术暴露粘接附件之前的牙列情况。左侧上颌尖牙自行萌出并排齐。将一个弹簧焊接到磨牙的腭侧以垂直牵引作为正畸牵引的第一步然后分隔异位的尖牙与侧切牙的牙根(图 10-37e)。图 10-37f~h 显示治疗后的咬合状态。

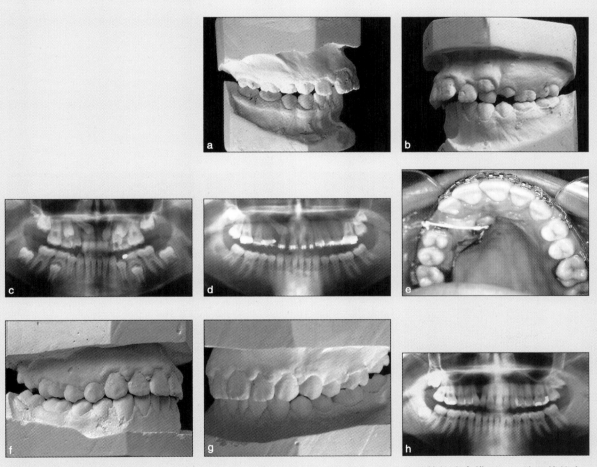

图 10-37　一名 11 岁女孩上颌尖牙的异位和上颌空间不足的管理。a 和 b. 处理前的咬合模型。c. 处理前的全景片。d. 空间扩展后和手术暴露连接附件之前的全景片。左侧上颌尖牙已经萌出。e. 用于垂直牵引的弹簧。f. 和 g. 治疗后的咬合模型。h. 治疗后的全景片

病例 10-6

15 岁的女孩表现为安氏 II 类错𬌗并伴有深覆𬌗及多数牙缺失;缺失了上颌双侧侧切牙和下颌三颗恒切牙。上颌左侧恒尖牙异位阻生。上颌左侧乳尖牙和三颗乳切牙牙根仍然存在(图 10-38a～d)。

治疗:
在考虑患者年龄和评估她复杂的正畸问题之后,设计了以下治疗方案:

1. 拔除乳尖牙。
2. 排齐上颌前牙并关闭前牙间隙。
3. 通过手术暴露插入附件,一根软的 0.022 英寸不锈钢丝(见图 10-35)。在粘接技术开发之前,这是当时可行的技术。
4. 阻生尖牙的牵引矫治。
5. 双侧上颌尖牙替代侧切牙位置。
6. 拔除下颌三颗乳切牙牙根、整平下颌牙弓并且通过压低上颌中切牙减小覆合。
7. 修复缺失的下颌切牙。下颌固定义齿修复范围从一侧尖牙到另一侧尖牙,覆盖恒切牙。

图 10-38e～h 显示患者治疗完成后的咬合。

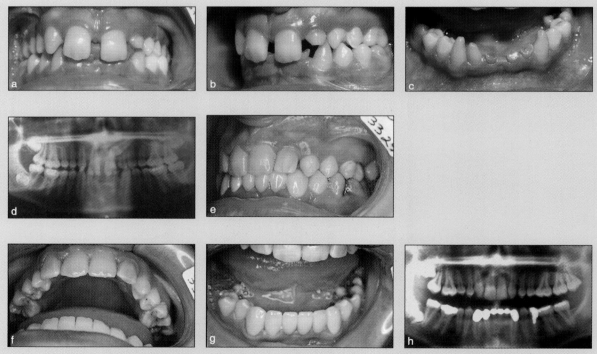

图 10-38　对一名 15 岁女孩上颌左侧尖牙埋伏阻生并异位的管理。她表现为安氏 II 类错𬌗并伴有深覆𬌗及上颌双侧侧切牙和下颌三颗恒切牙缺失。a～c. 治疗前的咬合。d. 治疗前的全景片。e～g. 治疗后的咬合。h. 治疗后的全景片

病例 10-7

一名 13 岁 7 个月大的女孩表现为安氏 I 类错𬌗和轻度的前牙拥挤。上颌右侧侧切牙牙冠受到阻生尖牙产生的力而向颊侧倾斜。上颌右侧乳尖牙和第一乳磨牙滞留。尖牙也没有隆起。由于一个组合性牙瘤右上颌尖牙和第一前磨牙都在较深的部位埋伏阻生(图 10-39a~h)。

治疗:

在完成临床和辅助检查后评估,建议患者通过口腔外科手术去除牙瘤,拔除滞留的上颌右侧乳尖牙和第一乳磨牙,并在阻生尖牙和前磨牙上粘接外科附件。因为牙瘤组织广泛,完全去除需要两次手术(图 10-39i 和 j)。

正畸牙齿牵引是从阻生的第一前磨牙的垂直牵引开始,因为尖牙靠近切牙牙根,必须首先水平移动,这可以为异位阻生的尖牙预备空间。图 10-39k~n 显示正畸牵引的不同阶段:图 10-39k 拍摄于前磨牙牵引阶段;图 10-39l 是在前磨牙分离后尖牙开始牵引时拍摄;图 10-39m 和 n 是在前磨牙萌出后,远中方向力水平移动尖牙使其与切牙牙根分开时拍摄。

图 10-39o 显示应用水平方向的力分离尖牙与侧切牙牙根。图 10-39q~p 显示尖牙牵引。图 10-39r~t 尖牙暴露后移动的不同阶段。图 10-39u~x 显示治疗的结果。

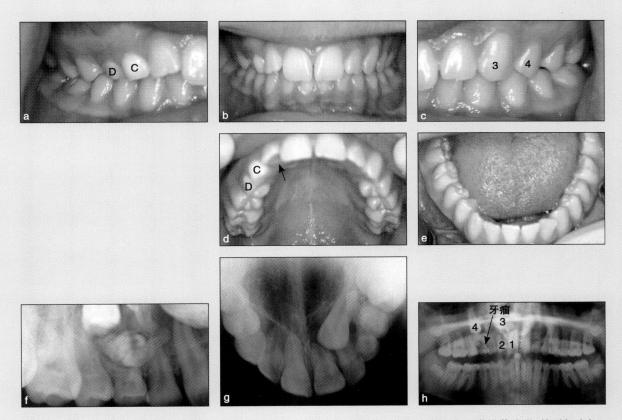

图 10-39　展示了牙瘤引起上颌尖牙阻生的管理。这名 13 年 7 个月大的女孩表现为 I 类错𬌗畸形,前牙轻度拥挤,尖牙和前磨牙不对称萌出。a~e. 处理前的咬合。C-上颌右侧尖牙;D-上颌右侧第一前磨牙;3-上颌左侧尖牙;4-上颌左侧第一前磨牙。f. 处理前的根尖片。g. 处理前的咬合片。h. 处理前的全景片。牙瘤引起上颌右侧尖牙(3)和第一前磨牙(4)的移位。异位阻生的尖牙导致侧切牙(2)和中切牙(1)牙根的再吸收

病例 10-7（续）

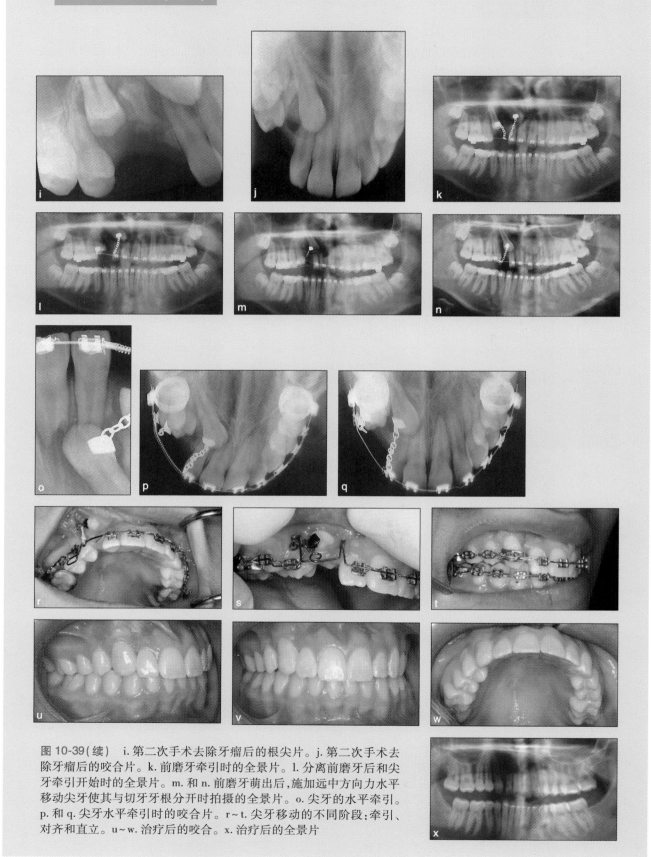

图 10-39（续）　i.第二次手术去除牙瘤后的根尖片。j.第二次手术去除牙瘤后的咬合片。k.前磨牙牵引时的全景片。l.分离前磨牙后和尖牙牵引开始时的全景片。m.和 n.前磨牙萌出后,施加远中方向力水平移动尖牙使其与切牙牙根分开时拍摄的全景片。o.尖牙的水平牵引。p.和 q.尖牙水平牵引时的咬合片。r~t.尖牙移动的不同阶段:牵引、对齐和直立。u~w.治疗后的咬合。x.治疗后的全景片

病例 10-8

在设计治疗计划之前阻生尖牙粘连必须仔细评估,尤其是在正畸治疗中涉及拔除前磨牙等不可逆的操作时。如前所述,许多因素可导致尖牙阻生;虽然罕见,但骨粘连是其中的一个因素。如果尖牙骨粘连的可能性存在,那么在前磨牙拔除前必须先通过手术暴露尖牙并尝试正畸牵引;如果正畸牵引无效,最好的选择是拔除粘连的尖牙让第一前磨牙替代尖牙的位置。本案例就是这种情况。

一个 14 岁的女孩,表现为安氏 I 类错殆畸形,前牙中度拥挤,上下颌牙弓前突,上颌右侧尖牙阻生(图 10-40a 和 b)。

治疗:

由于上下颌牙弓前突和中度拥挤,治疗计划包括拔除四个第一前磨牙。但由于尖牙在没有任何阻碍其萌出的情况下仍然高位,可以怀疑这颗牙齿发生了骨粘连。因此保留上颌左侧第一前磨牙。其他三颗第一前磨牙(上颌右侧和下颌左、右侧)被拔除。

外科附件安置在阻生尖牙上,然后施加正畸力牵引(图 10-40c)。几周后,阻生尖牙没有观察到移动,反而相关邻牙(侧切牙、中切牙和前磨牙)被压低(图 10-40d 和 e)。因此,拔除粘连的尖牙,用前磨牙取代尖牙位置继续治疗(图 10-40f~k)。

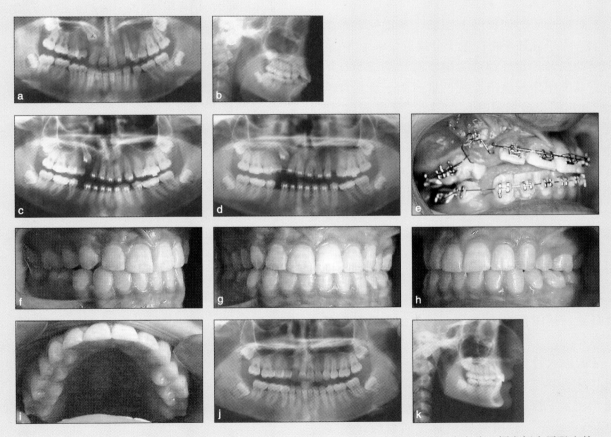

图 10-40 表现为安氏 I 类错殆畸形并伴有前牙的中度拥挤,上下颌牙弓前突的 14 岁女孩上颌右侧尖牙阻生的管理。a. 处理前的全景片。怀疑尖牙骨粘连。b. 处理前的头颅侧位 X 线片。c. 尖牙粘接外科附件和牵引后的全景片。d. 施加矫治力后的全景片,显示中切牙、侧切牙和前磨牙被压低。e. 邻牙被压外压低后的咬合。f. ~i. 拔除三颗第一前磨牙和上颌右侧粘连的尖牙,用第一前磨牙取代尖牙位置后的咬合。j. 治疗后的全景片。k. 治疗后的头颅侧位 X 线片

切牙阻生

上颌切牙的萌出障碍在混合牙列早期或中期并不少见。任何诊断和早期干预的疏忽通常会导致恒牙列的其他并发症,包括阻生,这是一种罕见的情况。前牙阻生可引起咬合问题以及对患者的牙列、审美和心理造成严重的影响。

切牙阻生的病因

几个局部病因可以影响前牙的正常发育和萌出。这些因素包括创伤,多生牙或牙瘤,先天性缺牙,牙齿的形状和大小异常(锥形侧切牙),骨组织障碍或纤维化组织,空间丧失或空间不足及乳牙根的滞留。

创伤

上颌乳前牙的创伤是上颌切牙萌出受阻的常见原因。由于乳牙牙根位置十分接近继承恒牙,乳牙列早期的各种意外都会对继发恒牙造成不良的影响。几类切牙的萌出干扰已被归因于乳切牙所受的创伤[87-90],包括恒牙胚的移位,牙根弯曲,恒牙牙根形成受限,釉质发育不良,迟萌,萌出失败,阻生和异位。

Da Silva 等[87]评价了年龄在 6~36 个月的 389 名小儿共 620 例乳牙受到创伤的病例。在继承恒牙萌出后进行临床和影像学检查。126(20.2%)颗牙齿检查出发育障碍。78%的牙齿釉质出现白色或黄棕色变色,86%的牙齿通过放射学分析发现发育不良。根的变化罕见,只有一个牙齿观察到牙根弯曲。研究人员发现,嵌入性脱位和撕脱伤与大多数恒牙后遗症病例有关,因此受到这类创伤后需要特别注意。

牙齿嵌入过程导致牙周膜的严重受损可能导致乳切牙骨粘连,因此导致继承恒牙的延迟或异位萌出。为了探讨上颌切牙阻生与尖牙移位的联系,Chaushu 等[91]使用初诊全景片回顾性评估了 75 例单侧切牙阻生。他们评估了同侧和对侧尖牙的位置及侧切牙与尖牙的萌出过程。他们发现同侧尖牙移位的发生率和严重程度显著增加(41.3%)。考虑到外伤对乳切牙的影响,因此对早期发生牙外伤的儿童的特别关注和影像学随访

对在恒牙萌出前监测可能发生的后遗症是很重要的(图 10-41)。

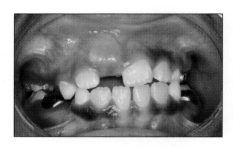

图 10-41　乳切牙受伤引起的上颌右侧中切牙阻生

多生牙或牙瘤

多生牙(锥形牙)在切牙这个区域是常见的并且能够引起切牙和尖牙的相关问题,包括切牙拥挤和扭转,严重的间隙,切牙移位,切牙迟萌,切牙不萌,切牙牙根吸收,切牙阻生(图 10-42)。最好的治疗方法是早期发现和拔除多余的牙齿,并维持恒牙萌出的空间。拔除多余的牙齿维持间隙,恒切牙就能够自行萌出。

先天性缺牙或锥形侧切牙

先天性缺牙或异常形状的侧切牙也影响前牙的萌出,导致如间隙和尖牙阻生等问题。

骨屏障或纤维化组织

硬化组织或密质骨覆盖切牙,常常导致乳切牙的过早丧失,进而干扰切牙萌出的正常模式。它可能导致迟萌、丧失空间进而导致拥挤、萌出的顺序异常甚至是切牙阻生。

间隙丧失或间隙不足

乳牙创伤或龋损而过早脱落可导致切牙区的间隙丧失进而破坏恒牙的正常萌出,可能造成恒切牙拥挤、迟萌、不萌甚至阻生。

乳切牙滞留

骨粘连或感染或牙髓坏死可以导致乳切牙滞留使牙齿移位萌出、迟萌或不萌及切牙阻生。

早期发现和诊断

早期发现这些异常的最好方法是混合牙列期定

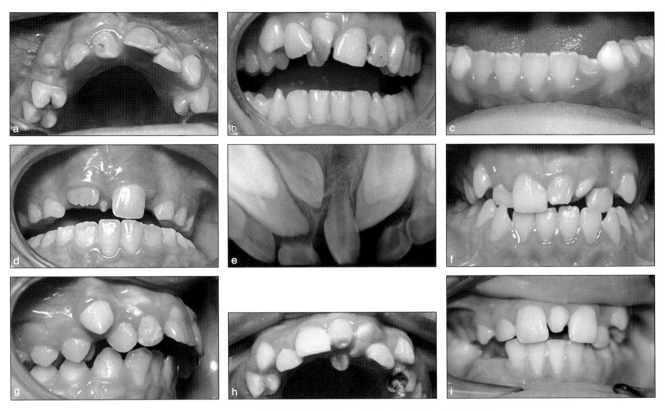

图 10-42　a～i. 萌出的问题,包括切牙区多生牙引起的切牙阻生

期的影像学评价。乳牙脱落的时间和恒牙萌出的时间有一定的变化范围,但与既定的标准时间范围出现严重偏差时可以怀疑牙齿阻生。在检查处于混合牙列中期的儿童时,以下临床体征提醒医生怀疑切牙阻生:

- 乳切牙滞留。
- 恒切牙迟萌。
- 恒切牙的不对称萌出。
- 严重间隙。
- 萌出序列异常(如上颌侧切牙先于中切牙萌出)。

切牙阻生的阻断性治疗

切牙萌出问题最好的治疗方法是早期干预、消除病因、引导萌出。

阻断性管理包括以下步骤:

1. 通过仔细的临床和影像学检查确定病因。

2. 消除原因,如拔除多生牙或去除牙瘤、维持或扩展恒切牙萌出所必需的间隙,或去除阻碍萌出的骨组织或纤维组织。

3. 去除萌出障碍或滞留乳牙后,维持恒切牙萌出所需空间并预防中线偏移。如果去除萌出障碍或滞留乳牙并维持恒切牙萌出所需空间 6～12 个月后,继承恒牙的萌出仍然没有明显进展,那么手术暴露并利用正畸牵引阻生切牙到正常位置是唯一的选择。手术和粘接附件通常是通过闭合萌出技术完成的。

病例 10-9

表现为安氏Ⅰ类错𬌗畸形和上颌前牙轻度拥挤的一名 8 岁男孩,以上颌右侧切牙未萌为主诉就诊(图 10-43a～c)。他的母亲表示,他的左侧切牙已经萌出超过一年。切牙曾有过外伤史。

治疗:

治疗的第一步是上颌使用 2×4 技术排齐上颌切牙,为阻生的切牙提供间隙,以及在下颌牙弓放置舌弓维持替牙间隙使下颌恒牙列完整。

下一步是暴露埋伏阻生的切牙并放置托槽进行正畸牵引。图 10-43d～f 显示有效治疗的不同阶段。图 10-43g～j 显示治疗结果。用到的装置只有一个舌弓和上颌 2×4 技术。

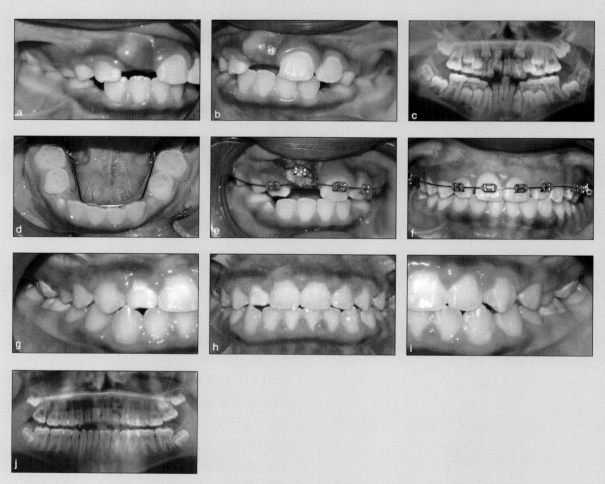

图 10-43　一个有乳切牙外伤史的 8 岁男孩上颌恒中切牙移位和阻生的管理。a 和 b. 处理前咬合。c. 处理前全景片。d. 下颌舌弓维持替牙间隙。e. 阻生切牙暴露和牵引。f. 有效治疗的最后阶段。g～i. 治疗后的咬合。j. 治疗后的全景片

病例 10-10

　　一名 9 岁的男孩表现为右上颌中切牙未萌,前牙切对切关系和空间不足(图 10-44a~d)。

　　笔者始终建议应该回顾性评价病人的病例记录以找到问题的根本原因;图 10-44e~g 明确回答了这个问题。第一张 X 线根尖片显示在乳牙列中被忽视的深龋。第二张 X 线根尖片拍摄于恒切牙开始萌出时,显示了乳牙滞留和根尖囊肿的发展;因此,第三张 X 线片显示了不对称萌出。

治疗:

　　图 10-44h~j 显示牵引治疗的不同阶段,图 10-44k 和 l 显示引导萌出。图 10-44m~q 显示通过上颌 2×4 技术和下颌舌弓矫治器将牙齿排齐。

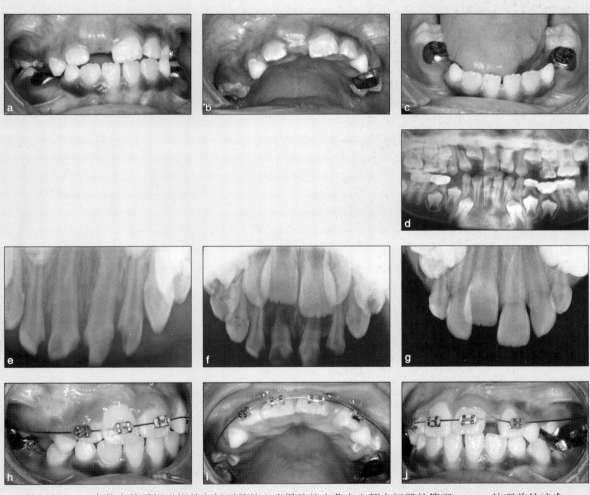

图 10-44　一名伴有前牙切对切并空间不足的 9 岁男孩的未萌右上颌中切牙的管理。a~c. 处理前的咬合。d. 处理前的全景片。e~g. 转诊前的咬合片显示被忽视的乳切牙深龋和囊肿,导致切牙不对称萌出。h~j. 牵引治疗的不同阶段。j. 显示中线纠正前的咬合

病例 10-10（续）

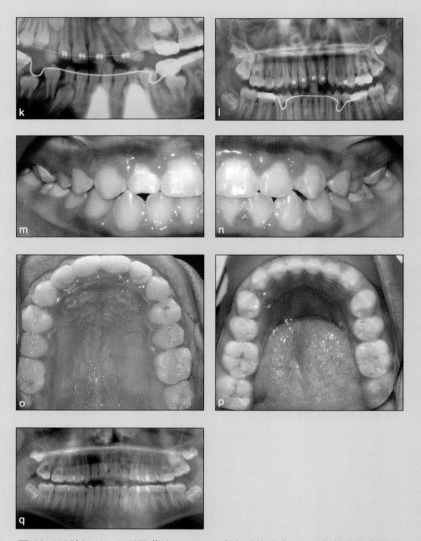

图 10-44（续）　k~l. 引导萌出。m~p. 治疗后的咬合。q. 治疗后的全景片

病例 10-11

在上颌切牙区的锥形牙是多生牙最常见的类型之一。它们可以引起邻牙的各种问题,包括移位、形成囊肿、结构损伤、迟萌、不萌和阻生。早期发现和适当的管理是治疗成功的关键(见第八章)。

拔除多余的牙齿后,保持切牙萌出的间隙是很重要的,尤其是当未萌恒切牙位置高并且不能预测到其早萌的时候。如果拔牙后没有保持间隙,切牙区还可能出现其他问题。这个例子就是这种情况。

一名 7 岁的女孩有两颗多生牙阻碍了右上颌中切牙萌出(图 10-45a)。拔除多生牙后,既没有维持间隙也没有任何治疗措施。由于上颌和下颌切牙的拥挤,间隙丧失很快。图 10-45b~d 显示拔除多生牙后 1 年病人的咬合。遗憾的是,由于缺乏保险,父母不想在这个阶段开始治疗。

1 年后,父母同意患者开始治疗。图 10-45e~h 显示二次就诊治疗前患者的咬合。原本拔除多生牙后通过适当的间隙保存就可以避免的问题,由于长期的忽视和延迟治疗明显使病人的病情变得更复杂。由于缺乏预防,其次的选择应该是在所有门牙萌出之前使用简单的 2×4 矫治技术和患者早期的阻断性治疗。

这一阶段的问题是上牙列重度拥挤、扭转和牙齿移位,下颌中度拥挤、右侧侧切牙反𬌗和牙列中线偏移。

治疗:

治疗的第一步是上颌全部粘接托槽,咬合面放置复合树脂解除前牙反𬌗。反𬌗解除后,第二步是去除下颌牙列咬合面上的复合树脂并粘接下颌托槽。图 10-45i~l 显示不同治疗阶段。图 10-45m~q 显示治疗后的咬合。

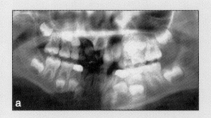

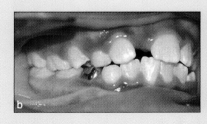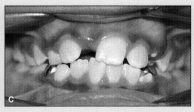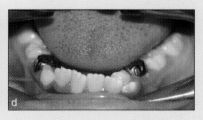

图 10-45　一名 7 岁女孩右上颌中切牙未萌的管理。两个多生牙阻止了中切牙的萌出。a. 多生牙拔除前的全景片。b~d. 多生牙拔除一年后的咬合。间隙迅速丢失

病例 10-11（续）

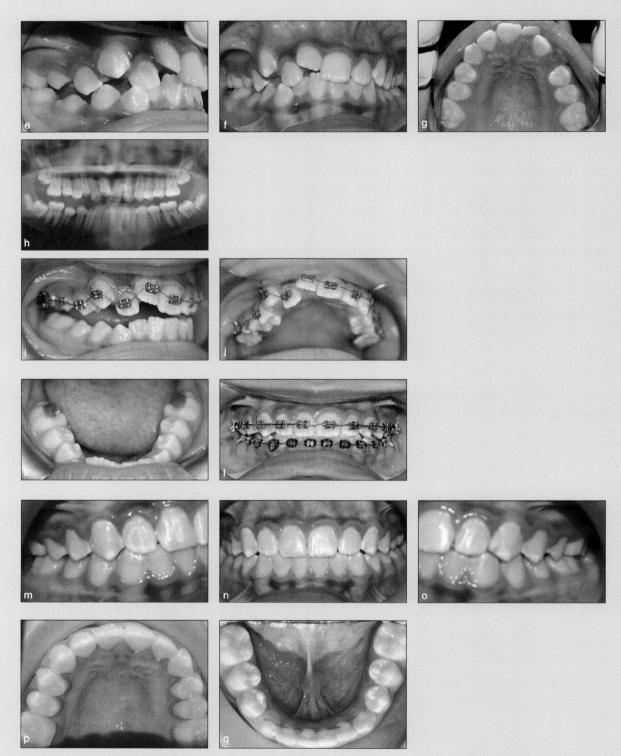

图 10-45（续）　e~g. 多生牙拔除后 1 年后的咬合，揭示了延迟治疗的后果。h. 处理前的全景片。i~l. 正畸矫治阶段。m~q. 治疗后的咬合

骨粘连

骨粘连是牙萌出和发展过程中一种特殊的异常状况,是由牙骨质与牙槽骨融合导致。

骨粘连是一种进行性牙齿萌出异常,可发生在牙齿萌出之前、期间或之后,通常对咬合有严重的影响。

恒牙和乳牙都可能发生骨粘连,但相比恒牙,乳牙发生比率更高,大约是10∶1。下颌牙齿发生粘连的概率是上颌牙齿的两倍。几乎所有发生粘连的乳磨牙的结果都是下沉。发生骨粘连的牙齿最常见的是下颌第二乳磨牙,其次是第一磨牙,然后是上颌乳磨牙。

一旦出现牙骨质与牙槽骨融合,骨粘连可以在萌出的任何阶段发生。骨粘连可导致患牙萌出停止。随着颌骨和牙槽骨以及邻牙平面持续的垂直生长,给人的印象就是粘连牙在下沉(图10-46)。

牙齿粘连,特别是发生在乳牙期的粘连,由于这种异常可能造成不同类型的损害,因此需要专业人士给予更多的关注。早期认识和适当干预是重要的。

患病率

据报道,牙齿发生下沉或粘连的频率在1.3%~38.5%;这个变化与患者的年龄相关。Kurol[92]评估了1 059名3~12岁的瑞典儿童,按年龄均匀分布。牙齿下沉在3岁组开始被发现,整个样本的牙齿下沉总患病率为8.9%。不同年龄组患病率不一,最高的是8~9岁组为14.3%;最小的是12岁组为1.9%。下颌乳磨牙的发病率是上颌磨牙的10倍以上。下颌第二磨牙发病率最高。第二磨牙最常发生牙齿下沉。Kurol[92]发现在年龄为3~12岁的138个兄弟姐妹中,牙齿下沉的患病率为18.1%,是总样本频率(8.9%)的2倍多,这一发现支持乳磨牙下沉有家族遗传倾向这一假设。

Biederman[93]报道,在混合牙列中期乳磨牙粘连最易发生,第二乳磨牙往往比第一乳磨牙更易受到影响。他还表明,下颌乳磨牙骨粘连患病率大于上颌。

Krakowiak[94]报道在白人儿童中骨粘连发病率较高(4.10%),在黑人儿童中发病率较低(0.93%)。

病因

牙齿发生骨粘连的生物机制还没有被明确。然而,只要牙周膜保持完好,牙骨质和牙槽骨就没有可能接触,因此也不会粘连。其中可能的原因是基因引起牙周膜的不连续,这个缺隙随后由牙槽骨填充;一些创伤或其他环境因素也会造成牙周膜破裂;或者是牙周膜本身的直接局部骨化,这是不太可能的。在影像学评价中,在发生骨粘连的部位没有发现硬板或牙周膜的痕迹。

有很多关于牙齿粘连的理论。尽管有其他原因,但三种主要理论是遗传、创伤和间歇乳牙根吸收。

遗传

在同一家族的几个成员中都观察到了牙齿粘连,由此得出遗传是其原因之一。由此支持牙齿粘连也遵循家族遗传模式这一理论;同样,与粘连相关的其他牙齿异常的存在也支持遗传是这一异常的病因[69,95-97]。

创伤

另外一个由不同调查者提出的病因是创伤[92,98]。这种看法部分来自临床经验,如脱位后再植的牙发生骨粘连的频率更高。动物实验也表明创伤能够引起牙齿骨粘连,说明牙周膜创伤是导致牙骨质与牙槽骨融合的一个因素[93]。

间歇性乳牙根吸收

另一种理论认为,乳牙根的吸收是一个间歇过程,即有活跃的吸收期,随后也有一段修复期,所以

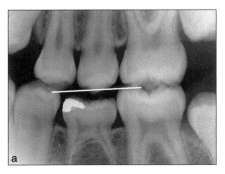
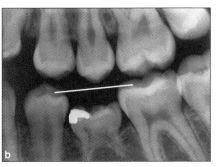

图10-46　a和b.根尖片显示乳磨牙下沉超过16个月

在乳牙牙根完全吸收前,乳牙根处于周期性的吸收与修复之间。根据这一理论,当牙根吸收处被继发性牙骨质或骨填满时,牙周膜可复位,并重新紧固牙齿。但在某些情况下,修复过程可能会延长,而且不仅修复吸收处,更可能过度修复,使根与牙槽骨之间发生骨性粘连。当这种情况发生时,乳牙就会被固定在牙槽骨上,不能再萌出。同时,相邻牙齿继续萌出,使患牙位于咬合平面以下。在一些严重的情况下,他们可以完全下沉(图 10-46)。

其他的理论

关于牙齿粘连也提出了一些其他假设,如局部代谢紊乱、局部感染、化学或热刺激。Biederman[99]提出的局部代谢紊乱,是基于乳牙根吸收先于牙周膜消失这一理念。局部代谢紊乱导致牙周膜先损伤,导致牙槽骨与牙齿结构紧密接触而发生粘连。

对牙列的影响

乳磨牙粘连引起恒牙列各种发育障碍的现象经常报道;这些异常包括恒牙发育不全、异位萌出,或前磨牙阻生,粘连牙下沉(导致邻牙倾斜),对侧牙伸长,第一恒磨牙牛牙症等。

位置低于咬合平面的骨粘连乳牙,特别是乳磨牙下沉,需要在并发症出现之前的早期发展阶段特别注意:

- 他们可能会干扰恒牙的萌出过程,导致异位。
- 邻牙倾斜可能会导致牙弓长度的损失(图 10-47)。
- 可能发生对颌的某些牙齿伸长(图 10-48)。
- 乳牙下沉对咬合、下颌骨的生长发育以及病人的身心健康都有不利影响(图 10-49)。
- 第二前磨牙移位至消失的第一磨牙是第二乳磨牙粘连的一个非常罕见的结果(图 10-50)。

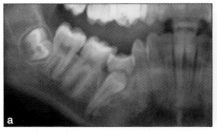
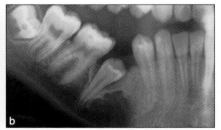

图 10-47　a 和 b.乳磨牙粘连引起间隙丧失

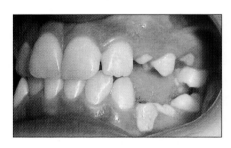

图 10-48　骨粘连阻止恒牙萌出,引起侧方开合和对侧牙伸长

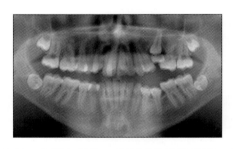

图 10-49　上颌左侧第一乳磨牙粘连导致第二前磨牙阻生

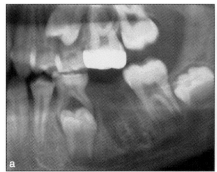
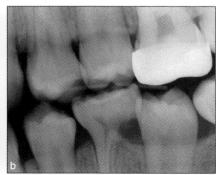
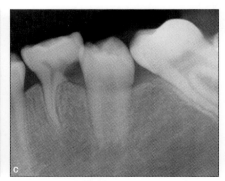

图 10-50　a～c.第二前磨牙移位第一恒磨牙处作为拔除粘连的第一磨牙和第二乳磨牙后的结果

- 乳牙下沉不仅阻碍恒牙萌出还可以阻碍牙槽骨垂直生长导致侧方开𬌗(图 10-48)。

诊断

乳牙粘连的诊断并不困难,可以通过仔细的临床和影像学检查确诊,此外融合区的组织学变化也有报道[100,101]。

临床检查

乳磨牙粘连呈现以下临床症状:

- 发生粘连的乳磨牙位置一般低于邻近的牙齿,但是,也取决于发生粘连的时间,也有可能和相邻的牙齿处于同一咬合水平。
- 叩诊,粘连牙表现为坚实的声音,而正常的邻牙表现为有缓冲而沉闷的声音。
- 尽管牙根先前已有吸收,但粘连牙仍然缺乏动度。

影像学评估

X 线片可以显示牙周膜间隙消失,某些地方牙周膜连续性丧失。牙根的 X 线透射效果变差,在一些早期融合的情况中,牙根与周围骨组织无明显区别。X 线影像学评估只有在融合广泛,并且当融合部位位于根的近中或远中时有用。由于其他结构的重叠,腭侧和颊部发生的融合不能准确评价。

组织学表现

Mancini 等[100]和 Haselden 等[101]报道的牙骨质和骨融合区的组织学改变为,牙周膜中剩余细胞极少,且黏多糖酶无活性。而黏多糖酶是继承恒牙萌出过程中乳牙根吸收的正常过程中必不可少的。

乳牙粘连的管理

早期诊断对乳牙粘连的管理极为重要。尽管治疗最终可能涉及手术拔除受影响的牙齿,但早期发现和适当的管理有助于继承恒牙的引导和正常萌出,并预防潜在的并发症。

治疗的注意事项

治疗计划取决于以下因素:

- 发生粘连的牙齿是乳牙还是恒牙。
- 开始的时间和牙齿所处的萌出阶段,早期粘连和下沉会导致更多并发症。
- 下沉的程度。

- 病人的年龄和牙龄。
- 受影响牙齿的牙位和正常脱落的时间。
- 继承恒牙存在与否。
- 继承恒牙牙根的发育状况,恒牙与粘连乳牙的距离,以及恒牙偏移的可能性。
- 病人的咬合和是否存在拥挤或间隙。Kurol 和 Thilander[98]强调继承恒牙的存在对于乳磨牙正常脱落的重要性。他们表明如果没有继承恒牙,发生粘连的大部分乳磨牙不会自发脱落或只有非常缓慢地根吸收。

关于拔除严重下沉和发生骨性粘连的牙齿的时间,目前还存在争议。Messer 和 Cline[102]强调应当考虑拔除严重下沉的乳磨牙的适当时机和可能的牙周损伤对第一恒磨牙的近中牙槽骨造成破坏的风险。然而,Kurol 和 Olson[103]研究了 68 位患者中 119 颗下沉乳磨牙相邻的 143 颗恒磨牙和 24 颗对侧正常乳磨牙。这项研究在第二乳磨牙脱落或拔除后 8 年再次进行调查。第一恒磨牙近中侧的牙槽骨情况通过𬌗翼片评价。他们报道所有第一恒磨牙近中侧牙槽骨水平均正常,除了 2 例显示 3~4mm 的骨丢失但也没有形成牙周袋。他们的结论是:乳磨牙的骨性粘连和下沉并不是未来第一恒磨牙近中侧牙槽骨丧失的一般风险因素。

治疗方法的选择

治疗方法包括定期的临床和影像学观察,尝试脱落,拔除受影响的牙齿,拔除后间隙维持,拔除后种植或修复,或者拔除后正畸干预和关闭间隙:

- 如果发生粘连的牙齿正在干扰继承恒牙的萌出,建议直接拔除。如果预测继承恒牙的萌出时间是在 6 个月以后,那么应该保持间隙。
- 如果继承恒牙存在,但乳牙发生骨性粘连比较晚,继承恒牙一般不受影响,建议定期评估并在适当的时候拔除粘连牙。
- 如果继承恒牙存在,但乳牙发生骨性粘连比较早,咬合平面低,乳牙完全下沉影响恒牙萌出是可以预测的,因此建议拔除粘连牙并间隙维持。
- 如果继承恒牙缺失,根据患者的咬合类型和发生骨性粘连牙齿的情况,可以应用不同的治疗计划:
    - 如果粘连牙具有良好的预后,那么可以保留。如果患牙低于咬合平面,可以使用复合树脂堆积或冠修复防止对颌牙伸长。
    - 如果病人牙列拥挤并且需要在牙列的其他区域拔牙,那患牙可以被拔除。间隙可以通过正畸关闭。

- 如果患牙结构差,病人有良好的咬合关系不需要正畸治疗,那么可以在早期拔除患牙并使用临时材料暂时修复间隙。在适当的年龄行种植体或永久修复治疗。

- 如果患牙是恒牙并且发生粘连的时间早,那么手术脱位可能有帮助。

- 如果反复脱位无用,建议拔除患牙以防止下沉。

- 骨粘连恒牙再植是另一种选择。

- 如果恒牙粘连发生较晚,脱位无效,也没有证据表明其会发生下沉,那么稍后可以修复患牙防止对侧牙伸长。

因此,对于不干扰患者咬合也不阻碍恒牙的粘连乳牙,一般的治疗是等待乳牙的脱落,监测恒牙的萌出。如果继承恒牙有异常(如发育不全或异位萌出),早期干预可能是最好的选择。

病例 10-12

本病例是对发生乳磨牙下沉的恒牙列进行适当的干预和引导恒牙萌出的例子。

14 岁女孩,表现为安氏Ⅰ类错𬌗、正常骨面型与四个乳磨牙发生骨粘连并下沉,阻碍了根已几乎完全发育的前磨牙的萌出(图 10-51a~c)。

对这个病人的最适当干预时间是 10 岁左右,这时前磨牙根长度至少形成一半,对牙列也无任何影响。

治疗:

治疗的第一步是拔除粘连的乳磨牙,上颌放置 nance 弓和下颌放置舌弓作为磨牙支抗(图 10-51d 和 e)。头颅侧位片和全景片显示引导前磨牙萌出(图 10-51f 和 g),没有施加任何机械力面牙齿自然萌出。图 10-51h~n 显示治疗结果。

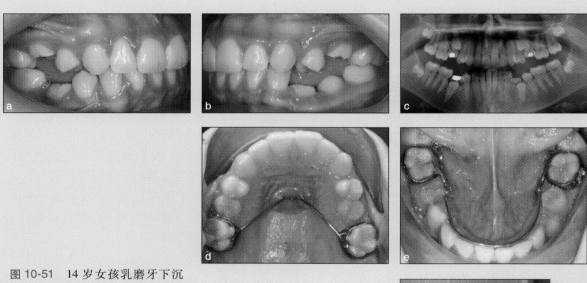

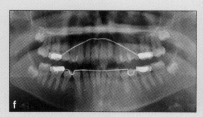

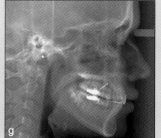

图 10-51 14 岁女孩乳磨牙下沉的适当干预和引导。粘连乳磨牙阻碍牙根几乎发育完成的前磨牙的萌出。a 和 b. 处理前的咬合。c. 处理前的全景片。d 和 e. 支抗准备和拔除所有粘连牙。f. 未使用任何机械力前磨牙自行萌出阶段的全景片。g. 前磨牙萌出阶段的头颅侧位片

病例 10-12(续)

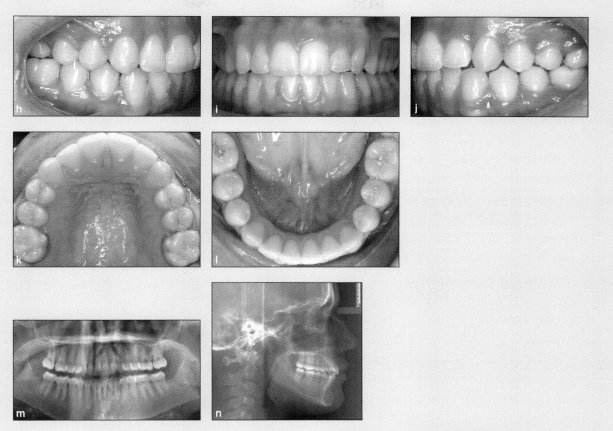

图 10-51(续) h~l. 治疗后的咬合。m. 治疗后的全景片。n. 治疗后的头颅侧位片

小结

- 萌出是牙齿在牙槽突内的发育部位向其在口腔中的功能位置移动,这一过程恒牙列大约需要 5 年时间。

- 在这段漫长的移动过程中,许多事件都会干扰牙齿的正常萌出。

- 萌出障碍大致可分为两大类:牙齿萌出的时间紊乱和与牙齿萌出的位置紊乱。

- 牙齿形成和萌出的缺陷归因于系统性、遗传性和局部性因素。

- 在萌出的不同阶段,这些因素会导致诸如牙齿迟萌、早失、早萌、萌出失败、牙发育异常、萌出顺序异常、异位、换位、萌出路径异常、阻生和骨粘连。

- 许多关于牙齿萌出的理论已经被提出;最近的报道表明牙齿本身对萌出过程并没有作出贡献。相反,萌出所需的破骨细胞和成骨细胞是由牙囊中表达的不同基因在时间上和空间上所调节。活跃的破骨细胞引起牙槽窝内骨吸收,并形成一个萌出通道以促进牙萌出。同时,形成的新骨填补牙冠和牙根生长后留下的空间。

- 牙齿萌出至少需要三个重要条件:①牙囊。②牙槽骨吸收产生一个萌出通道。③恒牙胚底部的牙槽骨形成。

- 对混合牙列进行纵向全景片监测是早期发现萌出问题的准确手段。以下是在正常牙齿替换过程中恒牙替换乳牙的连续步骤。对这些步骤的任何干扰都可能是发生萌出问题的征兆：
  - 乳牙牙根吸收。
  - 恒牙牙根伸长。
  - 乳牙冠脱落。
  - 覆盖恒牙的骨被吸收以形成萌出路径。
  - 恒牙胚移动留下的空间同时被新形成的骨填满。
  - 牙槽骨高度增加。
  - 恒牙在牙槽骨中移动。
  - 牙根形成 2/3 时突破牙槽嵴。
  - 牙根形成 3/4 时的突破龈缘。
  - 达到咬合平面几个月后牙根完全形成。
- 牙齿形成、萌出和脱落的胚胎学、组织学和形态发生学的这些基本知识的变化可以通过仔细的临床和影像学检查来评估，可以帮助临床医生识别可能导致萌出问题的因素，如骨障碍、纤维组织、多生牙、先天缺牙、乳牙根滞留、骨粘连和囊肿形成或其他病变。
- 延迟萌出是包括迟萌和完全不萌出的一类问题，包括牙齿粘连，原发性萌出障碍和再次萌出失败。它可能是仅仅由于空间丧失而不能萌出，也可能是萌出失败。形态学表现和病因可以区分是迟萌还是萌出失败。原发性萌出障碍是一种异常，它将影响从远中到近中包括的所有牙齿，而机械萌出的失败只发生在患牙上。最近的研究表明，迟萌是一种常染色体显性遗传的非综合征性的萌出失败。
- 萌出迟缓是延迟萌出另一种类型，常见于第二前磨牙区。这种异常与牙胚的发育晚有关。发育延迟的牙胚影像学评估甚至可能与先天性前磨牙缺失相似。
- 萌出的顺利异常对咬合的发展有直接的影响。上颌和下颌后牙脱落和随后的萌出的顺序及对替牙间隙的利用方式都对磨牙的咬合有重要意义。同样，相对于前磨牙，上下颌尖牙正常的萌出序列对前牙咬合有重要的作用。在所有类型的萌出顺序中，尽管不同个体之间存在一定的时间差异，但通常有一个左右两侧牙弓对称萌出的模式。牙弓左右两侧萌出时间相差 6 个月以上的可能是萌出问题的一个重要标志。
- 异位萌出是指偏离正常位置的牙齿萌出。异位萌出可能导致各种并发症，包括阻生、骨组织丧失、形成含牙囊肿和邻牙吸收。一种常见的形式是混合牙列早期第一恒磨牙的异位萌出。第一恒磨牙近中倾斜成角使其萌出停止并造成第二乳磨牙非典型吸收。
- 牙齿易位是两颗相邻牙齿的位置互换。上颌最常涉及的牙齿是尖牙、前磨牙和侧切牙，下颌最常见的是侧切牙。早期发现易位牙并对致病因素进行明确，可以通过适当的萌出引导和干预改变易位牙异常的萌出路径。
- 阻生牙是一种常见的异常。下颌第三磨牙和上颌尖牙是最常见的阻生牙。尖牙腭侧阻生与颊侧阻生在病因、形态发生和管理上不完全相同。可以导致尖牙阻生的几种病因需要早期发现和干预。这些病因包括间隙不足、创伤、乳尖牙的长期滞留、乳尖牙早失、尖牙胚位置异常、局部障碍如囊肿、牙瘤、多生牙，萌出顺序异常，侧切牙缺失和恒尖牙骨粘连。
- 骨粘连是由部分牙骨质与牙槽骨融合引起的一种在牙齿萌出和发展中的特殊异常。乳牙粘连是牙齿萌出过程中的一种进行性异常，可发生在牙齿萌出之前、期间或之后，通常对继承恒牙、牙槽骨生长和咬合有严重的影响。
- 在混合牙列期仔细的临床检查和影像学监测，有助于早期发现问题，并确保适当的干预措施。
- 以下是表明可能出现萌出问题的重要临床体征：
  - 乳牙滞留。
  - 乳牙早失。
  - 恒牙不对称萌出（牙弓的左右两侧）。

- 根不对称发育。
- 萌出顺序异常。
- 萌出失败或迟萌。
- 持续的部分萌出。
- 已经萌出恒牙的移位（侧切牙倾斜）。
- 没有牙冠隆起。

参考文献

[1] Massler M, Schour I, Poncher HG. Developmental pattern of the child as reflected in the calcification pattern of the teeth. Am J Dis Child 1941;62:33–67.

[2] Bosshardt DD, Schroeder HE. Cementogenesis reviewed: A comparison between human premolars and rodent molars. Anat Rec 1996;245:267–292.

[3] Shumaker DB. A comparison of chronologic age and physiologic age as predictors of tooth eruption. Am J Orthod 1974;66:50–57.

[4] Marks SC Jr, Cahill DR. Experimental study in the dog of the non-active role of the tooth in the eruptive process. Arch Oral Biol 1984;29:311–322.

[5] Berkovitz BK, Thomas NR. Unimpeded eruption in the root-resected lower incisor of the rat with a preliminary note on root transection. Arch Oral Biol 1969;14:771–780.

[6] Carl W, Wood R. Effects of radiation on the developing dentition and supporting bone. J Am Dent Assoc 1980;101:646–648.

[7] Van Hassell HJ, McMinn RG. Pressure differential favouring tooth eruption in the dog. Arch Oral Biol 1972;17:183–190.

[8] Chiba M, Ohshima S. Effects of colchicine and hydrocortisone on unimpeded eruption rates of root-resected mandibular incisors of rats. Arch Oral Biol 1985;30:147–153.

[9] Marks SC Jr. The basic and applied biology of tooth eruption. Connect Tissue Res 1995;32(1–4):149–157.

[10] Wise GE, Yao S, Henk WG. Bone formation as a potential motive force of tooth eruption in the rat molar. Clin Anat 2007;20:632–639.

[11] Cahill DR, Marks SC Jr. Tooth eruption: Evidence for the central role of the dental follicle. J Oral Pathol 1980;9:189–200.

[12] Ten Cate AR. Oral Histology: Development, Structure, and Function, ed 8. St Louis: Mosby-Year Book, 2012.

[13] Ten Cate AR, Deporter DA, Freeman E. The role of fibroblasts in the remodeling of periodontal ligament during physiological tooth movement. Am J Orthod 1976;69:155–168.

[14] Berkovitz BK. How teeth erupt. Dent Update 1990;17:206–210.

[15] Brash JC. The growth of the alveolar bone and its relation to the movements of the teeth, including eruption. 1. Int J Orthod Oral Surg Radiogr 1928;14:196–223.

[16] Brash JC. The growth of the alveolar bone and its relation to the movements of the teeth, including eruption. 2. Int J Orthod Oral Surg Radiogr 1928;14:283–293.

[17] Brash JC. The growth of the alveolar bone and its relation to the movements of the teeth, including eruption. 3. Int J Orthod Oral Surg Radiogr 1928;14:398–405.

[18] Brash JC. The growth of the alveolar bone and its relation to the movements of the teeth, including eruption. 4. Int J Orthod Oral Surg Radiogr 1928;14:487–504.

[19] Larson EK, Cahill DR, Gorski JP, Marks SC Jr. The effect of removing the true dental follicle on premolar eruption in the dog. Arch Oral Biol 1994;39:271–275.

[20] Wise GE. Cellular and molecular basis of tooth eruption. Orthod Craniofac Res 2009;12:67–73.

[21] Philbrick WM, Dreyer BE, Nakchbandi IA, Karaplis AC. Parathyroid hormone-related protein is required for tooth eruption. Proc Natl Acad Sci U S A 1998;95(20):11846–11851.

[22] Suri L, Gagari E, Vastardis H. Delayed tooth eruption: Pathogenesis, diagnosis, and treatment. A literature review. Am J Orthod Dentofacial Orthop 2004;126:432–445.

[23] Wise GE, King GJ. Mechanisms of tooth eruption and orthodontic tooth movement. J Dent Res 2008;87:414–434.

[24] Baume LJ, Becks H. The effect of thyroid hormone on dental and paradental structures. Parodontopathies 1952;6:89–109.

[25] Tse Mdo C, Boaventura MC, Fernandes GD, Merzel J. The effects of cerebral hemidecortication on the eruption rate and uptake of [3H]-glycine by the periodontal ligament of the rat incisor. Arch Oral Biol 1988;33:605–611.

[26] Kosowicz J, Rzymski K. Abnormalities of tooth development in pituitary dwarfism. Oral Surg Oral Med Oral Pathol 1977;44:853–863.

[27] Barbería Leache E, Marañes Pallardo JP, Mourelle Martínez MR, Moreno González JP. Tooth eruption in children with growth deficit. J Int Assoc Dent Child 1988;19(2):29–35.

[28] Stellzig-Eisenhauer A, Decker E, Meyer-Marcotty P, et al. Primary failure of eruption (PFE)—Clinical and molecular genetics analysis. J Orofac Orthop 2010;71:6–16.

[29] Frazier-Bowers SA, Simmons D, Koehler K, Zhou J. Genetic analysis of familial non-syndromic primary failure of eruption. Orthod Craniofac Res 2009;12:74–81.

[30] Gron AM. Prediction of tooth emergence. J Dent Res 1962;41:573–585.

[31] Posen AL. The effect of premature loss of deciduous molars on premolar eruption. Angle Orthod 1965;35:249–252.

[32] Hartsfield JK Jr. Premature exfoliation of teeth in childhood and adolescence. Adv Pediatr 1994;41:453–470.

[33] Dean JA, Avery DR, McDonald RE. Dentistry for the Child and Adolescent, ed 9. St Louis: Mosby, 2010:111.

[34] Proffit WR, Vig KW. Primary failure of eruption: A possible cause of posterior open-bite. Am J Orthod 1981;80:173–190.

[35] Rasmussen P, Kotsaki A. Inherited primary failure of eruption in the primary dentition: Report of five cases. ASDC J Dent Child 1997;64:43–47.

[36] Frazier-Bowers SA, Puranik CP, Mahaney MC. The etiology of eruption disorders—Further evidence of a 'genetic paradigm'. Semin Orthod 2010;16:180–185.

[37] Ahmad S, Bister D, Cobourne MT. The clinical features and etiological basis of primary eruption failure. Eur J Orthod 2006;28:535–540.

[38] Proffit WR, Frazier-Bowers SA. Mechanism and control of tooth eruption: Overview and clinical implications. Orthod Craniofac Res 2009;12:59–66.

[39] Mc Cafferty J, Al Awadi E, O'Connell AC. Case report: Management of severe posterior open bite due to primary failure of eruption. Eur Arch Paediatr Dent 2010;11:155–158.

[40] Lygidakis NA, Bafis S, Vidaki E. Case report: Surgical luxation and elevation as treatment approach for secondary eruption failure of permanent molars. Eur Arch Paediatr Dent 2009;10(suppl 1):46–48.

[41] Taguchi Y, Yano Y, Kobayashi H, Noda T. Retarded eruption of maxillary second premolars associated with late development of the germs. J Clin Pediatr Dent 2003;27:321–326.

[42] Peterka M, Tvrdek M, Müllerová Z. Tooth eruption in patients with cleft lip and palate. Acta Chir Plast 1993;35:154–158.

[43] Peterka M, Peterková R, Likovský Z. Timing of exchange of the maxillary deciduous and permanent teeth in boys with three types of orofacial clefts. Cleft Palate Craniofac J 1996;33:318–323.

[44] Moorrees CF, Gron AM, Lebret LM, Yen PK, Fröhlich FJ. Growth studies of the dentition: A review. Am J Orthod 1969;55:600–616.

[45] Lo R, Moyers RE. Studies in the etiology and prevention of malocclusion. 1. The sequence of eruption of the permanent dentition. Am J Orthod 1953;39:460–467.

[46] Garn SM, Smith BH. Developmental communalities in tooth emergence timing. J Dent Res 1980;59:1178.

[47] Sampson WJ, Richards LC. Prediction of mandibular incisor and canine crowding changes in the mixed dentition. Am J Orthod 1985;88:47–63.

[48] Weinberger SJ. Correction of bilateral ectopic eruption of first permanent molars using a fixed appliance. Pediatr Dent 1992;14:382–383.

[49] Bjerklin K. Ectopic eruption of the maxillary first permanent molar. An epidemiological, familial, etiological and longitudinal clinical study. Swed Dent J Suppl 1994;100:1–66.

[50] Harris CA. A Dictionary of Dental Science: Biography, Bibliography and Medical Terminology. Philadelphia: Lindsay & Blakiston, 1849.

[51] Shapira Y, Kuftinec MM. Tooth transpositions—A review of the literature and treatment considerations. Angle Orthod 1989;59:271–276.

[52] Huber KL, Suri L, Taneja P. Eruption disturbances of the maxillary incisors: A literature review. J Clin Pediatr Dent 2008;32:221–230.

[53] Ely NJ, Sherriff M, Cobourne MT. Dental transposition as a disorder of genetic origin. Eur J Orthod 2006;28:145–151.

[54] Shapira Y, Kuftinec MM. Maxillary tooth transpositions: Characteristic features and accompanying dental anomalies. Am J Orthod Dentofacial Orthop 2001;119:127–134.

[55] Shapira J, Chaushu S, Becker A. Prevalence of tooth transposition, third molar agenesis, and maxillary canine impaction in individuals with Down syndrome. Angle Orthod 2000;70:290–296.

[56] Papadopoulos MA, Chatzoudi M, Kaklamanos EG. Prevalence of tooth transposition. A meta-analysis. Angle Orthod 2010;80:275–285.

[57] Allen WA. Bilateral transposition of teeth in two brothers. Br Dent J 1967;123:439–440.

[58] Payne GS. Bilateral transposition of maxillary canine and premolars. Report of two cases. Am J Orthod 1969;56:45–52.

[59] Broadbent BH. Ontogenic development of occlusion. Angle Orthod 1941;11:223–241.

[60] Bishara SE. Impacted maxillary canines: A review. Am J Orthod Dentofacial Orthop 1992;101:159–171.

[61] Peck S, Peck L, Kataja M. The palatally displaced canine as a dental anomaly of genetic origin. Angle Orthod 1994;64:249–256.

[62] Al-Nimri K, Gharaibeh T. Space conditions and dental and occlusal features in patients with palatally impacted maxillary canines: An etiological study. Eur J Orthod 2005;27:461–465.

[63] Jacoby H. The etiology of maxillary canine impactions. Am J Orthod 1983;84:125–132.

[64] Fournier A, Turcotte JY, Bernard C. Orthodontic considerations in the treatment of maxillary impacted canines. Am J Orthod 1982;81:236–239.

[65] Warford JH Jr, Grandhi RK, Tira DE. Prediction of maxillary canine impaction using sectors and angular measurement. Am J Orthod Dentofacial Orthop 2003;124:651–655.

[66] Mossey PA, Campbell HM, Luffingham JK. The palatal canine and the adjacent lateral incisor: A study of a west of Scotland population. Br J Orthod 1994;21:169–174.

[67] Becker A. In defense of the guidance theory of palatal canine displacement. Angle Orthod 1995;65:95–98.

[68] Zilberman Y, Cohen B, Becker A. Familial trends in palatal canines, anomalous lateral incisors, and related phenomena. Eur J Orthod 1990;12:135–139.

[69] Baccetti T. A controlled study of associated dental anomalies. Angle Orthod 1998;66:267–274.

[70] Peck S, Peck L, Kataja M. Concomitant occurrence of canine malposition and tooth agenesis: Evidence of orofacial genetic fields. Am J Orthod Dentofacial Orthop 2002;122:657–660.

[71] Pirinen S, Arte S, Apajalahti S. Palatal displacement of canine is genetic and related to congenital absence of teeth. J Dent Res 1996;75:1742–1746.

[72] Ericson S, Kurol J. Resorption of maxillary lateral incisors caused by ectopic eruption of the canines. A clinical and radiographic analysis of predisposing factors. Am J Orthod Dentofacial Orthop 1988;94:503–513.

[73] Walker L, Enciso R, Mah J. Three-dimensional localization of maxillary canines with cone-beam computed tomography. Am J Orthod Dentofacial Orthop 2005;128:418–423.

[74] Williams BH. Diagnosis and prevention of maxillary cuspid impaction. Angle Orthod 1981;51:30–40.

[75] Alqerban A, Jacobs R, Fieuws S, Willems G. Comparison of two cone beam computed tomographic systems versus panoramic imaging for localization of impacted maxillary canines and detection of root resorption. Eur J Orthod 2011;33:93–102.

[76] Ericson S, Kurol J. Early treatment of palatally erupting maxillary canines by extraction of the primary canines. Eur J Orthod 1988;10:283–295.

[77] Power SM, Short MB. An investigation into the response of palatally displaced canines to the removal of deciduous canines and an assessment of factors contributing to favourable eruption. Br J Orthod 1993;20:215–223.

[78] Dewel BF. The upper cuspid: Its development and impaction. Angle Orthod 1949;19:79–90.

[79] Newcomb MR. Recognition and interception of aberrant canine eruption. Angle Orthod 1959;21:161–168.

[80] Shapira Y, Kuftinec MM. Early diagnosis and interception of potential maxillary canine impaction. J Am Dent Assoc 1998;129:1450–1454.

[81] Olive RJ. Factors influencing the non-surgical eruption of palatally impacted canines. Aust Orthod J 2005;21:95–101.

[82] Jacobs SG. The impacted maxillary canine. Further observations on aetiology, radiographic localization, prevention/interception of impaction, and when to suspect impaction. Aust Dent J 1996;41:310–316.

[83] Frank CA, Long M. Periodontal concerns associated with the orthodontic treatment of impacted teeth. Am J Orthod Dentofacial Orthop 2002;121:639–649.

[84] Kokich VG. Surgical and orthodontic management of impacted maxillary canines. Am J Orthod Dentofacial Orthop 1980;126:278–283.

[85] Grover PS, Lorton L. The incidence of unerupted permanent teeth and related clinical cases. Oral Surg Oral Med Oral Pathol 1985;59:420–425.

[86] Röhrer A. Displaced and impacted canines: A radiographic research. Int J Orthod Oral Surg Radiogr 1929;15:1003–1020.

[87] Da Silva Assunção LR, Ferelle A, Iwakura ML, Cunha RF. Effects on permanent teeth after luxation injuries to the primary predecessors: A study in children assisted at an emergency service. Dent Traumatol 2009;25:165–170.

[88] Anthonappa RP, Ongtengco KL, King NM. A report of an impacted primary maxillary central incisor tooth [epub ahead of print 10 January 2013]. Dent Traumatol doi: 10.1111/edt.12031.

[89] Pavoni C, Mucedero M, Laganà G, Paoloni V, Cozza P. Impacted maxillary incisors: Diagnosis and predictive measurements. Ann Stomatol (Roma) 2012;3:100–105.

[90] Biagi R, Butti AC, Salvato A. Premature loss of maxillary primary incisor and delayed eruption of its successor: Report of a case. Eur J Paediatr Dent 2011;12:194–197.

[91] Chaushu S, Zilberman Y, Becker A. Maxillary incisor impaction and its relationship to canine displacement. Am J Orthod Dentofacial Orthop 2003;124:144–510.

[92] Kurol J. Infra-occlusion of primary molars: An epidemiologic and familial study. Community Dent Oral Epidemiol 1981;9:94–102.

[93] Biederman W. The problem of the ankylosed tooth. Dent Clin North Am 1968;Jul:409–424.

[94] Krakowiak FJ. Ankylosed primary molars. ASDC J Dent Child 1978;45:288–292.

[95] Via WF Jr. Submerged deciduous molars: Familial tendencies. J Am Dent Assoc 1964;69:128–129.

[96] Brearley LJ, McKibben DH Jr. Ankylosis of primary molar teeth. 1. Prevalence and characteristics. ASDC J Dent Child 1973;40:54–63.

[97] Garib DG, Peck S, Gomes SC. Increased occurrence of dental anomalies, associated with second premolar agenesis. Angle Orthod 2009;709:436–441.

[98] Kurol J, Thilander B. Infraocclusion of primary molars with aplasia of the permanent successor: A longitudinal study. Angle Orthod 1984;54:283–294.

[99] Biederman W. Etiology and treatment of tooth ankylosis. Am J Orthod 1962;48:670–684.

[100] Mancini G, Francini E, Vichi M, Tollaro I, Romagnoli P. Primary tooth ankylosis. Report of a case with histological analysis. J Dent Child 1965;62:215–219.

[101] Haselden K, Hobkirk JA, Goodman JR, Jones SP, Hemmings KW. Root resorption in retained deciduous canine and molar teeth without permanent successors in patients with severe hypodontia. Int J Paediatr Dent 2001;11:171–178.

[102] Messer LB, Cline JT. Ankylosed primary molars: Results and treatment recommendations from an eight-year longitudinal study. Pediatr Dent 1980;2:37–47.

[103] Kurol J, Olson L. Ankylosis of primary molars—A future periodontal threat to first permanent molars? Eur J Orthod 1991;13:404–409.

3

第三部分：
牙颌问题的早期正畸治疗

11 第十一章 矢状向控制（安氏Ⅱ类和安氏Ⅲ类错𬌗畸形）

　　乳牙列期及混合牙列期早期治疗的主要目的是促进儿童及青少年牙列咬合的正常生长发育。近期研究提示遗传因素对胚胎期颅颌面结构的形态影响较大，而环境因素主要影响𬌗的生长发育，尤其是出生后早期的咬合发育[1]。

　　第一乳磨牙达到咬合接触的时候，𬌗的垂直向发育初步得到建立。第二乳磨牙建𬌗后，其远中面（终末平面）的状态对于最终咬合的矢状向关系至关重要。

　　众所周知，咬合的建立受到基因及环境的影响，同时也受基骨和颅颌面结构生长发育的相互影响。而所有这些结构又都受神经肌肉和软组织结构及其功能基质的影响。在建𬌗期间，其中任意一个环节受到干扰、出现不调或功能紊乱，都将导致咬合异常。

　　在乳牙列及混合牙列期，由于环境因素导致的早期错𬌗是可预防的；早期发现牙列异常并进行阻断，可降低远期问题的复杂程度甚至消除远期问题。患者某些特殊的正畸问题需要在乳牙列及混合牙列早期进行阻断，包括Ⅱ类错𬌗、前牙反𬌗和本章讨论的牙颌Ⅲ类错𬌗、后牙反𬌗、尤其是存在单侧下颌偏斜的后牙反𬌗（见第十二章）、开𬌗伴长期口腔不良习惯、其他口颌功能紊乱（见第十三章）、间隙管理（见第四章）、严重切牙前突（见第五章）和颅面部异常如唇腭裂或半侧短小症（第七章）。

　　要想理解早期监测和正畸阻断治疗的机制，我们需要完全理解牙列发育（第一、二章）。早期阻断的主要目标是降低甚至消除咬合创伤或影响𬌗正常生长发育的干扰因素所造成的创伤，创造有利于颌骨正常生长发育和替牙列期牙齿萌出至正确位置的环境。

　　正确的早期阻断治疗可纠正异常、减轻甚至消除后期可能出现的严重问题。根据问题的类型、治疗期间患者的牙龄和骨龄，部分患者可能需要二期或三期矫治。然而，早期阻断后的矫治阶段通常会更简单和快速；而另一些患者甚至可以不用进一步的治疗。

　　早期矫治的时机是存在争议的：一些学者支持在乳牙列期矫治，一些正畸医生倾向于在混合牙列期开始矫治。而在混合牙列的早、中、晚期的哪一期开始矫治也同样有争议。美国正畸医师协会[2]推荐，一旦发现存在正畸问题，则应立刻进行初次正畸评估，初次正畸评估最晚不应晚于7岁。

　　乳牙列期儿童牙列检查并不代表开始治疗；细致的检查可以早期发现和评估咬合发育问题，并弄清早期干预的可能性。正畸检查，尤其在乳牙列或混合牙列早期进行的检查，并不仅仅是牙列咬合的检查，还应该包括生长期儿童面部及骨骼的发育问题检查，如上气道阻塞（口呼吸）、颞下颌关节紊乱和异常肌功能习惯等对牙颌结构有不利影响的问题。若能早期发现问题并实施阻断措施，我们可以极大的降低甚至消除面部和牙齿问题所带来的影响。

Gugino 和 Dus[3] 认为，无论从结构还是功能上讲，人类面部均是人体中最复杂的部分之一。临床医生若想为患者提供最佳的正畸、矫形治疗，则需要对口颌系统的生理学知识有一个全面的理解和认识。因此，临床医生必须理解咬合发育的基本过程，进行谨慎的检查，根据病例的类型来提供正畸干预。

早期治疗遵循两个主要策略：

1. 消除病因，创造有利于牙列生长发育的正常环境。

2. 引导牙萌出和促进颌骨正常生长，以减轻或消除牙颌关系不调的严重程度。

这一章主要对一些常见于乳牙列或混合牙列期中，不能自行调整，并会逐渐加重的矢状向异常情况进行讨论：

- Ⅱ类错𬌗（Ⅱ类1分类，Ⅱ类2分类）。
- 前牙反𬌗。
- 牙性和牙颌性Ⅲ类错𬌗。

Ⅱ类错𬌗

美国公共健康服务健康统计部门开展了两项大样本调查，调查对象覆盖了 6～11 岁儿童和 12～17 岁青少年。调查显示Ⅱ类错𬌗畸形患者人数占全部错𬌗畸形患者的 1/3[4]，并伴有不同程度的牙性和骨性因素。Ⅱ类错𬌗畸形患者的矢状向不调及其与周围软组织关系异常的程度决定了畸形的严重程度，从而导致不同的美观及功能问题[5]。

从乳牙列至恒牙列的长期研究表明Ⅱ类错𬌗不能自行调整，部分病例甚至随年龄增长而逐渐严重[6,7]。Ⅱ类错𬌗畸形的表现并非都一样，Ⅱ类磨牙关系下可出现多种类型的骨性和牙性Ⅱ类错𬌗。

文献回顾提示Ⅱ类不调主要是矢状向问题，其主要特征可归纳为 4 类前后向异常：①上颌骨位置；②上颌牙槽骨位置；③下颌骨位置；④下颌牙槽骨位置。过去，Ⅱ类不调较少考虑垂直向和横向问题，然而，近期研究表明这些都应该纳入考虑。

Schudy[8] 认为面部高度的变化能够掩饰或加重

Ⅱ类错𬌗的临床表现。下颌垂直向高度增加使下颌后下旋转，使下颌更为后缩，侧貌更凸；治疗中出现失误将使情况更严重。而下颌垂直向高度降低会使下颌前上旋转，表现为颏点前突。

评估Ⅱ类错𬌗时不应忽略横向问题。大部分上颌牙弓狭窄的Ⅱ类错𬌗患者，其正中咬合的颊段可表现为正常关系。Tollaro 等[9]通过测量Ⅱ类1分类患者的上下颌磨牙间宽度差异，来判断是否存在后段牙弓横向不调（PTID），从而将Ⅱ类1分类患者分成有 PTID 组和无 PTID 组。在有 PTID 组中，下颌后缩主要表现为正常大小的下颌骨后移（功能性下颌后缩）；在无 PTID 组中，下颌后缩主要是由于下颌骨发育不足（解剖性下颌后缩）。

有时，牙弓存在着潜在的 3～5mm 横向宽度不足，我们可以让患者前伸下颌至Ⅰ类磨牙关系，来判断上颌骨是否存在横向宽度不足。

对横向问题进行早期干预和早期进行合理的扩弓可促进下颌骨的向前生长。尽管Ⅱ类错𬌗通常被认为是矢状向问题，但在制定治疗计划时，我们也必须考虑患者的垂直向和横向问题。

形态特征

Ⅱ类错𬌗患者的磨牙和尖牙关系只是其临床表现的一部分，我们不能光凭这一点来制定治疗计划。Ⅱ类错𬌗多样的形态特征是由于基骨、牙列、牙槽骨、牙颌关系以及多种因素异常导致的（表 11-1）。此外，其他部位的骨结构异常，如前后颅骨基底的生长和角度不同也会对颌骨和咬合平衡造成破坏（表 11-2）。图 11-1 展示了Ⅱ类错𬌗患者的颌骨形态特征不同，其畸形表现也不同。

诊断程序

Ⅱ类错𬌗由遗传因素或环境因素等导致，环境因素则包括在𬌗发育期间可造成形态和功能畸变的多种因素。因此，周密的诊断评估对于病因的正确分析、解剖结构的影响和正确制定Ⅱ类错𬌗的治疗计划是非常重要的。

牙齿咬合和牙弓不是独立的个体，而是牙齿、基骨、颅颌面骨、神经肌肉和周围软组织相互作用的系统的一部分。所有的牙颌畸形，包括Ⅱ类错𬌗，都在某种程度上与以下六种口颌系统部位有关：

1. 颅骨和颅基底。

2. 上颌骨。

3. 鼻上颌复合体。

表 11-1	Ⅱ类错殆患者的颌骨形态特征
• 上颌骨基骨前突 • 上颌骨牙槽骨前突 • 上颌骨逆时针旋转 • 上颌骨长度相对下颌骨发育过度 • 上颌垂直向生长过度	• 下颌骨基骨后缩 • 下颌骨牙槽骨后缩 • 下颌骨长度相对上颌骨发育不足 • 下颌支相对下颌体生长过度 • 下颌支相对下颌体发育不足

表 11-2	Ⅱ类错殆患者其他骨结构的形态特征
• 前颅底基骨长度增加,导致上颌向前定位 • 后颅底基骨长度增加,导致下颌向后定位	• 鞍角增加(鼻根点-蝶鞍点-关节点,N-S-Ar),导致髁突向后定位 • 关节角增加(蝶鞍点-关节点-下颌角点,S-Ar-Go),导致下颌骨向后定位

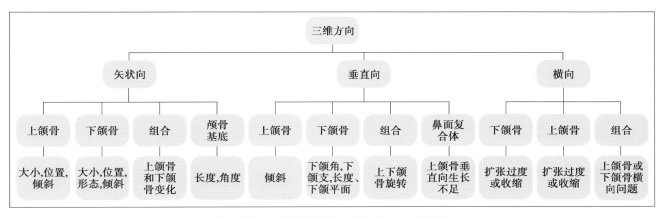

图 11-1　Ⅱ类错殆患者多样的颌骨畸形表现

4. 上颌牙齿和牙槽骨。

5. 下颌骨。

6. 下颌牙齿和牙槽骨。

以上均为独立的功能单元,但其在三维方向上的相互关系可导致不同的错殆畸形的形态变化,包括Ⅱ类错殆畸形。

头影测量分析

只有对口颌系统、牙列和牙齿咬合相关结构之间的关系进行全面评估,才能制定出正确的治疗计划。1931 年,Broadbent[10]介绍了头影测量技术,随后,不同学者提出了各种各样的头影测量分析方法。

头影测量分析的目的之一是明确各功能单元在前后向和垂直向上的相互关系,从而判断错殆畸形的类型。有许多学者对Ⅱ类错殆患者的上下颌关系的形态特征进行了研究,并得到了不同的结论。一些研究指出上颌基骨前突的比例更高[11],而一些研究则认为下颌基骨后缩的比例更高[12]。牙槽骨形态也同样存在差异。尽管Ⅱ类错殆患者的主要问题

是在矢状向上,但我们也不能忽略患者的垂直向和横向问题。

本书的目的不是讨论头影测量分析,而是提醒读者意识到错殆畸形诊断中头影测量分析的重要性,包括Ⅱ类错殆,尤其是以生长改良为主的早期治疗。

采用头影测量来分析牙颌畸形和鉴别各部分关系的异常时,我们不能仅依靠单一的角度或长度测量;单一测量值并不可靠,其他数据也应参考。例如,由于患者蝶鞍-鼻根的长度和倾斜度变化,蝶鞍-鼻根-A 点(SNA)和蝶鞍-鼻根-B 点(SNB)并不能准确评估前后向关系。

Ⅱ类错殆关系不调的矢状向分析中,除了测量∠SNA、∠SNB 外,Landes 角(鼻根-A 点到 Frankfort 平面)也在上颌骨的分析中具有较高的可靠性。Wit 分析法(从 A 点和 B 点向咬合平面做垂线)也可用于比较上下颌骨的矢状向关系。

生长预测

头影测量分析可用于预测生长型,其对于制定

生长期儿童的矫治计划具有重要作用。为了能够更好地预测患者的生长型，许多正畸医生做出了多种尝试。在早期矫治中，成功的生长预测应包括对生长量和生长方向的预测。

只有对牙颌系统各结构，如颅骨和颅底基骨，上颌骨和鼻上颌复合体，下颌骨，上颌牙齿和牙槽骨，下颌牙齿和牙槽骨等进行了细致的头影测量分析，尤其是对儿童颌骨生长发育的潜在方向进行预测后，我们才能够开始生长期儿童的矫形治疗。我们可以通过面型的聚合与离散、Frankfort 平面和下切牙角（FMA）、下颌角、Y 轴、前后面高比、后前颅底基骨长度和角度等测量值来预测儿童的潜在生长型。

早期治疗的优势

早期矫治 Ⅱ 类错𬌗畸形的优点：

- 最大化的利用骨骼生长。
- 三维方向上控制骨性不调（矢状向、垂直向和横向）。
- 观测和引导替牙列期牙的萌出。
- 牙萌出过程中，打开后牙咬合，促进正常牙尖交错𬌗的形成。
- 保护牙弓中的替牙间隙。
- 降低拔牙的必要性。
- 获得更加协调的颌骨。
- 效果更稳定。
- 早期矫治不美观的错𬌗畸形对患者心理健康的发育有重要影响。
- 防止前突切牙外伤导致的牙齿折断。
- 早期矫治患者的依从性高。

早期矫治的主要目标是通过创造良好的生长发育环境来减轻甚至去除牙颌系统和肌肉系统的异常，从而促进咬合向着理想的方向发育。

Ⅱ 类错𬌗治疗选择

Ⅱ 类错𬌗患者具有多样的解剖、形态、功能异常表现，根据异常表现的类型来选择不同的治疗策略，同时也应考虑患者的骨龄。若患者生长高峰期已结束，那么采用的治疗策略则完全不同。依据患者的年龄和 Ⅱ 类错𬌗畸形的表现类型，有以下四种治疗可供选择，来纠正 Ⅱ 类错𬌗：

1. 掩饰治疗。
2. 正颌手术。
3. 生长改良及咬合诱导。
4. 联合上述方法治疗。

掩饰治疗

掩饰治疗适用于恒牙列期，通常是生长高峰期结束的患者，在患者的生理限度内寻求最佳的治疗效果。掩饰治疗的目的是通过移动牙齿，来获得可接受的牙齿关系并掩饰不可接受的骨骼关系，这种治疗可能需要序列拔牙。该治疗方法适用于伴有轻到中度骨性问题的青少年和成人患者。

正颌手术

正畸治疗联合外科手术的方法适用于纠正成人患者的咬合异常及骨性不调。正颌手术通常应用于由遗传、骨性不调或先天性骨骼畸形导致的重度错𬌗畸形患者。

生长改良及咬合诱导

生长改良及咬合诱导是指应用于乳牙列和混合牙列期的生长期儿童的阻断性治疗，以减轻甚至消除干扰咬合正常生长发育的牙性和骨性不调。这类方法的主要目的是创造一个能够提高患儿的生长发育潜力并有利于咬合发育的环境。

在早期还是在晚期开始正畸治疗，尤其是对 Ⅱ 类错𬌗的早期治疗，是正畸界中的一大争议。有许多学者通过设计随机临床对照试验，对 Ⅱ 类错𬌗治疗中的重要问题进行了研究。Keeling[13]、Tulloch[14] 和 Ghafari[15] 发现，对中到重度的 Ⅱ 类错𬌗畸形患者采用双期矫治（早期矫治+综合正畸治疗）或晚期进行单期矫治，在颌骨关系或牙齿咬合状况的改善上，并没有显著的差异。

另一方面，许多经验丰富的研究者及临床医生，包括 Gugino 和 Dus[3]、Ricketts[16-18]、Subtelny[19]、Bench[20]、Graber[21] 和 McNamara[22] 等，坚持认为待恒牙萌出替换完成和第二恒磨牙萌出后才开始矫治是有很多坏处的。此外，Harnvold[23]、Woodside[24] 和 McNamara[25] 等通过进行动物实验，明确表示矫形力可诱导正在生长发育的动物颌骨出现组织病理学改变。

大部分牙颌畸形都是在乳牙列和替牙列期出现的。根据 Carlson[26] 的研究，面中分和下颌骨在 8 ~ 10 岁时只完成了总生长量的 50%。因此，面中分和下颌骨的发育大部分是在替牙列期完成，这为成功实施阻断性治疗提供了可能。

一些涵盖了乳牙列期至恒牙列期的长期研究表明 Ⅱ 类错𬌗畸形不能自行纠正，部分病例甚至会变得更严重[6,7]。如果我们利用儿童的生长发育潜力，并付出些许努力，设计小巧的矫治器，就能够在早期纠正部分甚至全部错𬌗畸形，那为什么我们还要允许不协调的牙列咬合、颌骨关系和软组织关系存在多年呢？

异常的颌骨生长型通常伴随着紊乱的功能基质环境，如口呼吸、异常吞咽或其他可能干扰颌骨生长的行为表现。通过早期干预，我们可以消除或改善该状况，为引导颌骨正常的生长发育提供可能。

生长改良治疗的发展历程

下颌骨是人体骨中唯一一块不与其他骨相连而自由发挥功能的骨骼，它通过 13 条肌肉与相邻结构连接在一起。牙齿咬合是否协调，与下颌骨在三维空间（矢状向、垂直向和横向）上的位置有着极大的关系。由于下颌骨具有这些特点，数年来，正畸医师一直在探索能否通过改变颞下颌关节的结构来影响下颌骨的位置。

1880 年，Kingsley[27] 介绍了用咬合跳跃来纠正下颌后缩的方法。他设计了一种具有前倾平面的硬橡胶腭板来引导下颌向前，这种想法影响了颌骨功能矫形治疗的发展。Graber 等[28] 简单介绍了 20 世纪以来不同的功能矫治器的发展历程。Hotz 对 Kingsley 的矫治器进行改良，发明了 Vorbissplatte 矫治器，来治疗由肌功能异常导致的重度深覆𬌗、下颌后缩和舌倾切牙。1902 年，法国医生 Pierre Robin 发明了 monobloc 被动定位矫治器，来防止舌后坠（舌体阻塞气道）。

1908 年，Viggo Anderson 参照 Kingsley 和 Pierre 的矫治器，应用 monobloc 设计了一个保持器，以消除他女儿肌功能异常的副作用，他原本并未期望能够通过该矫治器来"引导生长"。但最后，他发现他女儿的矢状向关系和侧貌得到了改善。后来，Anderson 和 Haupl 认为该矫治器能够激活肌肉的力量，因而将其命名为肌激动器。

1927 年，Emil Herbst 引入了固定功能矫治器（Herbst 矫治器）。随后，又有许多学者对肌激动器进行了改良，比如，1965 年 Balter 发明的 Bionator 矫治器，1966 年 Frankel 发明的肌功能矫治器[29]，1973 年 Stockli 发明的功能头帽（头帽结合 Bionator）[30]，McNamara 发明的固定 herbst 矫治器[22]，1977 年 Clark 发明的双板（2 个功能部分）矫治器[31] 以及 Darendeliler 和 Joho 发明的磁力肌激动装置[32]。

近几十年来，非依从性Ⅱ类错𬌗畸形矫治器逐渐流行起来，包括各类型的 Herbst 矫治器、摆式或 Pendex 推磨牙向后矫治器。理论上，这些矫治器可以产生积极的治疗效应，一些可以促进下颌骨的生长，另一些可以向远中移动上颌牙齿。2007 年，Se-ifi[33] 介绍了一种双组分的功能矫治器，主要用来治疗Ⅱ类深覆𬌗，其结构简单，主要包括下颌切牙覆盖帽及腭板，在维持下颌前伸位的同时，上下牙列并无咬合接触，因此无需调磨基托。

功能矫治器

通常来讲，功能矫治器是一种活动矫治器，主要用于调节口面部的神经肌肉环境，促进咬合发育，改善颅面部骨生长型。该类矫治器的矫治原理如下：
- 利用肌肉力量来改变牙颌系统。
- 打开咬合，改善牙尖交错𬌗。
- 改善牙齿萌出通道。
- 前伸下颌，促进下颌骨向前生长。
- 利用不同𬌗垫来调节口周肌肉系统的平衡。

功能矫治的目标：
- 为咬合发育创造更理想的环境。
- 促进颅骨和基骨的正常生长。
- 引导颅面骨骼向正常的方向生长。
- 选择性抑制或控制异常生长。
- 引导牙萌出到理想位置。

口外牵引

1936 年，Oppenheim[34-36] 首先应用口外牵引装置来治疗上颌前突。随后，许多学者开始利用口外装置对安氏Ⅱ类错𬌗畸形患者进行生长改良。1947 年，Kloehn[37] 建议对生长期儿童使用头帽装置来引导牙槽骨的生长和牙齿的萌出，减少治疗周期，并获得更平衡的牙列咬合和面型。从这以后，许多研究者也相继肯定了头帽在Ⅱ类错𬌗畸形早期矫治中的作用，并推荐将头帽作为控制上颌前突的可靠方法之一[16-18,37,38]。

Kopecky 和 Fishman[39] 认为，在生长发育高峰期或高峰期前进行早期矫治，能获得最理想的治疗效果和生长改良。Baccetti 等[40] 通过头影测量分析，评估了在安氏Ⅱ类错𬌗畸形的非拔牙综合矫治中，治疗时机与骨龄对治疗结果的影响。他们认为，在生长发育高峰期前开始治疗，能够产生明显的骨性变化。此外，在青春期前使用头帽能够限制上颌向前生长，并促进下颌的生长。生长发育高峰期结束后进行的治疗则主要产生牙槽的变化。

许多学者曾对单独使用头帽或头帽联合其他放置在牙齿或颌骨上的装置所产生的治疗效应进行了研究报道。这些研究报道了以下变化，如磨牙关系、∠SNA 的变化和腭平面向下旋转、打开或关闭咬合、上颌磨牙伸长或压低、上颌向下或向后旋转和相应的下颌旋转、前面高增加等[4,24,34-36,41-43]。

有研究报道，头帽可联合活动或固定的功能矫治器一同使用。Cetlin 法，为使用颈牵引头帽、唇挡和带弹簧的上颌殆垫来远移上颌磨牙的治疗方法，对采用该种方法进行治疗的安氏Ⅱ类错殆患者进行头影测量分析，结果表明，70%患者表现出明显的磨牙远中倾斜并显著抑制了上颌骨的向前生长，但是下颌骨位置的改变则不明显[42]。

唇挡是另一种早期正畸治疗的正畸装置，它也具有一定的适应证，尤其是对Ⅱ类错殆畸形而言。有学者报道了唇挡在横向、矢状向和垂直向上对咬合所产生的一些影响[19,44,45]：增加牙弓长度，直立下颌第一磨牙，整体扩弓，牙槽骨改建，减弱唇肌张力和肌功能异常使下前牙唇倾、覆盖减少，整平 Spee 曲线、打开咬合和维持替牙间隙[19,44,45]。

Hawley 矫治器是一种正畸治疗里的被动或主动矫治器，它具有广泛的适应证。Hawley 矫治器可通过设计前牙咬合板来内收上颌切牙，从而减少覆殆覆盖。也可设计一个螺旋开大器来进行慢速扩弓。

采用头帽、唇挡和 Hawley 矫治器（HLH）早期治疗Ⅱ类错殆

本部分介绍了一种在混合牙列期对Ⅱ类错殆畸形进行早期治疗的临床技术，笔者称为"HLH"技术。该技术为头帽、唇挡和 Hawley 矫治器的联合治疗，并已经过某些特定的改良。

为了能够更好地解释 HLH 技术的应用特点、机制以及进行改良设计的理由，笔者认为非常有必要对这三种装置的适应证和原始功能进行简短的回顾。

头帽

作为一种口外装置，头帽可对基骨和牙列产生不同方向的力量，从而对咬合产生不同的影响。头帽的成功应用需要三个重要因素：在正确的生长期应用、患者配合度和正确的力学控制。

合适的时机

众多学者认为，早期正畸治疗开始的最佳年龄

为生长发育高峰期前和生长发育高峰期，在这些时期进行治疗，能够实现最适宜的生长改良[40]。Kopecky 和 Fishman[39] 的研究也表明在生长发育高峰期前和生长发育高峰期时应用该治疗技术，能获得最好的效果，相对应的时期为 Fishman 骨龄分析方法中的"4-7 骨龄分析值"[46]。

患者配合度

患者配合度是正畸治疗中的重要因素，尤其在佩戴头帽时，因此，在制定治疗计划时我们必须考虑到这个因素。临床医生在获取患者及家属理解的过程中扮演重要角色，且必须向患者解释其所存在的牙颌问题以及进行矫形治疗的必要性和优势。

正确的力学控制

头帽矫治器并不是一个简单的装置，相反，它需要精确的力学控制。头帽包括三部分：面弓、支抗垫和牵引带。根据是否需要牙齿或上颌骨进行倾斜移动、整体移动或混合移动，我们需要做出以下决定：

- 支抗定位。
- 内弓放置的位置。
- 相对于内弓，外弓所处的位置（内弓之上、之下或平行）。
- 外弓类型（短、中或长）。

支抗的位置可以是颈部支抗、枕骨支抗或两者联合。颈牵引头帽联合长外弓可施加一个向远中和向下的力量在牙齿和上颌骨上，从而远中移动和伸长磨牙，使腭平面倾斜（逆时针旋转）。该矫治器的最佳适应殆是水平生长型的Ⅱ类深覆殆患者。

高位头帽，即支抗位于枕骨，对上颌磨牙和上颌基骨有垂直向和远中的力量，可导致磨牙的压低和远中移动。依据高位头帽使用的外弓大小（短或中）可达到不同的磨牙和上颌骨移动的作用，包括压低和远中倾斜移动、压低和远中整体移动。

复合头帽联合使用了颈牵引和枕牵引，通过在磨牙上施加远中的力量来控制其伸长和远中移动。

各类型的头帽里，外弓的长短不同（短、中或长）和外弓相对于内弓所处的位置不同（内弓之上、之下或平行）可产生不同方向的力量。

另一个能对牙齿和基骨产生不同影响的因素是内弓放置的位置。内弓通常连接在磨牙的口外弓管内，但是在某些情况下，也可以连接在上牙弓的前牙

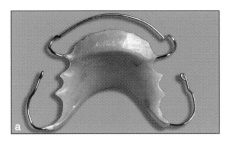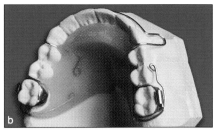

图 11-2 a 和 b. 用于 HLH 技术的改良霍氏矫治器

段（J 钩头帽），如需要对切牙进行内收及压低。

在复合头帽功能矫治器中，我们可以根据需要的矫形力方向，将内弓放置在前牙、磨牙或前磨牙区树脂垫中。

根据头帽联合的装置不同，可产生以下不同的矫治功能：

- 建立正常磨牙关系。
- 限制上颌骨向前生长（防止 A 点前移）。
- 限制上颌骨垂直向生长（高位头帽）。
- 远中移动磨牙创造间隙（根据头帽类型发生倾斜或整体移动）。
- 伸长上颌磨牙，减小覆𬌗。
- 压低上颌磨牙减小开𬌗或开𬌗趋势。
- 纠正磨牙旋转。
- 扩宽磨牙间宽度。
- 缩窄磨牙间宽度。

改良 Hawley 矫治器

早期矫治Ⅱ类错𬌗的 HLH 技术的第二部分是改良霍氏矫治器（图 11-2）。该矫治器具有以下特点：

- 2 个 C 型卡环：0.032~0.036 英寸不锈钢丝弯制的简单卡环，置于基托中，从磨牙远中面越过磨牙颊面管并延伸至前磨牙区以方便取戴。
- 倾斜的基托树脂导板：置于上颌切牙后方，闭口时下颌向近中运动。根据覆盖和上下颌骨矢状向不调的程度，来调整基托树脂导板的位置。
- 标准唇弓：保持前牙位置，需要的时候可帮助内收切牙。
- 部分病例中，可以采用 2×4 技术以代替唇弓：当部分患者存在上颌切牙拥挤、旋转或重叠等不能由唇弓改善的情况。这种情况下，不能在 Hawley 矫治器上设计唇弓，而是粘接 2×4 矫治器的同时，利用倾斜的基托树脂导板来达到排齐、解决

和纠正切牙拥挤的问题。

- 增加螺旋开大器扩宽后段牙弓宽度：适用于伴有横向问题的Ⅱ类错𬌗畸形患者。
- 后牙区设计𬌗垫：𬌗垫适用于伴有前牙开𬌗或开𬌗倾向、垂直生长型的Ⅱ类错𬌗畸形患者，所有治疗的努力都应集中于控制垂直向的生长上。

当改良 Hawley 矫治器与头帽联合使用时，可达到以下的矫治结果：

- 通过放置在远中的 C 型卡环使单侧或双侧磨牙远中移动达到Ⅰ类磨牙关系。
- 整个上颌骨作为一个整体，对上颌骨进行远中牵引，该矫形治疗能够控制上颌骨的生长并纠正 A-B 点不调。
- 前伸下颌以产生矫形力，实现下颌的伸长。
- 通过向前移动基托树脂导板来矫治深覆𬌗，打开后牙咬合，采用颈牵引头帽升高后牙。
- 高位头帽牵引联合改良 Hawley 矫治器，并附加后牙𬌗垫，来纠正前牙开𬌗或开𬌗趋势。
- 必要时在改良 Hawley 矫治器中增加螺旋开大器，扩宽上颌牙弓。

唇挡

HLH 技术中的第三部分矫治器为唇挡，其由以下结构组成：两个含有双颊管的磨牙带环（一个为 0.040 或 0.045 英寸的颊管，以放入唇挡弓部，另一个则用来放入弓丝），下唇后方放置基托树脂导板或塑料板。

若患者需要颊侧扩展，基托可延伸至颊侧段以隔断口周肌肉力量，从而促进牙弓扩展，引导骨重建。许多学者也证实了在咬合发育阶段进行该类扩弓治疗后的稳定性[19,45]。

在早期正畸治疗中，唇挡具有相应的适应证，尤其是某些Ⅱ类错𬌗类型。如前所述，许多学者对不同类型的唇挡进行了报道，并且发现了它们在垂直

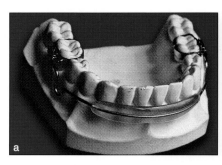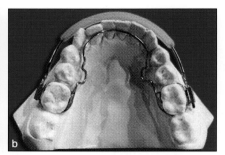

图 11-3 a. 简单唇挡。b. HLH 技术中唇挡和下舌弓联合使用

向和横向上对咬合的影响[17,42,43]。

作为 HLH 技术的一部分，有以下情况，唇挡需要与头帽、改良 Hawley 矫治器联合应用：

- 表现为深覆𬌗、深 Spee 曲线、由于下颌乳尖牙或第一乳磨牙早失而导致的下切牙舌倾和拥挤、以及唇肌功能障碍的安氏 Ⅱ 类错𬌗畸形，这类病例是唇挡的理想适应证。
- Ⅱ 类 1 分类错𬌗患者常表现为深覆𬌗，由于下颌乳磨牙早失而导致恒磨牙前倾，唇挡可竖直该类患者的恒磨牙，唇倾下颌切牙，整平 Spee 曲线并减小覆𬌗。
- 正常覆𬌗或有开𬌗趋势，下颌切牙拥挤度较小，由下唇肌功能亢进或异常导致下切牙舌倾的安氏 Ⅱ 类 1 分类错𬌗患者，若用普通唇挡进行治疗，则可能造成更严重的开𬌗。对于这类患者，如需使下切牙不受唇肌的压力，笔者建议联合使用唇挡和下舌弓，使其对下切牙有相同作用但可避免磨牙区发生改变（图 11-3）。

唇挡可实现以下作用：

- 增加牙弓长度（磨牙远中移动、前牙唇侧移动）。
- 打破口周肌肉和舌肌平衡以增加牙弓宽度及促进牙槽骨的生长。
- 竖直磨牙、唇倾前牙和促进后牙段牙齿萌出，以整平 Spee 曲线。
- 通过防止唇肌功能紊乱来减轻覆𬌗并唇倾切牙。

HLH 技术的矫治策略

在混合牙列期，适当改良后的三种矫治器联合应用的 HLH 技术能够简单有效地早期改善 Ⅱ 类错𬌗。选择合适的头帽类型，对 Hawley 矫治器进行必要的改良设计（例如前倾斜面导板、咬合平板或𬌗垫），选择适宜的唇挡，对于成功实施 HLH 技术至关重要。

Ⅱ 类 1 分类错𬌗畸形的早期干预中，不论是单期矫治，还是双期矫治，均可采用 HLH 技术。对于安氏 Ⅱ 类 2 分类错𬌗畸形的治疗，根据错𬌗畸形的某些特点，HLH 技术的矫治策略会有所不同。

Ⅱ 类 1 分类错𬌗畸形的双期矫治

双期 HLH 矫治主要用于治疗 Ⅱ 类牙性错𬌗或伴有轻度 A-B 点不调的 Ⅱ 类错𬌗畸形，通常开始于混合牙列中期以建立正常恒磨牙关系和正常覆𬌗覆盖。通过 HLH 技术建立 I 类磨牙关系后，至所有恒尖牙和前磨牙萌出前的时期为过渡时期。该时期可使用 Hawley 保持器进行保持或密切观察。在恒牙列期，开始第二阶段的治疗，包括最后的精细调整。

混合牙列早期进行 HLH 干预的优势是能够引导尖牙和前磨牙正常萌出，形成正常的牙尖交错𬌗，从而不需要进一步的治疗（见病例 11-1 和 11-2）。双期矫治中，1 期治疗（HLH 治疗）通常需要 1 年到 1 年半，观察及引导牙萌出的过渡期大概为 1 年，2 期治疗（最终排齐）需要 1 年。然而，恒尖牙和前磨牙萌出后，若表现为正常牙尖交错𬌗，则无需 2 期矫治。这个理论的基础源于 Poulton[47] 的研究，他发现如果磨牙达到 Ⅰ 类关系，那么颊侧段就能形成正常的牙尖交错𬌗。上颌第一恒磨牙远中移动以后，尖牙和前磨牙牙胚会随着第一恒磨牙牙根的远中移动而移动。

Ⅱ 类 1 分类错𬌗的单期矫治

单期 HLH 矫治主要用于纠正中到重度 A-B 点不调的骨性 Ⅱ 类错𬌗畸形，通常开始于混合牙列晚期或生长高峰期前（骨龄分析值 4-7），持续至恒牙列萌出完成（不包括第三磨牙）。单期 HLH 矫治是连续的矫治过程，不存在过渡时期，单期 HLH 矫治结束后，粘接全口托槽进行最终的牙齿排齐。从

HLH 治疗到综合治疗结束,通常需要 2 年到 2 年半的时间。

第一步是建立正常恒磨牙关系,限制上颌生长和(或)促进下颌生长来控制上下颌骨不调。第二步是在前磨牙萌出和移动到位后,必要时进行托槽粘结,在后牙段建立正常的牙尖交错殆。第三步是排齐和内收尖牙,可通过 Ⅱ 类牵引来实现内收。最后一步是内收切牙,并在进入保持前进行精细调整。根据骨性不调的严重程度,来判断是否需要一直使用头帽到矫治的最后阶段,甚至在正常的磨牙关系建立后,或用来提供支抗。

早期干预的显著优势是,可以通过 HLH 矫治技术来控制矢状向的异常,无论是上颌骨前突、下颌骨后缩或两者皆有。而纠正错殆畸形的垂直向和横向异常则需利用患者的生长潜力。

Ⅱ类2分类矫治策略

Ⅱ类2分类的早期矫治策略有所不同。Ⅱ类2分类错殆畸形主要特征,除了Ⅱ类磨牙关系,主要表现为深覆殆,上颌切牙拥挤伴上颌中切牙严重内倾。因此,治疗的第一步是用厚的前牙咬合板打开后牙咬合,从而促进后牙的萌出以控制深覆殆,使用颈带头帽牵引来促进磨牙的远移。第二步是粘接上颌 2×4 托槽以排齐前牙,实现中切牙的适度唇倾。该措施可促进下颌生长,并允许曾被内倾的上颌切牙和深覆殆的锁结所限制的牙槽加速发育。

下一步,当覆殆减小后,若下颌切牙也存在拥挤和内倾,可在下颌切牙粘接托槽后使用唇挡。

早期干预Ⅱ类2分类错殆患者的主要目标之一就是早期利用患者的生长潜力来控制深覆殆,这种类型的治疗在后期很能实现。

病例报告

以下病例报告展示了早期应用 HLH 技术进行单期或双期矫治的过程。

病例 11-1:双期干预治疗和观察

10 岁零 5 个月的女孩,混合牙列晚期,Ⅱ类 1 分类,9.2mm 深覆盖,深覆殆。上颌切牙轴倾正常,下颌切牙轻度直立,A-B 点严重不调(ANB = 7.4°)主要是下颌后缩(图 11-4a~d)。

治疗计划:
单独使用 HLH 技术:颈带头帽牵引、带有前倾斜面导板的上颌改良 Hawley 矫治器、下颌唇挡。患者咬合、软组织侧貌和磨牙关系发生明显改变(图 11-4e~j)。ANB 角从 7.4°减小到 0.8°,覆盖从 9.2mm 减为 2.9mm。

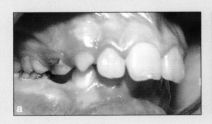 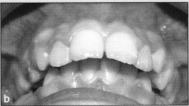 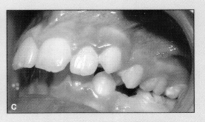

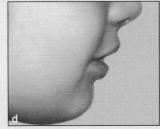

图 11-4　女孩,10 岁 5 个月大,混合牙列晚期,严重深覆盖、深覆殆。使用 HLH 技术进行治疗。a~c.治疗前咬合。d.治疗前软组织侧貌

病例 11-1：双期干预治疗和观察（续）

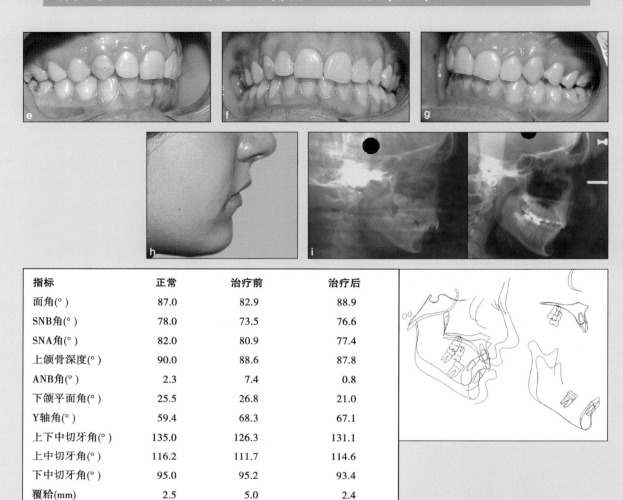

指标	正常	治疗前	治疗后
面角(°)	87.0	82.9	88.9
SNB角(°)	78.0	73.5	76.6
SNA角(°)	82.0	80.9	77.4
上颌骨深度(°)	90.0	88.6	87.8
ANB角(°)	2.3	7.4	0.8
下颌平面角(°)	25.5	26.8	21.0
Y轴角(°)	59.4	68.3	67.1
上下中切牙角(°)	135.0	126.3	131.1
上中切牙角(°)	116.2	111.7	114.6
下中切牙角(°)	95.0	95.2	93.4
覆𬌗(mm)	2.5	5.0	2.4
覆盖(mm)	2.5	9.2	2.9

图 11-4(续)　e~g.治疗后咬合。h.治疗后软组织侧貌。i.治疗前(左)和治疗后(右)头影测量。j.矫治前(黑)后(绿)头影测量分析改变及重叠图

病例 11-2:双期干预治疗和观察

9岁女孩,Ⅱ类1分类,轻度深覆骀,7.9mm深覆盖,下颌平面陡,轻微开骀趋势(图11-5a~d)。上颌切牙前突导致唇闭合不全,但下牙列正常。

治疗计划:

只采用HLH技术(联合头帽)进行治疗,单期矫治,后期观察。下颌舌弓取代唇挡,用以维持替牙间隙和并抑制磨牙的萌出。上颌Hawley矫治器来内收上切牙,采用头帽来辅助牵引上颌骨。图11-5e~j展示了治疗结果。

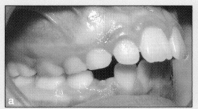
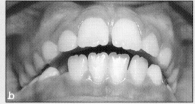
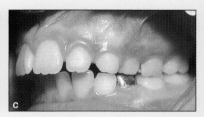
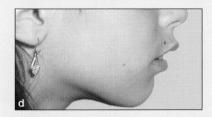
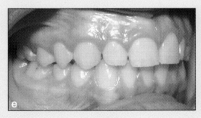
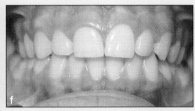
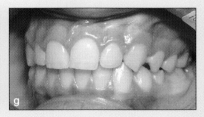
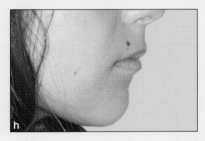

图11-5 9岁女孩,Ⅱ类1分类的浅覆骀和严重深覆盖。a~c.治疗前咬合。d.治疗前软组织侧貌。e~g.治疗后咬合。h.治疗后软组织侧貌

病例 11-2：双期干预治疗和观察（续）

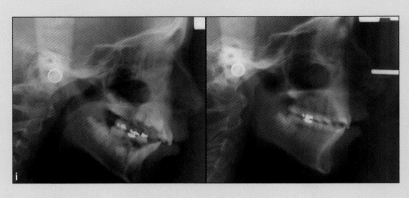

指标	正常	治疗前	治疗后
面角(°)	87.0	83.9	85.7
SNB角(°)	78.0	70.7	73.0
SNA角(°)	82.0	75.0	75.5
上颌骨深度(°)	90.0	84.0	85.5
ANB角(°)	2.3	4.3	2.5
下颌平面角(°)	25.5	27.8	26.9
Y轴角(°)	59.4	69.2	70.7
上下中切牙角(°)	135.0	119.2	125.0
上中切牙角(°)	116.2	121.1	114.6
下中切牙角(°)	95.0	95.6	96.4
覆𬌗(mm)	2.5	3.6	2.0
覆盖(mm)	2.5	7.9	2.5

图 11-5(续)　i.治疗前(左)和治疗后(右)侧位片。j.头影测量分析

病例 11-3：双期干预治疗和观察

　　9 岁女孩，Ⅱ类 1 分类错殆，覆盖 7.6mm，∠ANB 为 7.1°，深覆殆，下颌顺时针旋转导致下颌后缩（图 11-6a～c）。

治疗计划：

　　双期 HLH 技术矫治，联合头帽内收和压低上颌第一恒磨牙，用唇挡和下颌舌弓（图 11-3b）来直立下颌磨牙的同时，防止唇肌功能出现紊乱。达到Ⅰ类磨牙关系后，在过渡期，佩戴 Hawley 保持器（开始时每天 24 小时，后来每晚 12 小时）直到尖牙和前磨牙萌出（图 11-6d～f）。图 11-6g～h 展示了治疗前后的侧位片、重叠图和头影测量分析。

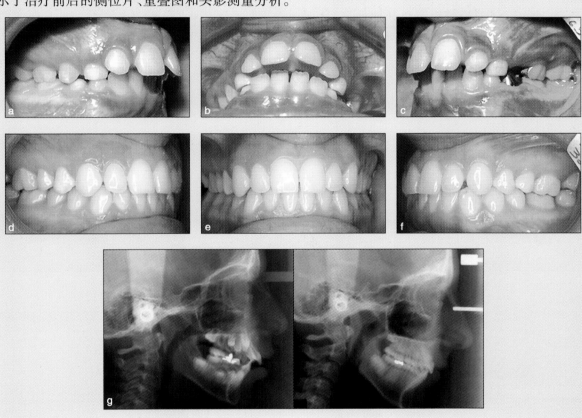

指标	正常	治疗前	治疗后
面角(°)	87.0	86.6	80.1
SNB角(°)	78.0	71.9	71.5
SNA角(°)	82.0	79.1	73.3
上颌骨深度(°)	90.0	90.2	81.9
ANB角(°)	2.3	7.1	1.8
下颌平面角(°)	25.9	31.6	36.1
Y轴角(°)	59.4	72.0	75.2
上下中切牙角(°)	135.0	121.9	121.5
上中切牙角(°)	116.2	119.1	112.4
下中切牙角(°)	95.0	87.4	90.0
覆殆(mm)	2.5	2.2	−0.1
覆盖(mm)	2.5	8.6	2.1

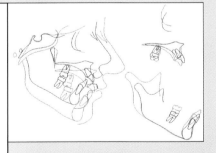

图 11-6　9 岁女孩，严重深覆盖、深覆殆，下颌后缩。a～c. 治疗前咬合。d～f. 治疗后咬合。g. 治疗前（左）和治疗后（右）侧位图。h. 头影测量分析，治疗前（黑）和治疗后（绿）重叠图

病例 11-4：双期矫治：HLH 技术联合综合正畸治疗

9 岁 7 个月女孩，混合牙列晚期，Ⅱ类 1 分类，11mm 覆盖，严重深覆𬌗导致下颌牙列内倾和后缩（颏部后缩）。上下唇分开，唇肌功能紊乱加重了牙列不齐（图 11-7a~d）。

治疗计划：

采用 HLH 技术的双期矫治。第一阶段，颈牵引头帽用以远移上颌磨牙并减轻覆𬌗；采用伴有斜面的上颌 Hawley 矫治器来解除对下颌骨的限制并刺激下颌骨向前生长；采用唇挡来控制唇肌功能，减轻唇肌对下颌切牙的力量，从而改善下颌切牙舌倾，直立下颌磨牙，整平 Spee 曲线。图 11-7e 展示了颈牵引头帽及患者良好的配合度能够促进上牙列远中移动及颊段的自发性远中移动。尖牙和前磨牙萌出后，开始进行第二阶段的治疗，此阶段停止使用头帽，在上颌放置 Nance 托来作为支抗装置。图 11-7f~h 展示了治疗的结果，Ⅱ类错𬌗、重度深覆盖（从 11.0mm 减少为 1.9mm）、深覆𬌗（4.6~0.8mm）得到纠正，∠ANB 由 6.2° 减少为 2.7°，颏部后缩的参数由 82.5° 增加为 85.9°。

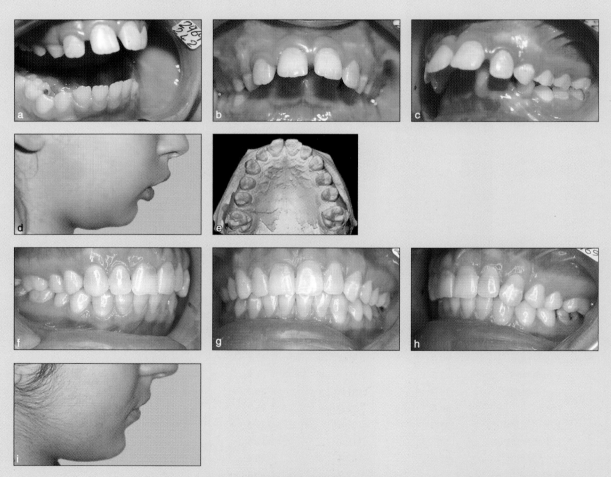

图 11-7　女孩，9 岁 7 个月，由于严重深覆𬌗深覆盖导致的下颌内倾和后缩。a~c. 治疗前咬合。d. 治疗前软组织侧貌。e. 第一阶段 HLH 技术治疗后，第二阶段联合 Nance 托进行治疗前所制备的模型。f~h. 治疗后咬合。i. 治疗后软组织侧貌

病例 11-4：双期矫治：HLH 技术联合综合正畸治疗（续）

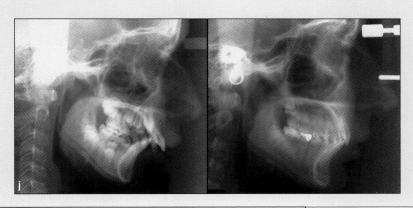

指标	正常	治疗前	治疗后
面角(°)	87.0	82.5	86.7
SNB角(°)	78.0	73.8	76.8
SNA角(°)	82.0	80.0	79.5
上颌骨深度(°)	90.0	87.0	89.4
ANB角(°)	2.3	6.2	2.7
下颌平面角(°)	25.9	31.3	29.4
Y轴角(°)	59.4	70.0	73.3
上下中切牙角(°)	135.0	118.3	128.2
上中切牙角(°)	116.2	115.2	104.2
下中切牙角(°)	95.0	93.4	94.4
覆𬌗(mm)	2.5	4.6	0.8
覆盖(mm)	2.5	11.6	1.9

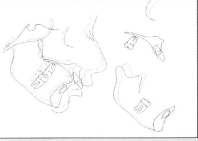

图 11-7（续）　j. 治疗前（左）和治疗后（右）侧位图。k. 头影测量分析，治疗前（黑）和治疗后（绿）重叠图

病例 11-5：单期矫形治疗

女孩，10 岁 7 个月，恒牙列早期，Ⅱ类 1 分类错𬌗，12.1mm 深覆盖，深覆𬌗，Spee 曲线深，唇肌张力弱，双颌前突，严重凸面型（图 11-8a~d），牙列散在间隙。她的牙龄发育快于骨龄。

治疗计划：

综合考虑患者的骨龄、散在间隙情况和良好的依从性，采用的治疗计划为非拔牙、单期 HLH 矫治技术。

患者使用颈牵引头帽、带斜面导板的改良 Hawley 矫治器。下颌粘接托槽以整平 Spee 曲线，不使用唇挡，因为在前伸下颌的过程中，伸长的下切牙通过与上颌 Hawley 矫治器的斜面作用，可形成一个稳定的下颌牙弓，从而刺激下颌骨的生长。

达到良好的Ⅰ类磨牙关系后，粘接上颌托槽。使用头帽作为支抗，内收上颌牙列，整平下颌 Spee 曲线，覆𬌗明显减小。最后一步是去除上颌斜面导板的 Hawley 矫治器并开始内收前牙。

图 11-8e~k 展示了治疗结果。

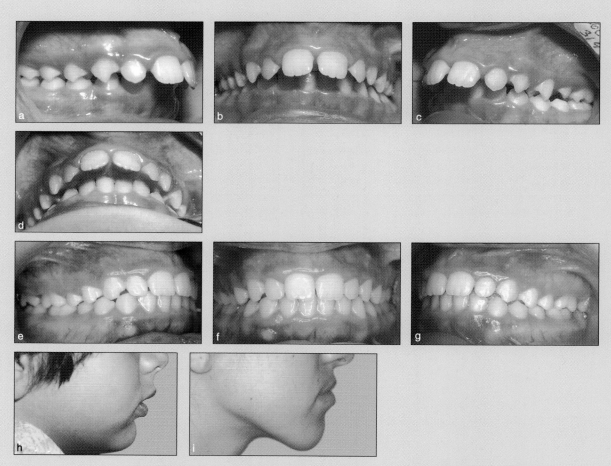

图 11-8　女孩，10 岁 7 个月，严重深覆盖、深覆𬌗，Spee 曲线深，唇肌张力不足，双颌前突。a~d. 治疗前咬合。尽管她的牙龄快于她的骨龄。e~g. 治疗后咬合。h. 治疗前软组织侧貌。i. 治疗后软组织侧貌

病例 11-5：单期矫形治疗(续)

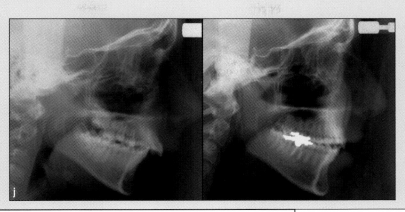

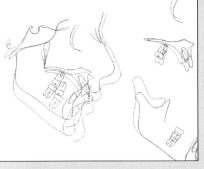

指标	正常	治疗前	治疗后
面角(°)	87.0	82.4	86.9
SNB角(°)	78.0	72.1	74.5
SNA角(°)	82.0	79.8	77.3
上颌骨深度(°)	90.0	88.2	88.2
ANB角(°)	2.3	7.7	2.8
下颌平面角(°)	25.9	31.4	31.1
Y轴角(°)	59.4	71.3	73.2
上下中切牙角(°)	135.0	118.3	127.2
上中切牙角(°)	116.2	125.0	108.8
下中切牙角(°)	95.0	85.3	93.0
覆殆(mm)	2.5	5.1	−0.5
覆盖(mm)	2.5	12.1	2.3

图 11-8(续)　j.治疗前(左)和治疗后(右)侧位图。k.头影测量分析,治疗前(黑)和治疗后(绿)重叠图

病例 11-6：单期矫形治疗

男孩，10 岁，混合牙列晚期，严重Ⅱ类 1 分类错𬌗，16mm 覆盖，深覆𬌗，唇肌功能障碍，5.6mm 唇间间隙（图 11-9a～e）。Spee 曲线深，上颌切牙唇倾，唇闭合不全，严重 A-B 向不调（∠ANB = 7.4°）。这种咬合类型，其下颌牙列后缩，并受到了上颌牙列的锁结限制，随着将来年龄的增加，该类错𬌗会逐渐加重。

治疗计划：

对该患者采用单期矫形治疗。首先，采用前牙咬合平面导板，颈牵引头帽，下颌 2×4 多用途弓来直立和压低下颌切牙，整平 Spee 曲线。达到Ⅰ类磨牙关系后，上颌切牙粘接托槽来关闭间隙、内收和压低前牙，从而减小覆𬌗覆盖，控制唇肌张力。

第二步是序列拔除乳磨牙，引导尖牙和前磨牙萌出。停止使用头帽，置入 Nance 托作为支抗装置，利用稳定的下颌牙弓来进行Ⅱ类牵引，以内收上牙列。

图 11-9f～i 显示了治疗前后的牙、牙槽和软组织侧貌的变化。

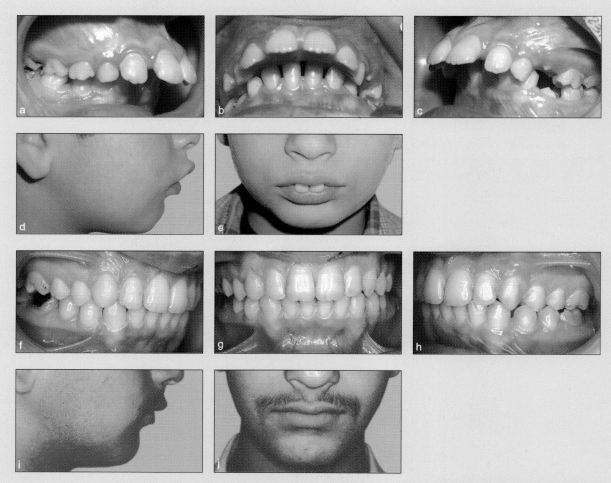

图 11-9　a～c. 治疗前咬合。d. 治疗前软组织侧貌。e. 治疗前唇齿关系。f～h. 治疗后咬合。i. 治疗后软组织侧貌。j. 治疗后唇闭合

病例 11-6：单期矫形治疗（续）

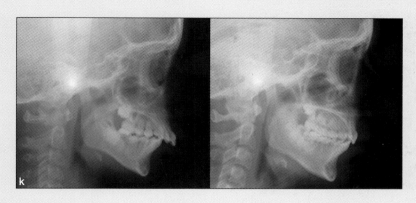

指标	正常	治疗前	治疗后
面角(°)	87.0	82.4	83.6
SNB角(°)	78.0	73.0	73.1
SNA角(°)	82.0	80.4	77.8
上颌骨深度(°)	90.0	88.6	87.6
ANB角(°)	2.3	7.4	4.7
下颌平面角(°)	25.9	24.5	25.9
Y轴角(°)	59.4	72.0	74.0
上下中切牙角(°)	135.0	109.7	129.5
上中切牙角(°)	116.2	121.6	101.4
下中切牙角(°)	95.0	104.2	103.2
覆殆(mm)	2.5	3.4	1.7
覆盖(mm)	2.5	12.0	2.7

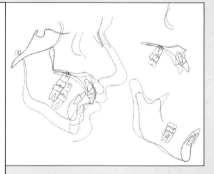

图 11-9（续） k. 治疗前（左）和治疗后（右）侧位图。l. 头影测量分析，治疗前（黑）和治疗后（绿）重叠图

病例 11-7：单期矫形治疗

　　女孩，12 岁，Ⅱ类 1 分类错𬌗，13.9mm 覆盖，深覆𬌗，Spee 曲线深，唇肌功能障碍（图 11-10a～e），唇闭合不全，9.1mm 唇间间隙，闭唇困难导致唇肌紧张（图 11-10f～h）。

治疗计划：

　　颈牵引头帽，上颌 Hawley 咬合板，唇挡控制下唇功能障碍，远中移动上颌磨牙，减轻覆𬌗。达到理想的磨牙关系后，全口粘接托槽排齐前牙，整平下颌 Spee 曲线。停止使用咬合板和唇挡，继续使用头帽作为内收前牙时的支抗装置。图 11-10i～o 展现了治疗后结果：正常覆𬌗覆盖，侧貌、唇和外貌明显改变，自信心得到了明显的提升。

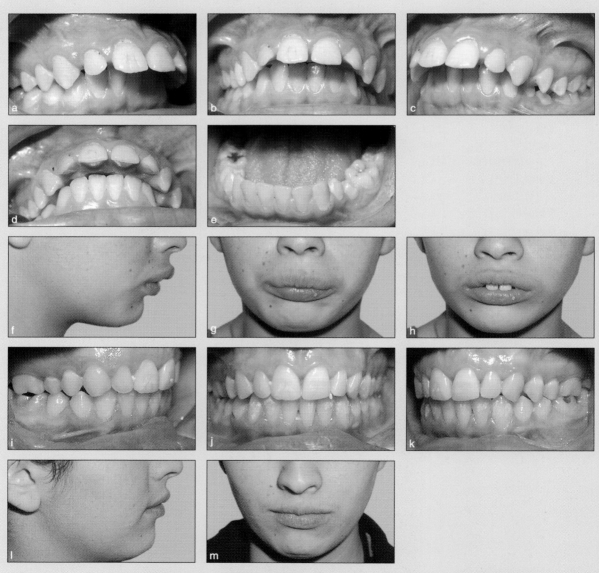

图 11-10　女孩，12 岁，Ⅱ类 1 分类，严重深覆𬌗深覆盖、深 Spee 曲线、唇肌功能障碍。a～e. 治疗前咬合。f. 治疗前软组织侧貌。g～h. 治疗前唇齿关系。i～k. 治疗后咬合。l. 治疗后软组织侧貌。m. 治疗后唇齿关系

病例 11-7：单期矫形治疗（续）

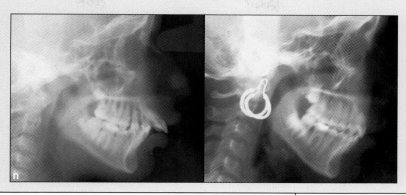

指标	正常	治疗前	治疗后
面角(°)	87.0	85.7	88.8
SNB角(°)	78.0	76.3	79.4
SNA角(°)	82.0	85.0	83.7
上颌骨深度(°)	90.0	93.8	86.8
ANB角(°)	2.3	8.7	4.3
下颌平面角(°)	25.9	36.8	38.0
Y轴角(°)	59.4	69.5	72.3
上下中切牙角(°)	135.0	102.7	122.6
上中切牙角(°)	116.2	132.1	110.7
下中切牙角(°)	95.0	90.5	93.8
覆𬌗(mm)	2.5	1.1	1.0
覆盖(mm)	2.5	13.8	3.0

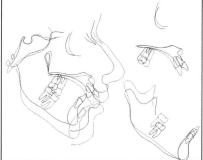

图 11-10（续）　n. 治疗前（左）和治疗后（右）侧位图。o. 头影测量分析，治疗前（黑）和治疗后（绿）重叠图

前牙反殆及 Ⅲ 类错殆

前牙反殆是乳牙列及混合牙列期常见的问题之一,常常需要进行早期干预以防止对咬合的进一步损伤。在某些情况下,早期矫治有效且能获得理想的效果。早期纠正前牙反殆不仅能够解决美观问题,同时还可改善咬合功能,预防结构性损害和对牙列及基骨生长的副作用。

不同的前牙反殆类型,其形态、病因及治疗方法均不同。通常来讲,前牙反殆可分类以下三种类型:

1. 简单的牙性反殆。
2. 假性Ⅲ类错殆(功能性反殆)。
3. 骨性Ⅲ类错殆和潜在Ⅲ类错殆。

只有对患者分别进行详细的静态分析及功能运动过程中的动态分析,影像学检查(正中殆位和正中关系位的侧位片)后,才能对牙性、骨性和功能性反殆进行鉴别。

鉴别诊断

对骨性和牙性前牙反殆进行准确的鉴别诊断,是在制订合适的治疗计划和治疗时机的过程中非常重要的一部分。诊断过程由完整的口内及口外临床检查所构成,包括对儿童的面型及对称性、正中关系位和正中殆位的左右磨牙和尖牙关系、牙列中线及面中线进行分析。正中关系位和正中殆位的前牙咬合关系检查也同样重要。应仔细检查下颌偏斜的类型,从而确定错殆的类型、治疗方案的选择以及治疗的预后。

要想制订正确的治疗计划并获得理想的反殆治疗效果,我们需要仔细分析每一个病例的形态、病因及显著特征。不同的Ⅲ类错殆畸形之间,表面看起来可能很相似,但实际上,其临床表征完全不同,因此需要制定不同的治疗计划。因此,诊断的第一步是对不同类型的前牙反殆进行鉴别诊断,第二步是仔细寻找每个患者的显著特征。

临床检查

临床检查应包含以下重点:

- 下颌位于正中关系位和正中位殆时的前后牙咬合关系。
- 正中关系位和正中殆位时的软组织侧貌。
- 是否存在下颌偏斜,使下颌位于最后位并检查此时的切牙关系。

- 遗传背景,检查患儿家长或兄弟姐妹是否存在相似的情况。

头影测量分析

自从在 1931 年发明侧位片后,许多头影测量分析方法被逐渐应用于正畸诊断和治疗计划中。然而,笔者无意间在此书中对在早期矫治的诊断和治疗设计中所采用的头影测量分析方法进行讨论。笔者想通过这部分内容提醒读者应用头影测量分析技术的重要性。头影测量技术不仅可以应用于诊断和治疗设计中,还可在早期矫治时对患儿的生长发育进行预测。

简单牙性反殆

简单牙性反殆定义为上颌前牙相对下颌前牙呈舌侧错位的错殆畸形。该类错殆通常范围比较局限,包括单颗牙或多颗牙的异常,但不包括基骨的异常。换言之,简单牙性反殆表现为单颗或多颗上下颌前牙间的唇舌向关系异常,但前后向的颌骨关系正常。从息止颌位到牙尖交错位时,个别牙的牙性反殆不伴有下颌的功能性偏斜,表现为安氏Ⅰ类关系的光滑闭合轨迹。当多颗切牙出现反殆时,则可能出现不同程度的下颌骨前伸。

简单牙性反殆是乳牙列期和混合牙列期前牙反殆中最常见的类型,研究报道其发病率为 3%～12%。发病率的差异主要是由于研究报道的种族不同。例如,日本人群的发生率为 10%,而美国人群的发生率为 3%[48]。

这类前牙反殆,当位于正中咬合位时,单颗或多颗上颌前牙位于下颌切牙舌侧。反殆不会随着年龄的增加而自行纠正,正如 Tausc 等[48] 所报道的一样,到了恒牙列期,前牙反殆的严重程度会明显增加。

特征表现

如前所述,牙性反殆患者其 ∠ANB 和软组织侧貌正常。上颌切牙舌倾,下颌切牙唇倾,磨牙和尖牙在正中关系位和正中殆位时均表现为Ⅰ类关系。

前牙牙性反殆有以下两类:

1. 单颗牙或多颗牙舌向倾斜形成的反殆,不伴有牙列拥挤和下颌功能性偏斜。

2. 前牙反锁殆,相对于下颌切牙而言,一颗或两颗切牙舌倾而另一些牙唇倾,有些还伴有牙列拥挤。无下颌的功能性偏斜,但上下颌切牙相互锁结,前牙咬合时更容易导致咬合创伤。

病因

　　大部分前牙牙性反殆由局部牙齿因素所造成。可能的病因有很多,如:

- 萌出道先天异常(上颌切牙舌向萌出)。
- 乳牙外伤导致恒牙胚异位。
- 恒牙外伤导致牙齿脱位和移位。
- 上颌切牙区乳牙滞留导致恒切牙腭侧萌出,或下颌乳切牙滞留增加了下颌切牙的唇倾度。
- 唇向错位的多生牙或牙瘤。
- 乳牙早失导致骨硬化或纤维组织障碍。
- 咬上唇习惯,较为少见。
- 滞留的死髓乳牙或残根。
- 切牙区拥挤(Bolton 比不调)。

- 牙弓长度不足。
- 唇腭裂修复术后。

　　图 11-11 展示了混合牙列中期的前牙反殆,由于一颗下颌乳切牙滞留,使得下颌牙列前牙区牙弓周长变长,从而形成了切对切的前牙反殆。

　　图 11-12 展示了两颗乳中切牙滞留导致了严重的牙列间隙和恒中切牙迟萌。最终发展成了严重的恒切牙间隙和异位、前牙反殆。

　　图 11-13 和图 11-14 展示了乳切牙滞留导致的恒切牙腭侧萌出和前牙反殆。

　　图 11-15a 的病例中,其上颌双侧恒尖牙先天缺失,导致上颌中切牙和侧切牙间间隙和移位,从而形成了前牙反殆。图 11-15b 和 c 展现了正畸治疗后的咬合情况。

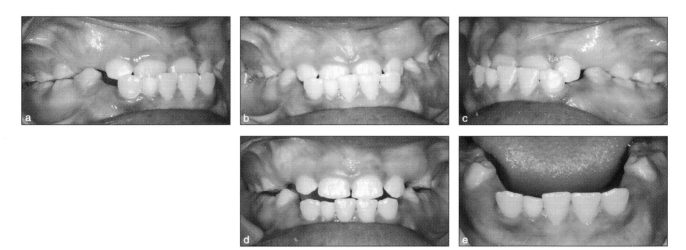

图 11-11　a~e.乳牙滞留导致牙弓增长所致前牙反殆

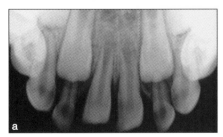
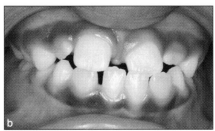
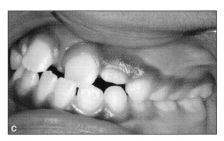

图 11-12　a.乳切牙滞留导致恒牙迟萌。b~c.乳切牙滞留导致的前牙反殆和严重间隙

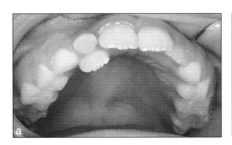
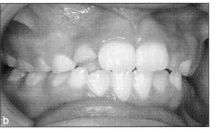

图 11-13　a~b.乳侧切牙滞留导致的恒切牙腭侧萌出和反殆

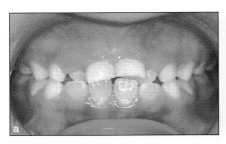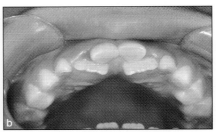

图 11-14 a~b.滞留乳中切牙导致的恒切牙反𬌗

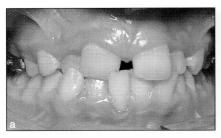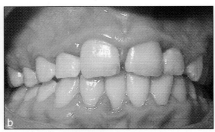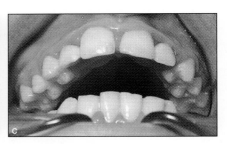

图 11-15 a.先天性恒尖牙缺失导致的前牙反𬌗,上颌中切牙和侧切牙间间隙及移位

图 11-16 展示了 3 年前乳中切牙外伤导致的上颌单颗中切牙反𬌗。

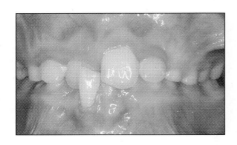

图 11-16 3 年前乳中切牙外伤导致上颌中切牙反𬌗

早期矫治的优势

如之前所述,需要对前牙牙性反𬌗进行及时的早期矫治以避免矫治不及时而导致更严重的问题。在牙列早期进行治疗,能使治疗过程变得更简单轻松,并且可以减轻对牙齿、支持组织和颌骨生长的损害。

上颌恒切牙在萌出前,被乳切牙牙根所限制。上颌恒侧切牙位于恒中切牙的远中、略靠后的方向;任意一颗恒切牙在萌出过程中的移位都可能影响到周围的切牙;因此,单颗牙反𬌗也应早期治疗。若 X 线片提示邻牙具有舌侧萌出的可能性,可采用带有指簧的阻断性矫治器来引导后续切牙的萌出。

许多研究证实了早期纠正切牙反𬌗的优势[49-52]。早期治疗该类错𬌗,前牙牙弓周长可明显增大,从而纠正前牙拥挤并促进切牙和尖牙的萌出。以下是早期治疗的其他优势:

- 提高牙列的美学价值。
- 防止组织损伤,如牙齿磨损、牙周疾病和牙根吸收。
- 减少牙齿的代偿和纠正颌骨生长改良的错误方向。
- 减少导致上颌骨发育不足的干扰因素。
- 改善牙及牙槽的关系。
- 增加前段牙弓周长。

延迟治疗的后果

延迟治疗简单牙性反𬌗可能会导致严重的后果。乳牙列期的前牙反𬌗通常会延续到恒牙列期;延迟治疗该类错𬌗,会导致在恒牙列期进行更复杂、疗程更长的治疗[48]。

许多研究表明,延迟纠正这类错𬌗,可能会导致异常的釉质磨损;前牙松动和折断;唇侧牙槽骨板吸收和牙龈退缩;牙周疾病;前段牙弓周长减少,从而导致尖牙阻生;以及颞下颌关节紊乱[49,53-56]。此外,下颌骨移位或上颌骨发育不足可能会导致牙性和骨性的Ⅲ类错𬌗。功能性偏斜会导致不均衡的肌张力和不对称的髁突移位,使得下颌骨不对称生长。

早期治疗策略

必须在早期对该类错𬌗进行治疗。早期干预并打开前牙锁结的主要目的是刺激颌骨的均衡生长和正常的咬合发育。早期矫治是简单有效的措施,若患者不存在牙列拥挤及牙齿旋转的情况,后期亦不需进行保持。

治疗前牙反殆的方法众多，包括舌刃、反向不锈钢预成冠、固定基托倾斜面、粘接复合树脂斜面、带指簧的可摘基托树脂矫治器、2×4矫治技术。通常，有两种类型的矫治器（固定或活动）可以治疗该类错殆。应根据患者的错殆畸形问题、口腔卫生状况及其依从性来选择相应的矫治器。

对于依从性好的儿童，带前牙指簧和殆垫的Hawley矫治器是比较合适的活动矫治器。而对于不配合的儿童，则最好选用2×4矫治技术，并在殆面粘接复合树脂来打开前牙咬合。最好选择2×4矫治技术来治疗伴有牙列拥挤和牙齿旋转的前牙反殆患者。

在治疗前牙反殆的过程中，我们应该分开上下牙齿以防止咬合创伤，并促进反殆牙齿的跳跃，这些可以通过采用带有殆垫的活动矫治器或2×4矫治技术联合粘接复合树脂来实现。

病例 11-8：前牙牙性反殆

女孩，10岁，单颗切牙反殆，间隙足够。几个月的治疗延误导致了下颌骨的创伤和牙龈退缩（图11-17a～d）。

治疗计划：

由于患者无牙列拥挤、牙齿旋转和邻牙的移位，且患者依从性好，故采用带有殆垫及单个指簧的活动Hawley矫治器进行治疗（图11-17e和f）。

10个月后，切牙排列良好，恒尖牙和前磨牙正在萌出，下颌切牙牙龈退缩自愈，后期不需其他治疗（图11-17g和h）。

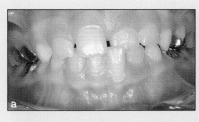
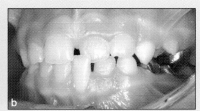
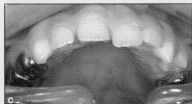
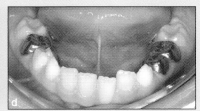
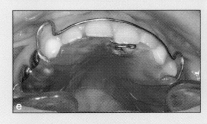
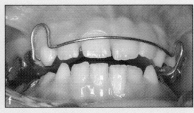
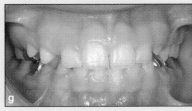
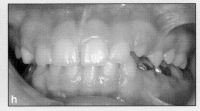

图11-17　女孩，10岁，间隙足够的单颗牙反殆，治疗延误导致下颌切牙拥挤、咬合创伤和牙龈退缩。a～d. 治疗前咬合。e～f. 带有殆垫及指簧的Hawley矫治器。g～h. 10个月后，治疗结束。不需其他治疗

病例 11-9：前牙牙性反𬌗

女孩，10 岁，混合牙列中期，右侧间隙丧失导致Ⅲ类磨牙关系，0~1mm 覆𬌗和覆盖，3 颗上颌切牙反𬌗。治疗已被耽搁，导致下颌切牙严重拥挤，右下侧切牙异位萌出（图 11-18a~f）。

治疗计划：

由于切牙严重拥挤和移位，因此采用上下颌 2×6 矫治技术进行治疗。治疗第一步是在上颌进行 2×4 粘接，在下颌第一磨牙𬌗面粘接树脂以打开前牙咬合，放置 0.016 英寸 NiTi 上颌弓丝（末端回弯）来排齐和解除前牙的异常咬合。第二步是放置 0.016 英寸上颌不锈钢弓丝，在磨牙颊面管近中弯制 U 形曲（增加牙弓长度）以唇倾上颌切牙，解除反𬌗。第三步是下颌 2×4 粘接：由于拥挤度较大，一开始使用 0.014 英寸 NiTi 弓丝，随后使用 0.016 英寸 NiTi 弓丝行进一步排齐。

第四步是调节不锈钢弓丝上放置在下颌磨牙颊面管近中的 U 形曲，从而使下颌切牙唇倾以获取间隙来排齐下颌切牙。最后一步是待恒尖牙萌出后粘接托槽，实现最终的排齐。图 11-18g~k 展示了最终的治疗结果。

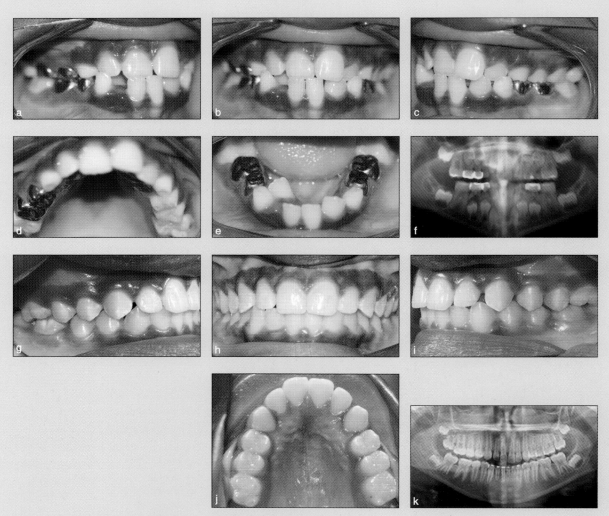

图 11-18　女孩，10 岁，切牙反𬌗。咬合锁结导致下颌切牙严重移位和拥挤，右下中切牙异位萌出。a~e. 治疗前咬合。f. 治疗前全景片。g~j. 治疗后咬合。k. 治疗后全景片

病例 11-10:前牙牙性反殆

男孩,10岁6个月,安氏Ⅰ类错殆,前牙锁结,存在咬合创伤,三颗切牙反殆。反殆导致了上下前牙的拥挤,上切牙的错位以及扭转(图11-19a~e)。

治疗计划:

采用2×6技术对上下颌进行矫治,同时在下磨牙殆面粘接复合树脂以解除前牙锁结。治疗开始时,我们在上颌使用2×4技术,采用0.016Niti丝排齐前牙,同时在殆面粘接复合树脂以打开前牙咬合。在0.016不锈钢丝上弯制U形曲,通过调节U形曲来唇倾上前牙,从而解除反殆。

在纠正了前牙反殆之后,采用2×4技术对下颌进行矫治,同样使用0.016NiTi丝进行排齐。最后在上下颌恒尖牙上粘接托槽,进行最后的咬合调整(图11-19h~k)。

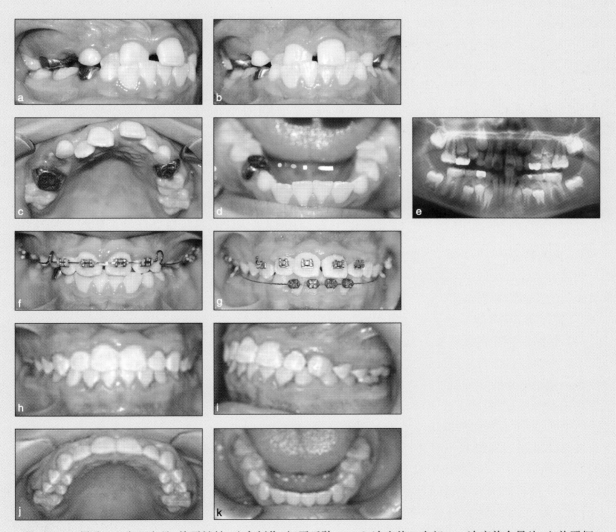

图11-19　男孩,10岁6个月,前牙锁结,咬合创伤,切牙反殆。a~d.治疗前口内相。e.治疗前全景片,上前牙拥挤。f和g.治疗过程。h~k.治疗后口内相

假性Ⅲ类错𬌗（功能性反𬌗）

功能性反𬌗常是多颗前牙反𬌗。若存在影响后牙咬合的干扰，那么，为了避免正中关系时前牙出现这种𬌗干扰，同时为了达到最大牙尖交错位，下颌常常会出现功能性的前移位。恒牙列期和乳牙列期均可出现假性Ⅲ类错𬌗。过去，曾采用"假性下颌前突"[57,58]"姿势性安氏Ⅲ类错𬌗"[50]和"功能性安氏Ⅲ类错𬌗"[49]来描述此类错𬌗。这类错𬌗的患者常常表现为骨性Ⅰ类。有时，尤其是未尽早进行治疗的该类患者，可能会存在轻度上颌发育不足或上牙弓狭窄。此类患者，通常在息止𬌗位（正中关系）时呈直面型，在牙尖交错𬌗时呈轻微的凹面型。

Rabie 和 Gu[59]曾进行过一项研究，目的是找出中国南方人群的假性Ⅲ类错𬌗与安氏Ⅰ类错𬌗的鉴别诊断标准，他们总共检查了 36 名假性Ⅲ类错𬌗患者和 31 名安氏Ⅰ类错𬌗患者。研究发现，假性Ⅲ类错𬌗患者在颜貌特征、牙列和颌骨形态位置上均具有一定的特征，如上前牙舌倾、上嘴唇后缩、面中分长度不足以及较大的上下颌骨差异。

Ngan 等[52]曾做过关于假性Ⅲ类错𬌗和骨性Ⅲ类错𬌗鉴别诊断标准的研究，研究认为头影测量分析可能并不是最可靠的手段。他们的研究发现一致认为，安氏Ⅲ类磨牙、尖牙关系，下前牙舌倾以及前牙切对切或者前牙反𬌗似乎才是骨性Ⅲ类错𬌗与假性Ⅲ类错𬌗的鉴别诊断要点。

Gu[60]曾经将 36 名假性Ⅲ类错𬌗患者（平均年龄：10.7±2.0 岁）与 40 名骨性Ⅲ类患者（平均年龄：9.7±2.2 岁）进行对比，希望借此研究判断出替牙列期假性Ⅲ类错𬌗患者的牙颌面特征。所有的替牙列期患者均拍摄侧位片，包括骨性Ⅲ类错𬌗患者、假性Ⅲ类错𬌗患者、以及对照组的安氏Ⅰ类错𬌗患者，并在生长发育高峰期后对所有患者进行回访，然后比较他们的牙颌面特征。Gu 得出了以下结论：假性Ⅲ类错𬌗患者往往表现为面中份长度不足，下颌骨移位，上前牙舌倾，颅面部垂直向发育正常。

Moyers[61]认为假性安氏Ⅲ类关系是一种由获得性神经肌肉反射导致的下颌骨移位的错𬌗畸形。他提出了一个假设，在下颌闭合过程中，早期的神经肌肉反射干扰是导致严重的安氏Ⅲ类错𬌗患者下颌骨移位的主要原因。

此外，其他几位学者的研究也认为，假性Ⅲ类错𬌗是由舌倾的上前牙和唇倾的下前牙所形成的前牙咬合干扰所致[50,57,62,63]。

特征表现

假性Ⅲ类错𬌗畸形患者的咬合关系检查，需要在下颌位于正中关系时进行。此外，通过仔细的临床检查和头影测量分析，还会发现以下特征：

- 前牙多颗牙反𬌗。
- 息止𬌗位时，ANB 角正常。
- 某些患者会出现上前牙舌倾。
- 轻微的上颌骨发育不足。
- 侧貌正常/凹面型（正中关系时侧貌正常/牙尖交错位时呈凹面型）。
- 正中关系时，磨牙、尖牙Ⅰ类关系。
- 从息止𬌗位到牙尖交错位时，下颌有一个习惯性移位。

早期矫治的优势

当一个假性Ⅲ类错𬌗畸形患者存在多颗前牙反𬌗以及下颌功能性移位时，我们需要对他进行早期的干预治疗，以避免对上颌骨发育的不良影响以及上颌骨的结构性损伤。在生长发育高峰到来之前，解除上前牙的锁结能够恢复上颌的正常发育，改善患者的侧貌并且防止上颌骨的结构性损伤。类似于牙性反𬌗的前牙反𬌗的早期矫治，是十分简单且有效的。若耽搁了早期矫治的时机，则需要更加全面的咬合发育管理。

早期矫治该类错𬌗，能够消除下颌骨的功能性移位，解除上前牙和下切牙的锁结，从而促进上颌骨的正常生长发育，改善颜貌，此外上牙弓前段长度的增加还助于恒尖牙的萌出。Gu 和 Rabie[64]通过对比研究 21 例接受连续治疗和 15 例未治疗的假性Ⅲ类错𬌗畸形患者发现，治疗组患者平均能够获得 4.7mm 的间隙量，未治疗组患者则普遍存在间隙不足的情况。

对于假性Ⅲ类错𬌗畸形患者，我们推荐早期进行矫治。早期矫治该类患者，能够为咬合发育创造一个良好的环境，避免已有的情况恶化，从而减小甚至消除后期综合正畸治疗的需求。

延迟治疗的后果

延迟治疗和上牙列治疗后的复发均会导致 A-B

的不协调以及上颌骨的后缩，可能需要进行综合固定治疗和面具式前牵引治疗。

延迟治疗会导致包括牙齿和颌骨在内的结构性损伤，前牙段的拥挤，甚至尖牙的阻生以及对颌骨生长发育的不良影响[51,65]（见病例11-13）。

早期矫治策略

临床上，常常根据患者的年龄、依从性以及反殆的严重程度来决定早期矫治的策略，活动矫治器、功能矫治器及固定矫治器均能用来治疗反殆。当需要进行上颌的前牵引治疗时，则需要用到面具或者颏兜一类的口外装置。

笔者之前提到的用来治疗简单的前牙牙性反殆的方法（带有殆垫的可摘式 Hawley 矫治器和 2×4 技术）也能用来治疗大多数的假性Ⅲ类错殆患者。假性Ⅲ类错殆患者常表现为多颗前牙反殆并伴有前牙的拥挤和旋转。相对来说，2×4 矫治技术是更可取的，因为该种治疗方式更有效，不需要考虑患者的依从性，在矫正反殆之后也可以排齐前牙。其他因为延迟治疗或者遗传性因素所致的上颌轻度发育不足的患者，则可能需要对他们进行口外牵引。

采用活动矫治器治疗多颗前牙反殆的假性Ⅲ类错殆患者时，为了进行有效的保持，常常需要对矫治器进行特殊调整。为了解除反殆，唇弓应离开切牙，从而允许上切牙进行唇向运动。与此同时，需要维持住后段位置，可采用长唇弓（图 11-20；见病例 11-14），也可采用 1977 年设计出来的在尖牙处有一个特殊的水平曲的矫治器[66]（图 11-21）。

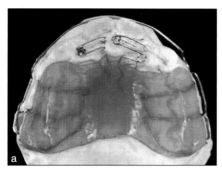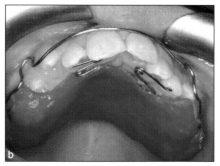

图 11-20　a 和 b. 改良 Hawley 矫治器，在箭头卡环上焊接一长唇弓。该长唇弓对后段进行维持，同时允许前牙进行唇向运动

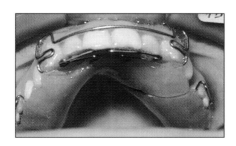

图 11-21　用来纠正 4 个切牙反殆的活动矫治器。尖牙处的水平曲用于保持

病例 11-11：假性Ⅲ类错𬌗

男孩,9岁,假性Ⅲ类错𬌗,下颌前移,三颗切牙反𬌗,导致上切牙的扭转和错位以及下前牙的拥挤(图 11-22a~e)。

治疗过程：

出于对患儿家长的意愿及费用方面的考虑,采用活动矫治器进行治疗(图 11-22f)。治疗结果如图 11-22g~i 所示。

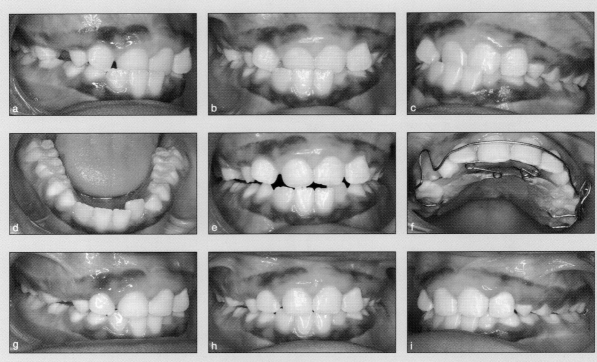

图 11-22　伴有下颌前移、三颗切牙反𬌗的假性Ⅲ类错𬌗患者的治疗过程。a~d.治疗前口内相,下颌位于牙尖交错位。e.治疗前口内相,下颌位于正中关系。f.用于治疗的活动矫治器。g~i.治疗后口内相

病例 11-12:假性Ⅲ类错殆

男孩,11 岁 7 个月,混合牙列晚期,安氏Ⅰ类,假性Ⅲ类错殆,严重的下颌前移(图 11-23a~e)。

治疗过程:

鉴于该患者的情况,仅限于采用 2×6 技术进行治疗,同时在磨牙的殆面粘接复合树脂以解除前牙锁结。下牙列不采用任何治疗。治疗结果如图 11-23f~n 所示。早期解除前牙反殆不仅能够预防结构损伤,为邻牙的萌出维持足够的间隙,而且还能促进正常的颌骨发育,从而改善侧貌。

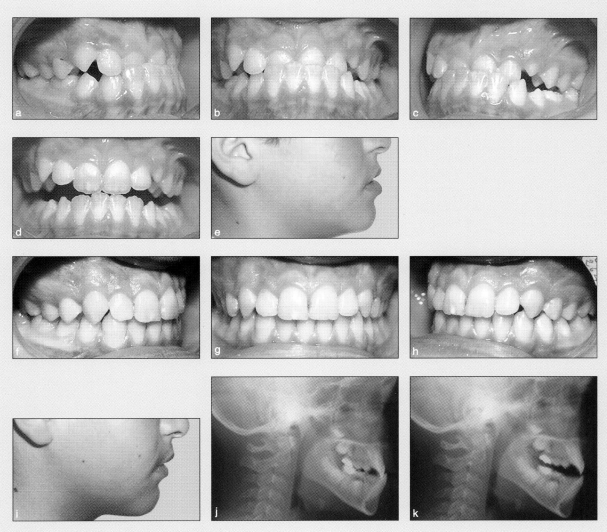

图 11-23　男孩,11 岁 7 个月,伴有严重的下颌前移,处于混合牙列晚期。a~c.治疗前口内相,下颌位于牙尖交错位。d.治疗前口内相,下颌位于正中关系。f~h.治疗后口内相。i.治疗后软组织侧貌。j.治疗前侧位片,下颌位于牙尖交错位。k.治疗前侧位片,下颌位于正中关系

病例 11-12：假性Ⅲ类错𬌗（续）

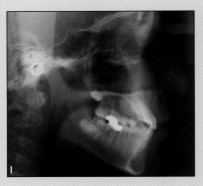

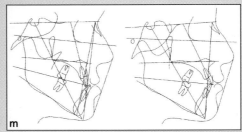

指标	正常	治疗前	治疗后
面角(°)	87.0	88.7	88.2
SNB角(°)	78.0	82.0	82.1
SNA角(°)	82.0	77.8	82.0
上颌骨深度(°)	90.0	85.2	88.1
ANB角(°)	2.3	−4.2	−0.1
下颌平面角(°)	25.9	29.5	28.0
Y轴角(°)	59.4	65.7	64.2
上下中切牙角(°)	135.0	139.1	127.9
上中切牙角(°)	116.2	109.0	117.0
下中切牙角(°)	95.0	82.4	87.1
覆𬌗(mm)	2.5	4.0	1.5
覆盖(mm)	2.5	4.1	1.8

图 11-23（续） l.治疗后侧位片。m.头影侧位描记图：治疗前（左）治疗后（右）。n.治疗前后头影测量分析结果对比

病例 11-13：假性Ⅲ类错𬌗

女孩，17岁，安氏Ⅰ类，前牙反𬌗，伴有下颌移位。她的主诉是颞下颌关节功能障碍、疼痛以及开口受限。同时，她的上下颌前牙及牙周组织也有严重的结构损伤（图 11-24a～d）。该病例清晰地展示了延迟治疗前牙反𬌗的不良后果。

治疗过程：

在进行牙周洁刮治及牙周维护后，采用 2×6 技术对上下牙列进行治疗。磨牙𬌗面堆积复合树脂以打开前牙咬合。该治疗成功的纠正了前牙反𬌗和中线不齐，但是由于未能尽早治疗以及轻度的下颌骨发育过度，在关闭下前牙间隙的时候，需要加上根舌向转矩以实现下前牙的整体内收。

上切牙间留有少许间隙以修复过小牙，此外，该患者还存在上切牙牙冠缺损。因此，治疗结束后，采用烤瓷冠修复上前牙（尖牙-尖牙）（图 11-24e～g）。

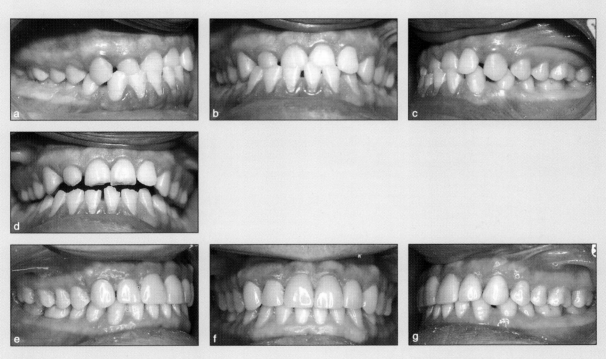

图 11-24　女孩，17岁，前牙反𬌗，下颌移位。对病情的疏忽已导致开口受限，颞下颌关节疼痛，下切牙及牙周组织的结构损害。a～d. 治疗前口内相。e～g. 采用 2×6 技术治疗及烤瓷冠修复上前牙后的口内相

病例 11-14：假性Ⅲ类错𬌗

女孩，11岁7月，安氏Ⅰ类，假性Ⅲ类错𬌗，下颌移位，上切牙轻度损伤，上牙弓轻度拥挤（图 11-25a~c）。

治疗过程：

采用设计有2个箭头卡环的可摘式 Hawley 矫治器进行治疗。长唇弓被焊接到箭头卡环上，它一方面能够对后段进行维持，另一方面能够促进前段切牙的唇倾。治疗后咬合情况如图 11-25d~e 所示。

与上一个延迟治疗的病例进行对比，我们可以清楚地了解到，早期矫治能够简化治疗过程，并减轻牙齿及其支持组织的受损程度。

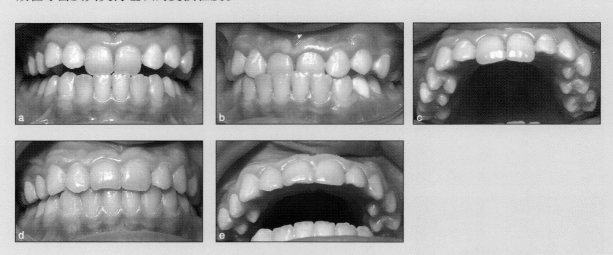

图 11-25　下颌前移导致上颌切牙受到轻度的影响

骨性Ⅲ类错𬌗及潜在的Ⅲ类错𬌗

骨性Ⅲ类错𬌗或近中咬合的表现，主要是前后向的上下牙、牙弓、颌骨关系的异常，具体特征是下牙列位于上牙列前方[67]。该类错𬌗可由下颌牙、牙弓、基骨的近中移位，或上颌牙、牙弓、基骨的远中移位，或上下颌骨大小的不协调（上颌发育不足或下颌发育过度）或多个上述因素所致。

骨性Ⅲ类错𬌗亦可由其他骨性结构发育异常所致，比如前颅底长度不足、后颅底长度不足、上下颌骨长度的差异以及某些角度的离散或聚合等，这些角度包括鞍角、关节角、Y轴、下颌角。此外，该类错𬌗还可由不伴有潜在的异常颌骨关系的异常牙性关系所致。

Ngan 等[68]发现骨性Ⅲ类错𬌗患者常表现为凹面型、鼻上颌区域后缩以及下颌骨突出。相对于上唇来说，下唇常显突出。上牙弓通常比下牙弓更窄，前牙咬合表现为浅覆𬌗、浅覆盖甚至反覆𬌗、反覆盖。因此，对于骨性Ⅲ类错𬌗患者来说，咬合关系的异常仅仅是众多临床表现中的一小部分。临床医师需要进行全面的临床检查评估以及头影测量分析后，才能制定出最佳的治疗计划。

某些骨性Ⅲ类错𬌗患者除了具备上述的颌骨关系异常外，还可能伴有下颌的功能性移位以及前牙反𬌗。因此，诊断和治疗该类患者的首要步骤就是要能够准确地鉴别诊断骨性Ⅲ类错𬌗和非骨性Ⅲ类错𬌗。

对临床医师来说，处在生长发育期的Ⅲ类错𬌗患者的诊断治疗是一件很棘手的事情。笔者认为对此类患者应该进行早期干预以期望恢复牙弓、牙槽以及颌骨的正常发育。Ⅲ类错𬌗是一种与生长发育相关的错𬌗畸形，若延迟治疗，那么患者在生长发育停止以后，往往会呈现出更加严重的畸形表现。Angle[69]通过调查1 000名白人患者的情况发现，Ⅲ类错𬌗的患病率为3.4%。

笔者认为，若延迟治疗非骨性Ⅲ类错𬌗患者，那么随着该类患者的生长发育，其很有可能发展为骨性Ⅲ类错殆,笔者将这种情况称为潜在的Ⅲ类错殆。不过,并不是所有延迟治疗的假性Ⅲ类错殆患者均会出现这种情况,只是笔者通过长期的临床观察发现,一些从未接受过正畸治疗的父母、亲戚表现为严重的骨性畸形,但他们的孩子或兄弟姐妹却表现为假性Ⅲ类错殆,并且他们的治疗过程也很轻松。

临床医师常根据患者的牙龄、骨龄以及错殆畸形的形态特征来选择治疗方案。早期矫治该类患者主要是生长改型和牙性掩饰两方面。对于生长发育停止的患者,正颌手术是唯一的选择。根据骨性畸形程度的不同,手术的组合方式也不尽相同,包括后退下颌骨、前移上颌骨或者两者结合。

该类错殆畸形患者的病因包括先天遗传因素、环境因素或两者都有。

Ⅲ类错殆在乳牙列期或替牙列早期即可出现并且通常早期即可发现。

必须对牙性和骨性Ⅲ类错殆进行仔细的鉴别诊断,以下为要点:

- 一些真性Ⅲ类错殆患者也会存在前殆干扰、下切牙唇倾和上切牙舌倾,这种情况导致的下颌功能性前移,会对临床诊断产生干扰,容易误诊为假性Ⅲ类错殆。详细的临床检查和头影测量分析可帮助避免这种情况,从而正确诊断出骨性Ⅲ类错殆。

- 一些颌骨关系异常的骨性Ⅲ类错殆患者,表现为下颌前突且不伴有下颌功能性移位、前牙切对切咬合,这些表现提示着严重的错殆畸形,需要进行正颌手术。

- 单纯的骨性Ⅲ类错殆患者常表现为安氏Ⅲ类磨牙、尖牙关系、下切牙舌倾、前牙切对切或反殆且不伴有下颌功能性移位。这些患者常常需要综合正畸治疗或正畸-正颌外科联合治疗。

起初,大家普遍认为Ⅲ类错殆主要是由于下颌骨的过度发育所致(下颌前突)。哈普斯堡王朝40名家族成员中有33名表现为下颌前突,这也是该类错殆畸形的经典病例。现今,许多研究表明,该类错殆畸形的患者中有高达60%的人主要表现为上颌后缩[57]。

早期矫治Ⅲ类错殆患者尤其是上颌发育不足的患者,可利用面具式前牵引治疗的矫形效应和上颌骨缝的打开来纠正前牙反殆以及促进上颌骨的适应性生长,进而同步上下颌骨的发育。在青春期晚期或生长发育潜力较小时进行治疗,将减少这些适应性生长,从而导致治疗不成功。

以下颌前突表现为主的Ⅲ类错殆患者的早期矫治似乎要复杂得多,而且成功的机率很低,并且在进入生长发育高峰期后容易复发。Proffit[57]认为,是否对Ⅲ类错殆进行早期矫治取决于该患者的畸形是由下颌骨发育过度还是上颌骨发育不足所致。他还认为,早期矫治很难成功抑制住下颌骨的发育,即使在早期我们成功纠正了反殆,但随后的下颌骨发育将使得之前的努力付诸东流。另一方面,对于上颌骨发育不足的情况,若期望通过使用面具式前牵引进行颌骨改型来纠正错殆,那么有且只有在早期进行治疗才能成功。

笔者发现,对于乳牙列期下颌前突的Ⅲ类错殆患者,若通过早期矫治,前牙咬合关系恢复正常,那么该患者往往能够取得较好的预后。在乳牙列期建立前牙的正常咬合关系能够促进上颌骨的发育,从而与下颌骨发育同步,有证据表明这能够获得稳定的治疗效果。

在恒牙列初期甚至混合牙列晚期对下颌前突的骨性Ⅲ类错殆患者的矫治通常很难成功,后续通常需要综合正畸或正畸-正颌外科联合治疗。

合并有严重垂直向问题的Ⅲ类错殆往往更加复杂,通常需要综合治疗甚至有可能进行双颌手术。对于这类患者,笔者通常会推迟至15、16岁再进行正畸治疗,随后,当其生长发育结束之后进行手术。

治疗前分析指南

准确的鉴别诊断以及详细的治疗前分析对于制定治疗方案以及治疗时机是极其必要的。表11-3列出了在制定治疗计划时的诊疗思路,以实现高效的矫治以及长期的稳定性。

Ⅲ类错殆的患病率

不同的人种,其Ⅲ类错殆的患病率不尽相同。因采用的分类方法不同,不同的研究报道的患病率也相差较大。Nakasima等[63,70]发现白人的患病率为1%,而日本人则为10%。Haynes[71]对英国11~22岁的女性进行筛选后,报道其患病率为1.6%。Endo[72]报道日本11岁女孩反殆的患病率为7.81%。Susami等[73]报道日本3~19岁女性的患病率为4.24%。

如此高患病率的情况并不仅限于日本,其他亚洲地区也是如此。Chan[74]报道中国人的Ⅲ类错殆的患病率为9.4%,而Baik等[75]报道韩国人的患病率高达19%。

表11-4显示了牙性反殆和骨性反殆的不同。

表 11-3	Ⅲ类错殆患者治疗长期稳定性的影响因素	
有利因素		**不利因素**
• 聚拢型面型		• 离散型面型
• 存在前后向的功能性移位		• 不存在前后向的功能性移位
• 髁突对称发育		• 髁突不对称发育
• 具有较大的生长发育潜力		• 发育完成
• 0°≤ANB≤2°		• ANB<0°
• 上前牙拥挤、舌倾		• 上前牙无拥挤、唇倾
• 患者依从性好		• 患者依从性差
• 无家族史		• 有家族史

表 11-4	牙性反殆和骨性反殆的比较	
骨性Ⅲ类错殆		**牙性反殆**
• 病因包括先天遗传因素,遗传因素或两者皆有		• 病因常常较局限
• ANB 角<0°		• ANB 角正常
• 前牙咬合呈切对切或反覆盖		• 只有切牙唇舌向倾斜度异常
• 安氏Ⅲ类磨牙、尖牙关系		• 正中关系时安氏Ⅰ类磨牙、尖牙关系
• 伴或不伴有下颌骨功能性移位		• 通常伴有从息止合位到牙尖交错位的习惯性移位
• 直面型或凹面型		• 正常面型

早期矫治策略

对每个Ⅲ类错殆患者的颌骨形态特征和临床表现进行分析和鉴别是制定治疗计划中最重要的一步。

这么多年来,一直主张尽早对Ⅲ类错殆进行干预。Angle[69]认为,该类畸形大概发生于第一恒磨牙萌出或更早的时候,并且常与扁桃体肥大有关。他还认为,随着时间的推移,骨性畸形程度会逐渐加重。一旦牙颌面的协调性遭到破坏,畸形问题往往进展迅速。Angle也是最早提出一旦下颌前突患者生长发育结束,正畸-正颌联合外科治疗是唯一治疗方法的学者之一。

Salzmann[76]提出,一旦发现并确诊了该类错殆,就应该立刻进行治疗。Graber 等[50]则主张,由于Ⅲ类错殆是最难治疗的一种错殆畸形,并且有些病例也不可避免地需要考虑手术治疗,因此在早期矫治中,至少采用颏兜来避免错殆畸形恶化是合理的。

Tweed[77]将Ⅲ类错殆分为两类:假性Ⅲ类错殆,下颌发育正常,上颌发育不足;骨性Ⅲ类错殆,下颌发育过度。他认为,应该在混合牙列期(7~9 岁)对这些患者进行治疗;如果在乳牙列期出现这种畸形,则在 4 岁就可以开始治疗。他还认为,如果治疗不早期进行,那么上切牙的舌侧锁结将阻碍上颌骨的发育并加速下颌骨的发育。

Proffit[57]认为(30%~40%)的骨性Ⅲ类错殆患者都会有一定程度的上颌发育不足,他希望能够通过改良矫治器的设计来实现更多的上颌骨向前向下的生长。

Bjork[78]认为上颌骨骨缝是青少年早期生长发育的活跃区域,它们促进了上颌骨向前生长。

通常采用以下的四种方法对上颌骨发育不足的Ⅲ类错殆或者有发展成为Ⅲ类错殆潜力的前牙反殆进行早期矫治:

1. 解除锁结并去除下颌骨功能性移位。
2. 唇倾上切牙的同时,对切牙加根唇向转矩。
3. 必要时,对上颌进行扩弓和前牵引治疗。
4. 促进上颌骨的生长发育。

根据错殆畸形类型和牙颌面关系异常程度的不同,可采用不同的矫治方法包括打开腭中缝、面具式前牵引、标准颏兜、带有口外牵引装置的颏兜和功能矫治器。

特殊矫治器

带有口外牵引装置的颏兜

采用带有口外牵引装置的颏兜对Ⅲ类错殆患者进行矫形治疗,它能够在控制下颌生长的同时对上颌进行前牵引(图 11-26)。用橡皮筋将口外牵引装置和上牙弓连在一起,对上颌骨进行前牵引(见病例 11-20)。

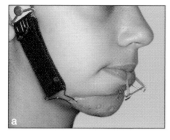
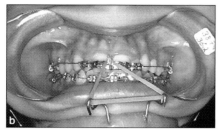

图 11-26　a 和 b. 带有口外牵引装置的颏兜。将橡皮筋套在牵引装置和上牙弓，实现上颌骨的前牵引治疗

面具-颏兜联合矫治器

面具-颏兜联合矫治器（FCC）是笔者于 1968 年设计的一种特殊矫形装置，并于 1999 年对其加以改良。笔者在 Tehran 工作的时候，采用这种矫治器成功的治疗了需要手术的骨性Ⅲ类错𬌗患者。这种装置能够用来早期矫治各种类型的Ⅲ类错𬌗，无论是上颌发育不足，还是下颌发育过度或两者混合的患者。同时，由于它在某种程度上具有轻微的颌骨改型效应，它还能够用来治疗水平生长型或垂直生长型Ⅲ类错𬌗患者。

这种矫治器有两种设计，即 1 型和 2 型。两种类型均有柔软的头帽，可以根据患者头部的大小和形态来调节头帽。该头帽的这种优势使得矫治器能够整晚都紧贴患者颅面部而不会滑脱。

Ⅰ型 FCC 只有颏兜而没有牵引装置（图 11-27a），笔者用这种矫治器来治疗上颌骨发育不足而下颌骨发育正常的Ⅲ类错𬌗患者。丙烯酸树脂制作的颏兜能够为上颌骨的前牵引提供支抗（见病例 11-19）。

Ⅱ型 FCC，设计有头帽、丙烯酸树脂制作的颏兜以及双侧与颏兜相连的弹性牵引装置（图 11-27b）。这些弹性牵引能够产生远移下颌骨的力量，因此该矫治器能够用于上下颌骨均发育异常的Ⅲ类错𬌗患者（见病例 11-21 和 11-23）。根据患者颌骨的生长型不同，弹性牵引颏兜装置可设计成高位牵引或低位牵引。

病例展示

下面的病例展示了各种类型前牙反𬌗的治疗过程，包括不同临床表现及不同病因的患者；采用不同的治疗方案的患者，比如预防性矫治、阻断性矫治、一般矫治或综合矫治；不同牙颌发育时期的患者。

虽然我们出版本书是为了倡导对各种类型的前牙反𬌗进行早期矫治，无论是牙性的、牙槽性的还是骨性的，但是，我们仍然展示了一些延迟治疗的病例，目的主要在于说明延迟治疗会导致的问题。因此，病例展示被分为以下三组：

1. 切牙萌出以前，乳牙列期或混合牙列早期的早期矫治病例。

2. 切牙萌出以后（混合牙列中晚期）的早期矫治病例。

3. 恒牙列期Ⅲ类错𬌗的非手术矫治病例。

切牙萌出以前、乳牙列期或混合牙列早期的早期矫治病例

这一时期的早期矫治通常由阻断性矫治和咬合诱导组成，治疗的主要目的是解除前牙锁结，必要时轻度唇倾乳切牙。此外，若存在后牙反𬌗，也须在这一时期进行治疗。根据后牙反𬌗的类型和上颌基骨的情况决定采用慢速扩弓治疗还是快速扩弓治疗。

对于某些上颌骨发育不足的患者，有必要采用口外装置进行上颌骨前牵引治疗。可以使用面具式前牵引矫治器或带有口外牵引装置的颏兜，同时口内配合使用可摘或固定的扩弓矫治器。

这种类型的早期干预治疗的基本策略通常是，早期为颌骨发育提供一个正常的环境，从而协调上下颌骨的生长，引导咬合的正常发育并延续至后续咬合发育阶段。

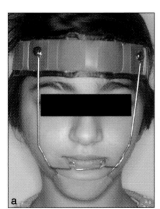
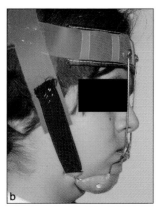

图 11-27　面具-颏兜联合矫治器（FCC）。a. 1 型。b. 2 型

病例 11-15

女孩,6 岁,前牙反殆,左侧后牙反殆,只有第一恒磨牙已萌出,下颌功能性移位,凹面型(图 11-28a~d)。

治疗过程:

只使用带有后牙殆垫无长唇弓的 Hawley 矫治器就完成了治疗。在该矫治器上设计扩弓螺旋器以治疗后牙反殆和两个指簧以治疗前牙反殆。在上颌乳磨牙的颊面粘接复合树脂,将矫治器上的 C 型卡环卡在复合树脂龈方,从而增加矫治器的固位力,以起到类似于带环的作用(图 11-28e)。下面的照片和 X 线片展示了后牙反殆和前牙反殆的治疗效果:下恒中切牙正在萌出,后牙反殆已解决(图 11-28f~j)。

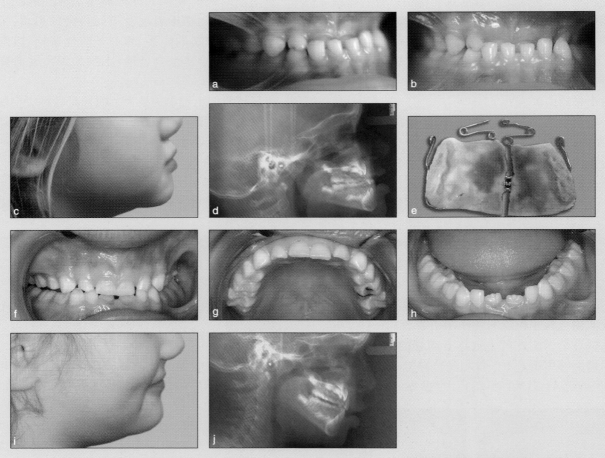

图 11-28　女孩,6 岁,前牙反殆,后牙反殆。a 和 b. 治疗前口内相。c. 治疗前软组织侧貌。d. 治疗前侧位片。e. 使用的矫治器。f~h 治疗后口内相。i. 治疗后软组织侧貌。j. 治疗后侧位片

病例 11-16

男孩,3 岁 5 个月,乳牙列期,有遗传背景的Ⅲ类错𬌗。终末平面呈近中阶梯(正中关系时呈轻度Ⅲ类关系),下颌骨近中移位(图 11-29a~e)。

治疗过程:

在乳牙列期,仅仅打开前牙锁结就能消除下颌功能性移位并引导咬合的正常发育。这名小男孩依从性很好,因此只采用 Hawley 矫治器进行治疗,在第二乳磨牙上粘接带颊面管的带环以获得更好的固位,垫高𬌗面以打开咬合并在上切牙舌侧放置一个简单的指簧。

图 11-29f 和 g 展示了纠正前牙反𬌗之后的后牙咬合情况。图 11-29h~k 展示了停止戴用矫治器 10 个月以后的咬合情况。

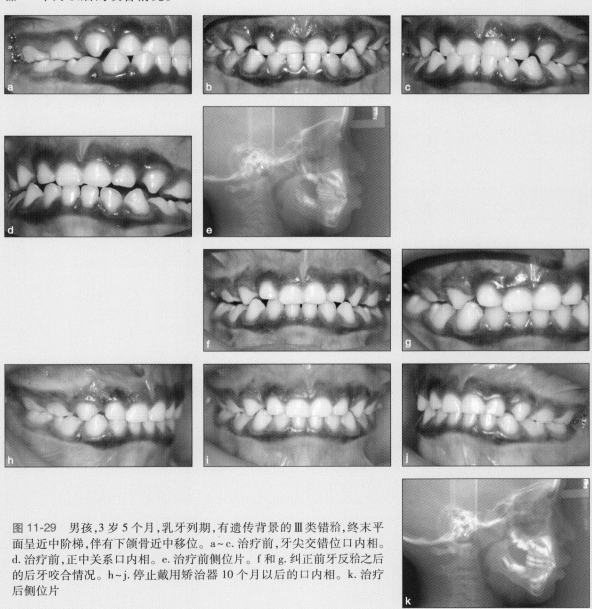

图 11-29　男孩,3 岁 5 个月,乳牙列期,有遗传背景的Ⅲ类错𬌗,终末平面呈近中阶梯,伴有下颌骨近中移位。a~c. 治疗前,牙尖交错位口内相。d. 治疗前,正中关系口内相。e. 治疗前侧位片。f 和 g. 纠正前牙反𬌗之后的后牙咬合情况。h~j. 停止戴用矫治器 10 个月以后的口内相。k. 治疗后侧位片

病例 11-17

男孩,5岁9个月,上颌塌陷,重度反覆𬌗,下颌骨近中移位。甚至在正中关系时,前牙也不能咬到切对切(图 11-30a~g)。其 ANB 角为负值,软组织侧貌为凹面型。有遗传背景。

治疗过程:

采用面具式前牵引联合上颌扩弓进行阻断性治疗,并适当唇倾上前牙,以此期望纠正牙颌面异常。因该患儿的依从性很好,家长也愿意配合治疗,故采用活动矫治器配合面具进行治疗。

图 11-30h 展示了所采用的改良式 Hawley 矫治器,包括两个箭头卡环、用来解除前牙锁结的较厚的后牙𬌗垫、用来轻微唇倾前牙的指簧、用来扩弓的扩弓螺旋器以及尖牙处的两个水平曲。在这两个水平曲和面具之间放置橡皮筋可实现对上颌的前牵引并为矫治器提供固位(如之前所讨论的[66])。图 11-30i 展示了治疗后 6 个月的咬合情况。恒切牙已萌出,反𬌗已解除。在此期间,每次复诊均降低了𬌗垫高度。

图 11-30j 和 k 为治疗的不同时期所拍摄的全景片,从全景片可见,通过治疗已为所有前牙创造了足够的萌出间隙。图 11-30l~o 为主动治疗结束 6 个月后进入观察期时的咬合情况。

图 11-30p~s 是在主动治疗结束 15 个月后所拍摄的,可见上恒中切牙和所有下恒切牙均完全萌出。现在,可以完全结束治疗并让患者定期随访观察即可。

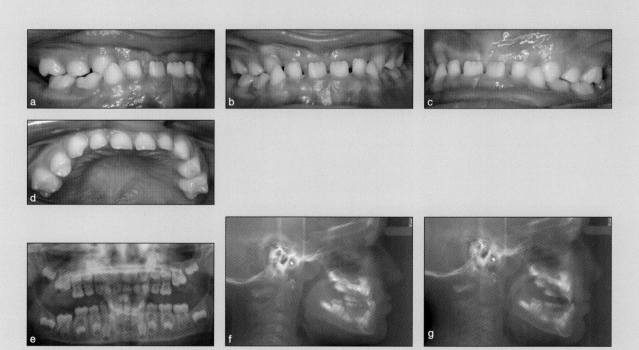

图 11-30 男孩,5岁4个月,上颌塌陷,重度反𬌗,下颌骨近中移位,有家族遗传背景。a~d. 治疗前口内相。e. 治疗前全景片。f. 治疗前,牙尖交错位侧位片。g. 治疗前,正中关系侧位片。即使位于正中关系时,上下前牙咬合也不能达到切对切

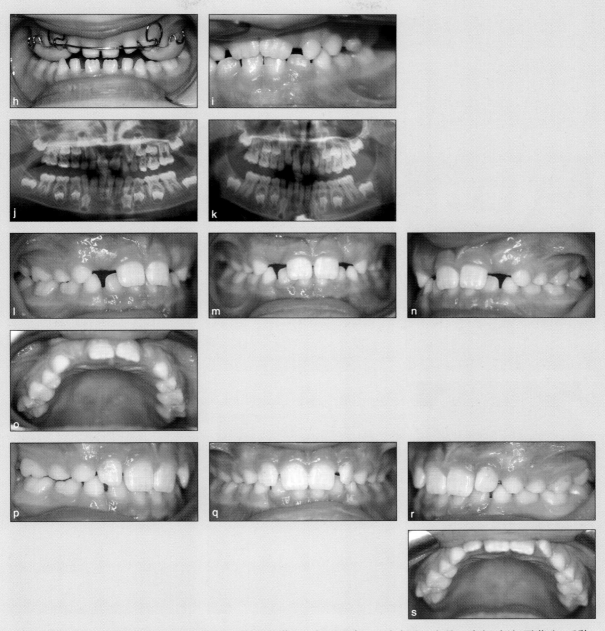

图 11-30（续）　h. 改良 Hawley 矫治器，带有较厚的𬌗垫以打开咬合。i. 治疗后 6 个月口内相，恒切牙萌出，反𬌗解除。j 和 k. 治疗期间所拍摄的全景片，萌出间隙已足够。l~o. 主动治疗结束时的口内相。p~s. 主动治疗结束后 15 个月口内相，第一恒磨牙和恒切牙均已萌出

病例 11-18

女孩,6岁4个月,Ⅲ类错𬌗,前牙、后牙均反𬌗,伴有下颌功能性移位(图11-31a~f)。12、22牙先天缺失。

治疗过程:

治疗计划为上颌快速扩弓联合面具式前牵引治疗(图11-31g和h)。在纠正前牙反𬌗之后,恒中切牙萌出。图11-31i为进入混合牙列期时拍摄的全景片。图11-31j~o展示了Ⅰ期治疗后、恒尖牙尚未萌出时的咬合情况。图11-31p~r为治疗后口内相。

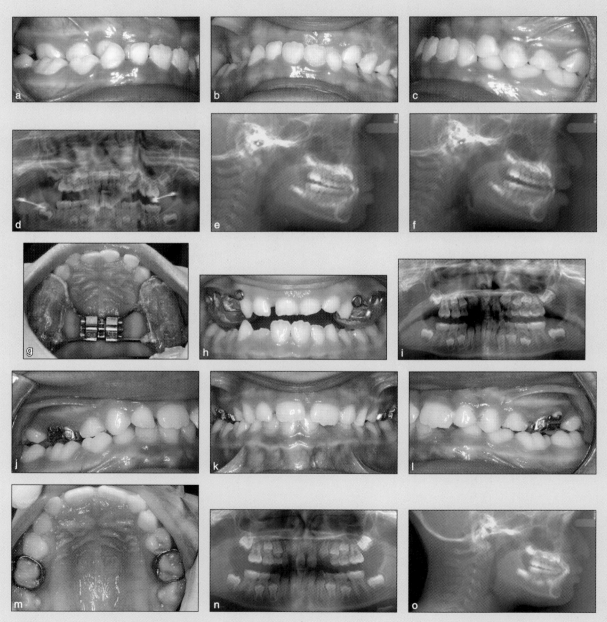

图11-31 女孩,6岁4个月,Ⅲ类错𬌗,前牙、后牙均反𬌗,伴有下颌功能性移位,12、22牙先天缺失。a~c.治疗前口内相。d.治疗前全景片。e.治疗前,牙尖交错位侧位片。f.治疗前,正中关系侧位片。g和h.固定快扩矫治器,带有牵引钩用于前牵引。i.恒尖牙尚未萌出,混合牙列早期全景片。j~m.Ⅰ期治疗结束后的口内相:在观察期内,所有切牙均已萌出。n.Ⅰ期治疗后全景片。o.Ⅰ期治疗后侧位片

病例 11-18（续）

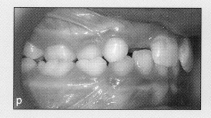
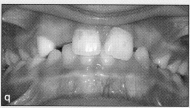
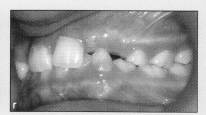

图 11-31（续）　p~r. 治疗后口内相

切牙萌出以后（混合牙列中晚期）的早期矫治病例

如之前所说，伴有下颌功能性移位的前牙反𬌗不仅会损害牙列及其支持组织，而且会对颌骨发育产生不良影响，加重上下颌骨前后向关系的畸形程度。因此，在混合牙列期治疗此类错𬌗患者，尤其是具有遗传背景的患者，要复杂得多。上下颌骨矢状向关系明显异常（A-B 不协调）的患者通常需要正畸矫形治疗。

病例 11-19

女孩，9 岁 8 个月，混合牙列中期，上颌骨发育不足（SNA 76.5°），前牙反𬌗（图 11-32a~d）。上下颌骨关系异常 ANB-0.8°，上前牙重度拥挤、旋转及错位。不伴有下颌骨移位。

治疗过程：

治疗计划包括上颌快速扩弓联合Ⅰ型 FCC 上颌前牵引治疗（见图 11-27a）。治疗开始时，首先戴用快速扩弓矫治器，矫治器上设计有𬌗垫和 FCC 牵引钩。然后粘接上切牙托槽，并使用 NiTi 丝进行前牙的排齐整平。接下来，在不锈钢圆丝上弯制开大曲，通过调节开大曲来唇倾上切牙以解除锁𬌗。最后，在使用 1 型 FCC 矫治器的同时，放置方丝以对前牙施加根唇向转矩。

图 11-32e~h 为治疗后结果。头影测量分析结果：ANB 角从 -0.8° 增加至 1.5°，SNA 角从 76.5° 增加至 82.5°，覆盖从 -1.5mm 增加至 0.8mm。

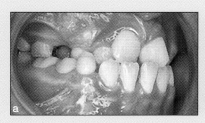
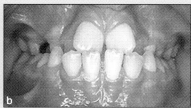
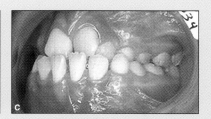
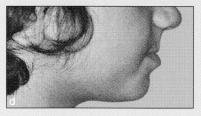

图 11-32　女孩，9 岁 8 个月，前牙反𬌗，上颌骨发育不足，上前牙重度拥挤、旋转及错位，不伴有下颌骨移位。a~c. 治疗前口内相。d. 治疗前软组织侧貌

病例 11-19 (续)

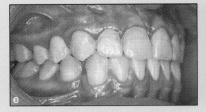 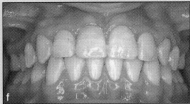 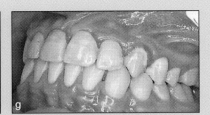

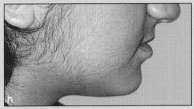

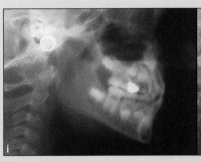 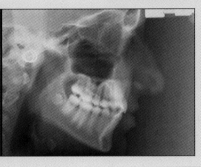

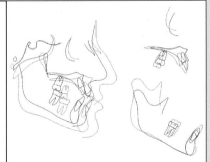

指标	正常	治疗前	治疗后
面角(°)	87.0	87.8	84.2
SNB角(°)	78.0	77.3	81.0
SNA角(°)	82.0	76.5	82.5
上颌骨深度(°)	90.0	86.9	88.4
ANB角(°)	2.3	−0.8	1.5
下颌平面角(°)	25.9	24.3	25.3
Y轴角(°)	59.4	67.1	64.4
上下中切牙角(°)	135.0	134.5	129.1
上中切牙角(°)	116.2	106.1	112.6
下中切牙角(°)	95.0	93.0	94.5
覆𬌗(mm)	2.5	−1.5	0.8
覆盖(mm)	2.5	−1.5	2.7

图 11-32 (续)　e~g.治疗后口内相。h.治疗后软组织侧貌。i.治疗前侧位片(左)治疗后侧位片(右)。j.治疗前后头影测量分析对比及重叠图(黑色,治疗前;绿色,治疗后)

病例 11-20

男孩,11 岁,骨性Ⅲ类错殆,上颌发育不足,下颌发育过度,下颌平面角较大,伴有下颌骨移位。

治疗过程:

治疗计划为快速扩弓治疗联合带有口外牵引装置的颏兜(见图 11-26)进行前牵引治疗,在口外牵引装置和前磨牙托槽间使用弹性牵引已实现对上颌的前牵引(图 11-33e～h)。在进行扩弓治疗及咬合跳跃后,粘接上前牙托槽,同时在口外牵引装置和中切牙间 U 形曲使用弹性牵引。

图 11-33 i~l 为患者治疗后口内相

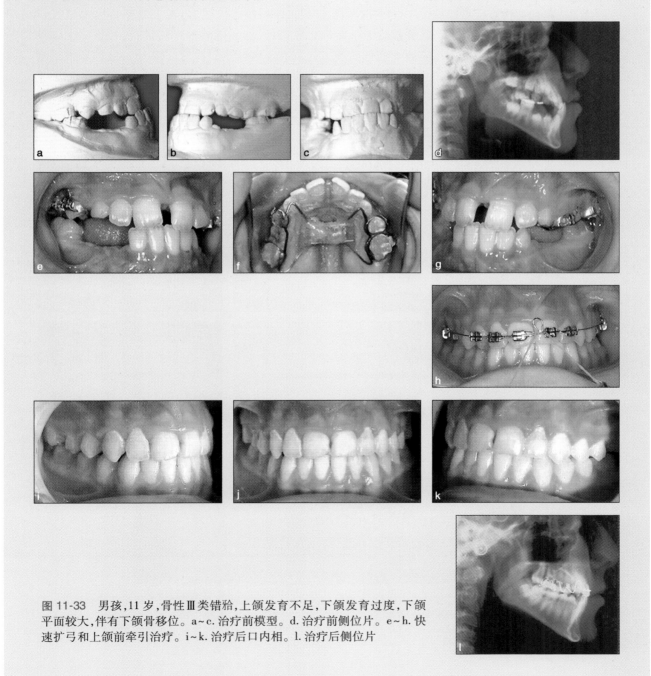

图 11-33　男孩,11 岁,骨性Ⅲ类错殆,上颌发育不足,下颌发育过度,下颌平面较大,伴有下颌骨移位。a~c.治疗前模型。d.治疗前侧位片。e~h.快速扩弓和上颌前牵引治疗。i~k.治疗后口内相。l.治疗后侧位片

病例 11-21

女孩,11岁6个月,骨性Ⅲ类错𬌗,有遗传背景,混合牙列晚期,下颌骨前突,上颌轻度发育不足,前牙开𬌗,左侧后牙反𬌗,上下颌牙性前突,覆盖-1.9mm。

治疗过程:

由于该患者前牙唇倾、前牙开𬌗、间隙不足且趋向于垂直生长型,制定的治疗计划为拔除4颗前磨牙并进行矫形治疗。鉴于该患者的牙颌面特征,下颌骨前突和下前牙唇倾,故制定的拔牙方案为上颌拔除两颗第二前磨牙,下颌拔除两颗第一前磨牙。

首先,在下颌粘接舌弓以提供下颌支抗并抑制下磨牙的萌出。然后,在上颌粘接腭弓以提供上颌支抗并压低上磨牙。接下来,先拔除上下颌第二乳磨牙,然后随着治疗的进行,再拔除上颌第二前磨牙和下颌第一前磨牙,以实现下前牙的最大内收和上磨牙的最大近中移动。这种矫治过程设计都是为了实现下颌骨的逆时针旋转,以帮助纠正前牙开𬌗。

下一步,在上前牙粘接托槽以唇倾前牙,并使用2型FCC矫治器对上颌进行前牵引(见图11-27b)。

图11-34d~f为治疗后口内相。头影测量分析显示,治疗前后的变化为:SNA角从81.0°增加至87.4°,ANB角从-0.3°增加至4.7°,A-B与面平面的夹角从1.3°变为-6.5°(正常数值),覆𬌗从-2.4mm变为1.2mm,覆盖从-1.9mm变为2.9mm(图11-34g和h)。

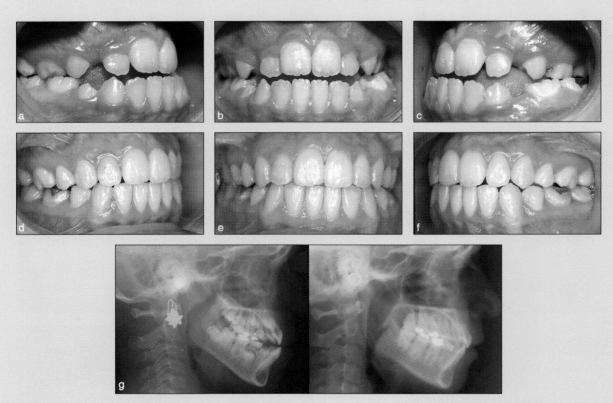

图11-34 女孩,11岁6个月,骨性Ⅲ类错𬌗,有遗传背景,混合牙列晚期,下颌骨前突,上颌轻度发育不足,前牙开𬌗,左侧后牙反𬌗,上下颌牙性前突。a~c.治疗前口内相。d~f.治疗后口内相。g.治疗前侧位片(左)治疗后侧位片(右)

病例 11-21（续）

指标	正常	治疗前	治疗后
面角(°)	87.0	90.4	91.5
SNB角(°)	78.0	81.3	82.7
SNA角(°)	82.0	81.0	87.4
上颌骨深度(°)	90.0	91.0	96.8
ANB角(°)	2.3	−0.3	4.7
下颌平面角(°)	25.9	27.6	19.9
Y轴角(°)	59.4	65.8	64.3
上下中切牙角(°)	135.0	125.4	135.4
上中切牙角(°)	116.2	118.7	110.8
下中切牙角(°)	95.0	88.2	93.9
覆𬌗(mm)	2.5	−2.4	1.2
覆盖(mm)	2.5	−1.9	2.9

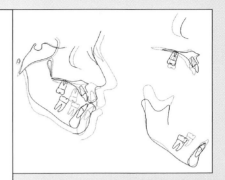

h

图 11-34（续）　h.治疗前后头影测量分析对比及重叠图（黑色,治疗前;绿色,治疗后）

病例 11-22

女孩,10 岁,骨性Ⅲ类错𬌗,开始进入混合牙列晚期,上颌骨发育不足,前牙和后牙均反𬌗（全牙列反𬌗）,较深的反覆𬌗（图 11-35a~d）。

治疗过程:

治疗计划包括上颌快速扩弓联合 1 型 FCC 前牵引治疗。扩弓矫治器设计了较厚的𬌗垫以打开前牙咬合,从而促进上颌骨向前发育以及上切牙的唇倾,达到纠正前牙反𬌗的目的（图 11-35e）。该矫治器上同时还设计了用来与面具相连进行弹性牵引的牵引钩。

图 11-35f 为上颌扩弓治疗结束后的口内相,从图上可以看出,目前正在唇倾上前牙和关闭间隙的步骤之中,随后在开始戴用面具之前,需要对切牙施加根唇向转矩。经过治疗后,患者的情况出现了一些积极的变化,Landes 角从 83.4°变成 89.9°,ANB 角从−5.3°变成−0.8°,覆盖从−3.3mm增加至 1.6mm。

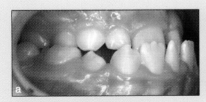
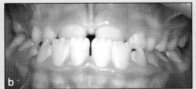
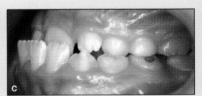
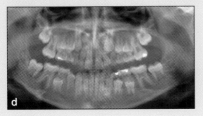

图 11-35　女孩,10 岁,骨性Ⅲ类错𬌗,上颌骨发育不足,全牙列反𬌗,较深的反覆𬌗。a~c.治疗前口内相。d.治疗前全景片

病例 11-22（续）

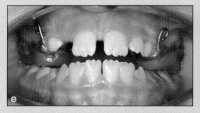
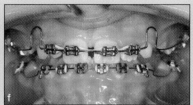

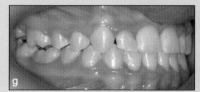
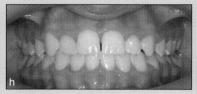
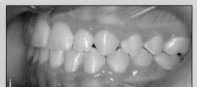

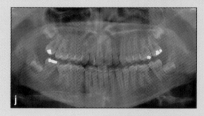

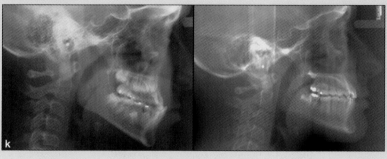

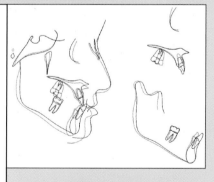

指标	正常	治疗前	治疗后
面角(°)	87.0	88.6	92.3
SNB角(°)	78.0	79.4	76.4
SNA角(°)	82.0	74.1	75.5
上颌骨深度(°)	90.0	83.4	89.9
ANB角(°)	2.3	−5.3	−0.8
下颌平面角(°)	25.9	23.3	21.8
Y轴角(°)	59.4	67.8	69.9
上下中切牙角(°)	135.0	133.5	140.7
上中切牙角(°)	116.2	110.8	116.0
下中切牙角(°)	95.0	92.4	81.6
覆𬌗(mm)	2.5	2.7	−0.2
覆盖(mm)	2.5	−3.3	1.6

图11-35（续） e.快扩矫治器，设计有𬌗垫和用于前牵引的牵引钩。f.扩弓治疗结束后的口内相，目前正处于唇倾上前牙和关闭间隙的步骤之中，之后添加根唇向转矩。g~i.治疗后口内相。j.治疗后全景片。k.治疗前侧位片(左)治疗后侧位片(右)。l.治疗前后头影测量分析对比及重叠图(黑色,治疗前;绿色,治疗后)

病例 11-23

女孩，8岁，混合牙列早期，骨性Ⅲ类错𬌗，上颌骨发育不足，下颌骨前突（图 11-36a~c）。上下颌骨关系异常，ANB 角为-4.0°，前牙开𬌗，反覆盖 5.4mm，不伴有下颌骨功能性移位。上切牙和第一恒磨牙部分萌出。

治疗过程：

双期治疗，Ⅰ期主要是进行矫形治疗，控制下颌骨的生长同时促进上颌骨的生长。该阶段采用下颌舌弓以维持牙弓长度并控制下磨牙的萌出，采用 2 型 FCC 进行上颌的矫形治疗。

上磨牙和切牙完全萌出之后，粘接托槽，开始进行 2×4 矫治。随后，在上牙弓和 2 型 FCC 之间进行垂直向前牵引。Ⅱ期治疗包括全口粘接托槽、轻力Ⅲ类牵引以及减少佩戴 FCC 矫治器和进行垂直向前牵引的时间。图 11-36d~i 为治疗后口内相。

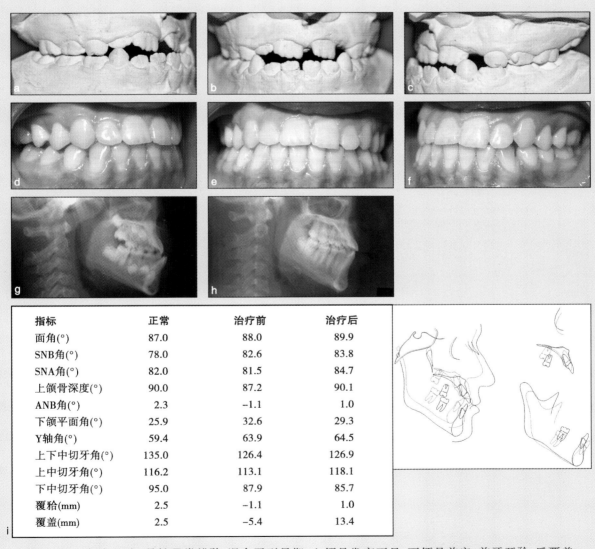

指标	正常	治疗前	治疗后
面角(°)	87.0	88.0	89.9
SNB角(°)	78.0	82.6	83.8
SNA角(°)	82.0	81.5	84.7
上颌骨深度(°)	90.0	87.2	90.1
ANB角(°)	2.3	-1.1	1.0
下颌平面角(°)	25.9	32.6	29.3
Y轴角(°)	59.4	63.9	64.5
上下中切牙角(°)	135.0	126.4	126.9
上中切牙角(°)	116.2	113.1	118.1
下中切牙角(°)	95.0	87.9	85.7
覆𬌗(mm)	2.5	-1.1	1.0
覆盖(mm)	2.5	-5.4	13.4

图 11-36　女孩，8岁，骨性Ⅲ类错𬌗，混合牙列早期，上颌骨发育不足，下颌骨前突，前牙开𬌗，反覆盖5.4mm。a~c.治疗前模型照片。d~f.治疗后口内相。g.治疗前侧位片。h.治疗后侧位片。i.治疗前后头影测量分析对比及重叠图（黑色，治疗前；绿色，治疗后）

恒牙列期Ⅲ类错𬌗的非手术矫治病例

接下来的 3 个病例展示了若延迟治疗前牙反𬌗

会导致的可能后果。这时候可选择的治疗方案就很局限了,包括拔牙或非拔牙的掩饰治疗以及严重骨性畸形的正畸-正颌外科联合治疗。

病例 11-24

女孩,16 岁 5 个月,前牙重度反𬌗,反覆𬌗深,双重咬合(two-step occlusion),上前牙拥挤,下颌骨功能性移位,上切牙已出现结构损伤(图 11-37a~e)。

治疗过程:

采用非拔牙矫治,轻度唇倾上切牙以纠正反𬌗。使用后牙𬌗垫以打开前牙咬合。因为该患者反覆𬌗深,不宜在磨牙𬌗面垫复合树脂来打开咬合。

全口粘接托槽,使用 NiTi 丝排齐前牙,随后放置带有开大曲的不锈钢弓丝来唇倾前牙。之后整平下颌并纠正双重咬合。在前牙反𬌗纠正以后,逐次降低后𬌗垫高度直至最终停止使用。

如之前所述,治疗青春期后的反𬌗患者,可选择的治疗方案很局限,仅有掩饰治疗以及严重骨性畸形的正畸-正颌外科联合治疗。该名患者经过治疗后,最终实现了稳定的牙尖交错𬌗(图 11-37f~h)。上下牙列中线均与面中线对齐,且下颌骨功能性移位消失。然而,由于在矫治期间,该患者的生长发育已基本停止,因此,上下颌骨并未发生显著的变化。该治疗主要产生的效应是矢状向和垂直向上咬合的变化,主要是通过轻度唇倾前牙和利用下颌骨的功能性移位来实现的。同时,通过该治疗,对患者的软组织侧貌也产生了积极的影响,她的上下唇关系得到了改善(图 11-37i~l)。

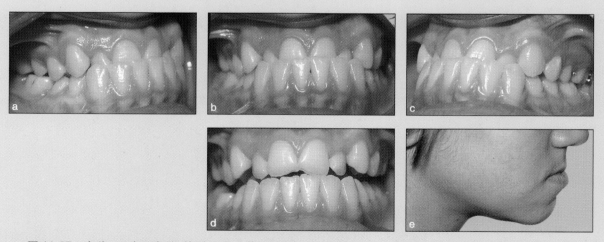

图 11-37　女孩,16 岁 5 个月,前牙重度反𬌗,反覆𬌗深,双重咬合,上前牙拥挤,下颌骨近中功能性移位。a~c. 治疗前,牙尖交错位口内相,上切牙已出现结构损伤。d. 治疗前,正中关系口内相。e. 治疗前软组织侧貌

病例 11-24（续）

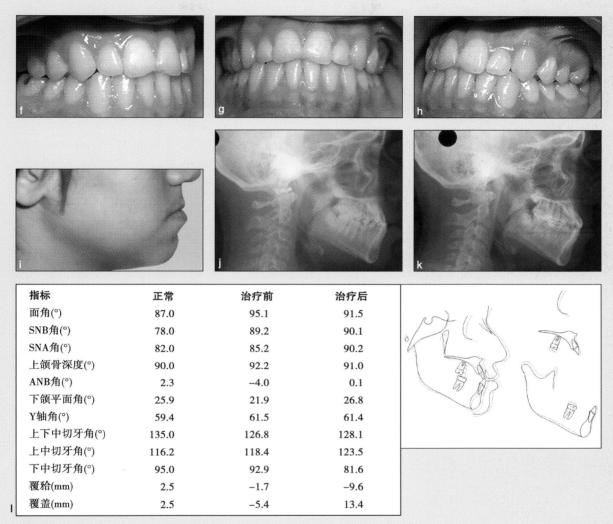

指标	正常	治疗前	治疗后
面角(°)	87.0	95.1	91.5
SNB角(°)	78.0	89.2	90.1
SNA角(°)	82.0	85.2	90.2
上颌骨深度(°)	90.0	92.2	91.0
ANB角(°)	2.3	−4.0	0.1
下颌平面角(°)	25.9	21.9	26.8
Y轴角(°)	59.4	61.5	61.4
上下中切牙角(°)	135.0	126.8	128.1
上中切牙角(°)	116.2	118.4	123.5
下中切牙角(°)	95.0	92.9	81.6
覆殆(mm)	2.5	−1.7	−9.6
覆盖(mm)	2.5	−5.4	13.4

图 11-37（续） f~h. 治疗后口内相。i. 治疗后软组织侧貌。j. 治疗前侧位片。k. 治疗后侧位片。l. 治疗前后头影测量分析对比及重叠图（黑色，治疗前；绿色，治疗后）

病例 11-25

男孩,12 岁,前牙重度反𬌗,上前牙重度拥挤,尖牙位于牙弓外,上前牙轻度舌倾,下颌骨近中功能性移位,下牙列情况良好(图 11-38a~d)。

治疗过程:

考虑到该患者上前牙轻度舌倾、下颌骨功能性移位以及下牙列情况良好,因此,决定采用非拔牙掩饰治疗,只治疗上颌。使用后牙𬌗垫以解除前牙锁结,上颌采用固定矫治来排齐牙列并唇倾上前牙以纠正反𬌗。

和病例 11-24 的患者不同的是,该名患者经过治疗,出现了一些骨性效应(图 11-38e~j)。Landes 角从 88.4°增加至 91.3°,SNA 角从 79.9°增加至 83.3°,ANB 角从 -2.5°变为 -0.5°,覆盖从 -3.3mm 变为 1.3mm。由于该名患者才 12 岁,正是其治疗期间的颌骨生长发育促进了这些积极的骨性效应的产生。

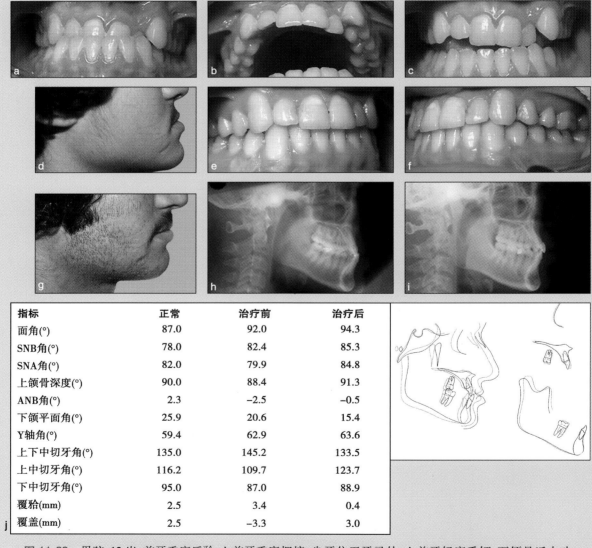

指标	正常	治疗前	治疗后
面角(°)	87.0	92.0	94.3
SNB角(°)	78.0	82.4	85.3
SNA角(°)	82.0	79.9	84.8
上颌骨深度(°)	90.0	88.4	91.3
ANB角(°)	2.3	-2.5	-0.5
下颌平面角(°)	25.9	20.6	15.4
Y轴角(°)	59.4	62.9	63.6
上下中切牙角(°)	135.0	145.2	133.5
上中切牙角(°)	116.2	109.7	123.7
下中切牙角(°)	95.0	87.0	88.9
覆𬌗(mm)	2.5	3.4	0.4
覆盖(mm)	2.5	-3.3	3.0

图 11-38　男孩,12 岁,前牙重度反𬌗,上前牙重度拥挤,尖牙位于牙弓外,上前牙轻度舌倾,下颌骨近中功能性移位,下牙列情况良好。a~c. 治疗前口内相。d. 治疗前软组织侧貌。e 和 f. 治疗后口内相。g. 治疗后软组织侧貌。h. 治疗前侧位片。i. 治疗后侧位片。j. 治疗前后头影测量分析对比及重叠图(黑色,治疗前;绿色,治疗后)

病例 11-26

女孩,14 岁,前牙重度反殆,上下前牙拥挤,下前牙轻度唇倾,下颌骨近中功能性移位（图 11-39a~d）。

治疗过程：

由于该患者上下前牙重度拥挤,且下切牙轻度唇倾,当她从牙尖交错殆后退至正中关系时,切牙依然不能达到切对切。因此决定采用拔除 4 颗第一前磨牙进行掩饰治疗。

鉴于患者的年龄,她已几乎没有生长发育潜力。因此,掩饰治疗主要产生的是牙性效应,即治疗目的主要是实现良好的磨牙、尖牙关系及咬合。通过对比治疗前后的侧位片亦可以发现,上下颌骨未出现显著的变化。变化主要集中在前牙咬合关系和上下唇关系的改善,这主要归功于对下前牙进行了内收。ANB 角从-3.2°变成-1.3°,这表明上下颌骨关系有些许腭改善,覆盖从-2.8mm变成 2.0mm。

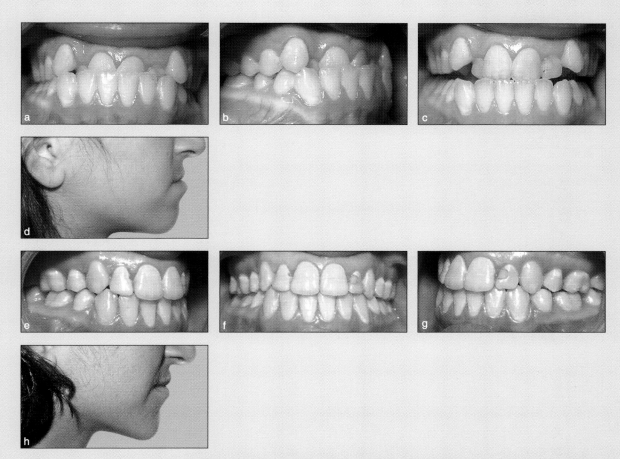

图 11-39 女孩,14 岁,前牙反殆,上下牙列拥挤,下颌骨近中移位,下前牙轻度唇倾。a 和 b. 治疗前,牙尖交错位口内相。c.治疗前,正中关系口内相。d.治疗前软组织侧貌。e-g.治疗后口内相。h.治疗后软组织侧貌

病例 11-26（续）

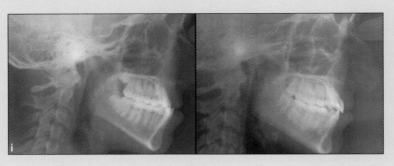

指标	正常	治疗前	治疗后
面角(°)	87.0	86.0	84.8
SNB角(°)	78.0	75.1	74.1
SNA角(°)	82.0	71.9	72.7
上颌骨深度(°)	90.0	82.9	82.0
ANB角(°)	2.3	−3.2	−1.3
下颌平面角(°)	25.9	29.5	33.2
Y轴角(°)	59.4	72.0	71.4
上下中切牙角(°)	135.0	130.9	135.9
上中切牙角(°)	116.2	112.5	114.4
下中切牙角(°)	95.0	87.1	76.6
覆𬌗(mm)	2.5	2.1	−0.5
覆盖(mm)	2.5	−2.8	2.0

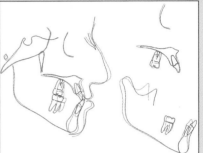

图 11-39（续）　i.侧位片,治疗前（左）治疗后（右）。j.治疗前后头影测量分析对比及重叠图（黑色,治疗前;绿色,治疗后）

小结

- 美国的所有错𬌗畸形患者中,有大概 1/3 的患者是 Ⅱ 类错𬌗畸形。
- 从乳牙列一直观察到恒牙列的长时间研究表明,安氏 Ⅱ 类错𬌗并不会自行好转,甚至某些患者的畸形程度会逐渐加重。
- Ⅱ 类关系不调主要是指矢状向上的问题,一般不包括垂直向和横向。
- 尽管每个人的审美不同,但是不同的面高可能会掩藏或放大 Ⅱ 类错𬌗患者的颜貌问题。下颌骨垂直向发育过度的 Ⅱ 类错𬌗患者,其下颌骨通常后下旋转,从而使下颌骨看起来更加后缩,凸面型更加明显。治疗过程中的任何不慎都会加重这种情况。垂直距离过小的患者,其下颌骨通常前上旋转,从而使得颏部更加突出。
- 类似的,临床医师还必须关注 Ⅱ 类错𬌗患者的横向发育问题。大多数合并有上牙弓狭窄的 Ⅱ 类错𬌗患者,其在牙尖交错𬌗时,牙弓宽度可能看似正常。早期进行适当的扩弓并解决横向问题将促进下颌骨向前发育。
- 并不是所有的 Ⅱ 类患者都是一成不变的,临床上可以观察到各种各样的骨性和牙性 Ⅱ 类错𬌗。
- Ⅱ 类错𬌗畸形是多因素作用的结果。Ⅱ 类错𬌗畸形的病因多变,形态学特征各异以及治疗方法多样。

- 在制定Ⅱ类错𬌗患者的治疗计划时，临床医师必须首先完成全面的诊断流程，以找出该名患者的错𬌗畸形病因和导致牙颌面关系异常的解剖结构。

- 根据患者的骨龄和畸形程度的不同，所采用的治疗方案也不同。正处于生长发育期的矫形治疗与生长发育结束后的治疗手段是完全不同的。根据患者的年龄和错𬌗畸形的类型，可选择以下4种治疗方法矫治Ⅱ类错𬌗畸形：矫形治疗和咬合诱导、掩饰治疗、正颌手术或上述方法联合矫治。

- 矫形治疗和咬合诱导是应用于正处在生长发育阶段的乳牙列期或混合牙列期患者的阻断性矫治。该治疗的目的是减轻甚至消除妨碍颌骨、咬合正常发育的牙颌面异常。

- 对于颌骨生长型和功能基质环境异常的患者，若存在妨碍颌骨正常发育的口腔不良习惯，如口呼吸、吐舌吞咽等，常常需要尽早治疗以去除这些不良因素，从而改善咬合及颌骨的发育环境，以恢复其正常发育。

- 过去几十年，已有数种方法被用来治疗Ⅱ类错𬌗畸形患者，包括功能矫治器、口外牵引、Herbst矫治器以及摆式推磨牙向后矫治器。理论上讲，这些矫治方法都能够促进下颌骨的发育和远移上牙列。

- 有许多学者曾采用头帽联合功能矫治器进行治疗。作为一种口外装置，通过调节头帽，临床医师可对上颌牙列和基骨施加不同方向的力，从而产生需要的治疗效果。

- 本章节介绍了一种可用来早期矫治Ⅱ类错𬌗患者的矫治器——HLH矫治器，它由头帽、Hawley矫治和唇挡组成。

- 唇挡能够对下颌牙及牙槽产生多种影响。通过平衡唇舌向肌肉，唇挡能够从矢状向和横向上影响咬合。

- 头帽、唇挡和改良Hawley矫治器的联合使用，可从以下几方面对Ⅱ类错𬌗患者进行治疗，包括抑制上颌骨生长、远移上磨牙、促进下颌骨生长以及改善覆𬌗覆盖。

- 前牙反𬌗是一种乳牙列期和混合牙列期常见的错𬌗畸形。应尽早治疗该类错𬌗以防止进一步的咬合损伤。

- 早期矫治前牙反𬌗能够解除患者的功能、美观问题，防止结构损伤以及减轻对颌骨、咬合发育的不良影响。

- 通常来说，前牙反𬌗可分为以下3类：①简单的牙性反𬌗；②功能性反𬌗（假性Ⅲ类错𬌗）；③骨性Ⅲ类错𬌗。不同类型的前牙反𬌗，其病因不同，临床表现不同，治疗方法也不同。对于前牙反𬌗，应早发现、早诊断、早治疗。

- 简单的牙性反𬌗是由上前牙的舌倾所致，可伴有或不伴有下前牙的唇倾。所有的畸形表现都只体现牙上，可为单颗牙或多颗牙，而不体现在基骨上。牙性反𬌗可伴有或不伴有下颌骨功能性移位。

- 功能性反𬌗（假性Ⅲ类错𬌗）患者表现为多颗前牙反𬌗，这些反𬌗的前牙干扰了患者后牙的咬合。当患者从正中关系位闭合到牙尖交错位时，为了避开这种前𬌗干扰，患者下颌会出现一个向前的近中功能性移位。这种反𬌗患者通常不存在颌骨异常。然而，若不尽早进行治疗，前牙反𬌗将导致上颌骨发育不足以及下颌骨发育过度，从而导致上下颌骨矢状向关系异常。

- 真性Ⅲ类错𬌗表现为上下颌骨矢状向关系异常，如上颌骨发育不足、下颌骨发育过度或两者皆有。该类错𬌗可伴有或不伴有切牙反𬌗，可伴有或不伴有下颌骨功能性移位。

- 对于牙性反𬌗和功能性反𬌗患者，临床医师可采用活动或固定矫治器来改善前牙关系，从而纠正反𬌗。对于真性Ⅲ类错𬌗患者，往往需要进行更复杂、更全面的治疗，即采用口外装置进行前牵引，如面具，可联合使用快速扩弓治疗。

- 无论是哪种类型，在治疗前牙反𬌗期间，均须打开反𬌗。可通过佩戴后牙𬌗垫矫治器或在磨牙𬌗面堆积复合树脂完成。

参考文献

[1] Harris EF, Johnson MG. Heritability of craniometric and occlusal variables: A longitudinal sib analysis. Am J Orthod Dentofacial Orthop 1991;99:258–268.

[2] American Association of Orthodontists. Seven common questions parents have. https://www.aaomembers.org/Press/Seven-Common-Questions-Parents-Have.cfm. Accessed 10 December 2012.

[3] Gugino CF, Dus I. Unlocking orthodontic malocclusions: Interplay between form and function. Semin Orthod 1998;4:246–255.

[4] Proffit WR, Fields HW Jr. Contemporary Orthodontics, ed 5. St Louis: Mosby, 2012.

[5] De Baets J, Schatz JP, Joho JP. Skeletal changes associated with plate-headgear therapy in the early mixed dentition. J Clin Orthod 1995;29:700–705.

[6] Bishara SE. Mandibular changes in persons with untreated and treated Class II division 1 malocclusion. Am J Orthod Dentofacial Orthop 1998;113:661–673.

[7] Baccetti T, Franchi L, McNamara JA Jr, Tollaro I. Early dentofacial features of Class II malocclusion: A longitudinal study from the deciduous through the mixed dentition. Am J Orthod Dentofacial Orthop 1997;111:502–509.

[8] Schudy F. Vertical growth versus anteroposterior growth as related to function and treatment. Angle Orthod 1964;34:75–93.

[9] Tollaro I, Baccetti T, Franchi L, Tanasescu CD. Role of posterior transverse interarch discrepancy in Class II, division 1 malocclusion during the mixed dentition phase. Am J Orthod Dentofacial Orthop 1996;110:417–422.

[10] Broadbent BH Sr, Broadbent BH Jr, Golden WH. Bolton Standards of Dentofacial Developmental Growth. St Louis: Mosby, 1975.

[11] You ZH, Fishman LS, Rosenblum RE, Subtelny JD. Dentoalveolar changes related to mandibular forward growth in untreated Class II persons. Am J Orthod Dentofacial Orthop 2001;120:598–607.

[12] McNamara JA Jr, Hinton RJ, Hoffman DL. Histologic analysis of temporomandibular joint adaptation to protrusive function in young adult rhesus monkeys (Macaca mulatta). Am J Orthod 1982;82:288–298.

[13] Keeling SD, Wheeler TT, King GJ, et al. Anteroposterior skeletal and dental changes after early Class II treatment with Bionators and headgear. Am J Orthod Dentofacial Orthop 1998;113:40–50.

[14] Tulloch JF, Phillips C, Proffit WR. Benefit of early Class II treatment: Progress report of a two-phase randomized clinical trial. Am J Orthod Dentofacial Orthop 1998;113:62–72.

[15] Ghafari J, Shofer FS, Jacobsson-Hunt U, Markowitz DL, Laster LL. Headgear versus function regulator in the early treatment of Class II, division 1 malocclusion: A randomized clinical trial. Am J Orthod Dentofacial Orthop 1998;113:51–61.

[16] Ricketts RM. Early treatment. 1. J Clin Orthod 1979;13:23–38.

[17] Ricketts RM. Early treatment. 2. J Clin Orthod 1979;13:115–127.

[18] Ricketts RM. Early treatment. 3. J Clin Orthod 1979;13:181–199.

[19] Subtelny JD. Early Orthodontic Treatment. Chicago: Quintessence, 2000.

[20] Bench RW, Gugino CF, Hilgers JJ. Bioprogressive therapy. 11. J Clin Orthod 1978;12:505–521.

[21] Graber TM. Extraoral force—Facts and fallacies. Am J Orthod 1955;41:490–505.

[22] McNamara JA Jr. Fabrication of the acrylic splint Herbst appliance. Am J Orthod Dentofacial Orthop 1988;94:10–18.

[23] Harvold EP, Tomer BS, Vargervik K, Chierici G. Primate experiments on oral respiration. Am J Orthod 1981;79:359–572.

[24] Woodside DG, Linder-Aronson S, Lundstrom A, McWilliam J. Mandibular and maxillary growth after changed mode of breathing. Am J Orthod Dentofacial Orthop 1991;100:1–18.

[25] McNamara JA Jr. Components of Class II malocclusion in children 8–10 years of age. Angle Orthod 1981;51:177–202.

[26] Carlson DS. Biological rationale for early treatment of dentofacial deformities. Am J Orthod Dentofacial Orthop 2002;121:554–558.

[27] Kingsley NW. Treatise on Oral Deformities as a Branch of Mechanical Surgery. New York: Appleton & Lange, 1880.

[28] Graber TM, Rakosi T, Petrovic AG. Dentofacial Orthopedics with Functional Appliances, ed 2. St Louis: Mosby, 1997.

[29] Fränkel R. A functional approach to orofacial orthopaedics. Br J Orthod 1980;7:41–51.

[30] Stockli PW. Jaw orthopedics—A biological problem [in German]. SSO Schweiz Monatsschr Zahnheilkd 1973;83:727–749.

[31] Clark WJ. New horizons in orthodontics and dentofacial orthopedics: Fixed Twin Blocks and TransForce lingual appliances. Int J Orthod Milwaukee 2011;22:35–40.

[32] Darendeliler MA, Joho JP. Magnetic activator device II (MAD II) for correction of Class II, division 1 malocclusions. Am J Orthod Dentofacial Orthop 1993;103:223–239.

[33] Seifi M, Bargrizan M, Memar-Kermani N, Vahid-Dastjerdi D. The skeletal and alveolodental effects of an innovated functional appliance (Seifi functional-phase 1). Iran J Orthod 2007;1:6–12.

[34] Oppenheim A. Biologic orthodontic therapy and reality. 3. Angle Orthod 1936;6:5–38.

[35] Oppenheim A. Biologic orthodontic therapy and reality. 4. Angle Orthod 1936;6:69–116.

[36] Oppenheim A. Biologic orthodontic therapy and reality. 5. Angle Orthod 1936;6:153–183.

[37] Kloehn SJ. Guiding alveolar growth and eruption of teeth to reduce treatment time and produce a more balanced denture and face. Angle Orthod 1947;17:10–33.

[38] Kloehn SJ. Evaluation of cervical anchorage force in treatment. Angle Orthod 1961;31:91–104.

[39] Kopecky GR, Fishman LS. Timing of cervical headgear treatment based on skeletal maturation. Am J Orthod Dentofacial Orthop 1993;104:162–169.

[40] Baccetti T, Franchi L, Kim LH. Effect of timing on the outcomes of 1-phase nonextraction therapy of Class II malocclusion. Am J Orthod Dentofacial Orthop 2009;136:501–509.

[41] De Oliveira JN Jr, Rodrigues de Almeida R, Rodrigues de Almeida M, de Oliveira JN. Dentoskeletal changes induced by the Jasper jumper and cervical headgear appliances followed by fixed orthodontic treatment. Am J Orthod Dentofacial Orthop 2007;132:54–62.

[42] Ferro F, Monsurró A, Perillo L. Sagittal and vertical changes after treatment of Class II division 1 malocclusion according to the Cetlin method. Am J Orthod Dentofacial Orthop 2000;118:150–158.

[43] O'Reilly MT, Nanda SK, Close J. Cervical and oblique headgear: A comparison of treatment affects. Am J Orthod Dentofacial Orthop 1993;103:504–520.

[44] Gianelly AA. A strategy for nonextraction Class II treatment. Semin Orthod 1998;4:26–32.

[45] Moin K, Bishara SE. Evaluation of the effect of buccal shield modification of the lip bumper on dental arch. Angle Orthod 2007;77:57–63.

[46] Fishman LS. Radiographic evaluation of skeletal maturation. Angle Orthod 1982;52:88–112.

[47] Poulton DR. Changes in Class II malocclusion with and without occipital headgear therapy. Angle Orthod 1959;29:234–249.

[48] Tausche E, Luck O, Harzer W. Prevalence of malocclusions in the early mixed dentition and orthodontic treatment need. Eur J Orthod 2004;26:237–244.

[49] Estreia F, Almerich J, Gascon F. Interceptive correction of anterior crossbite. J Clin Pediatr Dent 1991;15:157–159.

[50] Graber TM, Vanarsdall RL. Orthodontics: Principles and Practice, ed 3. Philadelphia: Saunders, 2000:544–550.

[51] Lee BD. Correction of crossbite. Dent Clin North Am 1978;22:647–668.

[52] Ngan P, Hu AM, Fields HW Jr. Treatment of Class III problems begins with differential diagnosis of anterior crossbites. Pediatr Dent 1997;19:386–395.

[53] Hannuksela A, Laurin A, Lehmus V, Kauri R. Treatment of cross-bite in the early mixed dentition. Proc Finn Dent Soc 1988;84:175–182.

[54] Jacobs SG. Teeth in crossbite: The role of removable appliances. Aust Dent J 1989;34:20–28.

[55] Tobias MT, Album MM. Anterior crossbite correction on a cerebral palsy child: Report of a case. ASDC J Dent Child 1977;44:460–462.

[56] Valentine F, Howitt JW. Implications of early anterior crossbite correction. ASDC J Dent Child 1970;37:420–427.

[57] Proffit WR. The timing of early treatment: An overview. Am J Orthod Dentofacial Orthop 2006;129(4 suppl):47–49.

[58] Jirgensone I, Liepa A, Abeltins A. Anterior crossbite correction in primary and mixed dentition with removable inclined plane (Bruckl appliance). Stomatologija 2008;10:140–144.

[59] Rabie AB, Gu Y. Diagnostic criteria for pseudo–Class III mal-

occlusion. Am J Orthod Dentofacial Orthop 2000;117:1–9.

[60] Gu Y. The characteristics of pseudo Class III malocclusion in mixed dentition. Zhonghua Kou Qiang Yi Xue Za Zhi 2002;37:377–380.

[61] Moyers RE. Handbook of Orthodontics, ed 4. Chicago: Year Book Medical, 1988.

[62] Tulley WJ, Campbell AC. A Manual of Practical Orthodontics, ed 3. Bristol, England: John Wright and Sons, 1970:232–239.

[63] Nakasima A, Ichinose M, Takahama Y. Hereditary factors in the craniofacial morphology of Angle's Class II and Class III malocclusions. Am J Orthod 1982;82:150–156.

[64] Gu Y, Rabie AB. Dental changes and space gained as a result of early treatment of pseudo–Class III malocclusion. Aust Orthod J 2000;16:40–52.

[65] Sharma PS, Brown RV. Pseudo mesiocclusion: Diagnosis and treatment. ASDC J Dent Child 1968;35:385–392.

[66] Bahreman AA. Modified Hawley appliance for better retention of cuspids. J Clin Orthod 1977;11:689.

[67] Arvystas MG. The rationale for early orthodontic treatment. Am J Orthod Dentofacial Orthop 1998;113:15–18.

[68] Ngan P, Hägg U, Yiu C, Merwin D, Wei SHY. Soft tissue and dentoskeletal profile changes associated with maxillary expansion and protraction headgear treatment. Am J Orthod Dentofacial Orthop 1996;109:38–49 [erratum 1996;109:459].

[69] Angle EH. Treatment of Malocclusion of the Teeth, ed 7. Philadelphia: S.S. White, 1907.

[70] Nakasima A, Ichinose M, Nakata S. Genetic and environmental factors in the development of so-called pseudo– and true mesiocclusions. Am J Orthod Dentofacial Orthop 1986;90:106–116.

[71] Haynes S. The prevalence of malocclusion in English children aged 11-12 years. Rep Congr Eur Orthod Soc 1970:89–98.

[72] Endo T. An epidemiological study of reversed occlusion. 1. Incidence of reversed occlusion in children 6 to 14 years old [in Japanese]. J Jpn Orthod Soc 1971;30:73–77.

[73] Susami R, Asai Y, Hirose K, Hosoi T, Hayashi I. The prevalence of malocclusion in Japanese school children [in Japanese]. J Jpn Orthod Soc 1972;31:319–324.

[74] Chan GK. Class III malocclusion in Chinese (Cantonese): Etiology and treatment. J Orthod 1974;65:152–156.

[75] Baik HS, Han HK, Kim DJ, Proffit WR. Cephalometric characteristic of Korean Class III surgical patients and their relationship to plans for surgical treatment. Int J Adult Orthodont Orthognath Surg 2000;15:119–128.

[76] Salzmann JA. Practice of Orthodontics, vol 1. Philadelphia: Lippincott, 1966.

[77] Tweed CH. Treatment planning and therapy in mixed dentition. Am J Orthod 1963;49:881–906.

[78] Björk A. Variations in the growth pattern of the human mandible; Longitudinal radiographic study by the implant method. J Dent Res 1963;42:400–411.

12 第十二章 横向问题的管理
（后牙反殆）

Moyers[1]将后牙反殆定义为一项术语来表示牙列间异常的颊舌（唇舌）关系。换言之，牙列后段横向偏离了理想的咬合关系。这种异常情况可发生在单侧或双侧的单个后牙或一组后牙；也可以单纯发生在牙齿、骨骼或两者相结合；也可以来自上下颌牙弓横向错殆关系的多种组合。

后牙反殆不会自动修正（乳牙列期由乳牙早接触而导致的后牙反殆除外），并且某些情况下到替牙列后期后牙反殆会加重。因此，后牙反殆应早发现并早干预。本章节讨论了后牙反殆的特点和管理，尤其是伴有下颌偏移的后牙反殆。

形态特点

后牙反殆是乳牙列期和替牙早期最普遍的错殆畸形之一，发生率为7%～23%[2]。后牙反殆通常伴有下颌从休息位到牙尖交错位的偏移，从而导致中线偏移，又称强迫性咬合。后牙反殆最常见形式表现为下颌向反殆侧的单向功能性偏移[3]。乳牙列期、替牙列早期的后牙反殆通常是由于上颌牙弓双侧轻微的缩窄引起，下颌功能性的偏向一边，表现为单侧缩窄。根据Kutin和Hawes[4]报道，乳牙列期的功能性反殆发生率为8.4%，混合牙列期降为7.2%。发生率的减少可能是由于牙齿早接触产生磨耗的结果。

有报道显示后牙反殆很少能够自行修正，延迟治疗和非对称的口颌面肌肉张力可能对颞下颌关节及咀嚼肌系统产生不良反应并导致骨骼生长的改变[5,6]。层析成像研究显示单侧反殆儿童的关节窝内非对称的髁突位置在早期治疗后得以恢复[5-7]。

表现为后牙反殆的儿童常伴有上颌牙弓缩窄造成的上颌牙弓宽度不足，引起前牙拥挤，甚至发生尖牙阻生。早期治疗致力于创造一个适合咬合正常发展的环境[1,4,8,9]。

病因学

目前已经提出了几个关于后牙反殆病因的理论，认为这种异常与遗传、先天情况，如先天发育异常（腭裂或者上下颌的非对称生长),以及一些病理状态,如关节炎、肢端肥大症、肌肉萎缩症、髁突发育不良或发育过度、骨软骨瘤等[9-11]。后牙反殆也可能是由局部因素造成的,如乳牙过早缺失、乳牙滞留、拥挤以及萌出顺序异常。

一篇回顾性文献[12-15]揭示了大部分研究者共同认可下面所列的因素是最常见的后牙反殆病因:

- 吮指或吮安抚奶嘴习惯。
- 鼻通气不足。
- 非典型吞咽方式。
- 低舌位。
- 多因素结合。

总的来说,骨性、肌性、牙性或复合性的后牙反殆可能受基因、先天、环境、功能或习惯因素的影响。

Allen 等[16]评估了骨性因素在后牙反殆中的作用,发现通常有两个变量与该异常相关:上下颌磨牙间宽度之比变小和面高降低。上下颌宽度比例可能由基因或环境因素决定。

以遗传因素为例,图 12-1 展示了同卵双生姐妹的咬合,均表现出单侧的后牙反殆,一个为左侧反殆,另一个为右侧反殆。

除了遗传和先天因素引起该类错殆畸形的病因以外,其他之前提及的病因是最常见的局部因素,尤其高发于乳牙列期和混合牙列早期。因此,执业医师有责任仔细检查从而保证能够在早期识别干扰年轻患者咬合发育关键阶段的各种因素。

许多报道显示非营养性的吮吸习惯是后牙反殆形成发展的普遍原因。例如,Warren 和 Bisharn[17]观察了 372 个小孩从出生到 4~5 岁的吮吸习惯,发现牙齿和骨骼最大的变化出现在吮吸习惯持续超过48 个月以后。在那些吮指习惯超过 48 个月的小孩中,有 29%出现了后牙反殆。同时他们也报道过小孩使用安慰奶嘴超过 24 个月会明显增加后牙反殆。

许多研究者已报道过口呼吸对小孩头、颌骨、舌位及咬合的影响。Souki 等[18]研究了 401 名 2~12岁的儿童。研究报告由耳鼻喉专家确诊有口呼吸的小孩中发生后牙反殆、前牙开殆及安氏 II 类错殆畸形的情况更加普遍。

鼻部阻塞和口呼吸在乳牙期和混合牙列早期很常见,通常是由扁桃体肥大和过敏性鼻炎导致,是上颌骨狭窄和后牙反殆的常见病因。因此,当小孩检出有后牙反殆,应同时检查鼻部呼吸功能。

Oulis 等[19]研究了 120 名扁桃体肥大儿童上颌后牙反殆的发生率,不论他们是否进行了腺样体切除术。每位患者拍摄头颅侧位片,将上颌后牙反殆与上呼吸道阻塞程度相联系。结果表明 47%的儿童发展为后牙反殆。

在一项关于北欧 3 岁儿童的大样本研究中,Ogaard 等[20]比较了曾有或持续有吮指或安抚奶嘴习惯的小孩的反殆情况。发现安抚奶嘴的使用与下颌尖牙间距离增加、上颌尖牙间距离降低及后牙反殆的发生有关。另一项对 2~5 岁儿童的研究中,Adair 等[21]报道了使用安抚奶嘴的儿童后牙反殆发生率高。同时结果提示安抚奶嘴和长期的吮指,尤其是延续到 4 岁以后,与发育为后牙反殆显著相关。关于 2~6 岁美国小孩吮指的流行病学研究中,Infante[22]发现吮指与后牙反殆显著相关。

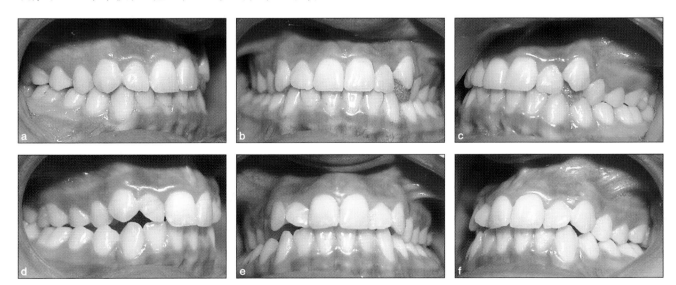

图 12-1 同卵双生姐妹的殆情况。a~c. 双胞胎之一的反殆出现在左侧。d~f. 双胞胎中另一个显示后牙反殆发生在右边

患病率

研究报道的乳牙期和混合牙列期后牙反殆的患病率范围较大,研究发现单侧反殆伴有下颌骨偏移比其他类型的反殆患病率更高。

样本量为 898 名瑞典儿童的研究中,Thilander 和 Lennartsson 等[9]发现反殆的患病率为 9.6%。Kutin 和 Hawes[4]研究了 238 所幼儿园和 277 名二年级儿童后发现,3~5 岁儿童中后牙反殆的患病率为 8%,而 7~9 岁儿童患病率为 7.2%。男孩和女孩间后牙反殆的患病率无明显差异。Hanson[23]等研究 227 名 3~5 岁小孩后牙反殆的发生率高于 23%。

延迟治疗的结果

许多研究提示严重的缺陷可能是由于忽视或延迟治疗后牙反殆引起的。下颌偏移导致的下颌异常移动会在口颌面结构上施加拉力,对颞下颌关节、咀嚼系统和不对称的下颌生长产生副作用。

Pinto 等[6]评估单侧功能性后牙反殆的年轻患者在矫治开始及保持 6 个月后的下颌骨形态及位置的不对称性。他们使用声谱记录评价关节结合空间、颏顶位片评价骨形态和位置不对称。研究认为单侧后牙反殆的年轻患者会发生下颌骨形态和位置不对称,早期扩弓治疗可以有效矫治这类不对称。

后牙反殆通常伴有上颌骨狭窄,因此可以扩展不足的上颌牙弓宽度和前段牙弓空间。某些病例中,这些情况可能导致尖牙阻生或异位萌出、邻牙受损等(图 12-2)。早期矫治可以矫治异常咬合,同时为咬合的正常发育创造合适的环境。

Primozic 等[24]使用 3D 激光扫描技术评估了 30 名后牙反殆儿童在治疗开始和治疗 6 个月时的面部和模型的不对称性。同时,他们检测了 28 名正常咬合儿童作为对照组。后牙反殆的小孩表现出更明显的面部不对称,尤其是面下 1/3 和更小的腭部体积。研究发现乳牙期矫治反殆后可纠正面部不对称。

Kennedy 和 Osepchook 等[2]回顾单侧反殆的文献发现单侧反殆伴有下颌骨偏移的情况不会自我调整,可能导致骨骼、牙齿和肌肉的适应性改变,可能与颞下颌关节疾病有关。Kennedy 和 Osepchook 等[2]建议早期干预反殆,否则成年后可能发展为严重的反殆,需要正畸-正颌联合治疗。

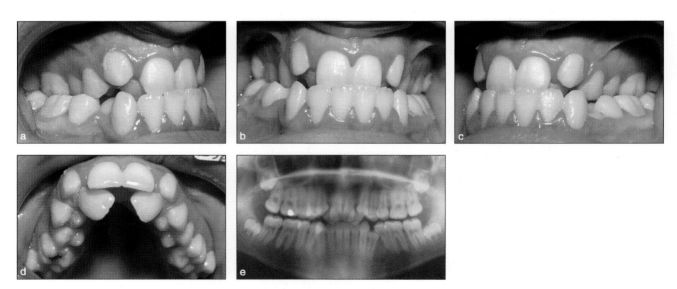

图 12-2　a~e. 被忽视的后牙反殆导致拥挤、尖牙异位和侧切牙牙根结构异常

早期矫治的优势

咬合建立始于第一乳磨牙到达咬合高度,许多牙颌异常发生并发展于乳牙列期及混合牙列早期,在此阶段也可被发现。考虑到延迟矫治后牙反殆会引起对牙颌结构、牙弓长度及下颌对称性生长的损害,几乎所有的研究者都推荐进行早期干预。恒牙列期矫治后牙反殆会更加复杂,一些严重的病例甚至可能需要手术治疗。

矫治后牙反殆的最佳时机在乳牙列晚期或替牙列早期;扩大牙弓的矫治技术更快更容易,同时能得到稳定而良好的结果。几乎所有的后牙反𬌗在该阶段都是双侧反𬌗,可能会因为上颌牙弓对称性收缩导致下颌单侧移向一边进而看起来像单侧反𬌗。所以后牙反𬌗的治疗通常都需要对称的双侧扩展。

后牙反𬌗的早期矫治简单、有效、稳定并且具有以下优势:

- 预防不良生长影响和下颌不对称。
- 为咬合发育建立更好的环境。
- 扩弓打开咬合并促进更好的功能。
- 扩弓为前牙创造更多的间隙,尤其是预防尖牙阻生。
- 快速上颌扩弓不仅可以矫治后牙反𬌗,而且也能增加鼻通气量;对该阶段常见的鼻呼吸障碍者有很大的益处。
- 预防不良生长影响鼻上颌复合体。

后牙反𬌗的类型

后牙反𬌗有许多病因和一些不同的形态特征;因此,特异性诊断是治疗计划中的基本部分。后牙反𬌗可以是牙性、牙槽性、骨性或功能性;且每一类型都可以是单侧或双侧(图 12-3)。后牙反𬌗也可由上下牙弓间横向异常关系的其他组合导致,其中包括上颌缩窄或下颌过度扩大,下颌缩窄或上颌过度扩大,等这些异常的组合。后牙横向异常的类型可以通过有无覆盖或颊侧正锁𬌗,以及是否有咬合接触来区别。根据咬合类型和涉及的牙齿数目,可以使用不同的术语,包括 piston bite,布罗迪综合征或者锁𬌗。

功能性反𬌗

功能性反𬌗是一种由于咬合干扰迫使下颌侧向移位达到最大咬合接触所形成的反𬌗。这是在乳牙列期或替牙列早期观察到的后牙反𬌗中一种常见类型(图 12-4)。

上颌缩窄是乳牙列期或替牙列早期时功能性移位和单侧后牙反𬌗的最常见病因。仔细的临床检查和模型评估可发现该种情况并确认上颌牙弓的对称性,早期干预和双侧扩弓可预防功能性移位的同时治愈单侧反𬌗(图 12-5;见病例 12-2)。

颊侧锁𬌗(正锁𬌗)

颊侧锁𬌗或颊侧咬合,是由上颌牙弓后段中一

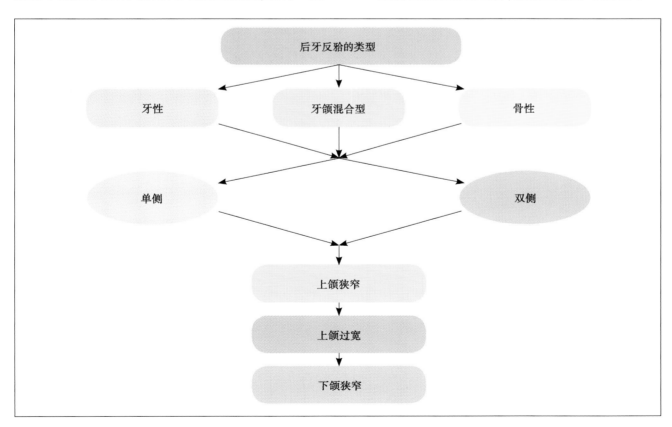

图 12-3 后牙反𬌗的变化

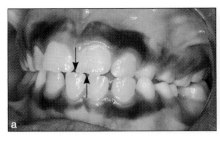 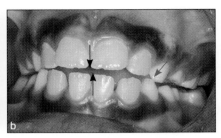

图 12-4　功能性移位所致的单侧后牙反𬌗是由上下颌乳尖牙的早接触造成。a. 正中𬌗位。（箭头）中线偏移。b. 正中关系位（黑箭头）中线一致,表示下颌被迫移位为达到最大咬合接触。（红箭头）早接触所致的移位

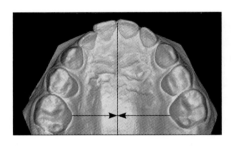 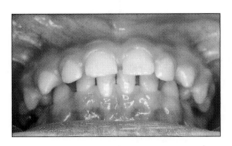

图 12-5　对称的上颌缩窄,通过垂直和水平向测量证实

图 12-6　布罗迪综合征形成颊侧正锁𬌗

个或多个牙齿相对对颌牙颊侧异位造成。在这类异常中,如果所涉及的区域包括所有左侧或右侧牙齿,或双侧后段牙列,下颌牙弓塌陷入上颌内;此种情况也被叫作锁𬌗或者布罗迪综合征（图 12-6）。

所有左侧或右侧牙齿,或下颌双侧后段牙列,此种情况也被叫作下颌完全塌陷,piston bite 或者布罗迪综合征（图 12-7）。

腭侧锁𬌗

腭侧锁𬌗是由上颌牙弓后段中一个或多个牙齿相对对颌牙腭侧异位造成,形成了狭窄的上颌牙弓。如果所涉及的区域包括所有左侧或右侧牙齿或上颌双侧后段,这种情况被叫作上颌完全塌陷或锁𬌗（见

舌侧锁𬌗（正锁𬌗）

舌侧锁𬌗是由下颌牙弓后段中一个或多个牙齿相对对颌牙舌侧异位造成。如果所涉及的区域包括

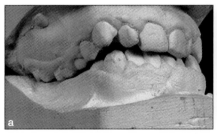 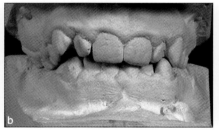 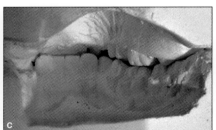

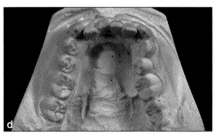

图 12-7　a~d. 单侧正锁𬌗由下颌右段舌倾所致

图 12-2b)。

锁殆

嵌入殆发生在一个或多个后牙相对对颌牙完全位于颊侧或舌侧时,在一个牙弓内表现为垂直向重叠。

布罗迪综合征

最复杂、困难的横向异常之一是一种无咬合的错殆畸形,称为布罗迪殆,布罗迪综合征,嵌入殆或无咬合。在这种畸形中,上下颌后牙殆面没有接触。此类异常可仅累及磨牙也可延伸至前磨牙和尖牙区域。布罗迪综合征在人群中占 1.0% ~ 1.5%[25]。传统上,这种异常可通过拔牙矫治,牙弓补偿或正颌手术来治疗。

在过去的 20 年中,牵张成骨已证实为纠正骨性问题的一种可行的治疗方法,这类骨性问题包括具有横向下颌缺陷及下颌嵌锁入上颌内的布罗迪综合征。下颌扩宽也已经能够实现,可通过下颌正中联合截骨术后采用特殊扩大簧逐渐扩宽。

为矫治单侧嵌入殆,Guerrero 等[25]推荐同侧颏孔前截骨术。Legan[26]建议在非对称性患者使用牙弓交互牵引来增加或抑制扩弓。该报道中患者也使用定制的混合牵张器进行牵张成骨治疗。

非手术矫治双侧布罗迪综合征病例见病例 12-8。

单侧后牙反殆也可能是由非对称的下颌生长造成的。

鉴别诊断

识别后牙反殆并不困难,一个简单的临床咬合评估就能轻易发现问题。然而,由于这类异常有不同的形态特征,仔细的鉴别诊断是治疗计划的基本部分。为确定患儿表现出的是哪种反殆,有必要先来回答以下几个问题:

- 闭口时有功能性下颌移位吗?
- 反殆是单侧还是双侧?
- 是牙性、骨性还是组合性问题?
- 是仅有上颌或下颌异常还是上下颌均与该问题相关?
- 下颌表现出非对称吗?

仔细的临床检查是鉴别这类困扰患者的后牙反殆的基本要素。

临床检查

儿童正畸临床检查任何类型的牙颌异常时,都应对颌面结构在静止和功能状态下进行彻底的评估(见第三章)。不协调的最大接触殆和正中关系在下颌移位问题中尤其重要。

真正的单侧缩窄在正中关系位和最大接触殆位时均为单侧后牙反殆,不伴有下颌骨侧向移位,则这种错殆最好使用单侧后牙段扩弓。

对患有后牙反殆的儿童的临床检查和鉴别诊断必须考虑到以下特定区域:

- 面型、比例及对称性。
- 三维方向的咬合。
- 面部和上颌牙列中线的关系。
- 上下颌在休息位和正中殆位时的中线关系。
- Wilson 曲线。
- 颏部与脸在正中殆位和正中关系位时的对称性。

颏部不对称及脸与颏部不协调很可能是下颌不对称的特征。这种畸形可来自于下颌移位、髁突异常增生或髁突发育不良。早期发现这类异常非常重要。

观察 Wilson 曲线(位于下颌左右咬合面之间的水平面)有助于定位下颌非对称性和左右下颌升支高度。

鉴别肥大和不足的髁突生长是诊断和制订治疗计划的基础,每类异常都有其独特的特征。

髁突肥大

一侧下颌髁突肥大有以下特征(图 12-8):

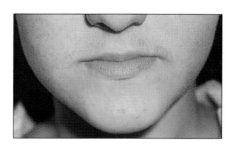

图 12-8　右侧髁突肥大导致的颜面不对称

- 颏部移向对侧。
- 受累及侧咬合面更低(该侧下颌升支更长)。
- 受累及侧有安氏Ⅲ类错殆趋势。

髁突萎缩

一侧下颌髁突萎缩有以下特征:

- 颏部移向患侧。
- 受累及侧咬合面更高（该侧下颌支较短）。
- 受累及侧为安氏Ⅱ类错𬌗趋势（由于受累及侧萎缩性生长）。

辅助检查

临床检查在没有进行详细模型评估和放射线辅助检查（侧位、后前位和斜侧位片）时的结果并不完整。缺少正中𬌗位与正中关系的协调是诊断下颌偏移的重要指征，下颌偏移可以通过比较后前位片发现。侧位片和后前位片头影测量有助于识别骨性问题、骨结构不对称以及牙弓横向状态，例如颊侧锁𬌗或面部不对称。

用圆规直尺直接地观察和测量来仔细评估模型能揭示以下信息：

- 咬合类型。
- 上下颌牙弓形态。
- 上下颌牙弓宽度。
- 牙弓中的任何非对称性。

想获取更多详情，请看第三章研究模型评估部分。

早期治疗策略

几乎所有的研究者都推荐早期矫治后牙反𬌗，尤其是表现出下颌偏移的患者。矫治后牙反𬌗最佳年龄是乳牙列晚期或替牙列早期。最佳治疗选择取决于下列问题的答案：

- 问题在单侧还是双侧？
- 是牙性还是骨性问题？
- 是上颌或下颌牙弓参与，还是两牙弓均参与？
- 该问题是由牙弓过度扩大还是缩窄造成的？
- 治疗选择慢扩还是快扩？

仔细厘清问题之后，临床医生便能确定治疗设计和应使用的矫治器类型。许多带有各种功能的固定和可摘扩弓器，比如快速扩弓或慢速扩弓都可使用。

在矫治后牙反𬌗之前另一个重要考虑就是确定患者垂直向状态（垂直或水平生长型）；后牙扩弓通常造成一些后牙段伸长、前牙开𬌗以及下颌顺时针旋转。为克服这个问题，矫治器必须设计为覆盖后牙咬合面来防止后牙伸长。对深覆𬌗或水平生长型患者，上腭扩弓不仅可以纠正后牙反𬌗问题而且还能减小深覆𬌗。相反，伴有开𬌗或开𬌗趋势的患者，在没有控制垂直向高度例如设计咬合面覆盖的时候，后段扩弓可能加重垂直向问题。

矫治器治疗方法

治疗后牙反𬌗的矫治器可以选择固定或可摘矫治器，快速或慢速扩弓器，选择取决于问题类型、患者年龄及患者依从性。

固定扩弓器

可使用快扩或慢扩的固定扩弓器，包括 W 弓、四眼圈簧、Haas、蛙式扩弓器等。

W-弓。W-弓（或 Porter 矫治器）是一种固定扩弓器；对矫治后牙反𬌗效果很好，对于双侧扩弓效果也同样理想。它包含两个戴在第一恒磨牙或任何位于牙弓远端牙（乳牙或恒牙）的带环，一根 0.036 或 0.040 英寸的不锈钢丝焊接于带环上。弓丝应不接触口腔组织以避免组织受到影响（图 12-9 和图 12-10）。

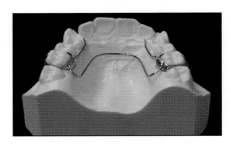

图 12-9　W 弓扩弓器

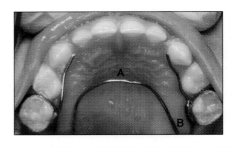

图 12-10　W 弓固定腭侧扩弓器的位置。A. 腭弓中心的活动扩大了磨牙间距；B. 靠近带环处 U 形曲的活动扩大了颊侧的部分

W 弓激活腭弓中间的部件可扩宽磨牙，或者在带环侧闭合 U 形曲来激活力臂扩大颊段。根据反𬌗类型，矫治器可以单侧加力或双侧加力。矫治器在固定之前应先扩大 3~4mm。矫治器每 4~5 周加力一次直到反𬌗纠正，之后矫治器保留在口内，以不加力状态维持 4~6 个月来保持。W 弓几乎不需要患者的合作，因此有更好的依从性。

当在乳牙列期的早期年龄段使用时，矫治器似乎能提供高效的上腭扩宽或加快腭中缝正常扩张。若小孩的后牙反𬌗与吮指有关，W 弓能同时具有纠正不良习惯的作用。W 弓是一类适合于 3~5 岁的小孩的扩弓器,尤其在家长给固定扩弓器加力困难时,例如 Haas 矫治器。

四眼圈簧扩弓器。四眼圈簧扩弓器也是一种固定扩弓器,是由直径 0.036 英寸的不锈钢丝焊接于磨牙带环制成。四眼圈簧比 W 弓更加灵活,因为四眼圈簧合并在牙弓内,增加了矫治器的范围和弹性(图 12-11)。矫治器弓丝应接触形成反𬌗的牙齿,同时与腭组织稍稍分开,防止软组织受刺激。远中的圈簧位于磨牙带环远中 2~3mm。前方的圈簧加力扩宽后牙段,远中圈簧加力扩宽颊侧段牙弓。

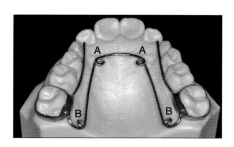

图 12-11　四眼圈簧扩弓器。前方圈簧的活动可以使后段扩张,后方圈簧的活动使颊侧的部分扩张

可用鸟嘴钳在口内进行一定程度的加力,但朝特定方向的加力较困难。推荐每 6~8 周取下矫治器后调整加力。

四眼圈簧常用于矫治乳牙列期双侧上颌牙弓缩窄。同时,通过调整矫治器并去掉一侧扩弓臂,四眼圈簧能单侧工作。在严重单侧畸形时,尤其在双侧牙弓均存在异常时,四眼圈簧矫治时可增加对侧下颌的弹性牵引。

在一些病例中,扩大包含尖牙、侧切牙和中切牙范围的力臂同样可以矫治前牙反𬌗。

后牙反𬌗合并吮指习惯的患者是使用该矫治器的最佳适应证,因为前方的圈簧能作为患者停止吮指习惯的有效暗示。

为实现对舌的控制,前腭弓上可增加舌栏(图12-12)。

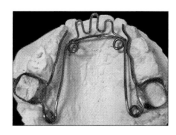

图 12-12　四眼圈簧与舌栏相结合

Arnold 扩弓器。Arnold 扩弓器是一类固定扩弓器,包含两个戴在第一恒磨牙的带环,其上带有焊接条(直径 0.040 英寸不锈钢丝)粘接到乳磨牙或前磨牙,一侧由直径 0.040 或 0.045 英寸的管焊接,另一侧由带有推簧的弓丝焊接来起到扩大前段牙弓的作用(图 12-13)。该矫治器具有较好的前段牙弓扩宽的效果。

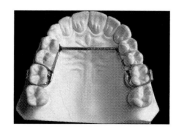

图 12-13　Arnold 扩弓器

Haas 扩弓器。Haas 扩弓器也是一种固定扩弓器,但它是粘接到牙弓左右颊段作为固位,中间有一个螺旋器包埋于腭部中间的丙烯酸树脂中。螺旋器可一天加力 1~2 次,快速加力、双侧固位以及扩弓力将会打开腭中缝(图 12-14)。

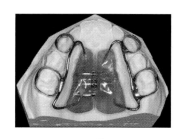

图 12-14　Haas 快速腭部扩弓器

上腭快扩是一种能增加上腭骨性宽度的特殊类型的扩弓。在正畸矫形治疗中上腭快扩的适应证,如骨性反𬌗、上颌缩窄、下颌前突和上颌缺陷。这类扩弓器已在乳牙列期或替牙列早期使用得到良好的疗效。

Hyras 扩弓器。Hyras 扩弓器也是一种固定的快速扩弓器,但螺旋器并没有包埋在丙烯酸树脂中而与腭部分开。因此 Hyras 比 Haas 扩弓器更容易清洁(图 12-15)。

咬合面覆盖的快速扩弓器。牙弓后段扩张会减少前牙覆𬌗,因此,伴有开𬌗趋势和垂直向问题的患者,使用横向扩张必须谨慎。避免出现这类结果的方法就是覆盖后段牙弓咬合面。

图 12-16 展示了一例作者使用过的这类扩弓器。这是由 Hyras 扩弓器和覆盖于𬌗面并粘接到牙

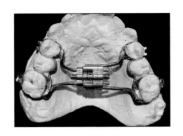

图 12-15　Hyras 快速腭部扩弓器

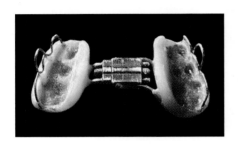

图 12-16　有𬌗垫的快速腭部扩弓器

弓颊段的𬌗垫式丙烯酸树脂组成。

　　粘接式扩弓器。粘接式扩弓器是由 McNamara 引进的[15]。该矫治器是由 Hyrax 扩弓器和覆盖于牙弓颊段的两块丙烯酸树脂组成（图 12-17）。

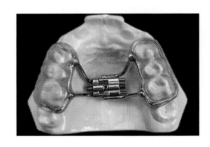

图 12-17　粘接式的快速腭部扩弓器

可摘式扩弓器

　　可摘式扩弓器适用于上下颌扩弓。可摘式扩弓器是一种慢速型扩弓器，通常应用在牙性或牙槽骨性扩张，不是上腭扩张（图 12-18）。慢扩时，螺旋器每 3~5 天打开一次，与快速扩弓器一天打开 1~2 次形成对比。

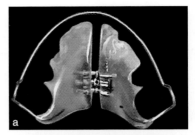

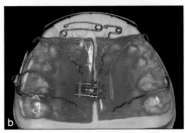

图 12-18　带有螺旋器的可摘式 Hawley 慢速扩弓器。a. 无咬合覆盖；b. 有咬合覆盖

　　大多数乳牙列期或替牙列期后牙反𬌗与上颌牙弓双侧缩窄造成的下颌偏移有关。因此，可摘式扩弓器的螺旋器位于矫治器中间。在真性单侧缩窄的情况时，螺旋器非对称放置，矫治器也非对称切分。从而产生让多数牙齿抵抗少数牙的效果，并达到非对称性移动。

　　这类扩弓器的成功取决于良好的制作和设计以及患者的合作。

病例报告

　　如前所述，后牙反𬌗在形态、病因和可能的治疗策略有许多变化。由于这类异常形成和发展于乳牙列和替牙列早期，尽早的干预不仅更易实现，而且还能得到更稳定的结果，也避免了因延迟矫治带来的不良影响。延迟治疗会导致牙列和支持组织结构性破坏，颞下颌关节功能紊乱，以及颌骨生长的不良影响。

　　下列病例展示了在不同牙龄阶段采用不同措施对各种反𬌗进行的早期干预治疗。

病例 12-1

　　7岁男孩,左侧后牙反殆伴下颌偏移。首要的病因是左侧上下颌乳尖牙早接触(图 12-19a 和图 12-19b)。

治疗：

　　治疗首先需调殆,调磨左侧下颌乳尖牙唇面和上颌乳尖牙腭面,导致牙齿关系、下颌偏移和牙齿中线的即刻改变(图 12-19c 和图 12-19d)。

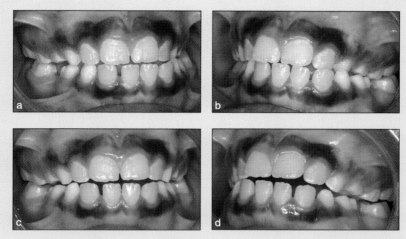

图 12-19　对一个有后牙反殆和下颌偏移的 7 岁男孩的管理。主要病因是左侧上下颌尖牙的早接触。a~b. 治疗前咬合。c~d. 咬合平衡和选择性调磨后,咬合关系立刻改善

注解：当单侧后牙反𬌗和下颌偏移是由早接触造成，而该问题没有在早期进行矫治，后期就可能造成严重的习惯性偏移。这种情况下，因为儿童长期形成的持续习惯，单纯的调𬌗技术无法解决这样的问题。为增加咬合平衡，采用复合树脂或𬌗面覆盖的丙烯酸树脂少量打开咬合并逐渐减少材料才能逐渐达到效果。此外，扩弓治疗也许是最佳选择。

病例 12-2

男孩 5 岁，乳牙列期，右侧完全性后牙反𬌗和下颌偏移。在最大接触位时，下颌中线移向右侧。左侧磨牙为Ⅰ类咬合，右侧磨牙为Ⅱ类错𬌗（图 12-20a~c）。

研究模型显示了对称的上颌和下颌牙弓，正中关系的临床评估指示上颌牙弓轻微双侧缩窄。

治疗：

治疗首先使用固定式 Haas 扩弓器，该扩弓器上的 4 个带环分别位于第二乳磨牙和乳尖牙。矫治器由患者母亲每天扩大一次，2 周后扩弓完成。图 12-20d~f 的图解阐明了矫治器和扩弓期间发生的变化。该患者反𬌗纠正后，切牙间出现了间隙。

矫治器保持 3 个月以提供稳固。治疗后，反𬌗得以纠正，下颌无偏移，中线一致，剩余间隙促进前牙替换（图 12-20g 和图 12-20h）。

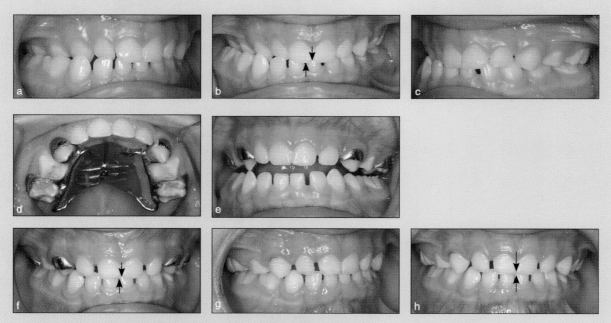

图 12-20　对一个右侧完全性后牙反𬌗和下颌偏移的 5 岁男孩的管理。a~c. 治疗前咬合。（箭头）中线偏斜。d~e. 使用 Haas 快速腭部扩弓器时的咬合。f. 扩弓完成 2 周后的咬合；中线偏斜已基本对齐（箭头），扩展出切牙间的间隙。g~h. 扩弓 3 个月后的咬合。（箭头）中线已对齐矫治

病例 12-3

　　10 岁女孩，替牙列中期出现完全前牙和左侧后牙反殆，患者表现出严重的下颌偏移。下牙列完好，但由于咬合创伤导致下颌中切牙牙槽骨萎缩。上颌切牙轻度拥挤和内倾（图 12-21a～c）。

　　对患者正中关系位仔细的模型评估和临床评价，明确是上颌 3 颗切牙内倾（双侧中切牙和左侧侧切牙）造成下颌严重左偏，并形成最大接触位时左侧后牙和前牙反殆。评估患者正中关系时的咬合指示上颌牙弓没有缩窄（图 12-21d～g）。

治疗：
由于上颌切牙内倾伴有轻度拥挤，治疗设定为唇倾切牙并纠正前牙反殆。
治疗包含上颌粘接 2×4 托槽和下颌磨牙殆面粘接复合树脂使切牙打开咬合（图 12-21h～j）。

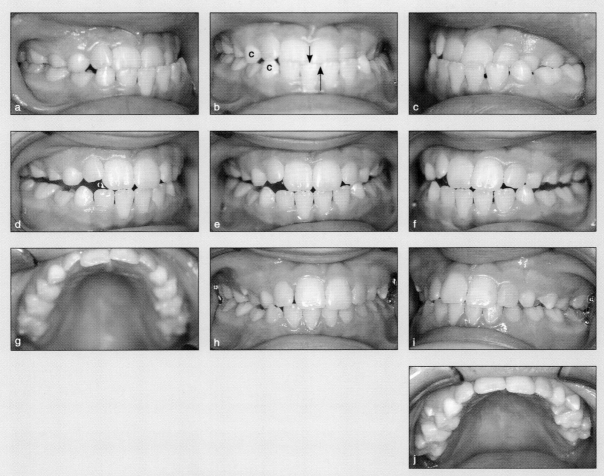

图 12-21　对一个替牙列中期出现完全性前牙和左侧后牙反殆并伴有严重下颌偏移的 10 岁女孩的管理。a～c. 治疗前正中咬合时的咬合关系。C-乳尖牙；（箭头）中线偏斜。d～f. 治疗前正中关系时的咬合。g. 中切牙和左侧切牙内倾。h～j. 上颌切牙唇倾后的咬合

病例 12-4

5 岁 6 个月的女孩,乳牙列期,出现左侧后牙反𬌗和下颌偏移。最大咬合位时中线不一致(图 12-22a 和 b)。

治疗:

使用𬌗面覆盖的慢扩(图 12-22c)。当扩弓器就位时,患者咬在丙烯酸树脂上,正中关系位时中线无偏移(图 12-22d 和 e)。

积极治疗 6 个月后(每 3 天打开矫治器)患者丢失矫治器,但问题已经完全纠正(没有反𬌗也没有偏移)。决定尝试停戴 4 周矫治器。图 12-22f 和 g 展示停止戴矫治器 6 个月后的咬合。图 12-22h 和 i 展示 1 年后的咬合,所有第一磨牙、下颌切牙、上颌中切牙已经萌出后。图 12-22j~l 展示治疗 3 年后的咬合。

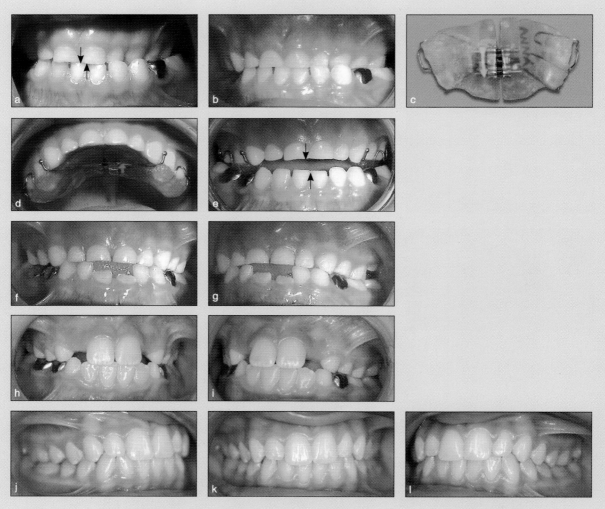

图 12-22　对一个左侧后牙反𬌗和下颌偏移的 5 岁 6 个月女孩的管理。a~b. 治疗前咬合。(箭头)正中咬合时的中线。c. 有𬌗垫的慢速螺旋扩弓器。d~e. 佩戴扩弓器后的正中咬合,没有中线偏斜(箭头)。f~g. 治疗 6 个月后的治疗后咬合情况。h~i. 治疗 1 年后的咬合情况。j~l. 治疗 3 年后的咬合情况

病例 12-5

男孩,7岁4个月,左侧后牙反殆,下颌偏移,上颌牙弓前段缺少间隙(图12-23a~d)。

治疗:

在这个病例中治疗方案是Haas上腭快扩,其中螺旋器每天打开一次。扩弓器仅设计两个带环位于第一恒磨牙,螺旋器包埋在丙烯酸树脂中,用复合树脂将两根直径0.032英寸的不锈钢条一起粘接在乳磨牙和尖牙腭侧。

图12-23e~g展示扩弓完成摘除扩弓器3个月后的咬合。扩弓结果为纠正反殆,对齐中线,消除下颌偏移,以及为牙弓前段提供了间隙。所有切牙已经萌出。

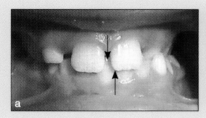 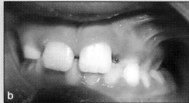 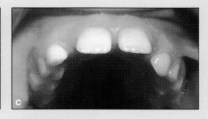

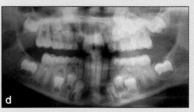

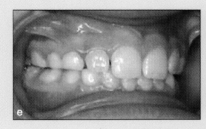 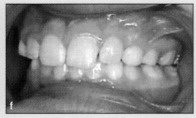 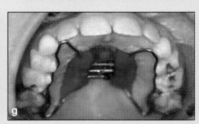

图12-23 对一个左侧后牙反殆,下颌偏移,上颌牙弓前段缺少间隙的7岁4个月男孩的管理。a~b. 正中咬合时的治疗前咬合关系。(箭头)中线偏斜。c. 显示治疗前上颌前牙区间隙不足。d. 治疗前全景片。e~f. 去除扩弓器后的咬合,完成扩弓3个月后。g. Haas上腭快扩术中

病例 12-6

男孩 5 岁 8 个月,乳牙列期,左侧后牙反𬌗,下颌偏移,下中线左偏 4mm(图 12-24a~c)。根据 Baume 分类,患者有 I 类间隙[27]。

治疗:

由于患者生理状况(注意力缺陷、多动障碍、哮喘、口腔卫生差),治疗方案选择使用 W 弓扩弓器。该矫治器由 2 个位于上颌第二乳磨牙的磨牙带环和 1 个直径 0.036 英寸的不锈钢丝组成,弓丝这样弯制使其在牙弓左侧产生更多的力(图 12-24d 和 e)。

图 12-24f~h 显示了去除扩弓器 3 个月后,牙冠修复后的咬合。

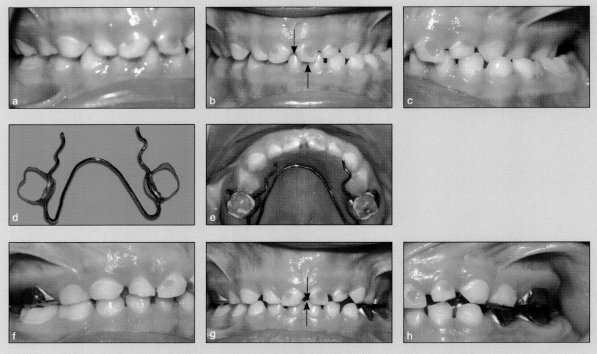

图 12-24 对一个有左侧后牙反𬌗,下颌偏移和中线偏斜 4mm 并伴有 Baume I 类间隙的 5 岁 8 个月男孩的管理。a~c. 治疗前咬合。(箭头)中线偏斜。d. 利用 W 弓扩弓。e. 矫治器安置后。f~h. 去除矫治器 3 个月并且修复牙冠后的咬合情况。(箭头)中线已矫治

病例 12-7

女孩,4岁9个月,左侧后牙反殆,下颌偏移(图12-25a~c)。

治疗:

适用于该患者的矫治器是用直径0.036英寸不锈钢丝弯制成的W弓(图12-25d)。当矫治器就位时矫治器已扩大了8mm,且戴入矫治器后4周来加力一次。

扩张和轻微的过矫治完成后,继续佩戴矫治器2个月用以保持。图12-25e和f展示保持结束后3个月的效果。

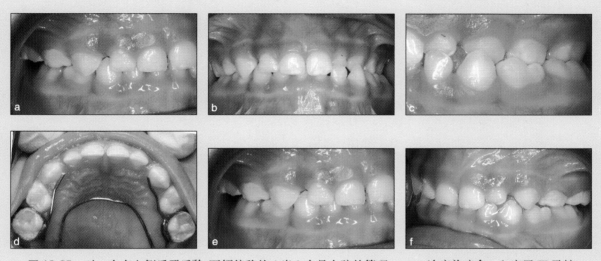

图12-25　对一个有左侧后牙反殆,下颌偏移的4岁9个月女孩的管理。a~c.治疗前咬合。d.安置W弓扩弓器后。e~f.保持结束3个月后的咬合

病例 12-8

男孩 14 岁 6 个月，安氏Ⅱ类 1 分类错𬌗，双侧完全锁𬌗（布罗迪综合征）。

患者家庭经济来源有限，他们主要担心男孩不能有效咀嚼。除了横向问题，该患者还存在一些其他问题使目前状况更加复杂，包括伴有严重深覆盖的安氏Ⅱ类矢状向问题，以及 90% 嵌入性深覆𬌗；上下左侧第一磨牙缺失；过小牙畸形，造成严重的牙列间间隙；牙尖交错不良（图 12-26a~f）。

所有异常的结果是带有间隙的下颌牙弓塌陷于上颌牙弓内，这样使得咬合和口颌面系统不美观且功能异常。

治疗：

考虑到家庭的经济情况，治疗计划中不考虑手术、修复、种植修复。因此，必须以正畸方式解决这些问题。治疗分为几步完成：

1. 上颌前牙平导打开锁于上颌内的下颌牙弓。
2. 大型半可摘式下颌舌弓逐渐扩大受限制的下颌磨牙。
3. 上颌限制性颈牵限制并远中移动上颌磨牙来矫治磨牙Ⅱ类关系（图 12-26g）。
4. 一旦磨牙咬合建立，上下颌全口粘接托槽。
5. 内收上颌牙弓颊段，同时继续使用头帽作为支抗。
6. 在磨牙和前磨牙内收间巩固上颌牙弓颊段。
7. 当内收上颌磨牙和前磨牙并控制了横向关系后，Ⅱ类重力牵引内收上颌尖牙并近中移动下颌后段。
8. 上颌切牙内收压低矫治深覆𬌗和重度深覆盖。

图 12-26h~j 展示了关闭上下牙弓间隙后的咬合情况。所有的力学作用都集中在缩窄上颌牙弓同时扩宽下颌牙弓，尤其在磨牙区域。

这次治疗实现了牙列矢状向和横向改变。上颌第一前磨牙治疗前宽度为 35mm；治疗后宽度为 30mm（图 12-26k）。上颌磨牙间宽度从治疗前 40mm 到治疗后减小为 35mm（图 12-26l）。下颌第一前磨牙宽度由 30mm 变为 29mm（图 12-26m）。治疗前下颌磨牙间宽度 35mm，即使下颌第一磨牙缺失、大量的牙弓间隙使磨牙过多的近中移动，治疗后下颌磨牙间宽度仍然保持不变（图 12-26n）。

通过这次治疗使得牙颌发生了显著的改变（图 12-26o~q）：

- 矫治了双侧重度锁𬌗。
- 矫治了Ⅱ类错𬌗。
- 关闭了由牙缺失和过小牙造成的大量牙间间隙。
- 面下高（矫治下颌塌陷）从 53.7% 显著增加为 60.5%。
- 将 ANB 角从 4.2° 变为 3.6°。
- 矫治了上下颌牙性前突（切牙间角度从 111.4° 增加 136.0°）

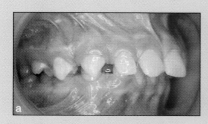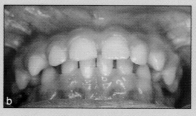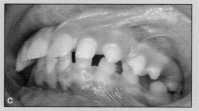

图 12-26　14 岁 6 个月男孩伴Ⅱ类 1 分类错𬌗，管理其双侧完全性锁𬌗（布罗迪综合征）。a~c. 治疗前咬合情况

病例 12-8(续)

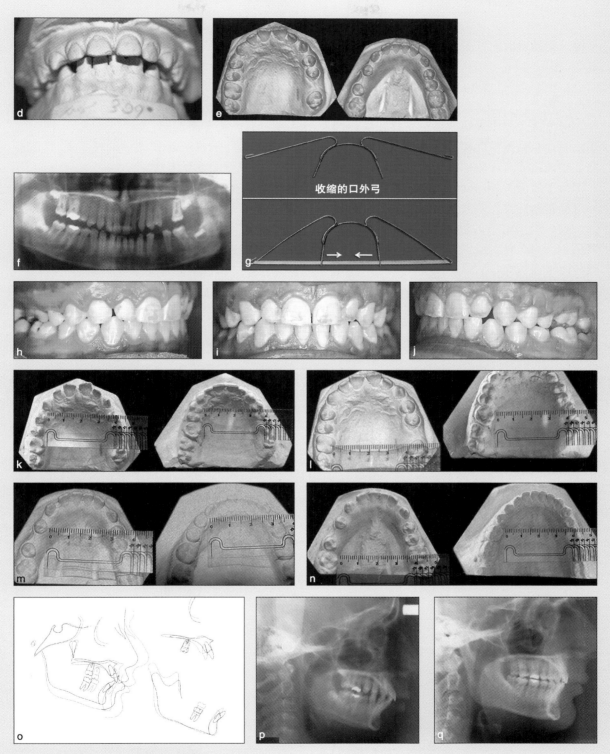

收缩的口外弓

图 12-26(续) d~e. 治疗前模型。f. 治疗前全景片。g. 设计面弓来压低并远中移动上颌磨牙。(箭头)移动的方向。h~j. 治疗后咬合。k. 上颌前磨牙宽度的变化。l. 上颌磨牙宽度的变化。m. 下颌前磨牙宽度的变化。n. 下颌磨牙宽度没有变化。o. 治疗前(黑)后(绿)的重叠描记图。p. 治疗前的侧位片。q. 治疗后的侧位片

病例 12-9

男孩 13 岁，Ⅱ类 1 分类错𬌗，左侧单侧锁𬌗，重度深覆盖（16.5mm）和内倾性深覆𬌗。研究模型提示锁𬌗是由于上下颌左侧后段不对称，即上颌牙弓左侧颊向错位和下颌牙弓左侧舌向错位造成的（图 12-27a～d）。

治疗：

治疗首先使用上颌前牙平导打开锁住的左侧后段。为扩大下颌左侧，放置下颌舌弓，同时使用限制性头帽用于远移上颌左右侧磨牙和内收上颌左侧。治疗依照病例 12-8 中同样步骤，具体包括矢状向改变后牙段达到Ⅰ类磨牙、前磨牙、尖牙关系和完成上颌前牙内收。

由于该患者横向问题发生在单侧，所有的力学作用集中在限制上颌左侧和扩大下颌左侧。这一目标是通过在左侧放置持续的牙弓间弹性牵引实现的。

这一治疗程序实现了显著的改变（图 12-27e～j），包括矫治了单侧锁𬌗；矫治了Ⅱ类错𬌗，深覆盖从 16.5mm 减少到 3.5mm；矫治深覆𬌗；ANB 角从 12.3°到 4.5°的变化，突度角度和 A 点-B 点连线与面平面的夹角的显著改变。

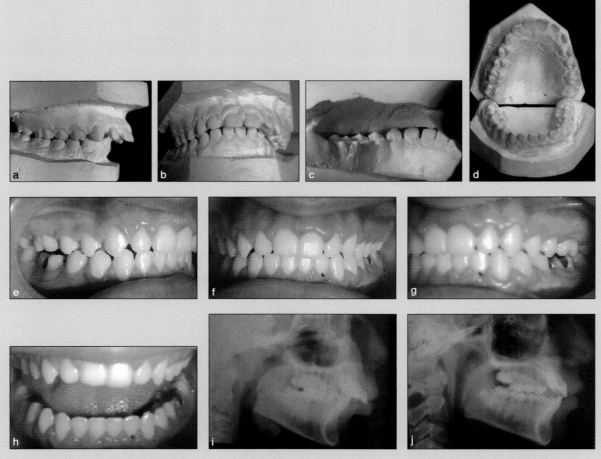

图 12-27　13 岁男孩 Ⅱ类 1 分类错𬌗；管理患者左侧单侧锁𬌗、重度深覆盖及内倾性深覆𬌗。a～d. 治疗前模型揭示上颌左侧过度扩大和下颌左侧的狭窄。e～h. 治疗后咬合。i. 治疗前头影侧位影像。j. 治疗后头影侧位影像

小结

- 乳牙列和替牙列早期所发现的最流行的错殆之一是后牙反殆。最常见的后牙反殆形式是单侧反殆伴下颌向反殆侧功能性移位。

- 后牙反殆很少能自行修正，延迟治疗和口面结构的非对称性肌张力会对颞下颌关节、咀嚼肌系统和骨生长变化造成不良影响。

- 上颌牙弓狭窄的患者通常会发生上牙弓宽度不足并导致前牙拥挤，时有发生尖牙阻生。

- 早期矫治致力于创造促进咬合正常发育的环境。

- 后牙反殆最常见的病因是吮指或安抚奶嘴习惯、鼻呼吸障碍、非典型性吞咽方式和低舌位。因此推荐在乳牙列和替牙列期进行评估。这些事实强调临床医生在仔细检查和识别这些处于咬合发育关键阶段的年轻患者的干扰病因具有重要作用。

- 几乎所有研究这些异常的研究者都推荐早期干预和矫治后牙反殆。矫治恒牙列的后牙反殆更加复杂，某些病例中可能需要手术。

- 矫治后牙反殆的最佳时间是乳牙列晚期或替牙列早期。此时扩弓治疗容易且快还能得到好而稳定的结果。

- 后牙反殆可以是牙性、牙槽性、骨性或功能性；每一种类型可以是单侧或双侧发生。后牙反殆可来自于上颌或下颌牙弓间横向异常关系的其他组合，例如颊侧锁殆，又称布罗迪综合征、锁殆和 piston bite。

- 识别后牙反殆并不难，一项简单的咬合临床评估，模型研究，以及正位头影测量影像就能使临床医生轻易识别问题类型。

- 后牙反殆的类型决定慢速或快速扩弓的固定和可摘矫治器的治疗选择。

参考文献

[1] Moyers R. Handbook of Orthodontics, ed 4. Chicago: Year Book Medical, 1988.
[2] Kennedy DB, Osepchook M. Unilateral posterior cross-bite with mandibular shift: A review. J Can Dent Assoc 2005;71:569–573.
[3] Harper DL. A case report of a Brodie bite. Am J Orthod Dentofacial Orthop 1995;108:201–206.
[4] Kutin G, Hawes RR. Posterior cross-bites in the deciduous and mixed dentitions. Am J Orthod 1969;56:491–504.
[5] Hesse KL, Artun J, Joondeph DR, Kennedy DB. Changes in condylar position and occlusion associated with maxillary expansion for correction of functional unilateral posterior crossbite. Am J Orthod Dentofacial Orthop 1997;111:410–418.
[6] Pinto AS, Buschang PH, Throckmorton GS, Chen P. Morphological and positional asymmetries of young children with functional unilateral posterior crossbite. Am J Orthod Dentofacial Orthop 2001;120:513–520.
[7] Myers DR, Barenie JT, Bell RA, Williamson EH. Condylar position in children with functional posterior crossbite: Before and after crossbite correction. Pediatr Dent 1980;2:190–194.
[8] Egermark-Eriksson I, Carlsson GE, Magnusson T, Thilander B. A longitudinal study on malocclusion in relation to signs and symptoms of cranio-mandibular disorders in children and adolescents. Eur J Orthod 1990;12:399–407.
[9] Thilander B, Lennartsson B. A study of children with unilateral posterior crossbite, treated and untreated, in the deciduous dentition—Occlusal and skeletal characteristics of significance in predicting the long-term outcome. J Orofacial Orthop 2002;63:371–383.
[10] Schröder U, Schröder I. Early treatment of unilateral posterior crossbite in children with bilaterally contracted maxillae. Eur J Orthod 1984;6:65–69.
[11] Proffit WR, Fields HW Jr. Contemporary Orthodontics, ed 5. St Louis: Mosby, 2012.
[12] Subtelny JD. Oral respiration: Facial maldevelopment and corrective dentofacial orthopedics. Angle Orthod 1980;50:147–164.
[13] Kurol J, Berglund L. Longitudinal study and cost-benefit analysis of the effect of early treatment of posterior cross-bites in the primary dentition. Eur J Orthod 1992;14:173–179.
[14] Linder-Aronson S. Adenoids. Their effect on mode of breathing and nasal airflow and their relationship to characteristics of the facial skeleton and the dentition. A biometric, rhino-manometric and cephalometro-radiographic study on children with and without adenoids. Acta Otolaryngol Suppl 1970;265:1–132.
[15] McNamara JA. Early intervention in the transverse dimension: Is it worth the effort? Am J Orthod Dentofacial Orthop 2002;121:572–574.
[16] Allen D, Rebellato J, Sheats R, Ceron AM. Skeletal and dental contributions to posterior crossbites. Angle Orthod 2003;73:515–524.
[17] Warren JJ, Bishara SE. Duration of nutritive and nonnutritive sucking behaviors and their effects on the dental arches in the primary dentition. Am J Orthod Dentofacial Orthop 2002;121:347–356.
[18] Souki BQ, Pimenta GB, Souki MQ, Franco LP, Becker HM, Pinto JA. Prevalence of malocclusion among mouth breathing children: Do expectations meet reality? Int J Pediatr Otorhinolaryngol 2009;73:767–773.
[19] Oulis CJ, Vadiakas GP, Ekonomides J, Dratsa J. The effect of hypertrophic adenoids and tonsils on the development of posterior crossbite and oral habits. J Clin Pediatr Dent 1994;18:197–201.
[20] Ogaard B, Larsson E, Lindsten R. The effect of sucking habits, cohort, sex, intercanine widths, and breast or bottle feeding on posterior crossbite in Norwegian and Swedish 3-year-old children. Am J Orthod Dentofacial Orthop 1994;106:161–166.
[21] Adair SM, Milano M, Lorenzo I, Russell C. Effects of cur-

rent and former pacifier use on the dentition of 24- to 59-month old children. Pediatr Dent 1995;17:437–444.

[22] Infante PF. An epidemiologic study of finger habits in preschool children as related to malocclusion, socioeconomic status, race, sex, and size of community. ASDC J Dent Child 1976;43:33–38.

[23] Hanson M, Barnard L, Case J. Tongue thrust in preschool children. 2. Dental occlusal patterns. Am J Orthod 1970;57:15–22.

[24] Primozic J, Richmond S, Kau CH, Zhurov A, Ovsenik M. Three-dimensional evaluation of early crossbite correc-

tion: A longitudinal study. Eur J Orthod 2013;35:7–13.

[25] Guerrero CA, Bell WH, Contasti GI, Rodriguez AM. Mandibular widening by intraoral distraction osteogenesis. Br J Oral Maxillofac Surg 1997;35:383–392.

[26] Legan HL. Orthodontic planning and biomechanics for transverse distraction osteogenesis. Semin Orthod 2001;7:160–168.

[27] Baume LG. Physiological tooth migration and its significance for the development of occlusion. 1. The biogenetic course of the deciduous dentition. J Dent Res 1950;29:123–132.

13 第十三章 垂直向问题的管理
（开𬌗和深覆𬌗）

本章主要讨论在乳牙列或替牙列早期出现和发展的常见垂直向问题：①与开𬌗相关的顽固性口腔不良习惯以及其他功能异常；②深覆𬌗（牙性深覆𬌗和骨性深覆𬌗）。这些异常不会自行纠正并且某些情况下会在牙列发育的后期恶化；因此，此类问题的早期诊断和干预很重要。

开𬌗

治疗骨性开𬌗、离散型错𬌗和前牙开𬌗是正畸医生最常面对的困难之一。恒牙列期的这个问题尤为棘手，并且是治疗起来最具挑战的错𬌗畸形之一。

本书的目的是为了强调对乳牙列和替牙列期出现和发展的开𬌗进行早期干预的优势。开𬌗由多种因素共同作用形成，识别病因在诊断和治疗这类异常中有着重要的作用。这个问题可以通过临床检查和头影测量分析作出诊断，诊断内容应包括颌骨和牙列的情况。

遗传因素可影响颌骨生长的方向、形态和速度；遗传可造成异常的生长型和异常的颌骨位置，导致骨性开𬌗。乳牙列和替牙列期的环境因素在开𬌗的发展中起着重要作用。因此，为了精确地制定治疗计划必须仔细地辨别伴有各种形态和病因特点的各类开𬌗，这需要一定的临床经验和训练。

早期识别病因和恰当地干预能预防畸形的发展或者至少能减少后期问题的严重性。目前，不可能消除或防止基因因素对牙颌结构影响；但通过精确的检查和识别，临床医生可以对此类问题进行阻断、生长改良或至少能减少问题的严重性。因为环境因素多可识别，在形成的早期阶段识别和干预能阻断开𬌗的发展或至少引导其朝向正常发展。下列是在开𬌗早期发展中起重要作用的主要常见局部或环境因素：

- 吮指。
- 异常的舌体大小、位置和功能。
- 淋巴组织增生引起的口呼吸所带来的牙齿和颌骨改变。

造成开𬌗的病因和机制在第六章会详细讨论。目前章节主要描述乳牙列期和替牙列期开𬌗的鉴别诊断、治疗方案和手段。

儿童口腔医生和治疗幼龄儿童的全科医生更有责任发现和干预这些生长发育中的异常。开𬌗的鉴别诊断和治疗有时充满了挑战。而通过仔细的临床检查和头影测量评估以及对系统病史的回顾能够帮助成功地识别病因，增加治疗成功的机会。为达到正确识别和恰当干预的目的，这里会简要回顾该问题及其病因。

根据开𬌗的病因和复杂程度，其治疗手段包括从随访观察到简单的习惯控制再到复杂的手术治疗。

病因学

必须在以下2种情况下诊断和区别垂直向问题：骨性问题和牙性问题。骨性开𬌗通常由遗传因素和环境因素共同作用导致。在某些病例中，若开𬌗的问题未能在替牙列期以前得到解决，则可能会发展成更复杂的骨性开𬌗，这将需要更为复杂的正畸矫形治疗，并可能需要配合正颌手术。

早期矫治的第一步是识别问题，而识别问题的最佳方法是理解和鉴别不同类型开𬌗的特征。不要只考虑单一因素会造成开𬌗。这类畸形最常见的局部病因包括吮指、吐舌，由于淋巴组织增生或气道阻塞引起的口呼吸和唇功能异常等。

吮指

根据吮指的类型和部位，吮指可通过不同机制影响咬合。手指直接对前牙和前牙牙槽骨施力可造成牙和牙槽性前突和开𬌗，也阻碍了前牙萌出，导致牙槽突发育不足；还可引起后牙反𬌗。长期的吮指习惯和后牙缺乏咬合接触同样会造成后牙的过度萌出甚至下颌的顺时针旋转（图13-1）。

异常舌肌力

舌可以通过不同机制引起前牙开𬌗，例如舌体

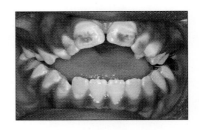

图13-1　吮指造成牙和牙槽性前突和开𬌗

大小、舌位和异常舌功能等。就舌体大小来说，巨舌症可对咬合有不同程度的影响，如产生牙列间间隙，引起Ⅲ类错𬌗以及开𬌗。舌体严重增大还可引起发音、进食、吞咽和睡眠功能障碍。这种情况在某种异常或先天异常患者上可以见到，如先天性新生儿甲状腺功能低下、唐氏综合征和肢端肥大症。

舌的位置异常是造成牙颌畸形的另一因素。这类问题与舌体大小无关，而是因为增生的扁桃体引起的潜意识反应或由于鼻阻塞或腺样体增生引起的口呼吸而导致舌位更加靠前（图13-2）。

吐舌是一种异常舌功能，通常继发于吮指甚至在吮指习惯已经终止以后出现，随后吮指造成的开𬌗将会持续或增大。应用各种矫治器矫治开𬌗时，必须控制异常的舌功能。

口呼吸

口呼吸时，不管病因是什么，嘴都是张开的，下颌位置向下，舌前伸于上下前牙之间，放置于口底上方。这种情况造成的姿势改变并会产生类似于吮指所引起的牙齿和颌骨的变化。

口呼吸还能引起后牙的过度萌出和上颌狭窄，头部姿势改变，面部垂直距离增加和前段牙-骨性开𬌗的形成。

基因因素

基因因素，要么单独造成影响，要么联合局部因

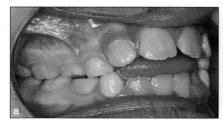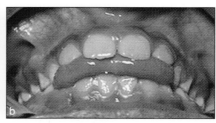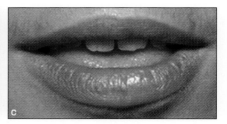

图13-2　舌体大小、舌位置和异常舌功能造成的骨性开𬌗

素通过各种机制破坏正常的颌骨生长型,例如影响颌骨结构的正常大小、形态和比例。颌骨性畸形的发展会造成骨性错殆,包括开殆,这种情况多数需要正颌手术治疗[1]。

形态特征

为了便于鉴别诊断,这种咬合打开的临床指征被分为两种类型:牙性开殆和骨性开殆。

牙性开殆

牙性开殆是指没有涉及骨性异常的开殆,其具有以下特点:

- 正常的颅面型。
- 正常的颌骨关系。
- 前期有吮指史。
- 切牙前倾。
- 向前吐舌。
- 切牙萌出不足。
- 正常或轻度磨牙过度萌出。
- 正常的后牙倾斜度。
- 离散型咬合平面。
- 没有露龈笑。
- 没有垂直向过生长或上颌后牙段倾斜。

长时间的连续不断的环境因素和牙性开殆早期治疗失败会带来更加复杂的后果,例如磨牙过度萌出、下颌顺时针旋转后来的骨性畸形。

骨性开殆

骨性开殆异常通常由基因、长时间的环境因素或两者共同作用造成。此类问题包括许多异常的生长型和骨性不调。这些必须在治疗前通过仔细的临床检查和头影测量评估加以区分。

下面列举了一些骨性开殆或离散型生长患者的重要骨性结构异常,这些问题可通过仔细的临床检查和评估发现:

- 陡峭的下颌平面。
- 后缩的下颌。
- 下颌角偏大。
- 短的下颌支。
- 短的前颅底。
- 短的后颅底。
- y轴角偏大。
- 鞍角偏大。
- 关节角偏大。

- 下颌平面角偏大。
- 下颌平面-腭平面角偏大。
- 上腭逆时针旋转。
- 面下高增加。
- 上面高减少。
- 后面高减少。
- 陡峭的前颅底。

鉴别诊断

简单牙性开殆是发生在乳牙列或替牙列早期的常见畸形,常由环境问题造成,例如异常习惯、营养异常或淋巴组织增生等。开殆如果不治疗,会随时间增加而逐渐严重,还可导致其他牙颌畸形,使后期治疗更加复杂。这些结果会造成上颌和(或)下颌磨牙过度萌出,在某些严重的病例中造成骨性畸形例如下颌顺时针旋转或上颌逆时针旋转。

利用机械力进行早期干预简单的前牙开殆前,第一步应先识别开殆的类型和涉及的结构。因此在对所有错殆评估中,除了要进行临床和临床旁评估之外,利用垂直向头影测量分析对开殆进行诊断分析也很重要。为区别牙性开殆并确诊开殆是由前牙萌出不足还是后牙萌出过度造成的,作者推荐一项简单的头影测量评估,即测量分析咬合平面与下颌平面-腭平面角的关系。在正常咬合,下颌平面-腭平面交角约30°,殆平面基本均分此角。开殆的患者中该数值的变化提示了开殆的病因(图13-3)。

恒牙列期的治疗计划

如前所述,在畸形发育早期阶段(乳牙列或替牙列)发现和干预开殆比较容易且结果更稳定。而作为比较,下列是对有关青少年和成人开殆矫治的简要回顾。

替牙列晚期或恒牙列早期持续的开殆是不会自愈的,其正畸治疗很有挑战性;这是正畸治疗最困难的错殆畸形之一。治疗过程取决于患者的年龄和问题的严重性。

习惯控制和唇封闭

习惯控制、唇封闭和吞咽训练在恒牙列期也能起到积极的掩饰治疗作用,能够促进正畸牙移动,还可以同时利用类似舌栏的装置抵抗舌肌的力量。

垂直向生长控制

掩饰治疗中对垂直向牙萌出及后牙槽发育进行

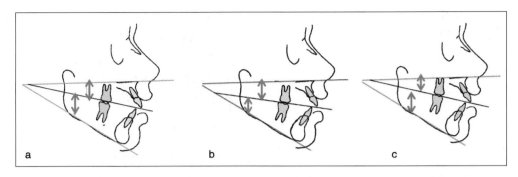

图 13-3　通过头影测量中下颌平面与腭平面交角的测量来分析开𬌗的病因。在正常情况下,此交角大约为 30° 且𬌗平面基本均分此角。a. 后牙段正常,切牙萌出不足。b. 上颌磨牙过度萌出。c. 下颌磨牙过度萌出

控制同样有助于恒牙列的矫治。这可以通过使用下颌舌弓和上颌横腭杆来实现。

正畸掩饰治疗

正畸掩饰治疗仅由各种带有特殊策略的正畸治疗方法组成。治疗手段的选择由错𬌗畸形的形态和解剖结构决定。这些方法包括后牙压低、前牙伸长或两者相结合。如果需要还可结合拔牙矫治。

许多恒牙列期矫正前牙开𬌗的矫治器已提到,包括𬌗垫;伸长或压入弓;多曲方丝弓[2];功能矫治器[3];口外牵引,如头帽高位牵引、颏兜(在恒牙列早期有积极疗效)、钛种植支抗[4]、双侧颧骨区植入钛板[5]、磁力垂直向矫治器[6]等。

正颌外科手术

真性骨性开𬌗不能仅靠正畸掩饰治疗而需要正畸-正颌联合治疗,例如上颌后段压入手术,被认为是矫治成人骨性开𬌗最有效的治疗选择。

早期开𬌗的治疗策略

如 Enlow[7] 所展示的,颌面部的垂直向生长是生长早期和替牙列期牙颌面三维结构生长中最后一个完成的。Carlson[8] 也指出,仅有 50% 的面中份和下颌骨的生长是在 8～10 岁之间完成的。因此在这个阶段的早期治疗和垂直向生长控制将会更有效。

Harr 和 Johnson[9] 在一项同族人员研究分析中得出结论,多数咬合变化是后天获得的而不是遗传的。

如前面所提到的,前牙开𬌗最常见的局部原因是吮指、淋巴组织增生或其他气道阻塞问题所致反应性口呼吸、唇功能异常和舌问题(例如舌功能、大小、位置和姿势异常)。局部因素所致的前牙开𬌗通常伴随下颌后下旋转,后牙过度萌出或前牙的萌出不足。早期干预的主要策略是消除或阻断病因,同时矫正或引导受影响的部位克服这些异常。具体通过以下方法:

- 消除或控制干扰切牙萌出和牙槽骨生长的病因(如吮指、吐舌和唇功能异常)。
- 预防或矫正上颌和下颌磨牙过度萌出。
- 阻断、控制或引导下颌顺时针旋转。
- 通过切牙内收关闭上下颌切牙间的间隙。
- 增加后前面高比。

可以使用各种固定和活动矫治器来阻断和控制儿童吮指习惯和异常吐舌(见第六章)。这次讨论的目的是阐明早期开𬌗治疗的有效方法和技巧。

吮指可能是儿童最常见的非营养性口腔习惯。根据问题的严重性和吮指类型,这个习惯可造成严重的牙颌缺陷,包括开𬌗(从简单的牙性开𬌗到严重的骨性开𬌗),后牙反𬌗,磨牙过度萌出,下颌旋转等。因此,越早开始治疗,治疗效果越好。

在过去的几年中,舌体位于上下切牙之间的位置一直被视为前牙开𬌗的原因。Subtelny[10] 认为切牙间的舌功能异常是舌体对由早期吮指造成开𬌗区域的一种适应。Proffit[11] 指出相比于舌后缩的人,那些舌前伸的人吞咽时并没对牙齿施加过多的力。事实上,舌压力可能更小。

吞咽不是通过学习而来的行为。向前伸舌是吞咽时一种生理性的,潜意识的填补切牙间间隙的功能。嘴唇合在一起,舌头放在分离的前牙之间形成前封闭,以防止食物或液体溢出。当舌活动持续存在时,前牙开𬌗的矫治更加复杂同时易受干扰。如果在较小年龄段矫正,解决问题会更加容易;在恒牙列期矫治有持续性吐舌的前牙𬌗将更加困难。

早期正畸治疗开𬌗从观察到简单习惯控制再到复杂手术治疗,取决于病因和畸形的复杂性。

开𬌗的分类

为简化乳牙列或替牙列早期前牙开𬌗矫治的治疗过程,作者将开𬌗分为三类:Ⅰ型、Ⅱ型、Ⅲ型。

Ⅰ型　简单牙性开𬌗

简单的牙性开𬌗是环境因素影响前牙萌出和/或牙槽突的垂直向生长,最终导致前牙间形成间隙。间隙大小取决于病因严重程度。作为对开𬌗的反应,异常舌功能在吞咽过程中潜意识地发展以缩小前牙间的间隙,从而出现持续性舌力或间隙加大。在Ⅰ型开𬌗中没有骨性不调或磨牙过度萌出的参与,仅有切牙或牙槽突的发育不足。

Ⅱ型　混合牙性开𬌗

Ⅱ型前牙开𬌗最初是由一些环境因素附加一些轻微的骨性不调或磨牙的过度萌出造成。在这些情况下,持续的局部因素或遗传因素能进一步加大牙弓或基骨的畸形例如磨牙过度萌出或下颌轻度旋转;因此,这类开𬌗中同样存在垂直向问题。

Ⅲ型　骨性开𬌗

Ⅲ型开𬌗是由遗传或先天因素,同时伴或不伴局部因素造成的前牙开𬌗。这类咬合已经改变了小孩的生长型、牙颌形态以及咬合的建立。这类开𬌗通常结合有离散型颌骨结构,能通过头影测量评估清楚识别。早期发现和恰当的干预能解决问题或至少减轻错𬌗畸形的严重性。恒牙列期的治疗会更加复杂,有时甚至需要进行正颌手术。

治疗考虑

开𬌗的早期干预根据牙列阶段和开𬌗类型的不同而不同。开𬌗畸形的早期治疗策略可分为三个牙列发育阶段:乳牙列、替牙列、恒牙列。矫治恒牙列的手段本章已经简要讨论。下面部分的讨论集中在乳牙列和替牙列期时早期正畸干预。

乳牙列期的治疗

一般来说,乳牙列期进行积极的正畸治疗开𬌗并不推荐,因为大多数该阶段的病例都是由局部因素导致,例如使用安抚奶嘴、吮指或口呼吸,这些在消除病因后能自行矫正。然而,牙医定期观察或父母的关注也是有帮助的。

如果异常习惯持续存在且严重到足够影响正常颌骨发育,比如阻碍前牙牙槽骨的生长或导致下颌旋转,那么应该建议患者和家长使用简单矫治器控制这些习惯,如固定舌栅。

混合牙列期治疗

完成仔细的临床检查和临床旁问题评估后,替牙列期治疗可以设计成1个或2个阶段,伴或不伴正颌手术。治疗前评估应仔细地证实下列情况:
- 开𬌗类型(骨性、牙性或混合性)。
- 病因(是否仍在作用)。
- 错𬌗的类型和所造成的结构异常。
- 患者骨龄。
- 患者和家长的合作程度。

最佳的干预年龄是替牙列早期。

替牙列期早期干预措施

早期干预主要策略是消除或阻断开𬌗背后的畸形病因,通过控制或引导受影响的部位。

根据牙列阶段、病因、特征、开𬌗形态可以使用以下6种手段进行治疗:

1. 习惯控制

控制手指或舌力作为早期干预是治疗该畸形中第一且最重要的一步。该手段促进前牙萌出,牙槽骨生长和开𬌗矫正。针对这一目的可使用几种固定或活动矫治器。这个手段治疗Ⅰ型开𬌗非常有效,如果该矫治器使用在恰当时间,可以在不需要后期机械力治疗下矫正错𬌗(见病例13-1~病例13-3)。

正如 Rakosi[3] 和 Huang 等[12] 展示那样,广泛使用舌栅能成功阻断吮指和造成前牙开𬌗的异常舌力。

2. 唇封闭和吞咽练习

为建立正常神经肌肉功能并稳定疗效,推荐进行唇封闭和舌练习[3,13]。指导患者一直保持闭唇以及吞咽时没有舌前伸入上下切牙间。这些练习可在使用矫治器治疗之前进行并贯穿在治疗中及治疗后的保持期。

3. 生长改良

第三种矫正替牙列期开𬌗的手段包括通过控制垂直向生长、后牙过度萌出和牙槽骨的发育来矫正或引导受影响的区域。这一目标可通过控制后牙段萌出或压低后牙段来实现。磨牙地过度萌出可发生在持续很久地吮指的患者身上,因为此时后牙殆面没有接触。

为达到这一目的已经提出了不同的矫治器:简单殆垫、推簧加载式殆垫、功能矫治器、钛螺旋支抗钉、磁力垂直向矫正器、前牙伸长弓。作者设计了两种矫治器矫治获得了极好的疗效:舌栅-横腭弓(TC-TPA)和前牙阶梯曲弓丝,将在这里介绍。

舌栅-横腭弓

TC-TPA 是改良横腭弓和舌栅的组合(图 13-4)。这个矫治器由直径 0.036 或 0.040 英寸不锈钢丝制成,每个单元由两部分(横腭弓和舌栅)组成(病例 9),横腭杆应该离开腭侧组织至少 1mm。欧米茄曲位于远中可在吞咽时辅助磨牙压低。舌栅或舌屏设计为垂直曲(图 13-4a)或由垂直段弓丝焊接于牙弓上(图 13-4b)。

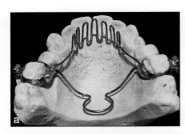

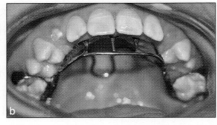

图 13-4　TC-TPA 矫治器。这款矫治器可以限制舌活动,防止磨牙伸长及压低磨牙

当治疗前牙开殆需要压低上颌磨牙时,有必要同时阻止下颌磨牙过度萌出;因为仅仅压入上颌磨牙结果也许无效。达到该目的的最好手段是同时放置下颌舌弓。

前牙阶梯曲弓丝

伴有垂直生长型的患者,早期干预可以按照恒牙列时治疗方法,使用作者设计的特殊弓丝,升高或压低前段牙弓。图 13-5 展示了一个上颌牙弓的向下阶梯前牙弓丝(见病例 13-9)。

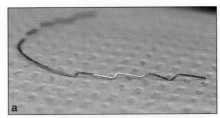

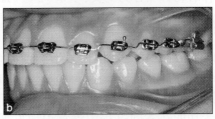

图 13-5　前牙阶梯曲可以压低后牙,同时升高前牙

在涉及了上下颌骨和牙列的严重开殆病例中,同时运用两步式阶梯:一个压低弓丝位于上颌牙列,一个伸长弓丝位于下颌牙列。当骨性开殆伴有前段牙槽骨发育不足时,如果上颌和下颌前段合并有垂直曲,可以在压低弓增加垂直向弹性牵引。

升高和压低阶梯弓同样能用在治疗深覆殆的病例,通过将阶梯的方向改变为与开殆病例相反的方向。(见本章深覆殆部分)

4. "吊桥关闭"效应

另一个适合解除前牙开殆的手段是内收前倾的切牙。这一方法可用在切牙有间隙或前磨牙拔除后的患者(图 13-6)。Subtelny 和 Sakuda[14]称这个过程为"吊桥关闭"效应。

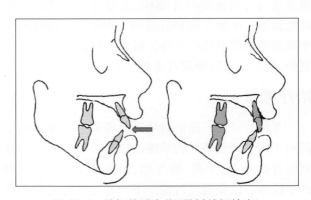

图 13-6　前倾前牙内收(吊桥关闭效应)

5. 增加后前面高比

增加后面高对前面高比例是另一个矫治骨性前牙开殆手段。许多研究者发现联合使用咬合板和前牙垂直弹性牵引或联合咬合板和颏兜或高位头帽牵引可达到该目的[15,16]。

6. 选择性拔牙——力学治疗

对于某些形态的开𬌗,可以联合使用通过选择性拔牙和进行力学治疗。这些方法包括在前突病例中拔除前磨牙以关闭开𬌗(见病例 13-8),以及拔除前磨牙逆时针旋转下颌关闭开𬌗(见病例 13-10)。

病例报告

下列病例展示了不同类型开𬌗:Ⅰ型简单牙性开𬌗(病例 13-1~病例 13-3)、Ⅱ型混合牙性开𬌗(病例 13-4)和Ⅲ型骨性开𬌗(病例 13-5~病例 13-10)。

病例 13-1：Ⅰ型开𬌗

男孩,14 岁,患有前牙开𬌗。9 岁前有吮指史,严重吐舌习惯持续至今(图 13-7a~d)。
临床、模型、头影测量评估指示患者为简单牙槽骨性开𬌗,由持续性吐舌造成。证实没有骨性不调或磨牙过度萌出。

治疗:

治疗计划仅需要一个固定舌栅矫治器和舌训练(图 13-7e)。该治疗非常有效,矫治 9 个月后结束。矫正后的咬合用哈利式保持器维持。

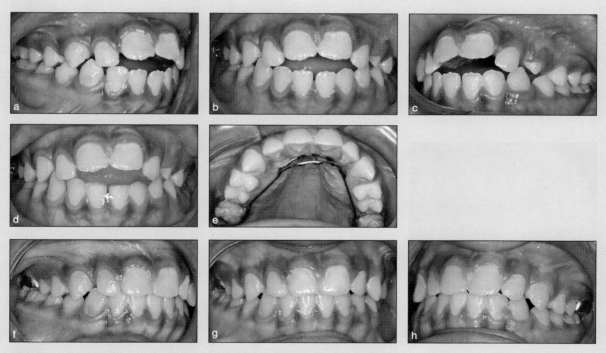

图 13-7　14 岁男孩,有吮指和严重的吐舌吞咽史的简单前牙开𬌗的矫治。a~c.治疗前。d.吞咽时舌位。e.固定舌栏,本病例中唯一使用的矫治器。f~h.治疗后

病例 13-2：Ⅰ型开𬌗

女孩,12 岁 4 个月,替牙列晚期,患有严重的开𬌗(3~5mm)从左侧第二乳磨牙延伸到右侧第二乳磨牙(图 13-8a 和 b)。患者为Ⅰ类颌骨型没有骨性异常或离散型生长。根据家长描述患者没有吮指习惯,但有持续很久的安抚奶嘴使用史。

治疗:

这个问题诊断为牙槽性前牙开𬌗,治疗计划仅控制舌肌力并指导患者舌肌练习。因为患者有良好的依从性,仅使用了可摘舌栅(图 13-8c 和 d)。图 13-8e~g 显示患者治疗后咬合。

明显的牙颌性改变是通过前牙萌出,轻微的内收切牙达到的,开𬌗由-3.5mm 变为覆𬌗1.9mm,覆盖由 4.0mm 减小到 2.3mm,并且 ANB 角由 4.5°变到 2.6°(图 13-8h~j)。

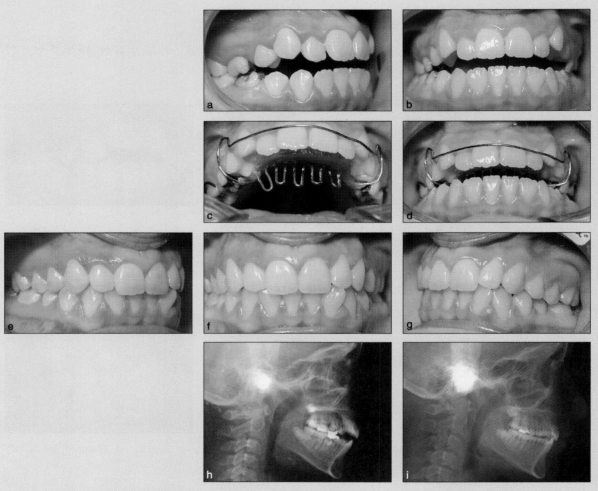

图 13-8　12 岁 4 个月女孩,混合牙列晚期,从左侧上颌第二乳磨牙到右侧上颌第二乳磨牙的严重开𬌗的矫治。无骨性畸形。a 和 b. 治疗前。c 和 d. 活动式舌栏,本病例中唯一使用的矫治器。e~g. 治疗后。h. 治疗前侧位片。i. 治疗后侧位片

病例 13-2：Ⅰ型开𬌗(续)

指标	正常	治疗前	治疗后
面角(°)	87.0	86.9	90.0
上颌骨深度(°)	90.0	90.6	90.9
ANB角(°)	2.3	4.5	2.6
下颌平面角(°)	25.9	30.6	24.2
Y轴角(°)	59.4	70.9	66.9
唇间隙(mm)	0.0	5.5	1.5
上面高(mm)	50.0	51.6	49.8
下面高(mm)	65.0	69.6	69.7
𬌗平面角(°)	10.0	7.4	3.4
上下中切牙角(°)	135.0	129.6	138.9
下中切牙角(°)	95.0	88.8	87.2
覆𬌗(mm)	2.5	−3.5	1.9
覆盖(mm)	2.5	4.0	2.3

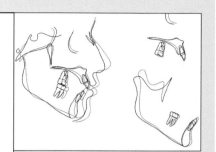

图 13-8(续)　j. 治疗前后头影测量值及重叠图(黑色为治疗前,绿色为治疗后)

病例 13-3：Ⅰ型开𬌗

　　9 岁男孩,前牙牙性开𬌗,伴吮指及吐舌吞咽。轻度上颌狭窄和下颌偏斜(图 13-9a~d)。临床检查、模型分析及头影测量分析提示本病例为吮指习惯并继发吐舌吞咽习惯造成的Ⅰ型牙性开𬌗。

　　治疗：

　　因右侧轻微的上颌狭窄导致了下颌的偏移,治疗计划采用轻力单侧上颌扩弓结合舌肌功能训练。矫治器采用不对称的四眼扩弓簧并在其前牙段焊接腭刺(图 13-9e)。图 13-9f~h 为第一阶段治疗后的口内像,可见前牙开𬌗及后牙反𬌗得到纠正。

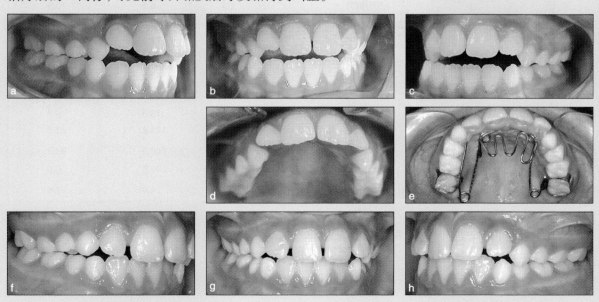

图 13-9　14 岁男孩伴有吮指及吐舌吞咽习惯的前牙牙性开𬌗、轻度上颌狭窄及下颌偏斜病例的矫治。a~d. 治疗前口内像。e. 四眼扩弓簧焊接腭刺。f~h. 第一阶段治疗后口内像,可见前牙开𬌗及反𬌗的纠正

病例 13-4：Ⅱ型开𬌗

　　9 岁 10 个月大的女孩,安式Ⅰ类错𬌗,前牙牙槽性开𬌗(Ⅱ型混合型开𬌗),上下颌牙性前突(图 13-10a~c)。之前曾有吮指习惯,现在伴吐舌吞咽。头影测量分析提示轻微的垂直生长型倾向(FMA 30.6°,Y 轴 73.4°,下面高 68.7mm)。

治疗:

　　根据其形态学特征,本病例的治疗策略为控制舌肌力量,通过压低上磨牙并控制下磨牙的伸长缓解垂直向生长趋势和下颌逆时针旋转,从而解除开𬌗。本病例使用 TC-TPA 来控制舌肌力量同时压低上颌磨牙。使用下颌舌弓控制下颌磨牙的伸长。图 13-10d~h 展示了本病例的治疗效果。

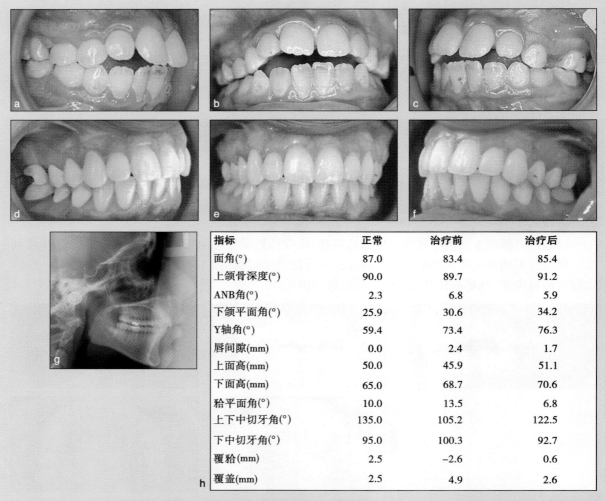

指标	正常	治疗前	治疗后
面角(°)	87.0	83.4	85.4
上颌骨深度(°)	90.0	89.7	91.2
ANB角(°)	2.3	6.8	5.9
下颌平面角(°)	25.9	30.6	34.2
Y轴角(°)	59.4	73.4	76.3
唇间隙(mm)	0.0	2.4	1.7
上面高(mm)	50.0	45.9	51.1
下面高(mm)	65.0	68.7	70.6
𬌗平面角(°)	10.0	13.5	6.8
上下中切牙角(°)	135.0	105.2	122.5
下中切牙角(°)	95.0	100.3	92.7
覆𬌗(mm)	2.5	-2.6	0.6
覆盖(mm)	2.5	4.9	2.6

图 13-10　9 岁 10 个月女孩伴有吐舌吞咽习惯的安式Ⅰ类前牙牙槽性开𬌗、上下颌牙性前突的矫治。a~c.治疗前口内像。d~f.治疗后口内像。g.术后头影测量片。h.头影测量值治疗前后的变化

病例 13-5：Ⅲ型开殆

11 岁女孩,安式Ⅰ类,前牙 3.5mm 开殆,吐舌吞咽,垂直生长型(图 13-11a～c)。否认吮指习惯史。

治疗:

治疗分为两个阶段。阶段一通过控制舌肌力量及阻断矫治(生长改型)来控制垂直向生长。使用 TC-TPA 来控制舌肌力量并压低上颌磨牙(图 13-11d),下颌舌弓控制下颌磨牙生长(图 13-11e)。图 13-11f 和 g 为阻断矫治 8 个月后的口内像,可见明显的磨牙压低(磨牙区无咬合接触)及前牙开殆的缓解。通过第一阶段的治疗,头影测量分析可见明显的牙性及骨性改变(图 13-11h～j)。这些变化总结来说为上颌磨牙的压低、下颌磨牙萌出的限制、下颌逆时针旋转、下面高的控制及前牙牙性伴骨性开殆的解除。阶段二的治疗将在所有恒牙(除外第三磨牙)萌出后进行。

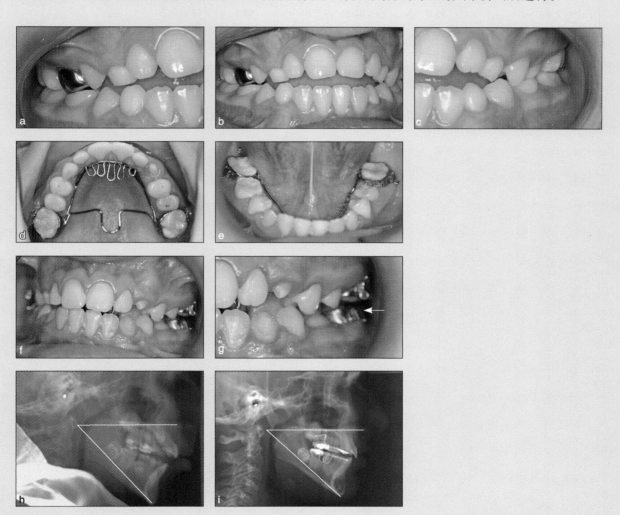

图 13-11　11 岁女孩伴有吐舌吞咽习惯的Ⅲ型前牙开殆的矫治。本病例为垂直生长型,无吮指习惯史。a～c. 治疗前口内像。d. 使用 TC-TPA 控制舌肌并压低上磨牙。e. 下颌舌弓控制下颌磨牙的萌出。f～g. 8 个月的阻断治疗后口内像。(箭头)因磨牙压低造成的磨牙区无咬合接触。h. 治疗前头影测量。i. 治疗后头影测量

病例 13-5：Ⅲ型开𬴂（续）

指标	正常	治疗前	治疗后
面角(°)	87.0	82.2	84.6
上颌骨深度(°)	90.0	81.9	84.7
ANB角(°)	2.3	1.3	1.4
下颌平面角(°)	25.9	36.9	32.1
Y轴角(°)	59.4	68.6	67.1
唇间隙(mm)	0.0	1.0	1.5
上面高(mm)	50.0	34.8	42.2
下面高(mm)	65.0	55.3	53.5
𬴂平面角(°)	10.0	16.7	12.8
上下中切牙角(°)	135.0	116.9	122.0
下中切牙角(°)	95.0	84.0	94.7
覆𬴂(mm)	2.5	−4.8	−0.7
覆盖(mm)	2.5	4.3	2.4

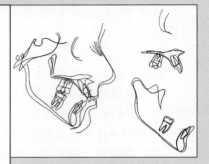

j

图 13-11（续）　j. 治疗前后头影测量值及重叠图（黑色为治疗前，绿色为治疗后）

病例 13-6：Ⅲ型开𬌗

9岁10个月男孩,安式Ⅱ类1分类错𬌗,因严重的垂直生长型及离散性骨性结构、严重的吮指习惯(两个手指)和继发的吐舌吞咽导致严重的前牙牙性及骨性开𬌗。各项检查评估提示本病例的问题列表如下:安式Ⅱ类错𬌗,牙性及骨性开𬌗,陡峭的下颌平面角,垂直生长型(长面综合征),前牙萌出不足、后牙萌出过度导致下颌旋转,间隙不足(图13-12a~f)。

治疗:

治疗分为两个阶段。阶段一使用下列矫治器:TC-TPA破除吐舌吞咽、控制舌肌力量并压低上磨牙,上颌𬌗垫控制磨牙的萌出并压低磨牙,上颌高位头帽远移并压低上磨牙来获得Ⅰ类关系(图13-12g和h)。

阶段二包括使用上颌全牙列固定矫治器整平牙列、纠正颌骨旋转并使用阶梯曲纠正开𬌗。治疗结果见图13-12i~m。

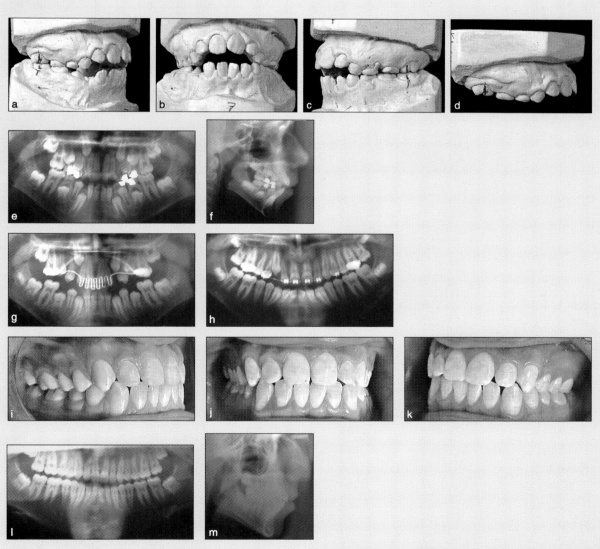

图13-12　9岁10个月男孩安式Ⅱ类1分类错𬌗伴有严重前牙牙性及骨性开𬌗的矫治。本病例的开𬌗由严重的垂直生长型、离散性骨性结构及严重的吮指习惯造成。a~d.治疗前模型。e.治疗前全景片。f.治疗前侧位片。g和h.治疗中的全景及侧位片。i~k.治疗后口内像。l.治疗后全景片。m.治疗后侧位片

病例 13-7：Ⅲ 型开𬌗

7 岁 6 个月女孩，混合牙列中期，安式 Ⅱ 类 1 分类错𬌗，Ⅲ度深覆盖（10.7mm），开𬌗（4.0mm）。曾有吮指习惯及吐舌吞咽（图 13-13a 和 b）。头影测量分析显示下颌平面角轻度增大、Y 轴增大、下面高增加、A-B 不调显著。

治疗：

首先使用 TC-TPA 结合高位头帽牵引来纠正不良习惯、控制舌肌力量并压低和远移上磨牙以获得 Ⅰ 类磨牙关系并解除开𬌗。下颌舌弓用于稳定第二乳磨牙的替牙间隙并控制下磨牙的萌出。图 13-13c~e 为治疗后口内像。

头影测量分析显示通过上述治疗发生以下改变：Ⅱ 类错𬌗的纠正，覆盖由 10.7mm 减少至 2.6mm，覆𬌗由-4.0mm 增加至 1.1mm，ANB 角由 8.4° 减少至 3.2°。

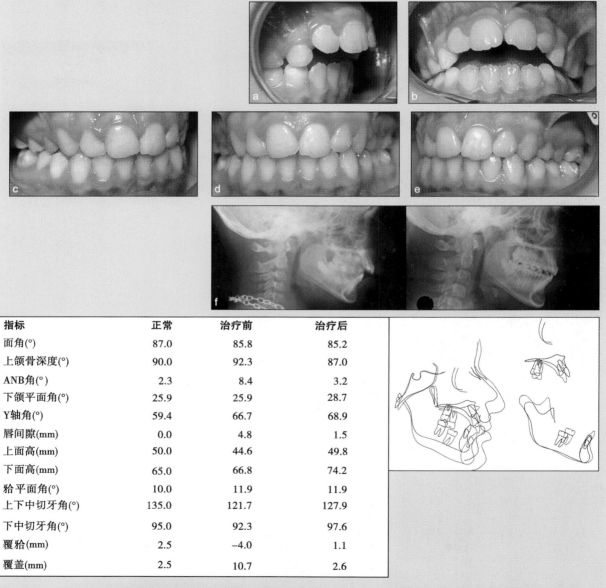

指标	正常	治疗前	治疗后
面角(°)	87.0	85.8	85.2
上颌骨深度(°)	90.0	92.3	87.0
ANB角(°)	2.3	8.4	3.2
下颌平面角(°)	25.9	25.9	28.7
Y轴角(°)	59.4	66.7	68.9
唇间隙(mm)	0.0	4.8	1.5
上面高(mm)	50.0	44.6	49.8
下面高(mm)	65.0	66.8	74.2
𬌗平面角(°)	10.0	11.9	11.9
上下中切牙角(°)	135.0	121.7	127.9
下中切牙角(°)	95.0	92.3	97.6
覆𬌗(mm)	2.5	-4.0	1.1
覆盖(mm)	2.5	10.7	2.6

图 13-13 7 岁 6 个月女孩严重吮指及吐舌吞咽习惯的安式 Ⅱ 类 1 分类错𬌗伴有严重前牙开𬌗及深覆盖的矫治。a~b. 治疗前口内像。c~e. 治疗后口内像。f. 治疗前（左）、治疗后（右）侧位片。g. 治疗前后头影测量值及重叠图（黑色为治疗前，绿色为治疗后）

病例 13-8：Ⅲ型开拾

9岁8个月大男孩，严重骨性开拾。由于下颌骨严重顺时针旋转、乳磨牙早失及恒磨牙前倾，导致整个上下牙列仅有第一恒磨牙远中尖有咬合接触(图13-14a~d)。患儿面下1/3长、呈离散生长，凸面型，由于上下牙性前凸导致唇肌紧张。上下牙列均间隙不均；头影测量分析显示开拾5.4mm，覆盖0.9mm。

治疗：

治疗计划为拔除双侧上颌第一前磨牙和下颌第一磨牙以达到以下治疗目标：关闭开拾，逆时针旋转下颌，解除拥挤，解除上下牙前凸。

治疗开始时先使用TC-TPA加强支抗、控制舌肌力量、防止上颌磨牙的过度萌出并压低上颌磨牙。当上颌尖牙萌出后，进行第二步的矫治，全口粘接固定矫治器以矫正牙列并内收尖牙。随后，当下颌第二磨牙萌出后，下颌粘接托槽以整平下牙列并内收下前牙。最后一步是内收上前牙、协调上下牙列。通过矫治实现了关闭开拾、覆拾从-5.4mm增加至1.2mm、覆盖从0.9mm增加至2.0mm(图13-14e~j)。切牙唇倾及唇突度恢复正常，使患儿的侧貌得以改善。

尽管可以取得良好的上下牙列关系和尖窝交错咬合，垂直生长的模式还是继续着；这意味着如果没有进行早期的干预，牙骨性不调会更加严重。

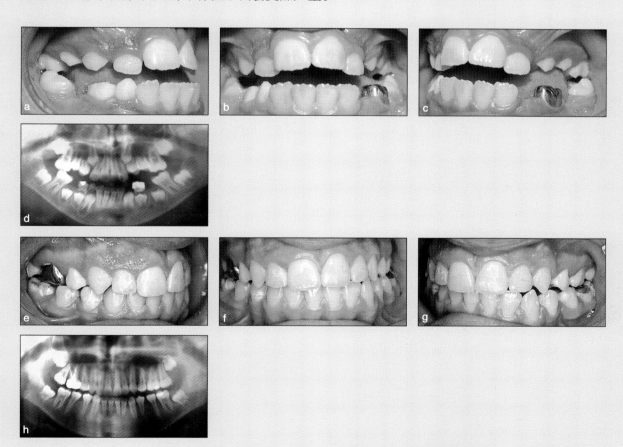

图13-14　9岁8个月大男孩伴有严重骨性开拾的矫治。下颌骨存在严重的顺时针旋转。a~c.治疗前咬合。d.治疗前全景片。e~g.治疗后口内像。h.治疗后全景片

病例 13-8：Ⅲ型开𬌗（续）

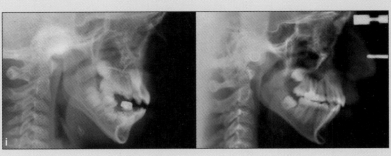

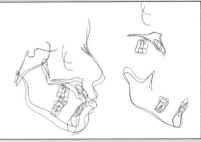

指标	正常	治疗前	治疗后
面角(°)	87.0	84.7	76.7
上颌骨深度(°)	90.0	85.4	80.1
ANB角(°)	2.3	0.2	3.7
下颌平面角(°)	25.9	31.1	40.6
Y轴角(°)	59.4	69.6	73.1
唇间隙(mm)	0.0	1.8	3.5
上面高(mm)	50.0	48.3	53.6
下面高(mm)	60.0	69.2	73.0
𬌗平面角(°)	10.0	6.4	7.6
上下中切牙角(°)	135.0	110.7	128.0
下中切牙角(°)	95.0	93.7	87.7
覆𬌗(mm)	2.5	−5.4	1.2
覆盖(mm)	2.5	0.9	2.0

图 13-14（续）　i. 治疗前（左）、治疗后（右）侧位片。j. 治疗前后头影测量值及重叠图（黑色为治疗前,绿色为治疗后）

病例 13-9：Ⅲ型开殆

9岁6个月大女孩,安式Ⅰ类错殆,上磨牙过度萌出导致的前牙开殆,严重的吐舌吞咽,垂直生长型(图13-15a~c)。无吮指习惯。

治疗:

治疗方法主要是通过阻断矫治恢复正常舌肌功能、控制垂直向生长倾向。治疗一开始便使用TC-TPA(见图13-4b)并开始舌肌功能训练以控制舌功能异常,压低上颌磨牙,使下颌逆时针旋转(图13-15d~f)。此阶段矫治结束后,上颌全牙列粘接托槽并使用阶梯曲(图13-5a)加强上颌磨牙压低并逐渐伸长上颌前牙列(图13-15g~i)。图13-15j~l为治疗结束时的照片。

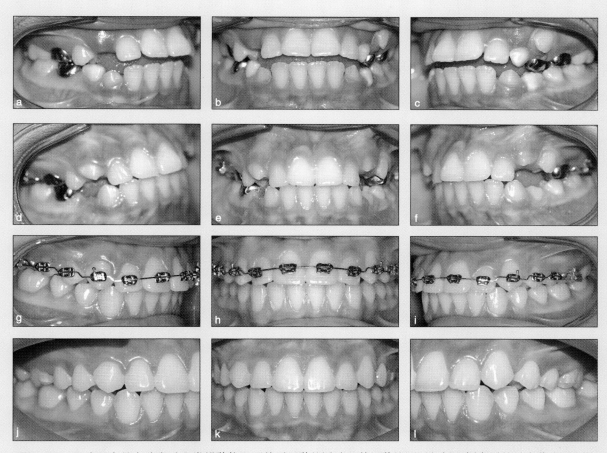

图13-15 9岁6个月女孩安氏Ⅰ类错殆伴Ⅲ型前牙开殆的矫治。其开殆的原因包括上颌磨牙的过度萌出、严重的吐舌吞咽和垂直生长型。a~c.治疗前咬合。d~f.TC-TPA及舌肌功能训练7个月后。g~i.最后阶段使用上颌固定矫治器及阶梯曲的口内像。j~l.治疗后咬合

病例 13-10：Ⅲ型开𬌗

　　11 岁 6 个月大女孩,骨性Ⅲ类错𬌗,长面型,前牙对刃(图 13-16a~c)。治疗前全景片显示下颌牙列相对于上颌牙列严重近中移位,尤其是磨牙(图 13-16d)。

　　临床检查及头影测量分析显示患儿下颌骨长、严重的下颌离散生长、面下 1/3 长(67.6mm),FMA35.6°、Y 轴 70.1°、(ANB 角-2.7°)、上下切牙唇倾正常、上下切牙夹角正常。

治疗:

　　治疗方案为逆时针旋转下颌、轻度内收下切牙以协调切牙关系、缓解垂直向问题。为了达到这些治疗目标,依次采用了以下治疗手段:

- 拔除下颌第一磨牙。
- 上颌使用横腭杆(使用方法类似 TC-TPA 使用的横腭杆),以压低上颌磨牙并在上颌尖牙萌出前加强支抗。
- 下颌第二磨牙上带环,下颌全牙列粘结固定矫治器。
- 使用下颌𬌗垫以压低下后牙,以实现下颌的逆时针旋转,并在下颌磨牙拔除后提供支抗。
- 上颌全牙列粘结固定矫治器矫正尖牙、整平上牙列后,使用阶梯曲伸长上前牙增加覆𬌗。
- 当上颌第一磨牙与下颌第二磨牙建立Ⅰ类磨牙关系后,去除下颌𬌗垫,使用下颌舌弓防止下磨牙伸长。
- 内收下前牙区、协调上下牙列。

　　治疗结果见图 13-16e~j。

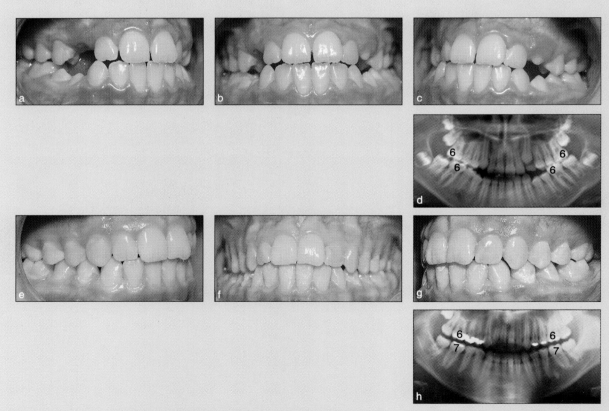

图 13-16　11 岁 6 个月大女孩伴长面型及前牙对刃𬌗的安式Ⅲ类骨性Ⅲ类错𬌗矫治。其开𬌗的原因包括上颌磨牙的过度萌出、严重的吐舌吞咽和垂直生长型。a~c. 治疗前口内像。d. 治疗前全景片显示下磨牙及整个下牙列的严重前移。6—第一恒磨牙。e~g. 治疗后口内像。h. 治疗后全景片。6—第一恒磨牙;7—第二恒磨牙

病例 13-10：Ⅲ型开殆(续)

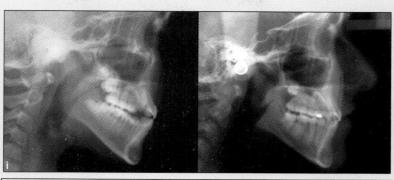

指标	正常	治疗前	治疗后
面角(°)	87.0	84.6	85.9
上颌骨深度(°)	90.0	82.1	86.5
ANB角(°)	2.3	-2.7	1.8
下颌平面角(°)	25.9	35.6	33.2
Y轴角(°)	59.4	70.1	69.9
唇间隙(mm)	0.0	5.2	1.8
上面高(mm)	50.0	49.7	49.7
下面高(mm)	65.0	67.6	73.1
殆平面角(°)	10.0	12.6	10.1
上下中切牙角(°)	135.0	129.6	139.0
下中切牙角(°)	95.0	84.5	77.9
覆殆(mm)	2.5	-0.8	0.2
覆盖(mm)	2.5	0.0	2.1

图 13-16(续) i.治疗前(左)、治疗后(右)侧位片。j.治疗前后头影测量值

深覆殆

上前牙盖住下切牙过多,即深覆殆,因其治疗困难,且非常容易复发,矫治的长期稳定欠佳,深覆殆是一类令正畸医生很头疼的错殆畸形。

Strang[17]将覆殆定义为"上前牙在垂直向盖住下前牙的量"。深覆殆存在于多种错殆畸形中,如安氏Ⅰ类、安氏Ⅱ类2分类或安氏Ⅱ类1分类,而反覆殆常存在于安氏Ⅲ类错殆中。不同类型的错殆畸形有不同的形态学特征、病因,治疗策略也不尽相同。

正常殆时,上切牙盖过下切牙 2~3mm。但由于上下颌切牙牙冠长度存在较大的个体差异,因此采用上切牙盖过下切牙的比例来表述覆殆更准确和方便描述。因此,更恰当地来说,正常覆殆的范围为5%~30%。根据 Nanda[18]的研究,覆殆在 25%~ 40%之间均可视为正常,此时不存在任何颞下颌关节运动障碍。Neff[19]以上切牙盖住下切牙的量占下切牙牙冠长度的比例来描述覆殆,他认为20%的覆殆较理想。

病因

深覆殆病人的问题不仅仅是上切牙盖住下切牙过多,这只是错殆畸形的一部分表现。深覆殆表现各异;可以仅仅是单纯的牙性深覆殆、牙槽性深覆殆、骨性深覆殆或者同时伴随以上几种。不同类型的深覆殆其病因、形态学特征均存在差异,因此其治疗手段也不尽相同。

Strang[17]认为深覆殆的病因不是切牙萌出过度就是后牙萌出不足,或二者结合。Diamond[20]则认为深覆殆是由于下颌升支垂直生长不足所致。而Wylie[21]通过头影测量分析研究却发现,下颌升支的垂直向生长量与深覆殆的形成并无直接关系。

覆𬌗的发育

Baume[22]对52副在恒切牙萌出前和萌出后取得的模型进行研究,发现覆𬌗随着替牙期也在改变。他发现覆𬌗数量上的改变主要与以下三个因素有关:①乳牙列的覆𬌗深度;②下颌相对于上颌的向前生长量;③上下颌切牙切缘的相对位置。他对这三个因素如何影响覆𬌗的发育作出了如下详细的解释[22]。

覆𬌗深度。乳牙列期覆𬌗深度是恒牙列期覆𬌗深度的决定因素。影响乳牙列的轻度的深覆𬌗到恒牙列期会增加,乳牙列期的深覆𬌗到恒牙列期的预后也不理想。

下颌向前生长量。覆𬌗的深度主要取决于下颌的向前生长量。若下颌的向前生长量与上颌相协调,则会形成正常的切牙覆𬌗。若下颌的向前生长量比上颌慢,则覆𬌗会增加;若下颌生长更快,则覆𬌗减少。

Baume[22]的研究也发现了覆𬌗变化主要发生在三个不同的时期:①确定乳切牙的覆𬌗的乳尖牙萌出期;②确定了恒切牙的覆𬌗的恒切牙萌出期;③确定了最终恒牙列覆𬌗的恒尖牙和恒前磨牙萌出期。

下切牙的相对位置。Baume[22]指出下颌切牙切缘的位置可引导上颌切牙的萌出,下颌切牙相对于上颌切牙越靠舌侧则后期形成的覆𬌗越大。

Flemming[23]的研究显示了不同年龄覆𬌗不同。5~6岁时,覆𬌗在36.5%~39.2%之间;9~12岁时,覆𬌗通常增加,然后从12岁到成年后再减少。因此,无论在何种矢状或横向咬合关系中,切牙的覆𬌗均可正常或不正常。

总的来说,深覆𬌗的病因复杂,可由遗传、环境或二者共同作用引起。不同类型的深覆𬌗的形态也体现了多种结构。为了便于区分,深覆𬌗的病因、形态学特征及治疗手段可分为两类:

1. 牙性深覆𬌗。
2. 骨性深覆𬌗(深覆𬌗或锁𬌗)。

牙性深覆𬌗

牙性深覆𬌗常由切牙的过度伸长(过度萌出),后牙的低咬合(萌出不足),或二者共同作用引起。

牙性深覆𬌗常由环境因素引起,因此可以认为是后天获得的。以下环境及局部因素可能会导致深覆𬌗:

- 后牙早失造成的后面的牙列近中倾斜,导致后牙高度降低。

- 乳磨牙早失以及恒磨牙舌侧倾斜,导致下颌后牙正锁𬌗及牙弓塌陷乳尖牙早失,下颌前牙舌侧倾斜以及过度萌出。
- 磨牙或磨牙牙尖的磨损。
- 固粘导致双侧乳牙未萌出。
- 牙周疾病以及后牙病理性近中移动加重已存在的前牙深覆𬌗。
- 单颌存在的牙发育不全及过小牙。
- 正锁𬌗及下牙弓塌陷。
- 口周神经肌肉不平衡。
- 口腔颌面部后部的垂直肌链不协调。
- 口腔不良习惯包括侧方吐舌吞咽、磨牙症、紧咬牙、唇肌功能紊乱。

牙列周围神经肌肉平衡是咬合正常发育的一个重要条件。众所周知,颊肌、颏肌、口轮匝肌与舌肌的平衡对于正常的咬合发育至关重要。

(口腔颌面部)后部的垂直肌链(咬肌、翼内肌和颞肌)是另一个可以影响咬合的垂直维度的神经肌肉机制。(口腔颌面部)后部的垂直肌链非常强大且附丽在下颌骨上。在行使功能时,这些肌肉几乎向垂直方向拉伸。磨牙行使功能时直接受到咬合力的影响。当后部的垂直肌链的这些肌肉收缩并向前时,一个较大的抑制力会传到牙列,阻止下颌骨和牙槽突垂直向的生长及后牙的萌出,从而导致前牙覆𬌗的加深。相反,当这些肌肉力量较弱或稍靠后时,下颌便向后下旋转,导致开𬌗的趋势。

口腔不良习惯有时也会影响垂直向高度。例如,侧方吐舌吞咽习惯会限制后牙的萌出,影响后牙垂直高度,最终导致前牙覆𬌗增加。磨牙症和紧咬牙因其会导致后牙𬌗面磨损而影响后牙高度。此外,持续的不正常的垂直肌力也会影响后牙的萌出及后段垂直向高度。

另一个可导致覆𬌗增加的不良习惯为唇功能异常。下唇功能异常源于下唇肌肉(颏肌和口轮匝肌)紧张,或者是覆盖增加后使下唇位于上切牙后而导致的下唇功能异常(图13-17)。

吞咽时,唇功能紊乱不仅会增加覆盖还可导致下颌切牙的内倾及过度萌出,最终导致深覆𬌗。

骨性深覆𬌗(闭锁𬌗)

骨性深覆𬌗(闭锁𬌗)或严重深覆𬌗是一类牙及颌骨垂直向结构或关系的异常。换句话说,就是覆𬌗增加合并基骨垂直向异常。其可能是牙槽骨和(或)牙槽骨下的下颌骨或上颌骨关系异常,这种异

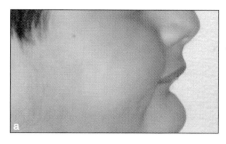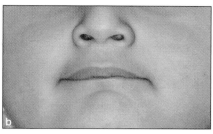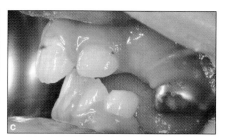

图 13-17　a~c.下唇肌肉紧张(颏肌和口轮匝肌),导致下切牙舌倾,覆𬌗覆盖增大

常由某段或整个牙槽骨过度发育或发育不足造成。或上下牙槽/颌骨的过度发育引起的垂直向异常。复杂的深覆𬌗常见于安氏Ⅱ类2分类错𬌗畸形的病例,偶见于安氏Ⅲ类错𬌗畸形。

　　这种异常常与特定的遗传性的牙、颌骨及软组织有关。因此,对于此类深覆𬌗的矫治更加复杂和困难,且若矫治时间晚矫治后复发的可能性也更大。

形态学特征

牙性深覆𬌗

　　牙性深覆𬌗或简单深覆𬌗局限于牙及牙槽的异常。因此,主要问题是在牙列上。此种错𬌗由切牙的过度重叠(过度萌出),磨牙萌出不足,或二者共同作用引起。

　　切牙深覆𬌗可由切牙过度伸长引起,而切牙唇倾度正常,如安氏Ⅱ类1分类病例的深覆𬌗;也可由切牙过度伸长合并切牙过度内倾引起,如安氏Ⅱ类2分类病例的深覆𬌗。牙性深覆𬌗患者的基骨骨性垂直关系、面下部高度、侧貌、上下唇的关系、鼻颏之间的关系均为正常。

　　其他影响覆𬌗深度的因素包括:

* 切牙牙冠长度。
* 切牙牙长轴,越舌倾覆𬌗越大。
* 上颌牙弓宽度(更宽的上颌牙弓前牙覆𬌗更大)。

骨性深覆𬌗

　　牙及骨性特征。在骨性深覆𬌗的病例中,骨性特征决定了牙性特征。骨性深覆𬌗的患者常具有以下牙及颌骨特征:

* 面下部高度减少(短面型)。
* 息止𬌗间隙增加。
* 下颌升支的宽度及高度增加。
* 喙突大。
* 𬌗曲线呈阶梯状(切牙和尖牙相对于前磨牙和磨

牙水平位置更高)。

* 咬肌和颞肌功能强大。
* 下颌角小。
* 下颌升支及后颅底高度增加导致下颌骨逆时针旋转。
* 下颌联合更短而宽。
* 相对于额突,鼻根更靠内。
* 颅底角小。
* 聚合面型(四个面部参考平面趋于平行)。
* 直面或凹面型。

　　软组织及侧貌特征。骨性深覆𬌗患者常伴以下软组织特征:

* 唇紧张。
* 唇位置高、变薄。
* 唇外翻。
* 颏唇沟深。

复发

　　青少年及成人的深覆𬌗矫治非常困难,同时复发的可能性很大。Canut 和 Arias[24]分析了30名安氏Ⅱ类2分类患者的治疗前、治疗结束、治疗结束至少3年以后的牙模型。他们的研究发现磨牙关系是稳定的,深覆𬌗的过矫治出现了一定程度的复发(尽管采取了保持措施,仍有10%的患者出现上颌前牙、30%的患者出现下颌前牙不齐的复发),下颌牙弓的长度和宽度出现减少。

　　Wasilewsky[25]研究发现,深覆𬌗矫正并保持至少10年后,25.5%保持在正确位置,而44.9%出现了复发。以下因素与深覆𬌗的复发有关:

* 上颌磨牙伸长。
* 下颌磨牙近中移位(作为治疗计划的一部分)。
* 下后牙槽高度不足。
* 离散面型。

　　下颌平面平坦者复发最严重,下颌角较陡峭者复发不明显。下颌仍有向前及垂直向生长潜力者远期稳定性更佳。[25]

差异性的诊断

牙性及骨性深覆𬌗者的临床表现有相似也有差异：

- 牙性及骨性深覆𬌗者都存在不同程度的切牙覆𬌗增加。
- 牙性深覆𬌗者骨性结构通常正常，而骨性深覆𬌗者呈聚合面型、面下部高度减小。
- 两种深覆𬌗者与宽面型（短面型）有关，但锁𬌗者更因面下部高度减小而更明显。
- 牙性和骨性深覆𬌗者软组织侧貌均较平坦，但骨性深覆𬌗者可能因颏部更突出而显得面部更凹。
- 唇部紧张、唇薄、外翻、高度较高，但这些表现在锁𬌗患者身上恰好相反。
- 骨性深覆𬌗者颏唇沟更深。
- 闭锁𬌗者，息止𬌗间隙更大。
- 闭锁𬌗者𬌗曲线常呈两个阶梯咬合，而牙性深覆𬌗者 Spee 曲线通常较深。

因切牙萌出过度和磨牙萌出不足所致的不同类型的深覆𬌗病例中，其𬌗平面的头影测量特征也就不尽相同。笔者通过此变化来区别深覆𬌗及开𬌗的病因已有多年经验。正常𬌗时，𬌗平面基本平分下颌平面和腭平面的夹角。正常𬌗中，腭平面与𬌗平面的夹角略小于下颌平面和𬌗平面的夹角（图 13-3）。深覆𬌗病例中，若腭平面与𬌗平面的夹角明显大于下颌平面与𬌗平面的夹角，则可判定深覆𬌗是由上切牙萌出过度或上磨牙萌出不足所致。

若腭平面与𬌗平面的夹角小得多，则深覆𬌗是由下切牙萌出过度或下磨牙萌出不足所致。此法有助于判定后续治疗是通过伸长上磨牙还是下磨牙、压低上前牙还是下前牙、或两者共同作用来改善深覆𬌗。

影响深覆𬌗程度的因素

研究报道了影响深覆𬌗程度的其他几种有关因素。其中最重要的因素是牙尖高度、下颌升支长度和切牙间夹角。

牙尖高度

Popovich[26]通过研究天然𬌗牙列发现，正常𬌗者，牙尖高度与覆𬌗深度之间明显正相关。

下颌升支长度

Diamond[20]认为下颌升支长度是影响牙列垂直向发育的最主要因素。他指出下颌升支长度发育不足可影响后牙的萌出，却对前牙萌出无影响，因而造成前牙覆𬌗加深。

切牙间夹角

深覆𬌗的程度也取决于上下切牙间夹角的大小。上下切牙间夹角越少，覆𬌗也越小。Popovich[26]通过研究证实了两者之间存在明显的正相关关系。

深覆𬌗的矫治

延迟矫治的后果

若不能及时矫正深覆𬌗，尤其是在恒牙列期，可引起咀嚼器官的多种病理学改变。比如，深覆𬌗带来的常见问题之一就是很难进行完善的修复治疗。因为深覆𬌗造成了垂直高度的丧失，全科医生常建议深覆𬌗患者先咨询正畸医生寻求正畸矫治。

被忽视的深覆𬌗可影响下颌的正常闭合道并引起牙周疾病、颞下颌关节功能障碍及上颌切牙的唇倾。

下颌闭合道的干扰

在一些深覆𬌗患者中可发现下颌闭合道的干扰。Alexander 等[27]研究了深覆𬌗畸形对咀嚼功能的影响以判定随正畸矫正可能发生的改变。本研究评估了五个典型深覆𬌗病例的咀嚼模式。研究结果发现深覆𬌗错𬌗畸形并不会对咀嚼功能造成太大的干扰。但也注意到在矫治前后，患者的咀嚼模式不同。深覆𬌗矫治前，三名受试者呈一个近乎垂直的咀嚼循环以保证侧方运动时牙齿存在接触。矫治后，所有受试者的咀嚼路径与边缘运动都更加协调。

牙周疾病

许多研究都认为牙周疾病与错𬌗畸形之间存在某种联系。深覆𬌗更是常常伴随牙周病理改变，尤其是在口腔卫生不良者。

Wragg 等[28]报道了创伤性深覆𬌗与牙周病变的关系。他们发现深覆𬌗者常在其放射片上观察到异常牙周组织的病灶，如在牙槽嵴顶或有时在根尖区出现的透射影。

Bollen[29]通过对错颌畸形的牙周健康进行的系统评价，发现错𬌗畸形患者比正常𬌗患者的牙周情况更差。

Nasry 和 Barclay[30]报道了深覆𬌗，尤其是创伤性深覆𬌗，与不良口腔卫生状况之间的关系。他们发现深覆𬌗患者的放射片中，常在牙槽嵴顶、有时在根尖区出现环状的透射影和骨破坏。其破坏常在唇侧、在牙根表面与骨之间形成一个通道。

颞下颌关节功能障碍

深覆殆患者可出现颞下颌关系紊乱的症状，包括关节疼痛、耳鸣、弹响、眩晕，也有报道称严重深覆殆患者甚至可出现听力丧失。Sonnesen 和 Svensson[31]对比研究了 30 例深覆殆患者和 30 例中性殆者的颞下颌关节功能异常、咬合力、侧位片及咬合记录。相较于中性殆者，深覆殆患者更容易出现磨牙和紧咬牙、咬合不适、下颌运动障碍及耳鸣。深覆殆患者也更容易出现头痛、肌肉功能紊乱、关节盘移位及其他关节问题。

上切牙唇倾

上切牙唇倾的原因包括下切牙咬合于腭部组织、因深覆殆和垂直高度丧失造成的上切牙牙周损伤和牙槽骨丧失。

早期矫治的优势

深覆殆的早期矫治具有以下优势：
- 通过早期阻断，牙槽及面后部高度的生长可得到最大的恢复。
- 可获得长期稳定性。
- 矫治更容易。
- 因存在生长潜力，可获得更好的骨性关系。
- 牙、颌骨与口周环境的改变可获得更好的神经肌肉协调。
- 不需要大量的牙齿移动或复杂的矫治力学手段。

矫治方案

深覆殆的矫治可根据牙列的两个时期：混合列期和恒牙列期（青少年及成人）。换句话说，深覆殆的矫治应包括早期的预防或阻断性矫治及恒牙列期的综合矫治。

正如其他类型的错殆畸形，深覆殆的矫治需要充分的评估和检查以判断问题所在，包括其病因和形态。开始矫治前，对每个患者都应该注意以下几个问题：
- 患者的年龄，尤其是骨骼的成熟程度。
- 问题是由环境因素、遗传因素还是两者共同作用引起。
- 涉及到的结构异常是牙性、牙槽性、骨性，还是几种的结合。
- 息止殆间隙是正常、偏大还是偏小（息止殆间隙越大预后越佳）。

- 患者的侧貌（侧貌凸还是凹，唇的情况，鼻颏关系）。
- 面部垂直比例。
- 切牙的倾度及其与唇和侧貌的关系。
- 微笑时切牙的暴露量。

恒牙列期的矫治策略

众所周知，在颌骨发育完成前矫治深覆殆更加容易，也更稳定。成人深覆殆的详细矫治方法不在本书的讨论范围，但为了便于理解和对比，关于成人深覆殆的矫治的基本理念在此也进行一并阐述。

随着所有恒牙萌出建殆，面部第一生长高峰就发育完成了。因此，这个阶段再进行治疗只能进行牙及牙槽突的移动和改建，复发的可能性很大。Bell 等[32]认为传统的正畸治疗，通过压低下切牙来矫正安氏Ⅱ类深覆殆非常困难且效率低下，在某些病例甚至没有效果。无论是青少年还是成人，仅仅通过正牙来矫正此类错殆既不能增加面下 1/3 高度以获得良好的侧貌也不能取得良好的长期稳定。因此对于成人的此类错殆，常常通过各类正颌手术结合正畸治疗来完成。

总的来说，成人或青少年深覆殆的矫治多采用以下四种基本手段：
1. 压低上切牙或下切牙，或两者同时压低。
2. 伸长上后牙或下后牙，或两者同时伸长。
3. 压低前牙同时伸长后牙。
4. 严重的骨性深覆殆、闭合生长型者，采用正颌手术结合正畸矫治。

切牙压低

青少年和成人深覆殆矫治的常用策略之一就是压低上切牙或下切牙。到底选择压低上切牙还是下切牙要根据临床检查、模型分析和影像学检查综合分析。

在作出决定之前，以下几个因素需要着重考虑：
- 唇间隙（正常情况下 2~4mm）。
- 笑线高。
- 牙槽骨的问题。
- 生长型（垂直还是水平生长型）。
- 是否有足够的息止殆间隙或上下殆面间隙。

对于上颌垂直发育过度、唇间隙过大或笑线过高者，通常压低上切牙。为实现这一矫治目标，需达到上切牙的"绝对压低"。

现有很多矫治手段用于压低切牙，包括压低辅弓、多用途弓、三段压低弓、节段弓或微种植钉。

磨牙升高

升高磨牙是矫治成人深覆𬌗的另一手段,但盲目地升高磨牙可能会破坏颜面美观,如导致唇间隙增大,同时也可引起功能紊乱、降低矫治的稳定性。

由于成人深覆𬌗的矫治非常容易复发,因此有必要长期戴用带前牙平面导板的 Hawley 保持器作保持。可使用以下手段实现磨牙的伸长:带反 Spee 曲的弓丝、颌间垂直牵引(箱状牵引)、前牙平导结合垂直牵引以及微种植钉的使用。

深覆𬌗的早期矫治策略

既然成人深覆𬌗的矫治非常困难且特别容易复发,我们强烈建议应当早期矫治深覆𬌗。

深覆𬌗常在乳牙列就出现,但通常在这一时期很少予以矫正。水平生长型和深覆𬌗者,在乳牙列期即可表现出特定的牙颌面特征。

咬合建立的关键时期是从乳牙列期到替牙列期。影响错𬌗的环境因素也同样可在这一时期对牙列产生影响。这些环境因素通常是可预见的,且在大多情况下,这些不正常的咬合发育是可以被阻断和控制的。适当的阻断矫治对于咬合的正常发育至关重要。

牙性深覆

如前所述,一些局部因素可造成或加重牙性深覆𬌗。为了简化矫治,深覆𬌗的早期阻断矫治主要考虑以下三个问题:病因、效果和手段。以下因素可引起或加重牙性深覆𬌗。

后牙近中移动

乳牙早失或恒牙缺失造成的后牙近中移动是造成前牙深覆𬌗的一个常见局部因素。后牙近中移动后,切牙覆𬌗加深。因此,可以通过预防后牙近中移动或推磨牙向后来维持缺牙间隙至继承恒牙萌出来解决此类问题。

笔者推荐同时使用前牙平面导板使后牙咬合分离,有助于后牙的远中移动并减小前牙覆𬌗。

口腔不良习惯

在咬合发育时期已存在的口腔不良习惯,如侧方吐舌、磨牙症、紧咬牙,可影响后牙的萌出及牙槽的垂直向发育而造成前牙深覆𬌗。早期发现并破除这些不良习惯可恢复后牙的正常萌出及牙槽生长,并打开前牙咬合。

下唇功能紊乱

下唇功能紊乱可表现为下唇肌紧张或吞咽时下唇位于下切牙前方、上切牙后方。不管哪种类型吞咽时的下唇功能紊乱,均可造成下切牙舌倾及过度萌出、Spee 曲线加深,从而引起深覆𬌗。

在这个阶段,解决唇肌功能紊乱最好的方法是使用唇挡,将下唇与下切牙分离开,同时远中移动和竖直下磨牙(纠正过深的 Spee 曲线、减小覆𬌗)。在此阶段还常使用以下手段控制深覆𬌗:①带前牙平面导板的上颌 Hawley 保持器,可使后牙脱离咬合接触、促进后牙的萌出,从而减小覆𬌗;②上下颌 2×4 局部固定矫正技术,配合使用多用途弓压低切牙。

乳尖牙早失

乳尖牙早失不仅可导致下颌切牙舌倾和拥挤,并且加深 Spee 曲线和前牙深覆𬌗,治疗包括立即使用下颌唇弓以维持牙弓长度。在牙弓长度已经丢失和咬合增加的情况下,可以应用其他用于治疗唇功能障碍的方法。

骨性深覆𬌗

深覆𬌗的水平生长模式具有特定的面部和牙齿特征和遗传背景。它可能仅表现牙性深覆𬌗或严重骨性深覆𬌗,在面型上表现为短面型,特别是面下 1/3 变短。骨性深覆𬌗主要见于 II 类 2 分类错𬌗的患者。

早期和中期混合牙列的早期干预是使异常走向正常的最佳选择。这种类型的异常的早期治疗策略取决于深覆𬌗的严重程度和类型以及颌骨矢状向关系,在牙列的不同阶段有所不同。一般而言,在生长期儿童的混合牙列的早期深覆𬌗治疗基于以下策略:

- 压低上切牙或下切牙,或两者同时压低。
- 伸长上后牙或下后牙,或两者同时伸长。
- 生长改良。
- 上述方法之间联合应用。

到底是采取压低前牙、伸长后牙还是进行生长改良,主要取决于患者的骨性关系,因此治疗前的临床检查和模型、影像学分析便尤为重要。在清晰地诊断区对错𬌗畸形分型之后,开始矫正之前,为了作出最佳的矫治方案,仍有以下几个问题需要考虑:

- 上下唇间隙(通常为 2~4mm)。
- 笑线的高度。
- 牙槽骨的问题。
- 面部骨骼生长型。
- 下颌的类型及生长方向。
- 是否有足够的息止𬌗间隙或上下𬌗面间隙。

- 口腔内和口周肌肉的平衡。
- 患者的年龄。

乳牙列期的处理

乳牙列期常见前牙深覆𬌗,但这在这一时期很少进行矫治。仅在因深覆𬌗导致严重的咬合创伤时,可在乳牙列期就进行矫治。若乳牙列期即存在由于深覆𬌗导致的严重咬合创伤,提示可能存在骨性不调。若乳牙列的深覆𬌗不伴有咬合创伤,则深覆𬌗的矫治需推迟到恒切牙萌出后。

替牙列早期的处理

正常情况下,覆𬌗会在恒切牙萌出后轻微增加,当后牙萌出后,覆𬌗又会减小。为了利用后牙的萌出和牙槽的生长,若仅存在一定程度的覆𬌗增加,而切牙唇倾度正常,无骨性不调,则深覆𬌗的早期矫治可推迟至恒尖牙和恒前磨牙开始萌出时。若深覆𬌗在恒牙列初期即表现得很严重,或存在咬合创伤,且存在后牙萌出不足或水平生长型,则在这一时期推荐使用可摘式平面导板进行矫治。

可摘式平面导板主要适用于因后牙萌出不足导致的深覆𬌗或存在面高不足者。矫治器制作时,下切牙应咬合于平面导板,使后牙分离 1.0～1.5mm,以促进后牙的萌出和牙槽骨的生长。矫治器需全天戴用。定期复诊时,若后牙出现咬合接触,则应当增加导板树脂基托的高度,使后牙咬合分离,直到切牙建立正常的覆𬌗覆盖关系。

对于不能配合佩戴活动矫治器者,可使用前牙固定式平面导板。上颌双侧第一磨牙上带环,弯制类似 Nance 托的腭弓,但丙烯酸树脂导板放置于上颌切牙舌侧(图 13-18)。

无论使用固定还是活动的平导矫治器,矫治完成后,还应当继续佩戴矫治器作保持,从全天戴用逐渐减少戴用时间至仅每日戴用矫治器 12 小时,直至恒前磨牙萌出。

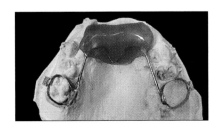

图 13-18　但丙烯酸树脂导板放置于上颌切牙舌侧

替牙列中期的处理

若因后牙萌出不足导致的深覆𬌗或存在面高不足的情况,在替牙列中期,也可使用类似替牙列早期的矫治手段。若需压低切牙,则在此期推荐上颌、下颌或上下同时使用 2×4 技术配合多用途弓。若需同时压低前牙和升高后牙,则可在使用 2×4 技术和多用途弓的同时,使用前牙平面导板。两者的联合使用,因平导使后牙分离,多用途弓可同时作用于前牙和后牙区,可加速深覆𬌗的纠正。

替牙列期使用多用途弓,仅需将磨牙和切牙纳入矫治。多用途弓需增加曲绕过侧方牙群,并在颊面管后方形成 V 形弯曲。多用途弓可提供压低前牙同时升高磨牙的力;也可以用来唇倾甚至内收切牙。对于大部分前牙深覆𬌗的病例,都需要升高后牙;但对于不需要升高后牙的病例,则需使用横腭杆或下颌舌弓来防止磨牙的伸长和扭转。

多用途弓不能对牙龈或颊黏膜造成创伤。在切牙和磨牙之间游离的弓丝上套上橡胶管套可有助于防止软组织损伤。若切牙的深覆𬌗合并了 Ⅱ 类错𬌗,则可借助口外力(头帽)或功能矫治器或进行生长改良(见第十一章)。

替牙列晚期的处理

替牙列晚期的深覆𬌗矫治,常需借助正畸综合治疗。错𬌗的类型和骨性问题不同,其矫治难度也不同。除了深覆𬌗,若还存在深覆盖、反覆盖、前牙区拥挤或牙槽骨丧失的问题时,矫治难度将大大提升。

在替牙列晚期矫正深覆𬌗的一大优势就是,这个时期通常是生长高峰期,可以加以利用。若需要进行生长改良,则在此期利用生长高峰进行矫治可以事半功倍。

纠正过深的 Spee 曲线或呈阶梯状的咬合曲线是替牙列晚期或恒牙列初期矫治深覆𬌗时需处理的另一问题。矫正此类问题需要通过升高后牙同时压低前牙来整平牙列。

在这个时期,可以使用多种不同的矫治手段,如压低辅弓、多用途弓、三段式压低弓或节段弓、微种植钉和后牙垂直牵引(箱状牵引)。

合并多种问题时的处理

前牙深覆𬌗可合并其他失状向问题如 Ⅱ 类或 Ⅲ 类错𬌗。在纠正这些问题的同时需同时结合深覆𬌗的矫治。根据失状向问题的不同,矫治手段包括使用头帽、面弓或其他的功能矫治器(见第十一章)。

矫治器

多种矫治手段可用于减小覆𬌗，包括平面导板、头帽、唇挡、侧方箱状牵引、不同类型的压低辅弓、微种植钉或阶梯曲。

在前面开𬌗矫治的讨论中已经提到了阶梯曲的使用。同样地，阶梯曲也可以用于深覆𬌗的矫治。在开𬌗的矫治中，阶梯曲在下颌牙弓的前段向𬌗方（伸长），在上牙弓向龈方；在深覆𬌗的矫治中，阶梯曲的方向则相反。

上述的每种矫治器均能减小覆𬌗；只有正确地诊断和合理地使用各种矫治手段才能获得最好和最稳定的疗效。比如过深的 Spee 曲线和呈两个阶梯的咬合均可以导致深覆𬌗，但两者的矫治生物力学机制则完全不同。除了生物力学机制，早期矫治可获得更好的疗效。

病例 13-11

10 岁男孩，安氏 I 类错𬌗，Ⅲ度深覆𬌗（咬合创伤）。无拥挤或其他问题（图 13-19a~e）。

治疗：

根据患者的年龄和牙列发育时期，正处于尖牙和前磨牙替换期，矫治方案采用促进后牙萌出和后段牙槽骨的垂直生长。因此，最适合本病例的矫治器为 Hawley 矫治器加前牙丙烯酸树脂平导使后牙咬合分离（1.0~1.5mm）。拔除所有的松动乳牙以促进后牙萌出。每 4 周复诊一次，若出现后牙咬合接触，则在前牙平导上增加丙烯酸树脂（图 13-19f 和图 13-19g）。图 13-19h~k 展示了深覆𬌗矫治的效果。可见尖牙和前磨牙正在萌出，后期不需要任何矫治。

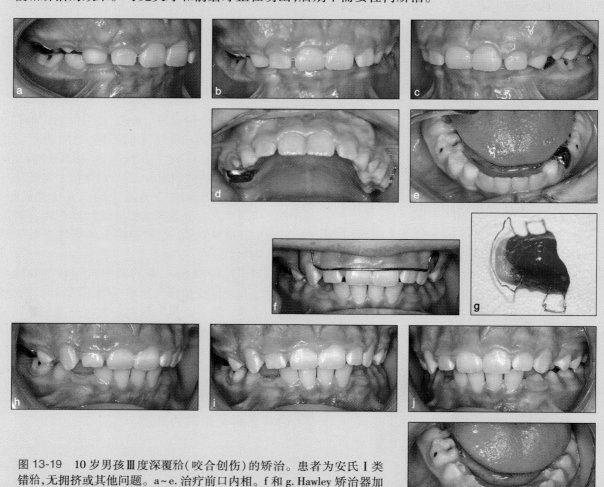

图 13-19 10 岁男孩Ⅲ度深覆𬌗（咬合创伤）的矫治。患者为安氏 I 类错𬌗，无拥挤或其他问题。a~e. 治疗前口内相。f 和 g. Hawley 矫治器加前牙平面导板，本病例仅使用的唯一一个矫治器。h~k. 治疗后口内相。可见尖牙和前磨牙正在萌出

病例 13-12

　　10 岁 6 个月女孩，安氏 I 类错𬌗，上颌右侧侧切牙反𬌗，下颌切牙拥挤，下颌右侧恒尖牙舌侧错位（图 13-20a～e）。乳尖牙的早失造成了中线的偏移、深覆𬌗、切牙拥挤和反𬌗。深覆𬌗和个别牙反𬌗的早期矫治手段可以有助于减轻切牙锁𬌗的程度、利于下前牙的排齐同时防止下切牙拥挤。

治疗：

　　上颌使用改良的 Hawley 矫治器加后牙𬌗垫同时前牙区加双曲舌簧以解除侧切牙反𬌗（图 13-20f）。反𬌗解除后，需立刻磨除后牙𬌗垫，去除 Hawley 矫治器前牙区的舌簧并用丙烯酸塑树脂添加前牙平面导板，以使后牙咬合分离。在下颌，使用舌弓并附加前牙舌侧指簧来解除切牙拥挤并排齐切牙。下颌未使用切牙托槽，因此不会对上切牙造成咬合干扰（图 13-20g）。图 13-20h～k 为主动矫治最后阶段的口内像，图 13-20l 为使用舌弓作为保持器。

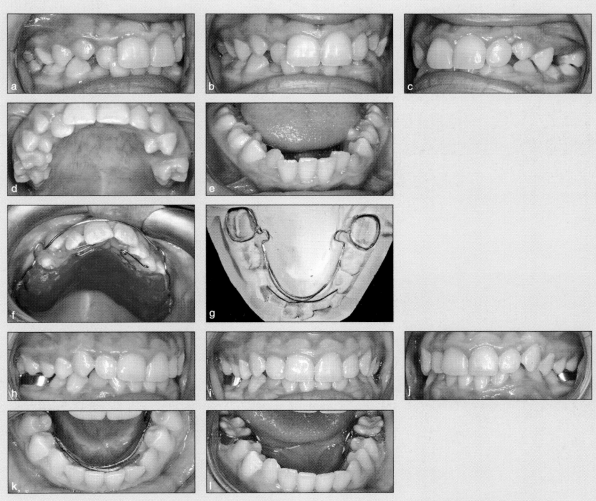

图 13-20　10 岁 6 个月女孩，上颌右侧侧切牙反𬌗、下切牙拥挤、右下恒尖牙舌侧错位的矫治。患者的这一系列问题均是由乳尖牙早失导致。a～e. 治疗前口内相。f. 改良 Hawley 矫治器加后𬌗垫及右上侧切牙舌侧舌簧以纠正反𬌗。g. 附指簧的下颌舌弓用于解除下切牙拥挤。h～j. 主动矫治最后阶段的口内相。k. 主动矫治阶段使用的下颌舌弓。l. 使用下颌舌弓作保持

病例 13-13

12岁男孩,恒牙列初期,安氏Ⅱ类1分类错𬌗,水平生长型,下面高短,深覆𬌗。他的𬌗曲线呈两个阶梯;也就是说,下颌一侧尖牙到另一侧尖牙的𬌗平面显著高于后牙段𬌗平面(图13-21a~d)。

治疗:

考虑到患者的生长型,此Ⅱ类深覆𬌗的阻断矫治手段是使用头帽、唇挡及改良的Hawley矫治器(HLH)技术(见第十一章)。上颌Hawley矫治器添加了斜面导板和唇挡。

接下来下颌全口使用固定矫治器以压低前牙同时升高后牙以纠正呈两个阶梯的𬌗平面。同时配合上颌平导以使后牙咬合分离。

接下来上颌全口粘接固定矫治器,内收前牙并使用颈牵引头帽。图13-21e~g为治疗后的口内像。头影测量分析表明治疗取得了以下效果(图13-21h~i):覆𬌗由7.8mm减少到1.1mm,覆盖从11.8mm减少到2.7mm,ANB角从4.8°减少到2.5°,FMA角从17.6°增加到20.6°,上面高从56.8mm增加到58.8mm,下面高从54.2mm增加到56.8mm。

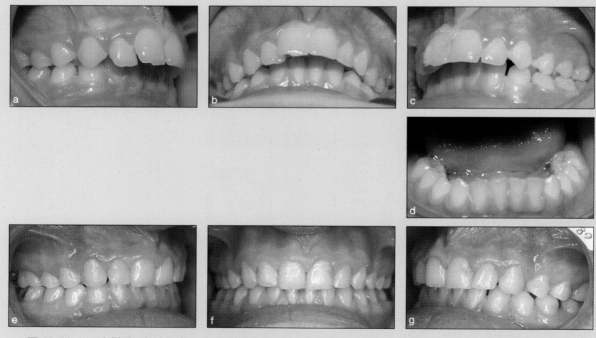

图13-21　12岁男孩,安氏Ⅱ类1分类深覆𬌗及呈两个阶梯𬌗平面的矫治。患者为水平生长型、面下1/3高度不足。a~d.治疗前口内相。e~g.治疗后口内相

病例 13-13（续）

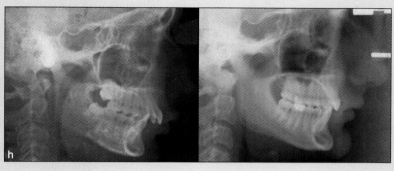

指标	正常	治疗前	治疗后
面角(°)	87.0	86.8	85.6
上颌骨深度(°)	90.0	87.2	88.7
ANB角(°)	2.3	4.8	2.5
下颌平面角(°)	25.9	17.6	20.6
Y轴角(°)	59.4	62.9	65.3
唇间隙(mm)	0.0	1.4	1.4
上面高(mm)	50.0	56.8	58.8
下面高(mm)	65.0	54.5	57.8
𬌗平面角(°)	10.0	7.5	8.7
上下中切牙角(°)	135.0	125.8	140.7
下中切牙角(°)	95.0	101.1	98.1
覆𬌗(mm)	2.5	7.8	1.1
覆盖(mm)	2.5	11.8	2.7

图 13-21（续）　h. 治疗前（左）和治疗后（右）头影测量。i. 治疗前后头影测量值的改变

病例 13-14

11 岁女孩,替牙列晚期,安氏Ⅰ类错殆,深覆殆,上下牙列重度拥挤(图 13-22a~f)。

治疗:

治疗方案为序列拔牙,但由于序列拔牙会导致覆殆增加,应当密切监控。选择序列拔牙的理由包括以下几点:①上下牙列重度拥挤(上牙列拥挤度 10mm,下牙列拥挤度 12mm);②全景片证实了这是一例遗传性的牙量骨量不调所致的拥挤(上颌磨牙平行排列、下颌磨牙拥挤、第二磨牙可能阻生);③临床检查显示切牙拥挤及支持骨量不足。

治疗程度分为以下几步:

1. 上颌戴用 Hawley 矫治器加前牙平导以增强支抗并控制深覆殆。
2. 下颌粘接舌弓加强支抗。
3. 拔除所有的滞留乳磨牙和上颌第一前磨牙。
4. 拔除下颌第一前磨牙。
5. 停止戴用 Hawley 矫治器,全口粘接固定矫治器以完成矫治。

图 13-22g~j 为治疗结果。

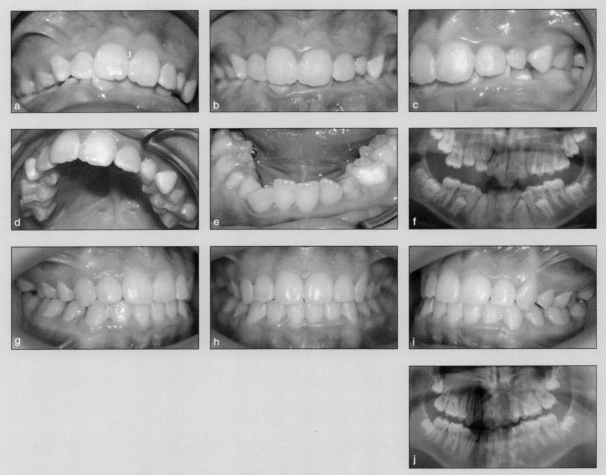

图 13-22 11 岁替牙列晚期女孩,深覆殆及严重上下颌牙量骨量不调的矫治。a~e. 治疗前口内相。f. 治疗前全景片。g~i. 治疗后口内相。j. 治疗后全景片

病例 13-15

　　10 岁 8 个月女孩,替牙列晚期安氏Ⅱ类 2 分类错𬌗,深覆盖。上颌牙列中度拥挤,下切牙轻度舌倾(图 13-23a~g)。

治疗:

　　考虑到患者的骨龄和生长潜力,治疗计划为Ⅱ类错𬌗的阻断矫治,使用口内矫治器结合口外力以获得生长改良的效果并拓展间隙。矫治开始时先使用口外颈牵引和上颌 Hawley 矫治器加前牙平面导板以减小覆𬌗、远移上磨牙并控制上颌的生长。

　　下颌的矫治为 2×4 技术轻微唇倾下切牙。接下来使用多用途弓压低下切牙,同时序列拔除乳牙以引导继承恒牙萌出并控制深覆𬌗。

　　当覆𬌗恢复正常并获得Ⅰ类磨牙关系后,停止戴用上颌 Hawley 矫治器。最后全口粘结固定矫治器以完成排齐并唇倾上前牙(图 13-23h~n)。

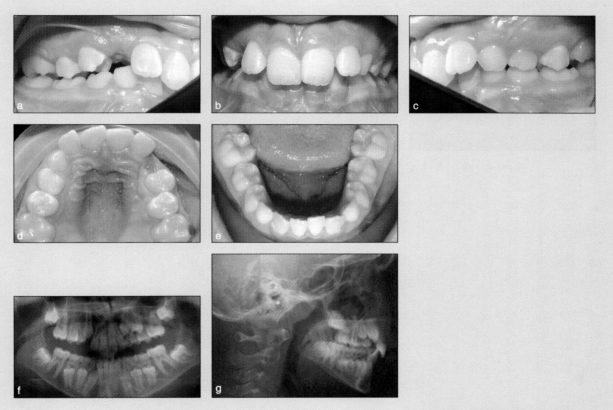

图 13-23　10 岁 8 个月女孩,安氏Ⅱ类 2 分类深覆𬌗的矫治。伴有上牙列中度拥挤,下切牙轻度舌倾。a~e.治疗前口内像。f.治疗前全景片。g.治疗前侧位片

病例 13-15（续）

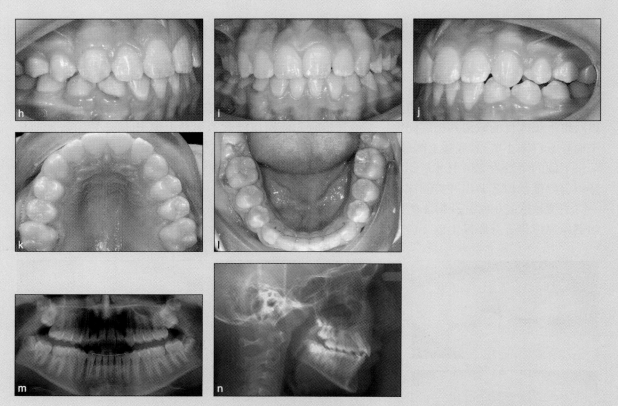

图 13-23（续） h~l. 治疗后口内相，不拔牙矫治。m. 治疗后全景片。n. 治疗后侧位片

病例 13-16

14 岁男孩,替牙列晚期安氏Ⅰ类错𬌗,上下切牙直立,严重深覆𬌗(Ⅲ度)导致下切牙舌倾。下切牙的舌倾还导致了下颌牙列的拥挤及下颌右侧侧切牙的异位萌出(图 13-24a~f)。

治疗:

考虑到患者严重的深覆𬌗和上下切牙的舌倾,矫治方案为纠正舌倾的上下切牙,打开咬合,恢复切牙正常的唇倾度,同时可获得切牙排齐的间隙。

首先上颌磨牙上带环,配合不带唇弓的可摘式前牙平面导板以使后牙咬合分离、促进下颌磨牙的萌出。接下来配合 2×4 技术;先使用镍钛丝排齐,后使用带开大曲的不锈钢圆丝以唇倾切牙。上颌同时使用多用途弓以压低上切牙并竖直磨牙。咬合打开至一定程度后,下颌三个切牙及第一乳磨牙粘接托槽以排齐并唇倾切牙,同时拓展间隙以排齐异位萌出的侧切牙。所有恒牙萌出后,全口粘接固定矫治器以完成矫治。图 13-24g~i 为主动矫治各阶段的口内像。

通过矫治,获得了明显的牙-骨改变(图 13-24j~q);包括深覆𬌗的纠正、切牙唇倾度的增加、重度拥挤的缓解。矫治后仍呈水平生长型,但面高得到一定增加。

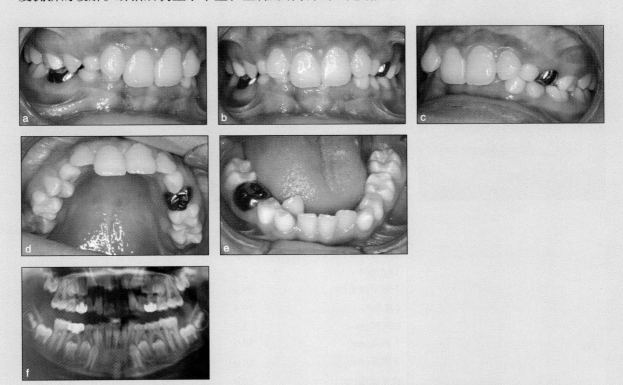

图 13-24　14 岁男孩,替牙列晚期严重深覆𬌗(Ⅲ度)、上下切牙舌倾的矫治。切牙的舌倾导致了下颌的重度拥挤及下颌右侧侧切牙的异位萌出。a~e.治疗前口内相。f.治疗前全景片

病例 13-16（续）

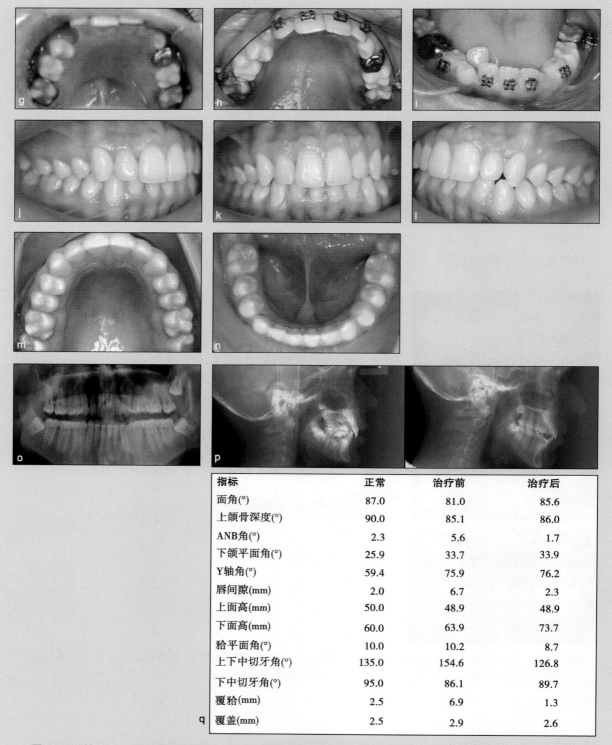

指标	正常	治疗前	治疗后
面角(°)	87.0	81.0	85.6
上颌骨深度(°)	90.0	85.1	86.0
ANB角(°)	2.3	5.6	1.7
下颌平面角(°)	25.9	33.7	33.9
Y轴角(°)	59.4	75.9	76.2
唇间隙(mm)	2.0	6.7	2.3
上面高(mm)	50.0	48.9	48.9
下面高(mm)	60.0	63.9	73.7
𬌗平面角(°)	10.0	10.2	8.7
上下中切牙角(°)	135.0	154.6	126.8
下中切牙角(°)	95.0	86.1	89.7
覆𬌗(mm)	2.5	6.9	1.3
覆盖(mm)	2.5	2.9	2.6

图 13-24（续）　g~i. 主动矫治阶段。j~n. 治疗后口内相,不拔牙矫治。o. 治疗后全景片。p. 治疗前（左）、治疗后(右)头影测量。q. 治疗前后头影测量值的变化

小结

- 开𬌗是一种多因素引起的错𬌗畸形,在乳牙列和替牙列期即可出现并逐渐加重。找到开𬌗的病因对其诊断和治疗极其重要。开𬌗的诊断需结合临床检查和头影测量分析;且诊断需要包括牙性和骨性两个方面。

- 遗传因素对颌骨生长的影响主要表现在影响其形态大小、造成不正常的生长型、异常的颏位,引起骨性开𬌗。

- 乳牙列期和替牙列期的一些环境因素也对开𬌗的形成有重要影响。因此,应仔细区分不同类型开𬌗的形态学特征及病因,以制订最合理的治疗方案。

- 在牙列发育的早期,引起开𬌗的最常见局部因素或环境因素包括吮指习惯,舌体大小、位置或功能异常,神经肌肉功能异常,因淋巴组织肥大造成的口呼吸和下颌姿势改变,这些因素都可造成牙齿和颌骨的异常改变。

- 无论是儿科医生还是全科医生,在儿童的早期发现此类问题,都有责任进行早期干预。

- 吐舌吞咽常继发于吮指习惯,并可一直存在,造成或加重开𬌗,即便吮指习惯已经破除。在解除开𬌗的过程中,也应该注意控制不正常的舌肌功能。

- 单纯的牙性开𬌗不伴有颌骨的异常。牙性开𬌗者具有以下特征:正常的颅面形态,正常的颌骨关系,具有吮指习惯史,切牙唇倾,吐舌吞咽,切牙萌出不足,轻微的磨牙萌出过度或正常,后牙倾斜度正常,𬌗平面呈放散性,微笑时切牙暴露不足,无垂直向发育过度或上后牙的直立。

- 骨性开𬌗通常由遗传所控制,环境因素可使开𬌗持续发展,或二者共同作用。骨性开𬌗者的生长型和颌骨结构均存在异常:下颌平面陡峭,下颌后缩,下颌角大,关节角大,前颅底短,后颅底短,Y轴角大,蝶鞍角大,𬌗平面与下颌平面的交角大,腭平面与下颌平面的交角大,下颌顺时针旋转,下面高大,上面高短,后面高短,前颅底陡峭。

- 乳牙列期的开𬌗常常仅需定期观察或破除不良习惯即可。当患儿存在持续性的不良习惯时,除了破除不良习惯,还应当注意垂直向高度的控制,可以通过例如下颌舌弓和横腭杆进行控制。

- 替牙列期开𬌗的矫治可包括一期或双期矫治。

- 开𬌗的阻断矫治的最佳时期为替牙列早期。根据开𬌗的病因和特征,矫治方案包括:纠正不良习惯,唇肌封闭训练和吞咽训练,生长改良,关闭开𬌗,增加后-前面高比。

- 上切牙深覆盖,或深覆𬌗,是一类常见的错𬌗畸形,但若等到青少年或成人期才矫治,会让正畸医生特别头疼。主要因为此期再矫治深覆𬌗,不仅难度加大且缺乏长期稳定性,极易复发。

- 深覆𬌗的表现各异;深覆𬌗可同时合并Ⅰ类、Ⅱ类2分类或Ⅱ类1分类错𬌗,每种类型的错𬌗的骨性结构、病因和矫治策略都不尽相同。深覆𬌗可表现为牙性、牙槽性、骨性或几种问题并存。

- 当发现深覆𬌗时,需谨记,上切牙过多地盖住下切牙并不是问题的全部,它只是整个错𬌗的一部分表现。

- 牙性深覆𬌗可由切牙过度伸长(过度萌出)、后牙过度压低(萌出不足)或两者共同作用引起。牙性深覆𬌗者仅牙和牙槽存在异常。因此,牙性深覆𬌗仅表现为牙列的异常,通常由环境因素引起。

- 牙性深覆𬌗者,颌骨垂直向生长、下面高、侧貌、上下唇的关系和鼻颏关系均表现正常。

- 骨性深覆𬌗(锁𬌗),或复杂深覆𬌗,是一种牙及颌骨在垂直向的关系异常。换句话说,骨性深覆𬌗不仅表现为上切牙过多地盖住下切牙,还存在骨性结构垂直向的异常,牙槽骨的异常和上下颌骨结构及关系的异常。基骨关系的异常可能部分是由于下颌骨的逆时针旋转或上颌骨的顺时针旋转所致。

- 骨性深覆𬌗的主要病因为遗传性因素,可同时影响牙、骨及软组织侧貌。因此,对于此类错𬌗,如果推迟矫治,将大大增加矫治难度并具有更强的复发倾向。

- 骨性深覆𬌗的牙、骨及软组织性特征包括：下面高减小，息止𬌗间隙增加，下颌升支高度及宽度增加，咬合平面呈两个阶梯（尖牙和切牙的咬合平面高于磨牙和前磨牙），咬肌和颞肌功能亢进，下颌角小，下颌升支及后颅底的增大使下颌逆时针旋转，颅底角小，聚合面型（四个面平面趋于平行），直面或凹面型。

- 深覆𬌗可通过早期的预防或阻断矫治或后期的正畸综合矫治进行矫正。早期矫治更加容易且可获得更好的稳定性。

- 在制订治疗计划时，应仔细考虑以下几个问题：患者的年龄，尤其是骨龄；遗传或和环境因素对深覆𬌗的影响；深覆𬌗的类型（牙性、牙槽性、骨性或同时存在几种）；息止𬌗间隙的大小（正常、过大还是不足）；患者的侧貌；患者的面部垂直比例；切牙的唇倾度及其与唇、侧貌的关系；微笑时的切牙暴露量。

- 成人深覆𬌗矫治的常用手段包括压低上切牙、下切牙或二者同时压低，升高上后牙、下后牙或二者同时升高，压低切牙的同时升高后牙，严重骨性深覆𬌗者采用正畸-正颌联合治疗。

- 深覆𬌗也可见于乳牙列期，但在这一时期很少进行矫治。水平生长型的骨性深覆𬌗者特有的面部及牙列特征在这一时期就很容易发现。

- 环境因素所致的深覆𬌗主要表现在乳牙及替牙列期。这些问题相对来说更容易发现和控制。常见的引起深覆𬌗的环境因素包括后牙的近中倾斜，口腔不良习惯，下唇功能障碍，乳尖牙早失及水平生长型。

- 替牙列期尚具有生长潜力的深覆𬌗儿童的早期矫治策略主要包括：压低上切牙、下切牙或二者同时压低，升高上后牙、下后牙或二者同时升高，生长改良，或以上几种治疗方式的结合。

参考文献

[1] Beane RA. Non surgical management of the anterior open bite: A review of the options. Semin Orthod 1999;5:275–283.

[2] Kim YH. Anterior openbite and its treatment with multiloop edgewise archwire. Angle Orthod 1987;57:290–321.

[3] Rakosi T. The open bite malocclusion. In: Graber TM, Rakosi T, Petrovic AG (eds). Dentofacial Orthopedics with Functional Appliances, ed 2. St Louis: Mosby Year Book, 1997:481–508.

[4] Kuroda S, Katayama A, Takano-Yamamoto T. Severe anterior open-bite case treated using titanium screw anchorage. Angle Orthod 2004;74:558–567.

[5] Seres L, Kocsis A. Closure of severe skeletal anterior open bite with zygomatic anchorage. J Craniofac Surg 2009;20:478–482.

[6] Barbre RE, Sinclair PM. A cephalometric evaluation of anterior openbite correction with the magnetic active vertical corrector. Angle Orthod 1991;61:93–102.

[7] Enlow DH. Handbook of Facial Growth, ed 2. Philadelphia: Saunders, 1982.

[8] Carlson DS. Biological rationale for early treatment of dentofacial deformities. Am J Orthod Dentofacial Orthop 2002;121:554–558.

[9] Harris EF, Johnson MG. Heritability of craniometric and occlusal variables: A longitudinal sib analysis. Am J Orthod Dentofacial Orthop 1991;99:258–268.

[10] Subtelny JD. Examination of current philosophies associated with swallowing behavior. Am J Orthod 1965;51:161–182.

[11] Proffit WR. Lingual pressure patterns in the transition from tongue thrust to adult swallowing. Arch Oral Biol 1972;17:555–563.

[12] Huang GJ, Justus R, Kennedy DB, Kokich VG. Stability of anterior openbite treated with crib therapy. Angle Orthod 1990;60:17–24.

[13] Van der Linden FPGM. Vertical dimension. In: McNamara JA, Brudon WL (eds). Orthodontics and Dentofacial Orthopedics. Ann Arbor, MI: Needham Press, 2001:111–148.

[14] Subtelny JD, Sakuda M. Open-bite: Diagnosis and treatment. Am J Orthod 1964;50:337–358.

[15] English JD. Early treatment of skeletal open bite malocclusions. Am J Orthod Dentofacial Orthop 2002;121:563–265.

[16] Erverdi N, Keles A, Nanda R. The use of skeletal anchorage in open bite treatment: A cephalometric evaluation. Angle Orthod 2004;74:381–390.

[17] Strang RHW. A Textbook of Orthodontia, ed 3. Philadelphia: Lea & Febiger, 1950.

[18] Nanda R. The differential diagnosis and treatment of excessive overbite. Dent Clin North Am 1981;25:69–84.

[19] Neff C. Tailored occlusion with the anterior coefficient. Am J Orthod 1949;35:309–313.

[20] Diamond M. The development of the dental height. Am J Orthod 1944;30:589–605.

[21] Wylie WL. The assessment of anteroposterior dysplasia. Angle Orthod 1947;17:97–109.

[22] Baume LJ. Physiological tooth migration and its significance for the development of the occlusion. J Dent Res 1950;29:440–447.

[23] Flemming HB. An investigation of the vertical overbite during the eruption of the permanent dentition. Angle Orthod 1961;31:53–62.

[24] Canut JA, Arias S. A long-term evaluation of treated Class II division 2 malocclusions: A retrospective study model analysis. Eur J Orthod 1999;21:377–386.

[25] Wasilewsky H. Three Dimensional Evaluation of Overbite Relapse [thesis]. Rochester, NY: University of Rochester, 1985.

[26] Popovich F. Cephalometric evaluation of vertical overbite in young adult. J Can Dent Assoc 1955;21:209–222.

[27] Alexander TA, Gibbs CH, Thompson WJ. Investigation of chewing patterns in deep-bite malocclusions before and after orthodontic treatment. Am J Orthod 1984;85:21–27.

[28] Wragg PF, Jenkins WM, Watson IB, Stirrups DR. The deep overbite: Prevention of trauma. Br Dent J 1990;168:365–367.

[29] Bollen AM. Effects of malocclusions and orthodontics on periodontal health: Evidence from a systematic review. J Dent Educ 2008;72:912–918.

[30] Nasry HA, Barclay SC. Periodontal lesions associated with deep traumatic overbite. Br Dent J 2006;200:557–561.

[31] Sonnesen L, Svensson P. Assessment of pain sensitivity in patients with deep bite and sex- and age-matched controls. J Orofac Pain 2011;25:15–24.

[32] Bell WH, Jacobs JD, Legan HL. Treatment of Class II deep bite by orthodontic and surgical means. Am J Orthod 1984;85:1–20.

10